消化器

循環器

内分泌・代謝

腎臓・泌尿器

呼吸器

血液・造血器

神経

アレルギー・膠原病

感染症・救急

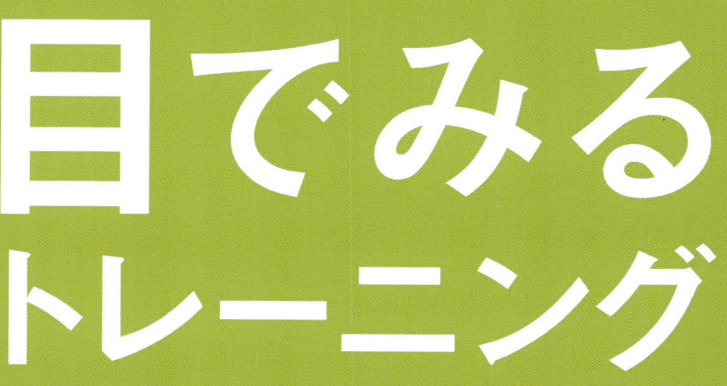

目でみるトレーニング

認定内科医・認定内科専門医受験のための

151題

監修　『*medicina*』編集委員会

責任編集　岡崎仁昭　自治医科大学医学教育センター・
　　　　　　　　　　内科学講座アレルギー膠原病学部門

医学書院

目でみるトレーニング		
──認定内科医・認定内科専門医受験のための151題		
発　　　行	2008年4月1日　第1版第1刷ⓒ	
	2020年2月1日　第1版第9刷	
監　　　修	『*medicina*』編集委員会	
責任編集	おかざきひとあき 岡崎仁昭	
発 行 者	株式会社　医学書院	
	代表取締役　金原　俊	
	〒113-8719　東京都文京区本郷 1-28-23	
	電話　03-3817-5600(社内案内)	
印刷・製本	三美印刷	

本書の複製権・翻訳権・上映権・譲渡権・貸与権・公衆送信権(送信可能化権を含む)は株式会社医学書院が保有します．

ISBN978-4-260-00584-5

本書を無断で複製する行為（複写，スキャン，デジタルデータ化など）は，「私的使用のための複製」など著作権法上の限られた例外を除き禁じられています．大学，病院，診療所，企業などにおいて，業務上使用する目的（診療，研究活動を含む）で上記の行為を行うことは，その使用範囲が内部的であっても，私的使用には該当せず，違法です．また私的使用に該当する場合であっても，代行業者等の第三者に依頼して上記の行為を行うことは違法となります．

JCOPY〈出版者著作権管理機構　委託出版物〉
本書の無断複製は著作権法上での例外を除き禁じられています．複製される場合は，そのつど事前に，出版者著作権管理機構（電話 03-5244-5088, FAX 03-5244-5089, info@jcopy.or.jp）の許諾を得てください．

刊行にあたって

　内科臨床誌『**medicina**』に連載中の「目でみるトレーニング」は，各種の画像診断をはじめとする目でみる情報が満載されており，日常臨床に必要な診断，治療の実践的な知識を問うように作成されています．そのため医師国家試験を受験する医学生，初期・後期研修医から病院や開業のベテラン医師にまで好評を博しています．

　最初に「目でみるトレーニング」の単行本（『**medicina**』臨時増刊号）が発行されたのは1982年に遡ります．当時，筆者は医学部の学生でしたが，同書が豊富なカラー画像を含んでいたことと，問題形式が当時の医師国家試験に完全に準拠していたことから医師国家試験やその後の認定内科医・認定内科専門医試験対策として非常に役立った記憶があります．四半世紀以上も経った今，再び「目でみるトレーニング」の単行本を発行する運びとなったのは，主に研修医の先生から，「目でみるトレーニング」が各種専門医試験対策に有用であり，まとまった問題集としての出版を望む声が多かったからです．

　今回，過去5年分の「目でみるトレーニング」問題をさらにブラッシュアップし，解説の部分も新しいガイドラインに即するなどのアップデートを行い，単行本として皆様にお届けすることになりました．問題の設問形式は現在の医師国家試験や資格認定試験に準じて，A型（1つ選べ）かX-2型（2つ選べ）に改変し，問題文，設問文および選択肢の表現・語句，難易度，均質性なども十分に配慮しました．問題は実地臨床に役立つ，実践的な内容とし，あまり高度な内容は含めておりません．

　本書は，医学生の医師国家試験対策や研修医・若手医師の認定内科医，内科系専門医試験対策に最適であるばかりでなく，大学病院・一般病院の指導医や開業した医師にとっても，恰好の生涯学習教材として大いに役立つものと思われます．日々の臨床トレーニングに，また日常診療の参考に役立てていただければ幸いです．

2008年3月

　　　　　　　　　　　　　　　　　　　　　　　　　　　責任編集　岡崎仁昭

執筆者一覧

(五十音順)

消化器

瓜田　純久	東邦大学総合診療科
大山　高令	大山クリニック
香川　礼香	さぬき市民病院健診科
熊野浩太郎	獨協医科大学呼吸器・アレルギー内科
日比野真吾	日比野病院
船越　和博	県立がんセンター新潟病院内科
松本　政雄	東京厚生年金病院内科
山下　竜也	金沢大学消化器内科
吉本　満	天使病院消化器科
和田　豊人	青森市民病院第3内科

循環器

小野　敏嗣	東京大学消化器内科
片野　健一	藤田記念病院内科
岸田　堅	大阪大学内分泌・代謝内科
久保　典史	自治医科大学さいたま医療センター循環器科
舘　泰雄	石岡第一病院内科
田中　治彦	関東中央病院内科
中島　敏明	東京大学循環器内科
長嶋　道貴	東京女子医科大学循環器内科
長沼　文雄	樹心会角田病院循環器科
成重　隆博	なりしげ循環器内科
林　克己	防衛医科大学校放射線科
福田　耕一	福岡和白病院内科
藤野　晋	福井県立病院循環器科
藤本　陽	虎の門病院循環器センター内科
森下　尚子	森下病院内科
渡辺慎太郎	佐野厚生総合病院循環器科
渡邊　正司	白石江仁会病院

内分泌・代謝

井上　篤	稲積記念病院内科診療部
太田　昌宏	太田西ノ内病院総合診療科
木村　琢磨	国立病院機構東埼玉病院総合診療科
木村　真人	まひと内科クリニック
栗山千津子	太田西ノ内病院総合診療科
田上　哲也	国立病院機構京都医療センター内分泌代謝科
平山　智也	仁友会北彩都病院腎臓内科
古家　美幸	天理よろづ相談所病院内分泌内科
本城　聡	千葉大学糖尿病・代謝・内分泌内科
正木　康史	金沢医科大学血液免疫制御学
松村　正巳	金沢大学リウマチ・膠原病内科
門伝　昌己	聖路加国際病院内分泌科
横手幸太郎	千葉大学糖尿病・代謝・内分泌内科
渡邊奈津子	東邦大学糖尿病・代謝・内分泌科

腎臓・泌尿器

石田真実子	市立札幌病院腎臓内科
黒瀬　祐子	尾道市立市民病院内科
柑本　康夫	和歌山県立医科大学泌尿器科
高田　健治	筑波学園病院腎臓内科
高田　浩史	高知大学内分泌代謝・腎臓内科学
土山　芳徳	高知医療センター腎臓・膠原病科
所　敏子	桃仁会病院腎臓内科
松村　正巳	金沢大学リウマチ・膠原病内科
森本　聡	関西医科大学第2内科
山原　英樹	関西医科大学第2内科

呼吸器

石本　修	仙台厚生病院呼吸器内科
大久保仁嗣	東京医科大学第1内科
小田口尚幸	中頭病院内科
川畑　茂	米国国立がん研究所
武政　聡浩	獨協医科大学呼吸器・アレルギー内科
羽田　憲彦	川口市立医療センター内科
福田　耕一	福岡和白病院内科
松木薗和也	今村病院分院救急・総合内科
水野　史朗	福井大学病態制御医学講座内科学(3)
譲尾　昌太	国立病院機構山陽病院呼吸器科
吉嶺　厚生	八重山病院呼吸器内科

血液・造血器

石井　一慶	市立岸和田市民病院血液内科
河合　盛光	河合内科医院
酒井　リカ	横浜市立大学市民総合医療センター血液内科（無菌室）
高田　浩史	高知大学内分泌代謝・腎臓内科
高橋　　勉	島根大学内科学第三（血液内科）
竹村佐千哉	神奈川県立がんセンター化学療法科
立花　崇孝	横浜市立大学附属病院リウマチ・血液・感染症内科
玉井　佳子	弘前大学輸血部
土山　芳徳	高知医療センター腎臓・膠原病科
西村　　進	市立釧路総合病院消化器リウマチ科・内科
直川　匡晴	日本赤十字社和歌山医療センター血液内科
藤田　浩之	横浜市立大学附属病院リウマチ・血液・感染症内科

神経

岩崎　　靖	小山田記念温泉病院神経内科
金本　素子	藤枝市立総合病院膠原病・リウマチ科
河岸由紀男	富山大学第1内科
小出　隆司	平塚市民病院神経内科
鈴木　啓介	名古屋大学神経内科
中曽　一裕	鳥取大学脳神経内科
濱野　忠則	福井大学第2内科
渡辺慎太郎	佐野厚生総合病院循環器内科

アレルギー・膠原病

石田真実子	市立札幌病院腎臓内科
井畑　　淳	横浜市立大学大学院病態免疫制御内科学
小田口尚幸	中頭病院内科
香川　礼香	さぬき市民病院健診科
桂　　隆志	昭和大学附属豊洲病院内科
金本　素子	藤枝市立総合病院膠原病・リウマチ科
熊野浩太郎	獨協医科大学呼吸器・アレルギー内科
高橋　裕一	ゆうファミリークリニック
武政　聡浩	獨協医科大学呼吸器・アレルギー内科
福田　耕一	福岡和白病院内科
水野　史朗	福井大学病態制御医学講座内科学(3)
宮下真奈備	広島逓信病院内科
本倉　　徹	鳥取大学血液腫瘍科
森下　尚子	森下病院内科

感染症・救急

雨田　立憲	沖縄県立中部病院地域救命救急診療科
井関　太美	京都大学医学研究科医学教育推進センター
岩崎　　靖	小山田記念温泉病院神経内科
瓜田　純久	東邦大学総合診療科
小田口尚幸	中頭病院内科
桂　　隆志	昭和大学附属豊洲病院内科
川畑　　茂	米国国立がん研究所
倉澤　美和	西吾妻福祉病院内科
小出　隆司	平塚市民病院神経内科
峠岡　康幸	広島大学大学院分子内科学
長嶋　道貴	東京女子医科大学循環器内科
西田　　隆	防衛医科大学校第3内科
羽田　憲彦	川口市立医療センター内科
藤田　浩之	横浜市立大学附属病院リウマチ・血液・感染症内科
松木薗和也	今村病院分院救急・総合内科
南　　留美	国立病院機構九州医療センター内科
山下　友子	国立病院機構長崎医療センター救命救急センター
譲尾　昌太	国立病院機構山陽病院呼吸器科
龍瀧　憲治	湘南泉病院内科

目でみるトレーニング　目次

刊行にあたって ……… Ⅲ
執筆者一覧 ……… Ⅳ

消化器 ………………………… 1
問題 001-013

循環器 ………………………… 29
問題 014-030

内分泌・代謝 ……………… 65
問題 031-046

腎臓・泌尿器 ……………… 99
問題 047-055

呼吸器 ………………………… 119
問題 056-070

血液・造血器 ……………… 151
問題 071-087

神経 …………………………… 187
問題 088-110

アレルギー・膠原病 …… 235
問題 111-128

参考資料 ……… 322
索引 ……… 332

感染症・救急 ……………… 273
問題 129-151

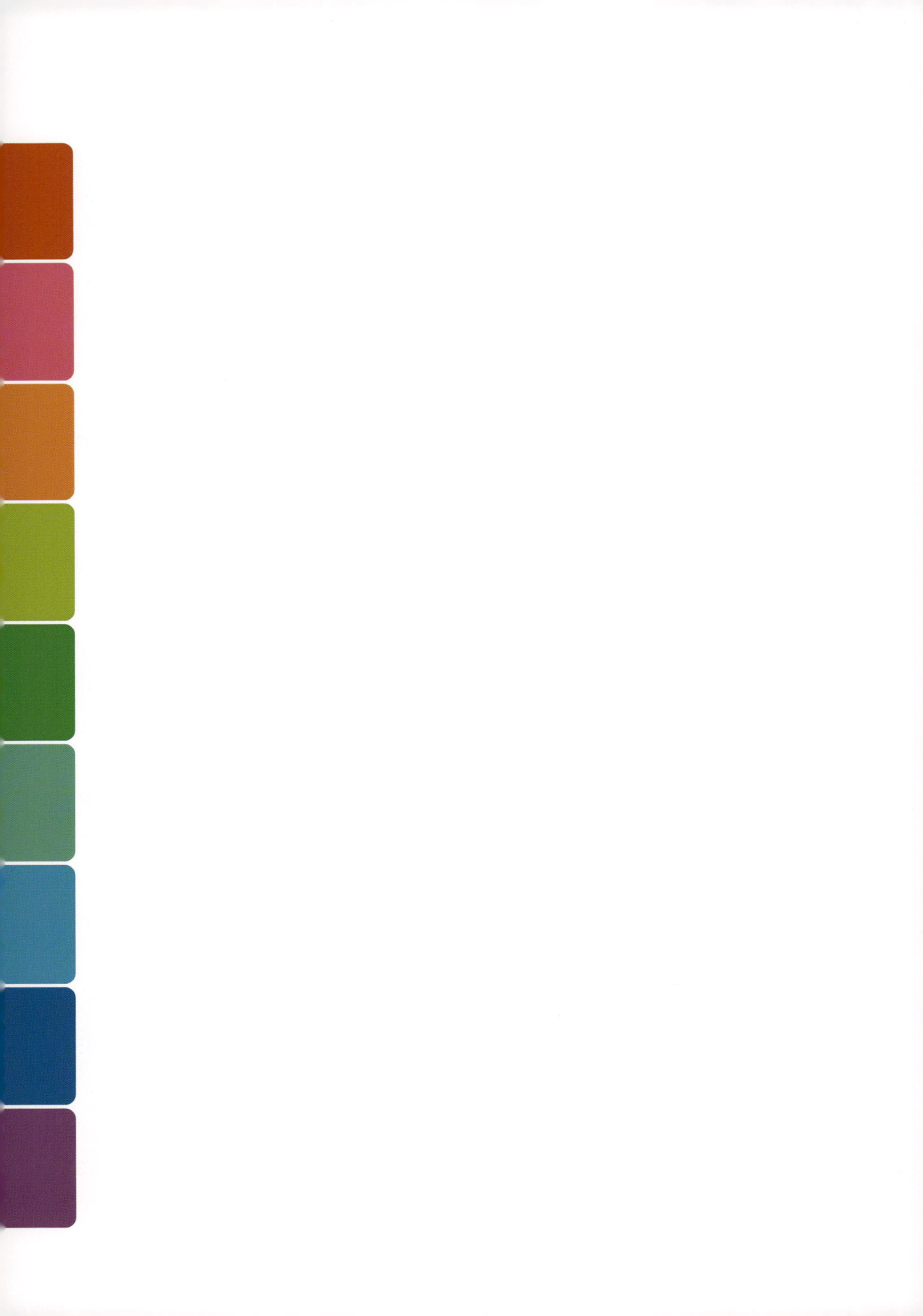

消化器

問題
001-013

消化器

問題 001

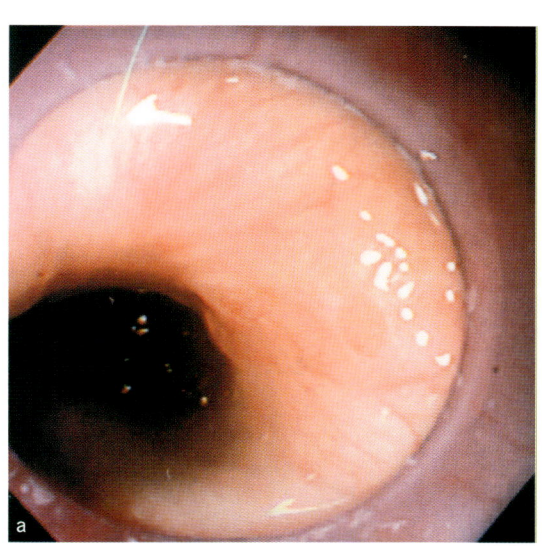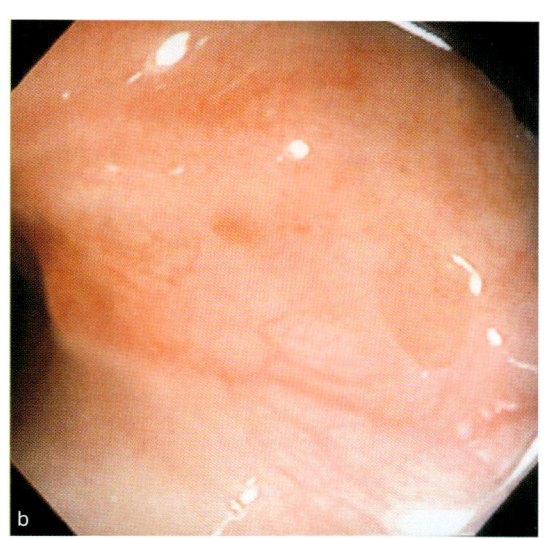

図1 上部消化管内視鏡写真　a：通常観察，b：拡大観察

- ●患者　55歳の女性．
- ●主訴　咽頭違和感．
- ●既往歴　49歳時に更年期障害．
- ●家族歴　特記すべきことはない．
- ●現病歴　1年前から咽頭違和感が出現した．耳鼻科を受診し，食道内視鏡検査を受けたが異常はないといわれた．しかし，症状が持続するため来院した．
- ●身体所見　身長151 cm，体重56 kg．体温36.3℃．脈拍72/分，整．血圧128/76 mmHg．咽頭に発赤はない．頸部リンパ節は触知しない．心音と呼吸音とに異常は認めない．腹部に圧痛はなく，肝・脾を触知しない．四肢に浮腫はない．
- ●検査所見　血液所見：Hb 12.5 g/dL，白血球5,600/μL，血小板19.2万/μL．血液生化学所見：総蛋白〈TP〉7.1 g/dL，アルブミン〈Alb〉3.6 g/dL，尿素窒素〈UN〉12 mg/dL，クレアチニン〈Cr〉0.9 g/dL，AST 31 IU/L，ALT 27 IU/L，γ-GTP 36 IU/L（基準30以下），免疫学所見：CRP＜0.3 mg/dL．

上部消化管内視鏡写真（図1）を示す．

最も考えられるのはどれか．1つ選べ．

- A：食道癌
- B：食道潰瘍
- C：食道憩室
- D：食道良性腫瘍
- E：頸部食道異所性胃粘膜

解答 001

E 頸部食道異所性胃粘膜

● **診断** 頸部食道異所性胃粘膜（inlet patch）

日常診療において，咽頭違和感を主訴に内科を受診する患者は意外に多い．細径前方視鏡を用いた内視鏡検査がスクリーニング検査として広く行われるようになってきたが，食道，胃および十二指腸病変だけではなく，ときに咽頭，喉頭の病変が発見される．

頸部食道異所性胃粘膜は内視鏡検査でしばしば遭遇する疾患であるが，その頻度は2〜10％と報告により異なる．これは頸部食道の観察が細径前方視鏡を用いても困難であることに起因する．内視鏡先端に透明フードを装着すると，図1のように頸部食道も盲点なく観察でき，頸部食道異所性胃粘膜の観察も容易である[1,2]．

頸部食道異所性胃粘膜は周囲の白色調の食道粘膜と明らかに異なった色調を示し，境界（図1a矢印）は明瞭である．頸部食道の縦走血管の走行に注目すると，縦走血管の断裂像としてとらえられることもある（図1b矢頭）．拡大観察では異所性胃粘膜の微細模様も観察でき，生検を施行しなくても診断は容易である．

図1では異所性胃粘膜の中に胃底腺領域にみられる点状の胃小窩パターンが観察でき，酸分泌能を有することが推測された．そこで，プロトンポンプ阻害薬を投与したところ，咽頭違和感は速やかに消失した．

食道は胎児が130 mmの大きさになるまでは円柱上皮で占められ，その後扁平上皮に取って代わる．頸部食道異所性胃粘膜は，何らかの原因でこの発生段階に異常が生じたためと考えられている．逆流性食道炎に伴う下部食道の円柱上皮などとは異なり，先天的なものとされ，剖検による報告では70％の症例に発見されたという報告[3]もあり，実際の頻度はさらに多いものと思われる．通常の内視鏡検査では盲点となりやすい頸部食道であるが，内視鏡施行医がその病変の存在を認識し，注意深く観察することにより，発見率は向上するものと思われる．

頑固な咽頭違和感を訴える例には，まず悪性疾患の有無を明らかにしなければならないが，異所性胃粘膜を念頭に検査を行うことが重要である．また，異所性胃粘膜が発見されなかった場合でも，胃・食道逆流に伴う症状の場合には酸分泌抑制薬が有効であり，一度試みるべき治療と考えられる[4]．

〔瓜田純久〕

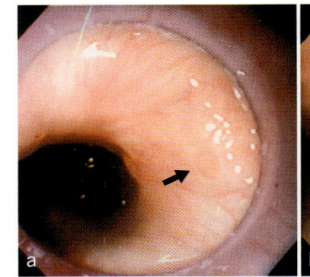 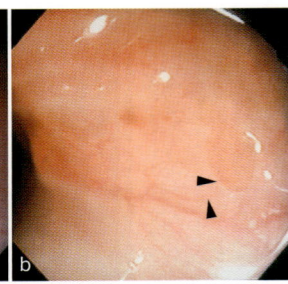

図1 上部消化管内視鏡写真　a：通常観察，b：拡大観察

参考文献

1) Urita Y, Nishino M, Kurita T, et al：Magnifying observation of ectopic gastric mucosa of the cervical esophagus. Dig Endosc 7：208-214, 1995
2) Urita Y, Nishino M, Ariki H, et al：A transparent hood simplifies magnifying observation of the colonic mucosa by colonoscopy. Gastrointest Endosc 46：170-172, 1997
3) Hamilton JW, Thune RG, Morrisey JF：Symptomatic ectopic gastric epithelium of the cervical esophagus. Dig Dis Sci 31：337-342, 1986
4) Tokashiki R, Nakamura K, Watanabe Y, et al：The relationship between endoscopic findings and total acid reflux time below pH4 and pH5 in the upper esophagus in patients with laryngopharyngeal reflux disease (LPRD) Auris Nasus Larynx 32：265-268, 2005

問題 002

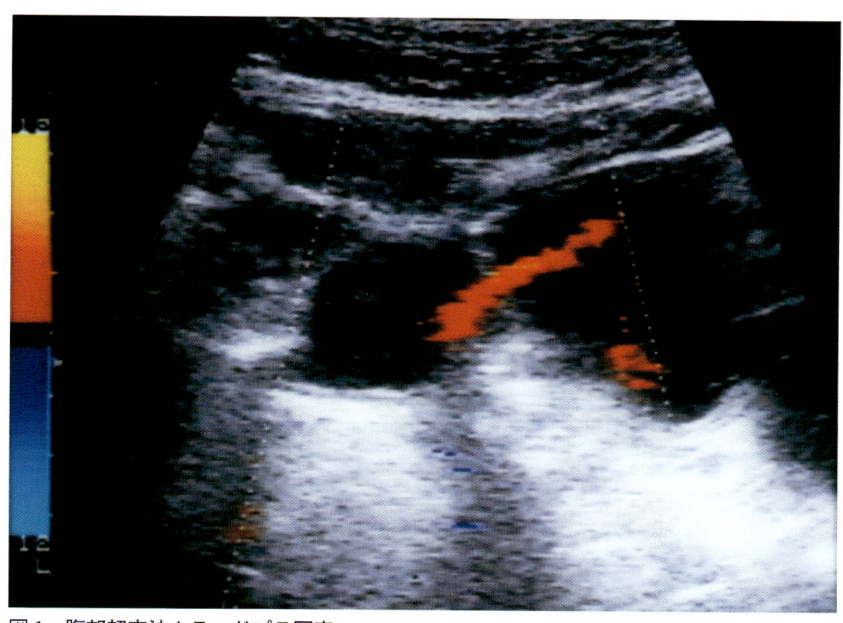

図1　腹部超音波カラードプラ写真

- ●患者　40歳の男性．
- ●主訴　上腹部不快感．
- ●既往歴・家族歴　特記すべきことはない．
- ●現病歴　5年前からときどき食後の上腹部不快感が出現したが，腹痛はないため様子をみていた．4か月前から症状が頻繁に出現したために近医を受診し，上部消化管内視鏡検査を受けるが，異常なしといわれた．しかし，症状が持続するため来院した．
- ●身体所見　身長168 cm，体重62 kg．体温36.3℃．脈拍64/分，整．血圧116/70 mmHg．心音と呼吸音とに異常を認めない．心窩部に軽度の圧痛がある．肝・脾は触知しない．四肢に浮腫はない．
- ●検査所見　血液所見：Hb 14.6 g/dL，白血球6,800/μL，血小板24.2万/μL．血液生化学所見：総蛋白〈TP〉7.6 g/dL，アルブミン〈Alb〉4.1 g/dL，尿素窒素〈UN〉12 mg/dL，クレアチニン〈Cr〉0.9 mg/dL，AST 22 IU/L，ALT 19 IU/L，γ-GTP 22 IU/L（基準70以下），アミラーゼ56 IU/L（基準60〜200）．免疫学所見：CRP＜0.3 mg/dL．

コンソメスープ400 mL飲用後のカラードプラ超音波検査では，図1のような信号が5分間で24回観察される．

この所見と関連が深い疾患はどれか．2つ選べ．

- A：胃ポリープ
- B：機能性胃腸症
- C：逆流性食道炎
- D：十二指腸潰瘍
- E：過敏性腸症候群

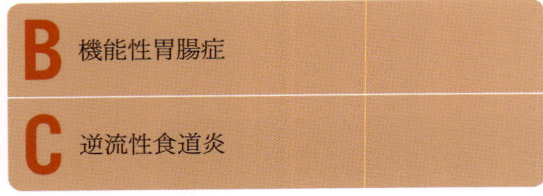

B 機能性胃腸症

C 逆流性食道炎

●**診断** 十二指腸胃逆流〈duodeno-gastric reflux：DGR〉

胃排出速度の測定には，アイソトープを用いるシンチグラフィ，胃内では吸収されず十二指腸へ排出後に吸収される物質に安定同位体^{13}Cをラベルして飲用させ，呼気中に排出される$^{13}CO_2$の濃度変化から胃排出速度を測定する呼気試験[1,2]，さらに1980年代には日本で最も普及した簡便なアセトアミノフェン法など，多くの方法が行われている．しかしながら，胃・十二指腸協調運動の評価は困難であった．コンソメスープ飲用後の超音波カラードプラ断層法によるDGRの評価法は，生理的な運動を非侵襲的に短時間で検討できる画期的な方法である[3]．

超音波カラードプラ断層法によるDGRはNUD〈non-ulcer dyspepsia〉患者での増加が報告されている[4]が，否定する報告もある[5]．これは胃液中胆汁酸増加，pH上昇など侵襲的検査の成績から示されているためと思われる．超音波法と異なり，胃内にチューブを挿入する方法は生理的とはいいがたい．また，逆流性食道炎の発症にも酸のみならず，胆汁の逆流が関与していることが知られている[5,6]．

一方，胃癌の発生母地である萎縮性胃炎の発症にはHelicobacter pylori感染に加え，食事，喫煙，アルコール，さらにDGRが強く関与していることが報告されている[7,8]．また，十二指腸液の逆流が多い胃空腸吻合やB-II法後の吻合部にがんが発生することは実験的に示されており，また残胃内ではニトロソ化合物や変異原性物質の増加も確かめられており，十二指腸液と残胃がんには密接な関係がある[9]．

DGRと過敏性腸症候群〈irritable bowel syndrome：IBS〉，十二指腸潰瘍との関連を示す報告はほとんどなく，十二指腸潰瘍で胃排出亢進が報告されているに過ぎない．　　〔瓜田純久〕

参考文献

1) Urita Y, et al：Efficacy of lactulose plus ^{13}C-acetate breath test in the diagnosis of gastrointestinal motility disorders. J Gastroenterol 37：442-448, 2002
2) Braden B, et al：The ^{13}C-acetate breath test-accurately reflects gastric emptying of liquids in both liquid and semisolid test meals. Gastroenterology 108：1048-1055, 1995
3) 藤村二郎, 他：カラードプラ断層法による十二指腸胃逆流の評価. 日消会誌 89：1472, 1992
4) Johnson AG：Pyloric function and gallstone dyspepsia. Br J Surg 59：449-454, 1972
5) Salo J, Kivilaakso E：Role of luminal H^+ in the pathogenesis of experimental esophagitis. Surgery 92：61-68, 1982
6) 瓜田純久, 他：超音波カラードプラ断層法にて高度の胃十二指腸協調運動障害を確認しえた術後逆流性食道炎の1例. 超音波医学 21：98-103, 1994
7) Dixon MF, Sobala GM：Gastritis and duodenitis；The histopathological spectrum. Eur J Gastroenterol Hepatol 4 (suppl2)：S17-23, 1992
8) 瓜田純久, 他：十二指腸胃逆流現象と胃粘膜萎縮性変化に関する検討. 超音波医学 23：789-795, 1996
9) Muscroft TJ, et al：The microflora of the postoperative stomach. Br J Surg 68：560-566, 1981

問題 003

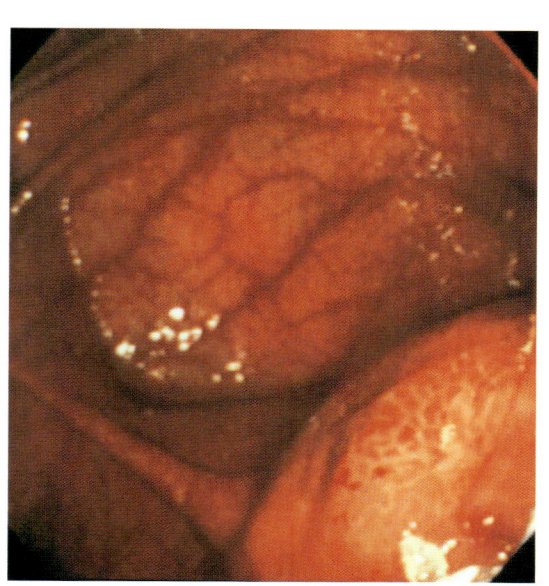
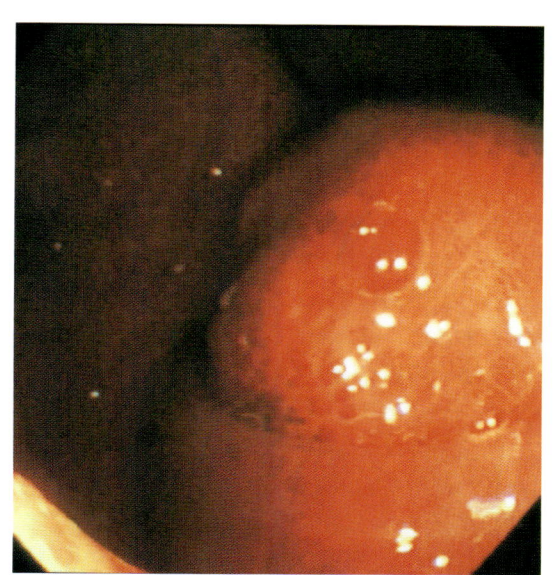

図1 下部消化管内視鏡写真

- ●患者　65歳の男性．
- ●主訴　右下腹部痛．
- ●既往歴　特記すべきことはない．
- ●家族歴　父親が胃癌，母親が脳出血，兄がくも膜下出血．
- ●現病歴　3年前に血清アミラーゼ上昇を指摘され，内視鏡的逆行性膵管胆道造影〈ERCP〉を施行したが，主膵管の拡張のみで，外来で経過観察されていた．1週前から右下腹部痛が持続するため来院した．
- ●身体所見　身長155.5 cm，体重53 kg．脈拍68/分，整．血圧140/98 mmHg．右下腹部に軟らかい腫瘤を触知する．表在リンパ節は触知しない．
- ●検査所見　血液生化学所見に異常はない．腫瘍マーカー：CEA 16 ng/mL（基準5以下）．注腸造影では虫垂は造影されず，粘膜下腫瘍様の圧排像を呈していた．腹部単純CTでは虫垂部に一致して嚢胞性腫瘤があり，尖端は先細りしており，嚢胞壁には点状の結節を認める．

下部消化管内視鏡写真(図1)を示す．

最も考えられるのはどれか．1つ選べ．

- A：腸結核
- B：Crohn病
- C：大腸ポリープ
- D：悪性リンパ腫
- E：原発性虫垂癌

解答 003

E 原発性虫垂癌

●診断　原発性虫垂癌

　虫垂癌には colonic type, cystic type, mixed type があり[1]，cystic type が多いとされている．本例も cystic type である．cystic type は強い粘液分泌能を有し，嚢腫破裂によって腹膜偽粘液腫を発症し，リンパ行性転移や血行性転移は少ないとされている．本例は嚢腫破裂前に手術がなされている．虫垂開口部に粘液産生性の腫瘍を認める場合もあるが，その際には増大した粘膜下腫瘍型の虫垂癌が内腔に突出してきたことを意味する．colonic type はリンパ行性転移や血行性転移が多く，予後不良になる場合が多い．colonic type では大腸のほかに回腸・十二指腸などへも側方浸潤していく場合がある．虫垂癌は5年生存率15％ともされており，一般的には予後不良であるが，本例のように早期に発見できた場合は救命可能である．

　虫垂癌の内視鏡所見では，盲腸内への虫垂癌の突出や粘膜下腫瘍様の隆起の報告などがあるが，cystic type は粘膜浸潤型を呈し，colonic type は側方浸潤型を呈しやすいものと思われる[2]．内視鏡検査では回盲部病変に注意する必要がある．

　虫垂癌は臨床所見に乏しく，colonic type では右下腹部痛を，cystic type では腫瘤触知を認める場合が多いとされているが，症状を認める場合にはすでに進行してしまっていることが多い．鑑別診断には悪性リンパ腫が挙げられるが，表在リンパ節が触知されず，血算での異常や LD の上昇がないのに腫瘍マーカーの上昇傾向が認められていたり，内視鏡所見で粘膜下腫瘍様の redding of appendiceal orifice を認めることから鑑別されうる．

〔大山高令〕

参考文献
1) 岩崎　浦，松峰敬夫，高橋正樹：原発性虫垂―症例報告と病理組織型の再検討．日臨外会誌 37：66-72, 1976
2) 大山高令，櫻井幸弘，伊藤慎芳：虫垂癌4例の内視鏡所見に関する検討．消化器科 26：454-459, 1998

問題 004

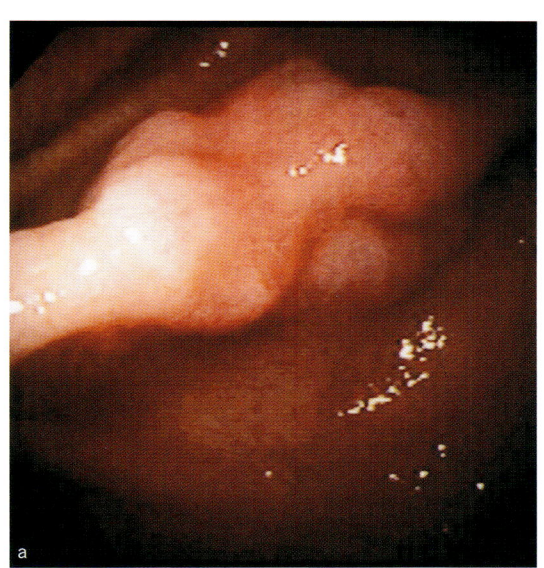
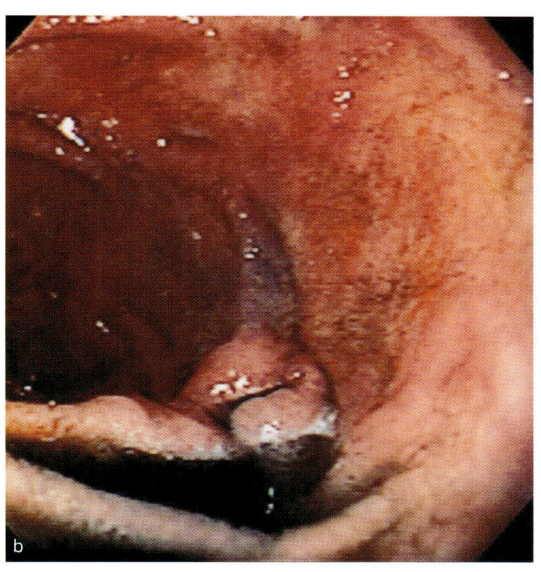

図1 上部消化管内視鏡写真
a：十二指腸下行部の見上げ所見，b：十二指腸下行部の見下ろし所見

- **患者** 56歳の男性．
- **主訴** 健康診断での異常．
- **既往歴** 特記すべきことはない．
- **家族歴** 母親が胃癌．
- **現病歴** 今年度の健康診断で上部消化管内視鏡検査を施行し，異常所見を認めた．
- **身体所見** 身長158 cm，体重62 kg．脈拍84/分，整．血圧136/94 mmHg．貧血や黄疸は認めない．腹部に異常所見はない．表在リンパ節は触知しない．
- **検査所見** 血液生化学所見に異常はない．腫瘍マーカー：CEA 2 ng/mL（基準5以下）．上部消化管造影検査では十二指腸下行部，主乳頭の肛門側および襞上に径15 mmのバリウムをはじく隆起性病変を認め，中心部に若干のバリウムの貯留が認められる．

上部消化管内視鏡写真（図1）を示す．

この疾患について正しいのはどれか．
1つ選べ．

A：予後は不良である．
B：十二指腸憩室である．
C：十二指腸進行癌である．
D：組織には脂肪成分を有する．
E：内視鏡的粘膜切除術で治療する．

解答 004

E 内視鏡的粘膜切除術で治療する．

● **診断** 十二指腸早期癌

　内視鏡所見は十二指腸下行部後壁に径15 mmのmmまでの深達度と思われる隆起性病変を認めている（図1）．IIa＋IIc型である．超音波内視鏡では粘膜下層に変化はなく，明らかなリンパ節腫大も認められなかった．以上より，十二指腸下行部の粘膜内に限局する早期がんと診断し，内視鏡的粘膜切除術がなされている．

　切除標本の病理組織学的所見では構造異型は比較的軽いものの，腺管は大小不同あり，分枝も不規則であった．細胞異型としてはN/C比の高い偽重層化した細胞を認め，高分化腺がん，m病変とされた．病変の粘膜下への浸潤はなく，切除断端に病変の残存はなかった．本例はその後内視鏡的粘膜切除後半年の内視鏡検査でも異常所見を認めず，内視鏡的粘膜切除術による瘢痕辺縁の生検を施行しても異常を認めていない．

　近年，上部消化管内視鏡検査技術の向上により，比較的稀な疾患である十二指腸早期癌の報告例が増加し始め，内視鏡的に切除される例も多くなってきている．笹川ら[1]は100例の集計で，形態的には隆起型88%，隆起＋陥凹型5%，陥凹型7%の頻度としている．他の報告では，部位的には球部70%，下行部30%とされ，最大径が40 mm以下の場合はmがんとsmがんはほぼ同数存在するとしており，最大径と深達度との間には相関関係はないとされている．

　1982年に永富ら[2]が，手術でなく内視鏡的切除を報告して以降には，内視鏡的切除が多くなってきている．熟練した内視鏡技術があれば手術の侵襲に比べ負担の少ない内視鏡的粘膜切除術で治療されるのが妥当である．ただし，十二指腸粘膜は胃壁に比べ薄く，内視鏡的粘膜切除術後の穿孔をきたす可能性もあり，注意を要する．また，内視鏡的粘膜切除術前には，超音波内視鏡による病変の深達度診断も欠かせない．　　〔大山高令〕

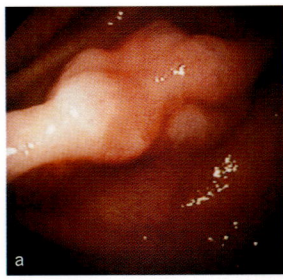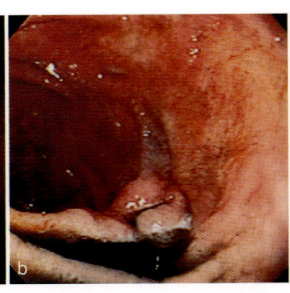

図1　上部消化管内視鏡写真
a：十二指腸下行部の見上げ所見，b：十二指腸下行部の見下ろし所見

参考文献
1) 笹川啓哉，他：十二指腸水平部の陥凹型早期癌の一例．Gastroenterol Endosc 32：886-896, 1990
2) 永富祐二，他：十二指腸下行部の早期癌の一例．Gastroenterol Endosc 24：1093-1101, 1982
3) 大山高令，他：内視鏡的粘膜切除術にて治療しえた十二指腸下行部早期癌の一例．Prog Dig Endoscopy 48：196-197, 1996

問題 005

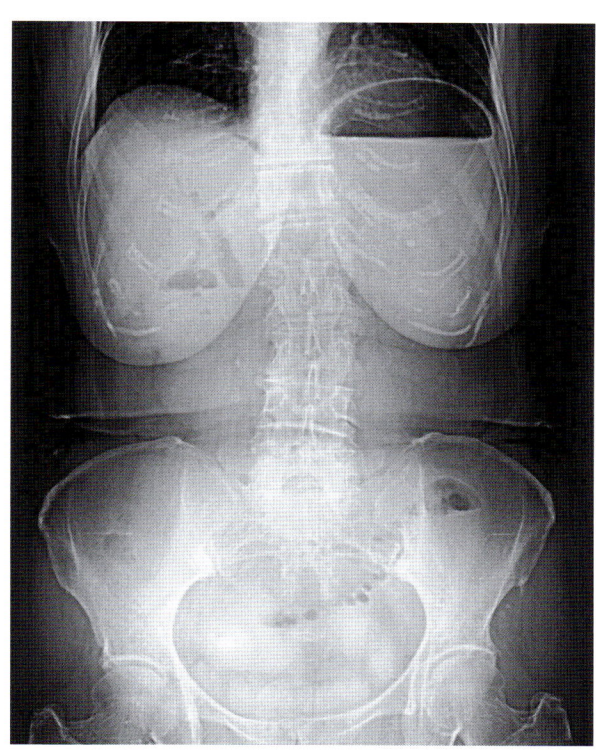

図1 立位腹部単純X線写真

- ●患者　75歳の女性．
- ●主訴　嘔吐．
- ●既往歴　特記すべきことはない．
- ●現病歴　1か月前に心窩部痛があり，胆石症と診断されたが，自然軽快したため放置していた．2日前の夕方と昨日の早朝に右季肋部痛があり，その後腹痛は消失したが，悪心，嘔吐が出現するようになり，嘔吐後，楽になるといった症状を繰り返すため入院した．
- ●身体所見　身長151.5 cm，体重47 kg．発熱はない．腹部は軽度に膨満しているが，圧痛は明らかではない．腸雑音の亢進はない．
- ●検査所見　血液所見：Hb 12.6 g/dL，白血球17,900/μL，血小板55.8万/μL．血液生化学所見：尿素窒素〈UN〉18 mg/dL，クレアチニン〈Cr〉1.2 mg/dL，総ビリルビン1.8 mg/dL，AST 19 IU/L，ALT 13 IU/L，LD 322 IU/L（基準115〜245），ALP 218 IU/L（基準115〜359），γ-GTP 39 IU/L（基準30以下），LAP 48 IU/L（基準50〜180），Na 136.7 mEq/L，K 4.2 mEq/L，Cl 94.8 mEq/L．

立位腹部X線写真（図1）を示す．

この患者について正しいのはどれか．2つ選べ．

- A：麻痺性イレウスである．
- B：内科的保存療法を行う．
- C：腹部X線上，腸管外にガス像がみられる．
- D：腹部X線上，拡張した小腸像はみられない．
- E：腹部X線上，下腹部の小さいガス像は上部小腸のものである．

解答 005

C 腹部X線上，腸管外にガス像がみられる．

E 腹部X線上，下腹部の小さいガス像は上部小腸のものである．

●診断　胆石イレウス

　設問は比較的稀であるが，腹部単純X線写真上特徴的な像を示し，写真を詳細に読影することにより単純X線写真1枚のみで診断できる例である．胃にニボー〈niveau〉があり，液体の内容物で満ちている．他の腸管内のガス像は少なく，左下腹部にはごく小さいガス像が斜めに数珠状に並び，いわゆる oblique string of beads sign を示している．結腸，直腸内にガス，内容物は認めない．右季肋部には樹枝状と半円形のガス像があり，胆管，胆嚢内のものと考えられ，胆道系と腸管の交通を表している．骨盤腔内にはソーセージ様に拡張した小腸の輪郭が折り重なるように見え，右側には円形層状の高濃度の結石像を認める．これら腸閉塞所見，胆道ガス像，腸内結石像は胆石イレウスの triad(3徴)といわれ，診断が確定的である．腹部単純CT(図2→p322)では小腸内に結石を認め，それより近位の腸管拡張があり，胆嚢，胆管内にガス像を認めた．胆石イレウスの診断のもと入院翌日に手術が行われ，Treitz 靱帯から約170 cm，回盲部から約190 cmの小腸に膨らみがあり，結石と思われる腫瘤を認めた．腸の壊死はみられず，胆嚢は十二指腸と癒着，穿孔しており，胆嚢十二指腸瘻より胆石が落下して上部小腸の完全閉塞をきたしたと考えられた．腫瘤部を切開して結石を除去し，胆嚢を摘出，十二指腸を修復する手術が行われた．

　イレウスは腸内容物が先に進まない状態であり，内腔の閉塞による機械的イレウス(閉塞性イレウス)と，蠕動の低下による麻痺性イレウスに大きく分けられる．閉塞性イレウスは，①腸管外病変によるもの(癒着，内ヘルニア，外ヘルニアなど)，②腸管の壁内病変によるもの(憩室炎，癌，限局性腸炎など)，③腸管内腔の閉塞によるもの(胆石嵌頓や腸重積など)がある．本例は小腸上部の閉塞性イレウスであるが，一般に閉塞が起こると，その近位側，遠位側ともに腸管の蠕動は亢進し，遠位側腸管内の内容物は24〜48時間後に排泄される．また，近位側腸管は嚥下した空気や消化液の貯留により拡張する．拡張した腸管の水分吸収は減じ，閉塞から24時間後にはナトリウムや水が腸管内へ移動するようになり，腸管拡張と体液喪失を助長する．液体による腸管拡張はガスによる拡張ほど膨満しないといわれ，本例のようにソーセージ状に拡張した腸管がX線上認められることがある[1]．閉塞が小腸の上部であるほど嘔吐が起きやすく，ガスは排出されるためX線上 niveau は少ない．本例で認めた oblique string of beads sign は少量のガスが小腸の Kerckring 皺襞にとらえられ，立位でビーズ玉を斜めに連ねたようにみえる像であり，下部小腸ではKerckring 皺襞の発育が悪いためみられず，空腸の所見であるといえる．閉塞が下部になるほど niveau は多く，拡張径は太くなり，Kerckring 皺襞の像は乏しい．

　胆石イレウスは胆石が自然胆道を通り十二指腸に排出され，または隣接腸管に潰瘍を形成し内胆汁瘻を通じて腸管内に落下して，下部腸管に嵌頓することにより腸閉塞を起こす．本邦報告例は1991年までに276例である[2]．中高年の女性に多く，腸管に嵌頓するには胆石の直径が25 mm以上必要であるといわれ，排出経路は胆嚢十二指腸瘻が圧倒的に多いが，結腸に排出されることもある．嵌頓部位は回腸が最も多いが，空腸，十二指腸でもみられ，上部小腸イレウスをきたす[3]．他の自験例に，74歳女性で発症4日目に急性腎不全の状態で入院した例がある．高齢者に多く，頻繁な嘔吐により容易に脱水に陥る可能性があり，早期診断が必要である[2]．

〔香川礼香〕

参考文献
1) 大場　覚：腹部単純X線写真のよみ方．中外医学社，1995
2) 渡辺礼香，他：上部小腸イレウスの6例．香川県内科医会誌 30：31-36, 1993
3) 正田裕一，他：胆石イレウスの4例．腹部救急診療の進歩 7：861-864, 1987

問題 006

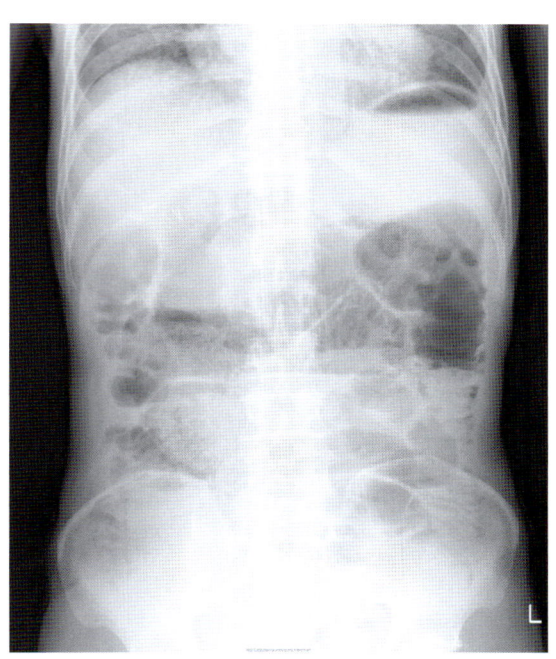

図1 腹部X線写真

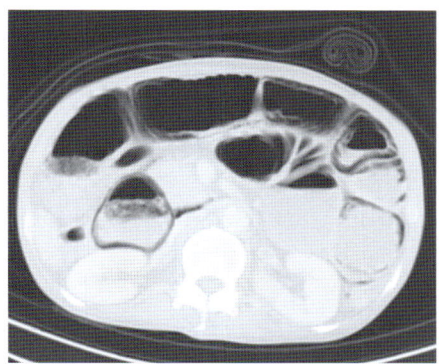

図2 腹部単純CT

● **患者** 56歳の男性.
● **主訴** 下痢と嘔吐.
● **既往歴** 46歳時に胆石で胆嚢摘出術.
● **現病歴** 1年6か月前から労作時息切れを自覚し，近医で副腎皮質ステロイド薬により間質性肺炎の加療中であった．2週前から呼吸困難の増強，下痢，嘔吐および食欲不振が持続するため入院した．
● **身体所見** 身長160 cm，体重48 kg．体温37.0℃．脈拍80/分，整．血圧134/84 mmHg．SpO₂（自発呼吸，room air）90%．眼瞼結膜に貧血や黄疸はない．舌小帯の短縮がある．心雑音はない．背側下肺中心にfine cracklesを聴取する．腹部に圧痛はない．腸蠕動音はやや亢進している．手指から前腕にかけて皮膚硬化を認める．Raynaud現象を認める．
● **検査所見** 血液所見：Hb 14.8 g/dL，白血球 10,000/μL（好中球90%，単球5%，リンパ球5%），血小板25.0万/μL．血液生化学所見：総蛋白〈TP〉6.9 g/dL，尿素窒素〈UN〉9 mg/dL，クレアチニン〈Cr〉0.5 mg/dL，AST 32 IU/L，ALT 40 IU/L，LD 278 IU/L（基準115〜245）．免疫学所見：CRP 0.5 mg/dL，抗核抗体320倍（斑紋型）．
● **経過** 入院後，間質性肺炎の増悪に対してプレドニゾロン60 mg/日の投与を開始した．その後，間質性肺炎の改善はみられたものの下痢が持続した．

腹部X線写真（図1）と腹部単純CT（図2）とを示す．

> この疾患について正しいのはどれか．
> 2つ選べ．

A：約80%が特発性である．
B：高濃度酸素が有効である．
C：有機溶剤の使用が原因となる．
D：緊急開腹手術の適応となることが多い．
E：続発性では関節リウマチに合併することが多い．

解答 006

B 高濃度酸素が有効である．

C 有機溶剤の使用が原因となる．

● **診断** 腸管嚢胞様気腫症〈pneumatosis cystoides intestinalis：PCI〉

本例は強皮症〈全身性硬化症〉患者に合併した腸管嚢胞様気腫症である．強皮症は Raynaud 現象，抗核抗体陽性，近位部（前腕）までの皮膚硬化，間質性肺炎の存在から診断される．

腸管嚢胞様気腫症は腸管気腫症〈pneumatosis intestinalis〉ともいわれ，小腸もしくは大腸の腸管壁に気体が入り込んだものである．腹部 X 線写真（図1）および腹部単純CT（図2）では拡張した腸管と腸管壁の気体がみられた．

発症の原因ははっきりとは解明されていないが，機械的なもの，細菌によるもの，化学的なものが推測されている．成人の PCI は 15% が特発性で 85% が続発性とされる．PCI そのものは症状も少なく重大な問題になることは少ないが，予後は原疾患による．続発性の場合は腸管の壊死や穿孔に伴うものなど重篤な原因によるものや，慢性閉塞性肺疾患やいわゆる膠原病に合併するものが知られている．また，特発性とされているもののなかにはトリクロロエチレンが原因であるものが含まれる[1]．PCI の症状は嘔吐，下痢，腹部膨満感，体重減少など非特異的なものが多い．また本例ではみられなかったが，しばしば嚢胞から気体が漏れ出て気腹症〈pneumoperitoneum〉となり，free air を呈するため，緊急開腹手術が行われてしまうこともある．原疾患が手術適応のある場合を除いての治療法であるが，高濃度酸素吸入や高圧酸素療法が有効であるとされる．また，メトロニダゾールなどの嫌気性菌を狙った抗菌薬の投与も有効とされる．強皮症に伴った PCI の場合は，酸素投与のみでは不十分であることが多く，絶食や中心静脈栄養の併用も行われていることが多い．本例も，絶食，中心静脈栄養に加えて，PaO_2 250 Torr 前後を目標に1日2時間ほど酸素投与を行い改善した．

医学中央雑誌で最近の我が国での PCI の報告を調べると，約 1/3 ががんや腸閉塞，腸管穿孔などに伴うものであり，それ以外のものでは膠原病に伴うものが最も多く，その他に血液腫瘍，骨髄移植に伴うもの，気管支喘息や慢性閉塞性肺疾患に伴う PCI の報告がみられた．

膠原病に伴う PCI の報告の多くが強皮症であり，続いて皮膚筋炎，多発筋炎が続き，全身性エリテマトーデスや混合性結合組織病での報告も散見される[2,3]．我が国で報告されている強皮症合併 PCI の多くが消化器症状の進んだ強皮症であり，PCI 改善後も在宅中心静脈栄養などが行われる報告もみられる．予後に関してのまとまった報告はないが，症例報告から検討すると死亡例も多く，強皮症患者に PCI を合併した場合の予後はあまりよくない．治療に関しては前述のごとく，絶食，中心静脈栄養に加えて，酸素投与，高圧酸素療法が施行されている例が多い．

強皮症の消化器病変には食道拡張に伴う逆流性食道炎，小腸の蠕動低下に伴う麻痺性イレウスや吸収不良症候群，毛細血管拡張〈telangiectasia〉からの出血などがある．PCI は強皮症の消化器病変として頻度の高いものではないが，念頭においておくべき疾患である．特に前述のごとく，free air を呈していても保存的治療で改善することも多いため，強皮症患者が free air を呈していても，腹膜炎症状などなく全身状態の急激な変化がないときには，本疾患を診断できれば不要な開腹術を避けることができる．

〔熊野浩太郎〕

参考文献

1) 赤松泰次，他：腸管気腫性嚢胞症．臨床消化器内科 9：1863-1870, 1994
2) 軽部美穂，他：腸管嚢腫様気腫を合併した皮膚筋炎と強皮症の overlap 症候群の1例．日内会誌 91：3278-3281, 2002
3) 佐藤 彰，他：吸収不良症候群と腸管嚢腫様気腫による気腹を伴った全身性強皮症の1治験例．リウマチ 35：927-933, 1995

問題 007

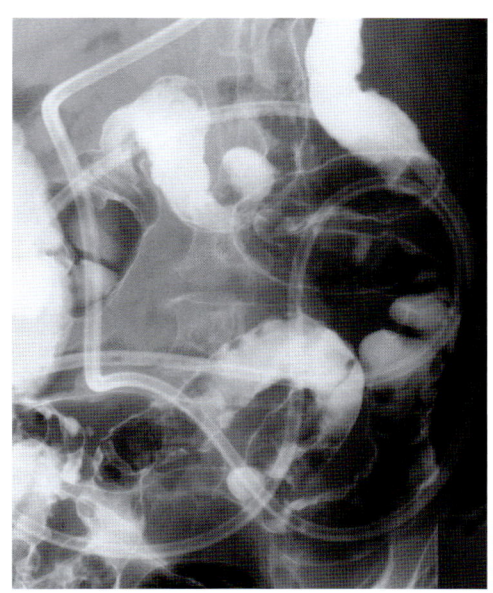

図1 ガストログラフィンによるイレウスチューブ造影写真

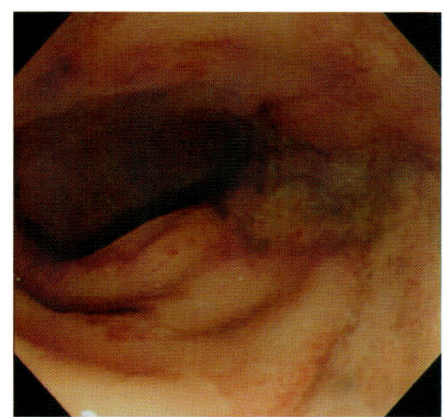

図2 S状結腸の内視鏡写真

- ●患者　55歳の女性．
- ●主訴　腹痛．
- ●既往歴　35歳時に十二指腸潰瘍，45歳時に高血圧症．
- ●家族歴　特記すべきことはない．
- ●生活歴　機会飲酒．喫煙歴はない．
- ●現病歴　高血圧症で近医で内服治療中であった．昨日，突然腹痛を認め，次第に増強し，下血，嘔吐も認めるようになったため近医を受診した．同日，精査・加療を目的に紹介され来院した．腹部X線写真で横行結腸に鏡面形成があり，腸閉塞の診断で入院した．
- ●身体所見　身長159 cm，体重58 kg．体温37.7°C．脈拍68/分，整．血圧140/80 mmHg．眼瞼結膜に貧血や黄疸はない．胸部に特記すべき所見はない．腹部は平坦，軟で，全体に軽度の圧痛を認める．筋性防御はない．腸音は弱く，やや金属様である．下腿浮腫はない．表在リンパ節は触知しない．神経学的異常所見はない．
- ●検査所見　便所見：潜血陽性，培養は大腸菌のみ．赤沈10 mm/1時間．血液所見：赤血球555万/μL，Hb 17.6 g/dL，Ht 53％，白血球22,010/μL（好中球88.0％，好酸球0％，好塩基球0％，単球3.0％，リンパ球9.0％），血小板27.0万/μL．血液生化学所見：尿素窒素〈UN〉24 mg/dL，クレアチニン〈Cr〉0.8 mg/dL，尿酸〈UA〉2.8 mg/dL，総コレステロール〈TC〉185 mg/dL，トリグリセリド〈TG〉152 mg/dL，総ビリルビン0.8 mg/dL，AST 63 IU/L，ALT 56 IU/L，LD 283 IU/L（基準115〜245），ALP 753 IU/L（基準115〜359），γ-GTP 455 IU/L（基準30以下），Na 137 mEq/L，K 3.8 mEq/L，Cl 99 mEq/L．免疫学所見：CRP 3.4 mg/dL，抗核抗体陰性．
- ●臨床経過　絶食，輸液，抗菌薬投与のうえイレウスチューブを挿入した．症状は改善し，腹部X線写真で鏡面像は消失した．入院5日後に施行したイレウスチューブ造影写真（図1）と入院1週後に行った大腸内視鏡写真（図2）とを示す．

この疾患について正しいのはどれか．
1つ選べ．

- A：若年者に好発する．
- B：右側結腸に好発する．
- C：予後は一般に不良である．
- D：内視鏡では縦走潰瘍が認められる．
- E：生検では非乾酪性肉芽腫が認められる．

解答 007

D 内視鏡では縦走潰瘍が認められる．

● **診断** 虚血性大腸炎

　本例は入院後絶食，輸液にて保存的治療を行ったが，入院2か月後の注腸検査で左側横行結腸よりS状結腸にかけて全周性の強い瘢痕狭窄を認めた（図3→p322）．腸閉塞の再発を認めたため，左半結腸切除術を施行した（図4→p322）．左側横行結腸よりS状結腸にかけて2か所に約10 cmにわたり縦走する潰瘍瘢痕（図4矢印）があり，著明な狭窄を認めた．肉芽腫などの所見はなく，狭窄型の虚血性大腸炎と考えられた．

　1963年にBoleyらは，動脈に明らかな閉塞がなく，腹痛と下血を主訴とし，注腸検査で母指圧痕がみられ自然治癒した症例を報告した．後にMarstonらが同様の症例を虚血性大腸炎として報告し，一過性型〈transient form〉，狭窄型〈stricture form〉，壊疽型〈gangrenous form〉の3群に分類した．

　本症は腸管粘膜の限局性微小循環障害と考えられる．原因として小血管病変，動静脈閉塞や，基礎疾患として高血圧，糖尿病，心血管疾患，腹部手術などの血管側因子のほかに，便秘などによる腸管内圧の亢進，血圧の変動に伴う腸粘膜血流の減少などの腸管側因子が挙げられる．

　臨床的には性差はなく，50歳以上の高齢者に好発するが若年者にも発症する．急激な腹痛，下痢，下血を主訴として発症するが，これらの自覚症状は1〜2週間で消失する．壊疽型は頻度が稀であるが腹痛が強く，持続性かつ進行性で，数日以内に穿孔や腹膜炎を伴う．脾彎曲部を中心とした左半結腸に80%が発症し，血管分布の関係で直腸には少ない．

　診断は表1（→p322）に示すように臨床経過，便培養，内視鏡，注腸検査などで行われる．急性期の内視鏡所見として，大川らは拡大内視鏡を用い，①血管拡張，②うろこ模様，③偽膜様所見，④チアノーゼ所見を挙げ，病理学的にはこの順に虚血の程度が重篤であるとしている[2]．また，最も典型的な急性期の内視鏡像として，主病変が縦走性の偽膜様所見と，その周囲のうろこ模様からなり，その周辺にうろこ模様からなる横走性病変あるいは斑状病変などの小病変がみられるものを挙げている．

　治療は，非壊疽型では絶食による腸管安静，輸液，抗菌薬などの保存的治療でほとんどは治癒し，再発することは稀であるとされているが，壊疽型では予後は不良である．

　手術適応については壊疽型は緊急手術の対象となり，慢性期でも強い狭窄をきたした例では手術の対象となる．しかしながら，狭窄型であっても長期経過により強い狭窄が改善する例があり，無症状の場合は必ずしも絶対適応とはならない．木村らは内径8 mmの狭窄をきたした虚血性大腸炎に対してプロスタグランジンE_1 80 μg/日，5週間の静注を行い，内径23 mmまで改善した例を報告している[3]．今後，壊疽型の周術期の補助療法や，狭窄型の治療の1つとなる可能性がある．

〔日比野真吾〕

参考文献

1) 飯田三雄，他：虚血性腸病変の臨床像―虚血性大腸炎の再評価と問題点を中心に．胃と腸 28：899-912，1993
2) 大川清孝，他：虚血性大腸炎急性期の内視鏡像の検討．日消内視鏡会誌 46：1323-1332，2004
3) 木村聖路，他：Prostaglandin E_1 投与が治癒を促進した狭窄型虚血性大腸炎の1例．日消内視鏡会誌 42：1323-1331，2000

問題 008

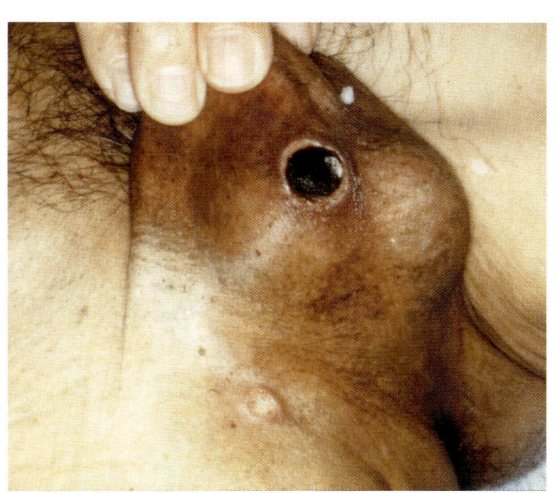

図1　陰部の写真

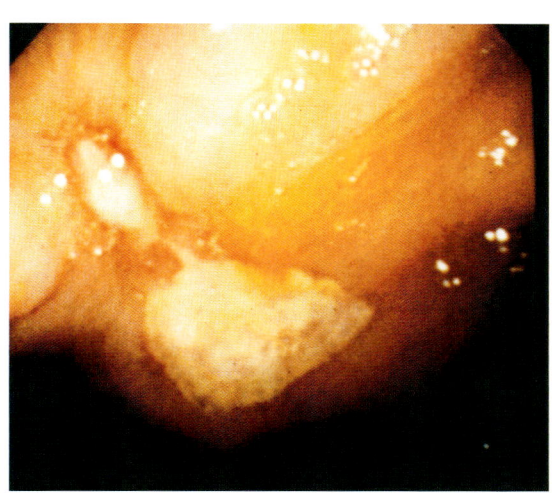

図2　大腸内視鏡写真

- ●患者　67歳の男性．
- ●主訴　発熱と血性下痢．
- ●既往歴・家族歴　特記すべきことはない．
- ●現病歴　10年前，他院で回盲部切除が施行された．発熱と7〜8回/日の血性下痢を主訴に来院した．
- ●身体所見　身長163cm，体重51kg．体温38.3℃．脈拍76/分，整．血圧98/60mmHg．眼瞼結膜に貧血を認めるが黄疸はない．口腔内アフタを認める．表在リンパ節は触知しない．腹部は平坦で，右下腹部に圧痛を認める．両下肢に結節性紅斑様皮疹を認める．浮腫はない．神経学的に異常所見はない．陰部の写真（図1）を示す．眼科的に異常はない．
- ●検査所見　尿所見：異常はない．便培養所見：有意菌は検出されない．赤沈79mm/1時間．血液所見：赤血球335万/μL，Hb 8.9g/dL，Ht 27.6％，白血球14,000/μL（分画に異常はない），血小板27.6万/μL．血液生化学所見：総蛋白〈TP〉6.4g/dL，尿素窒素〈UN〉20mg/dL，クレアチニン〈Cr〉1.0mg/dL，AST 22IU/L，ALT 15IU/L，LD 307IU/L（基準115〜245），ALP 281IU/L（基準115〜359），γ-GTP 34IU/L（基準70以下）．免疫学所見：CRP 17.9mg/dL．

大腸内視鏡写真（図2）を示す．

この疾患について正しいのはどれか．
2つ選べ．

- A：針反応が陽性である．
- B：血中自己抗体が陽性である．
- C：小腸病変の合併は稀である．
- D：病理組織学的には特異的所見に乏しい．
- E：再手術が第1選択の治療法である．

解答 008

A 針反応が陽性である．

D 病理組織学的には特異的所見に乏しい．

● 診断　腸型 Behçet 病

Behçet 病は口腔内再発性アフタ性潰瘍，皮膚病変，眼症状および外陰部潰瘍を主徴とする原因不明の難治性炎症性疾患である．HLA-B 51 と関連した遺伝的素因と何らかの外的要因が発症に関与していると考えられている．本例は口腔内アフタ，下肢結節性紅斑，外陰部潰瘍，再発性回盲部潰瘍を認め，1987 年に改定された厚生省ベーチェット病調査研究班診断基準[1] によれば不全型 Behçet 病であり，回盲部潰瘍による消化器症状が主病状のため病型としては腸型 Behçet 病である．1990 年に International Study Group により Behçet 病の国際診断基準[2] が提唱されたが，この基準では完全型・不全型という分類はなく，口腔内再発性アフタ性潰瘍が重要視され，皮膚症状に加えて針反応を独立項目に加えている．このため，日本の診断基準に比し感度は優るが，特異度では劣っているといわれる．現時点では日本の診断基準で何ら不都合はない．多彩な臨床症状を呈する本疾患であるが，γ-グロブリンの著しい増量や自己抗体陽性はむしろ膠原病などを疑う[1]．

1991 年の全国疫学調査[3] の結果では，Behçet 病の症状発現率は口腔内アフタが 94% と高率に認められ，皮膚症状は 44.7%，眼症状は 44.9%，外陰部潰瘍は 64.6% で，経過中に消化管病変を合併した例は 33.3% であった．腸型 Behçet 病の臨床症状として腹痛，下血，下痢や便秘などの便通異常を訴えることが多い．消化管病変としては回盲部に好発する多発性の打ち抜き状の円形から楕円形潰瘍が特徴で，穿孔や瘻孔を形成しやすく，回盲部のほかに食道，胃，十二指腸，空腸・回腸，結腸にも病変を認めることがある[4]．病理組織学的には非特異的炎症細胞浸潤を認め，特異的所見に乏しい．消化管病変の鑑別診断として単純性潰瘍〈simple ulcer〉が挙げられるが，両者は肉眼的，病理組織学的にも鑑別は難しい[4]．しかし，再発性口腔内アフタ性潰瘍は Behçet 病で高率に発現し，さらに国際診断基準では必須項目として重要視されていることから，口腔内アフタは Behçet 病の診断では非常に有用な特徴的所見である．両者が同一疾患の表現型の違いなのか，一方，長期経過の面から独立した疾患として理解されるべきなのかは今後の検討を待ちたい．

本例は 10 年前，回盲部狭窄にて他院で手術が施行され，腸型 Behçet 病と診断されていたが，以後，無治療で経過観察されていた．内視鏡所見から，回盲部の吻合部に再発性潰瘍を認めている．治療に関しては，外科的治療の適応はあくまで穿孔，腸管狭窄による腸閉塞，瘻孔形成や大出血であり，術後再発が高率なことからなるべく手術は回避すべきで，まずは保存的治療を試みるべきである．薬物療法としては，サルファサラジン（サラゾピリン®），メサラジン（ペンタサ®），プレドニゾロンなどが挙げられる．Behçet 病自体にシクロスポリン A やタクロリムス〈FK 506〉などの免疫抑制薬を投与する場合もあるが，消化管病変に対する有効性に関して今のところ一定の見解はない．また，消化器症状をほとんど伴わない時期から定期的に消化管検査を行い，小潰瘍やアフタの段階で病変を発見し，早期に内科的治療を開始することが，病状悪化による手術を防ぐためにも重要と考える[4]．

〔船越和博〕

参考文献

1) 水島　裕，他：ベーチェット病診断・治療の手引き，厚生省特定疾患ベーチェット病調査研究班，昭和 61 年度研究業績集，pp 8-29，1987
2) International Study Group for Behçet's Disease：Criteria for diagnosis of Behçet's disease. Lancet 335：1078-1080, 1990
3) 中江公裕，他：ベーチェット病患者全国疫学調査成績（中間報告）．厚生省特定疾患ベーチェット病調査研究班，平成 3 年度研究業績集，p 67，1991
4) 飯田三雄・他：腸型 Behçet 病および単純性潰瘍の経過．胃と腸 27：287-302，1992

問題 009

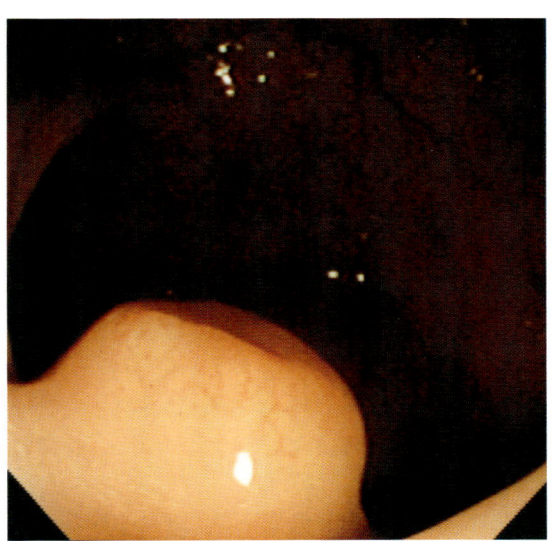

図1 大腸内視鏡写真

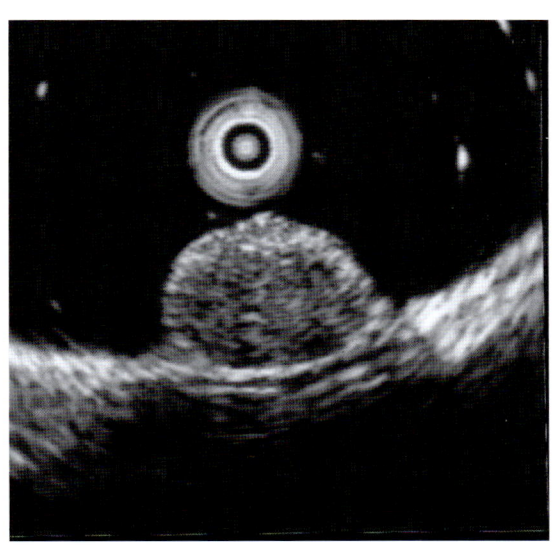

図2 超音波内視鏡写真

- ●患者　61歳の女性．
- ●主訴　便潜血反応陽性の精査．
- ●既往歴・家族歴　特記すべきことはない．
- ●現病歴　がん検診で便潜血反応陽性を指摘されて来院した．
- ●身体所見　身長148 cm，体重54 kg．体温36.7℃．脈拍76/分，整．血圧126/74 mmHg．貧血や黄疸はない．表在リンパ節は触知しない．腹部は平坦，軟で，圧痛はない．
- ●検査所見　血液所見：赤血球456万/μL，Hb 13.7 g/dL，Ht 41.1%，白血球8,500/μL，血小板21.8万/μL．血液生化学所見：総蛋白〈TP〉7.2 g/dL，尿素窒素〈UN〉20 mg/dL，クレアチニン〈Cr〉0.6 mg/dL，総ビリルビン1.0 mg/dL，直接ビリルビン0.1 mg/dL，AST 27 IU/L，ALT 18 IU/L，LD 203 IU/L（基準115〜245），ALP 244 IU/L（基準115〜359），γ-GTP 26 IU/L（基準30以下）．腫瘍マーカー：CEA 2.0 ng/mL（基準5以下）．

大腸内視鏡写真（図1）を示す．直腸に7 mm大の腫瘍を認める．引き続き20 MHzプローブを用いて施行した超音波内視鏡写真（図2）を示す．

> この疾患について**誤っている**のはどれか．1つ選べ．

- **A**：低悪性度の腫瘍である．
- **B**：粘膜下層に主座を置く腫瘍である．
- **C**：通常，Grimelius染色は陽性である．
- **D**：固有筋層と連続した筋原性腫瘍である．
- **E**：内視鏡切除の適応は大きさが1 cm以下である．

解答 009

D 固有筋層と連続した筋原性腫瘍である．

● **診断** 直腸カルチノイド

近年，大腸がん検診の普及や大腸疾患に対する認識の高まりにより，大腸内視鏡検査の受診者が増加し，それに伴い直腸カルチノイドの発見例は増加している．岩渕ら[1]の消化管カルチノイドの検討では，部位別発生頻度は直腸(45%)，十二指腸第1部(21%)，胃(13%)に高く，虫垂(11%)，小腸(3%)に低いことが特徴である．結腸・直腸に限定すれば，稀にS状結腸に認められるが，ほとんどの発生部位はRsからRbにかけての直腸である．本例は直腸Rbにみられた粘膜下腫瘍であり，非上皮性腫瘍である．緊満感があり黄色調で硬く，中心に陥凹を伴う臼歯状の形態をとり，内視鏡的に直腸カルチノイド腫瘍と診断可能である．本例の鑑別診断としては，粘膜下腫瘍のなかでも直腸平滑筋腫や平滑筋肉腫などの筋原性腫瘍や，同じ内分泌細胞腫瘍である内分泌細胞癌が重要である[2,3]．

20 MHz細径プローブを用いた超音波内視鏡検査では粘膜下の腫瘍は第3層，つまり粘膜下層に主座を置く均一な低エコーな腫瘍である．粘膜下層の高エコー層をはさみ腫瘍の対側に低エコーな固有筋層がみられ，固有筋層と腫瘍との連続性はなく，筋原性腫瘍は否定される．本例の直腸カルチノイドは比較的典型的な内視鏡像であるが，腫瘍の性状や直腸壁外のリンパ節腫大の有無を明らかにするためにも，超音波内視鏡は重要である[2]．腫瘍径が大きく，内部エコーの不均一さを認める場合にはカルチノイドと内分泌細胞癌との鑑別が画像上重要となる．内部エコーの不均一さ，固有筋層への浸潤所見や直腸壁外のリンパ節転移を認める場合，カルチノイドよりむしろ内分泌細胞癌を強く疑わなければならない．また，カルチノイド以外の粘膜下腫瘍の診断では超音波内視鏡で平滑筋腫，脂肪腫，リンパ管腫，線維腫などと診断がつけば，特別な場合を除き，無治療で経過観察することが可能である[3]．

病理組織学的には，消化管内分泌細胞腫瘍は本例のような低悪性度の(古典的)カルチノイド腫瘍と高悪性度の内分泌細胞癌に区別されるようになってきた[1]．前者は卵円形の核を有する腫瘍細胞が索状，リボン状に配列し，内分泌顆粒をもつ小型で均一な内分泌細胞からなり，分裂像を示すことはない．後者は円形〜多形の核と多数の分裂像を示す内分泌細胞が大結節状ないしシート状に増殖する．カルチノイドを含めた内分泌細胞腫瘍は親銀性もしくは好銀性のため，通常Grimelius染色では細胞質内に褐色から黒色の顆粒がみられる．

直腸カルチノイドは粘膜下腫瘍であり，内視鏡的に診断されても通常の生検で粘膜下成分が採取できず，確定診断ができないことがある．その際には診断的治療のため内視鏡切除を行う．直腸カルチノイドの治療に関しては，内視鏡切除の適応は通常大きさが10 mm以下で，術前の超音波内視鏡検査で深達度が粘膜下層までで，傍直腸リンパ節の腫大がみられないこと，病理組織学的に粘膜下層の組織を含み，腫瘍が切除され，切除断端が陰性であること，リンパ管，血管など脈管侵襲がないことである[4]．断端が陽性の場合は慎重な経過観察を要する．また，これらの適応を満たさない場合，外科的切除を考慮する．本例は診断的治療目的に内視鏡切除を行い，組織学的にカルチノイドと確診され，切除断端は陰性であった．内視鏡切除後約3年を経過しているが，局所再発や肝転移などの遠隔転移は認めていない．

〔船越和博〕

参考文献

1) 岩渕三哉，他：腸カルチノイドの病理．胃と腸 24：869-882，1989
2) 斎藤公男，他：直腸カルチノイド診断における超音波内視鏡検査の有用性と治療方針．胃と腸 30：715-721，1995
3) 榮浪克也，他：超音波内視鏡による大腸粘膜下腫瘍の診断．消化器内視鏡 9：615-620，1997
4) 神長憲宏，他：直腸カルチノイドの内視鏡治療．消化器内視鏡 12：932-933，2000

問題 010

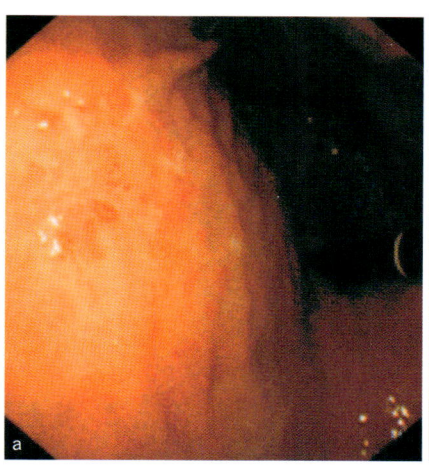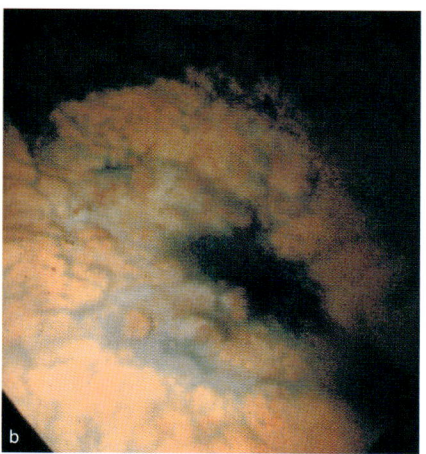

図1 胃内視鏡写真

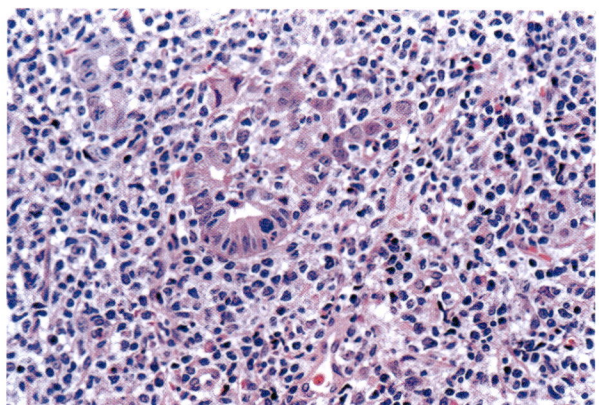

図2 胃生検 H-E 染色標本

●患者　56歳の男性．
●主訴　がん検診異常．
●既往歴・家族歴　特記すべきことはない．
●現病歴　会社の健康診断の胃透視で体中部に1 cm大の不整形陥凹病変を指摘されたため来院した．
●身体所見　意識清明．体温36.2℃．脈拍72/分，整．血圧134/80 mmHg．貧血や黄疸はない．腹部に異常所見はない．
●検査所見　血液所見：赤血球411万/μL，Hb 13.1 g/dL，白血球5,600/μL．血液生化学所見：総蛋白〈TP〉7.6 g/dL，AST 14 IU/L，ALT 12 IU/L，LD 180 IU/L（基準115〜245）．腫瘍マーカー：CEA 2.5 ng/mL（基準5以下），可溶性IL-2レセプター〈sIL-2R〉340 U/mL（基準220〜530）．

胃内視鏡写真（図1）と胃生検 H-E 染色標本（図2）とを示す．

まず行う治療はどれか．1つ選べ．

A：手術療法
B：放射線療法
C：抗腫瘍化学療法
D：内視鏡的粘膜切除術
E：*Helicobacter pylori* 除菌

解答 010

E　*Helicobacter pylori* 除菌

●**診断**　low-grade B-cell lymphoma（MALT リンパ腫）

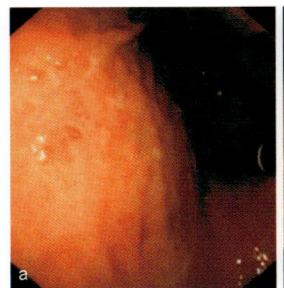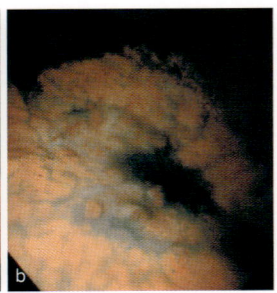

図1　胃内視鏡写真

　内視鏡所見（図1）は3cm大の褪色調の粘膜を背景に，やや発赤した結節状隆起とびらん，瘢痕を認める．色素散布像で，褪色域は境界が一部不明瞭な浅い陥凹を示し，結節状の粘膜の残存が認められ，通常のIIcとは異なっている．病理組織所見は，クロマチンに富むふぞろいな異型のリンパ球がびまん性に浸潤し，lymphoepithelial lesionもみられ，上記と診断できる．なお，L-26染色も陽性を示した．

　MALTリンパ腫は，いわゆる粘膜関連リンパ組織〈mucosa-associated lymphoid tissue：MALT〉のmarginal zoneより発生した節外性リンパ腫とされる．REAL分類ではextranodal marginal zone B-cell lymphomaとして定義されている．Isaacson[1]はMALTリンパ腫をlow gradeとhigh gradeに分類し，胃に発生するlow-grade MALT lymphomaは *Helicobacter pylori*〈*H. pylori*〉と深く関連し，*H. pylori* を除菌することで改善することを報告した．我が国でも小野ら[2]が，MALTリンパ腫に対してはまず除菌を試みるべきと報告している．

　low gradeの胃MALTリンパ腫の治療は，現在では *H. pylori* 除菌療法でコンセンサスが得られているようである（現在，日本では保険適用はない）．しかし，再感染・再燃例やhigh grade lymphoma移行例，*H. pylori* 陰性例などでは，通常のリンパ腫に準じた抗腫瘍化学療法や胃全摘を標準術式とする手術療法も選択され，治療成績も悪くない．我が国ではあまり選択されていない放射線療法は局所治療としては有用と考えられ，Schechterら[3]は *H. pylori* 陰性例や除菌療法で改善がみられなかった例に対しての良好な成績を示しており，MALTリンパ腫の治療法の選択の1つになりうる可能性が示唆される．

〔松本政雄〕

参考文献

1) Isaacson PG：Gastrointestinal lymphoma. Hum Pathol 25：1020-1029, 1994
2) 小野裕之，他：臨床経過からみた胃MALTリンパ腫の評価．胃と腸 31：83-92, 1996
3) Schechter NR, et al：Treatment of mucosa-associated lymphoid tissue lymphoma of the stomach with radiation alone. J Clin Oncol 16：1916-1921, 1998

問題 011

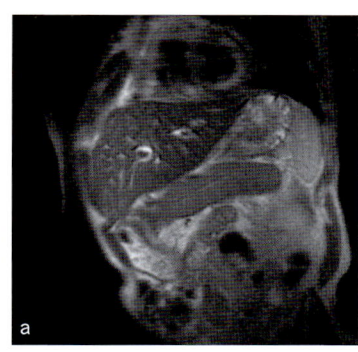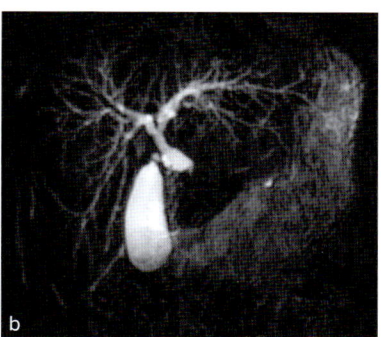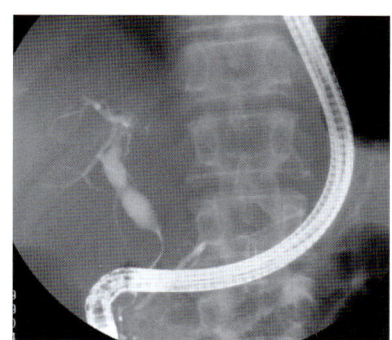

図1　腹部単純MRI画像　a：冠状断，b：MRCP

図2　ERCP写真

- ●患者　56歳の男性．
- ●主訴　尿黄染と灰白色便．
- ●既往歴　高血圧症．
- ●家族歴　父親が高血圧症．
- ●現病歴　45歳時から高血圧症を指摘され，近医で加療中であった．1週前から尿黄染と灰白色便とを認めるようになったため近医を受診した．血液検査で肝障害を認め，同日施行された腹部超音波検査で肝内胆管と総胆管拡張とを認めたため，精査・加療を目的に入院した．腹痛や発熱は認めていなかった．
- ●身体所見　身長174.2 cm，体重61.2 kg．体温37.0℃．脈拍76/分，整．血圧142/82 mmHg．皮膚と眼球結膜とに黄染を認める．胸部聴診上異常はない．腹部は平坦，軟で，圧痛はない．肝を正中で5 cm触知し，弾性軟で圧痛はない．下腿に浮腫はない．
- ●検査所見　血液所見：赤血球420万/μL，Hb 10.5 g/dL，白血球6,200/μL，血小板19.3万/μL．血液生化学所見：空腹時血糖119 mg/dL，HbA_{1c} 4.2%，IgG 5,790 mg/dL（基準870〜1,700），IgA 71 mg/dL（基準110〜410），IgM 57 mg/dL（基準33〜190），直接ビリルビン4.3 mg/dL，間接ビリルビン2.7 mg/dL，AST 207 IU/L，ALT 290 IU/L，LD 326 IU/L（基準115〜245），ALP 4,860 IU/L（基準115〜359），γ-GTP 704 IU/L（基準70以下），膵型アミラーゼ 30 IU/L（基準50〜150），唾液腺型アミラーゼ 48 IU/L（基準70〜230），リパーゼ 29 IU/L（基準11〜53），トリプシン 170 ng/mL（基準 RIA 60〜46）．免疫学所見：CRP 0.6 mg/dL，HBs抗原陰性，抗核抗体陰性，抗HCV抗体陰性，抗ミトコンドリア抗体陰性．腫瘍マーカー：CEA 4.2 ng/mL（基準5以下），CA 19-9 190 U/mL（基準37以下）．

腹部単純MRI画像（図1）と内視鏡的逆行性胆道膵管造影〈endoscopic retrograde cholangio-pancreatography：ERCP〉写真（図2）とを示す．

この疾患について正しいのはどれか．2つ選べ．

- A：女性に多い．
- B：予後不良である．
- C：外科的切除が適応である．
- D：IgG 4が診断に有用である．
- E：副腎皮質ステロイドが有効である．

解答 011

D IgG4が診断に有用である．

E 副腎皮質ステロイドが有効である．

●**診断** 自己免疫性膵炎〈autoimmune pancreatitis：AIP〉

MRIおよびMRCP（図1）では，びまん性の膵腫大があり，T_1強調像で低信号を示し，総胆管と肝内胆管の拡張を認めた．ERCP（図2）では，膵体部から尾部にかけて主膵管に壁不整を伴う管腔径の狭小化を認め，また胆管では下部に狭窄を認め，その移行部は比較的急峻で，上部総胆管と肝内胆管拡張を認めた．

これらの特徴的な画像所見と発熱を伴わない黄疸，胆道系優位の肝障害，IgGの異常高値よりAIPを疑った．血中IgG4が1,950 mg/dLと高値であり，経皮的膵生検では小葉間組織に線維化を認め，リンパ球および形質細胞の浸潤を認め，AIPと診断した．

AIPは1995年に土岐，吉田らが，ERCPで主膵管が特徴な狭細を認め，副腎皮質ステロイドが有効な膵炎が存在し，autoimmune pancreatitisとして提唱したのが嚆矢である．以後，日本では自己免疫性膵炎として多くの症例が報告されている．びまん性の膵腫大と特徴的な膵管狭細像を示し，高γ-グロブリン血症や自己抗体の存在，副腎皮質ステロイド治療の有効性など，自己免疫機序の関連を示唆する所見を伴う膵炎である．中高年の男性に多く，腹痛などの膵炎症状は軽度のことが多く，予後も比較的良好である．しかし，限局性の膵管狭細像や限局性の膵腫大，下部胆管狭窄や閉塞性黄疸などの所見がある場合は，膵癌や胆管癌との鑑別が困難な場合がある．

臨床症状は，健診の画像検査で膵腫大を指摘された無症状の例から，本例のように黄疸が契機となる例まで幅広い．診断のきっかけとなる特徴的な膵管狭細像とは，膵管が通常より細い部分が一定の長さを有し，かつ管壁の不整を伴うものであ

り，診断基準では主膵管長の約1/3以上と規定している．本例のERCP像（図2）は1/2以上の狭細化があり典型像である．MRCPでは狭細化した膵管が描出されないことが多く，ERCPによる狭細像が診断に必要となる．

本疾患では，抗核抗体やリウマトイド因子のほか，抗炭酸脱水素酵素II〈CA II〉抗体，抗ラクトフェリン抗体，抗膵管抗体などの自己抗体の陽性が報告されている．最近では免疫グロブリンのサブクラスであるIgG4が70〜95％で陽性となり，診断に有用であるが，保険適用外検査である．

膵外病変として，本例にみられたような胆管病変，唾液腺炎，後腹膜線維症，肺門リンパ節腫大，閉塞性静脈炎などを認めることがある．

治療は副腎皮質ステロイドの投与が奏効する．経口プレドニゾロンで30〜40 mg/日より開始し漸減する．黄疸を合併している例では胆道ドレナージが基本になるが，黄疸の程度や感染の有無によりステロイド薬の投与のみでも治療可能な症例もある．長期予後はいまだ不明である．本例は副腎皮質ステロイドの投与にて速やかに減黄し，肝機能異常も軽快した．

2002年の診断基準と最近発表された改訂案を**表1**（→ p.323）に示す．　　　　　　　　〔山下竜也〕

参考文献
1) 中野　哲，他：〔特集〕自己免疫性膵炎の新たな展開．肝胆膵 50：535-655, 2005
2) Okazaki K, et al：Autoimmune pancreatitis. Intern Med 44：1215-1223, 2005

問題 012

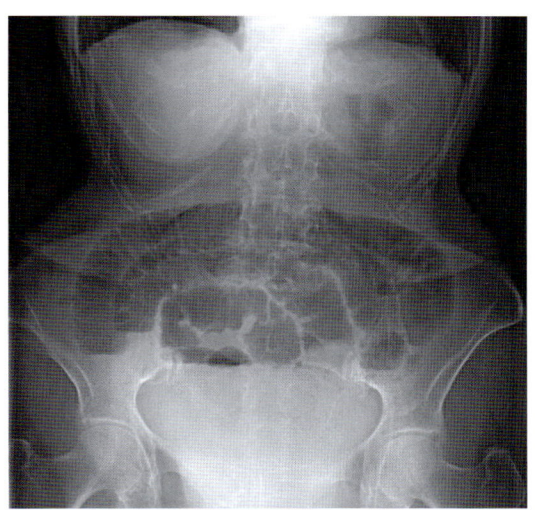

図1　腹部X線写真

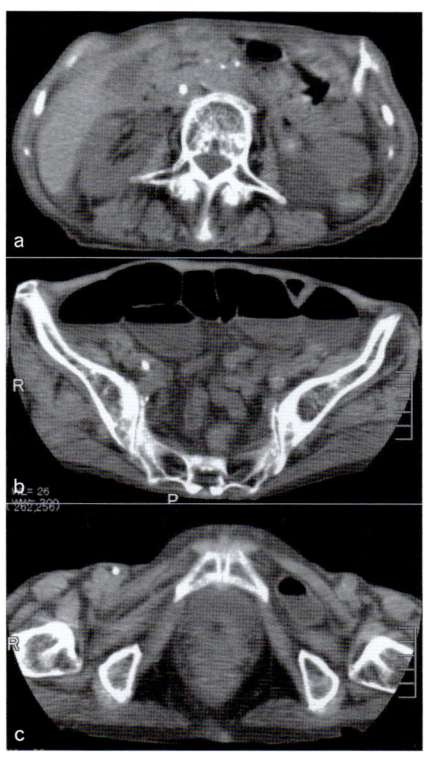

図2　腹部単純CT

- **患者**　86歳の女性.
- **主訴**　腹部膨満感と食欲不振.
- **既往歴**　6年前に乳癌で右乳房摘除術, 5年前から慢性心不全で治療中.
- **現病歴**　3日前から下腹部の膨満感が出現し, 徐々に食欲も低下してきたため近医を受診した. 腹部X線写真と腹部単純CTとでイレウスと診断され, 加療のため入院した.
- **身体所見**　意識は清明. 身長156 cm, 体重40 kg. 体温37.3℃. 脈拍80/分, 整. 血圧136/80 mmHg. 胸部の聴診で異常はみられない. 腹部は全体に膨隆し, 鼓音を呈している. 圧痛, 反跳痛および筋性防御はみられない.
- **検査所見**　血液所見：赤血球340万/μL, Hb 10.6 g/dL, 白血球6,600/μL(好中球88.0％, 単球2.0％, リンパ球10.0％), 血小板10.1万/μL. 血液生化学所見：総蛋白〈TP〉6.6 g/dL, アルブミン〈Alb〉4.1 g/dL, 尿素窒素〈UN〉61 mg/dL, クレアチニン〈Cr〉1.72 mg/dL, AST 27 IU/L, ALT 10 IU/L, LD 215 IU/L(基準115〜245), Na 136 mEq/L, K 3.9 mEq/L, Cl 97 mEq/L. 免疫学所見：CRP 0.46 mg/dL.

入院時の腹部X線写真(図1)と腹部単純CT(図2)とを示す.

> この患者について正しいのはどれか.
> 1つ選べ.

- **A**：緊急手術の適応である.
- **B**：大腸内視鏡検査の適応である.
- **C**：麻痺性イレウスが考えられる.
- **D**：絶食として補液を行い, 早期に注腸造影を行う.
- **E**：まずプロスタグランディンF2α製剤を投与する.

解答 012

A 緊急手術の適応である．

● **診断**　閉鎖孔ヘルニア

イレウスは，腸管の狭窄や閉塞など器質的変化を伴う機械的イレウスと，腸管の器質的変化を伴わない機能的イレウスに分類される．機械的イレウスの原因は，腹部手術後の癒着によるものが最も多く，その他，内ヘルニア，外ヘルニア，腸捻転，Crohn 病，放射線腸炎，腫瘍などが原因となりうる．

本例では腹部 X 線写真で小腸の拡張，ニボー〈niveau〉を認めるが，大腸にはガス像を認めない．したがって，小腸あるいは回盲部における閉塞機転を伴う機械的イレウスが第 1 に考えられる．そこで，閉塞部位を検討するために，腹部単純 CT 検査を行ったところ，右恥骨筋と外閉鎖筋との間に脱出した腸管の一部が認められた（図3）．以上より，本例は閉鎖孔ヘルニア嵌頓による機械的イレウスと診断された．

閉鎖孔は上方を腸骨，前方を恥骨，後方を坐骨に囲まれた孔で，通常は線維性結合織でできた閉鎖膜によって覆われている．孔の前上部は膜が欠けて閉鎖動静脈や閉鎖神経が交通しており，閉鎖管といわれる．この部位をヘルニア門として大腿上部内側へ脱出するのが閉鎖孔ヘルニアである．小腸，大腸のほか，大網，卵管，虫垂なども脱出しうる．

閉鎖孔ヘルニアの発生頻度はヘルニア全体の 0.073％，イレウス全体の原因の 0.4％で，比較的稀な疾患である．痩せた高齢の女性に多いが，女性は骨盤腔の傾斜が強く，腹腔内臓器の重みを受けやすいことや，高齢者では骨盤内の脂肪組織が減少し，閉鎖管の間隙が拡大することなどが理由とされている．また，経産婦では骨盤支持組織が脆弱になるために発症しやすい．

症状は嵌頓によるイレウス症状であるが，腸壁の一部が嵌頓する Richter 型が多いため，初期には比較的緩慢な経過をとることが多い．また，本症に特徴的とされる Howship-Romberg sign（閉鎖神経の圧迫刺激によって大腿内側や股関節から膝部下腿にかけての痛みが生じる）は全体の 6～7 割程度に認められるにすぎない．したがって，臨床症状や理学所見からの術前診断は困難であり，かつては死亡率の高い疾患であった．

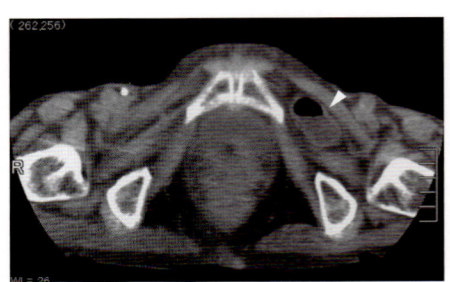

図3　腹部単純 CT
閉鎖孔から脱出した腸管（矢頭）が認められる．

しかし，近年では CT やエコーなどの画像診断の普及に伴って，本症の正診率も向上している．特に CT で外閉鎖筋と恥骨筋に挟まれた腫瘤様病変として脱出した腸管が認められれば，容易に閉鎖孔ヘルニアの診断が可能である．

本症の治療は，診断できた時点での緊急手術が原則である．したがって，痩せた高齢女性などリスクの高い患者のイレウスを診た場合，速やかに CT やエコーなどの画像診断を進めて本症を鑑別すべきである．

本例は嘔吐による誤嚥性肺炎の合併もあったため，CT による診断より 3 日後に開腹手術が行われた．用手的に小腸の嵌頓を解除し，mesh sheet でヘルニア門を閉鎖して治療を終了した．術後経過は良好であった．

〔吉本　満〕

参考文献
1) Bjork KJ, et al：Obturator hernia. Surg Gynecol Obstet **167**：217-222, 1988
2) 池田宏国，他：閉鎖孔ヘルニア 10 例の臨床的検討．臨外 **60**：787-789, 2005
3) 武藤利茂，他：閉鎖孔ヘルニアの検討—特に CT の有用性について．日臨外医会誌 **57**：184-188, 1996

問題 013

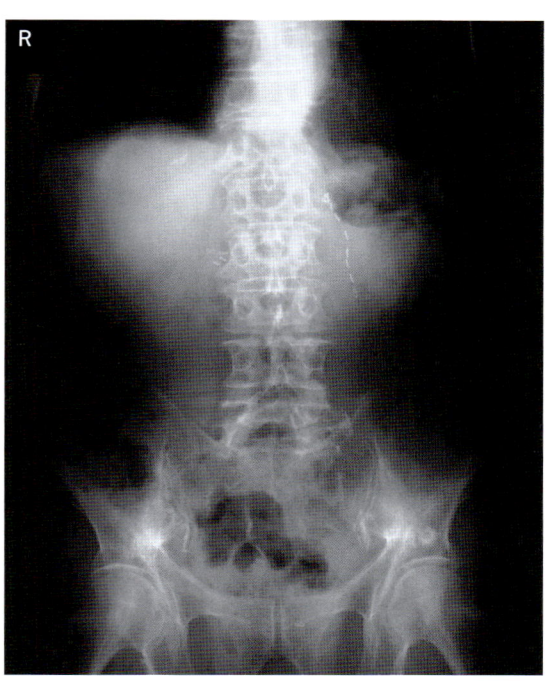

図1　腹部立位X線写真

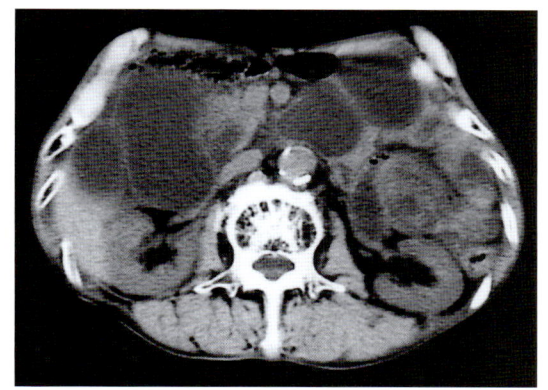

図2　腹部単純CT

- **患者**　81歳の男性．
- **主訴**　腹痛と悪心．
- **既往歴**　20年前，胃潰瘍のため胃亜全摘術を施行された．
- **現病歴**　昨日の午後3時から腹痛と悪心とがあり近医を受診した．イレウスと診断され，紹介されて来院した．
- **身体所見**　血圧205/92 mmHg．腹部は軟で，正中に手術瘢痕がある．腸蠕動音は亢進している．
- **検査所見**　赤沈10 mm/1時間．血液所見：赤血球369万/μL，Hb 11.7 g/dL，Ht 35.5％，白血球9,400/μL，血小板22.4万/μL．血液生化学所見：総蛋白〈TP〉6.5 g/dL，尿素窒素〈UN〉16 mg/dL，クレアチニン〈Cr〉1.26 mg/dL，総ビリルビン0.4 mg/dL，AST 19 IU/L，ALT 13 IU/L，LD 186 IU/L(基準115〜245)，ALP 236 IU/L(基準115〜359)，アミラーゼ697 IU/L(基準60〜200)，CK 96 IU/L(基準57〜197)，Na 139 mEq/L，K 4.4 mEq/L，Cl 104 mEq/L．免疫学所見：CRP＜0.25 mg/dL．腫瘍マーカー：CEA 2.1 ng/mL(基準5以下)．

腹部立位X線写真(図1)と腹部単純CT(図2)とを示す．

診断はどれか．1つ選べ．

- **A**：急性膵炎
- **B**：囊胞性膵疾患
- **C**：胆石イレウス
- **D**：輸入脚症候群
- **E**：腸間膜動脈症候群

解答 013

D 輸入脚症候群

●**診断** 輸入脚症候群

　本例は急性輸入脚症候群である．筆者は勉強不足のために即診断をつけられずに，そのまま内科に入院させてしまった．一度経験していれば診断がつけられたと思えたが，実は恥ずかしいことに，これが2例目であった．1例目は外科の例であったが，内視鏡的に整復できないかと依頼された．このとき，この疾患についてきちんと勉強していれば，正確に診断をつけられたと思う．筆者自身，まったく情けない話である．

　診断の第1のポイントは，この疾患の存在を覚えているか否かである．胃亜全摘の既往があり，その術式はBillroth II法である．本例は当院で手術してはいなかったが，腹部X線写真（図1）によりその術式の見当がつく．

　検査は腹部X線写真のほか，腹部超音波検査が必要である．嚢胞状に拡張した十二指腸（輸入脚）が描出される．しかし，仮に本疾患が念頭にあったとしても，その拡張した腸管が十二指腸であると診断することは筆者のレベルではなかなか難しい．むしろ，腹部CTも併用し，拡張した腸管が輸入脚のみであることの見当をつけたほうが，外科医にコンサルトする際も説得力がある．ただし，やはりこの疾患の存在がわからないと，画像のみでは診断がつけられないと思う．

　生化学検査では，アミラーゼの高値が認められる．この機序は，閉塞した輸入脚の内圧が上昇し，膵乳頭部が浮腫することにより生じると考えられているが，他の説もある．場合によっては，同様の機序により，ビリルビンが上昇することもある．

　治療は，緊急での開腹術を考慮しなければいけない．放置すれば，輸入脚の穿孔，壊死により汎発性腹膜炎となり，不幸な転帰をたどることになる．診断がつき次第，すばやく外科医にコンサルトすべきである．

　本例はたまたま自然に閉塞が解除され，軽快したが，筆者自身，大いに反省すべきである．

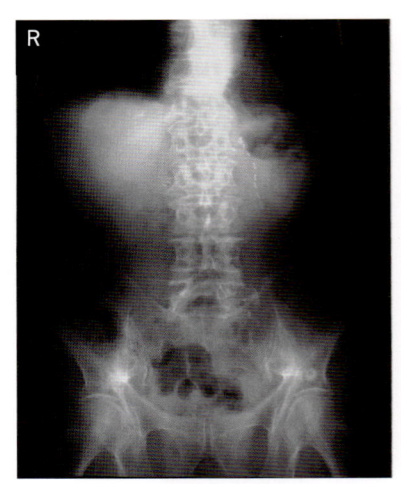

図1　腹部立位X線写真

　反省例を示したうえで，このように記すことには問題はあるかもしれないが，内科医にとって診断がすべてである．しかも，本疾患のように緊急を要するものは，正しい診断をつけられるか否かが予後を左右する．まずBillroth II法の手術歴のある患者が来院したとき，この疾患を念頭に置いていただければ，筆者の苦い経験も生きてくるのではと思う．

〔和田豊人〕

参考文献
1）関根　毅：輸入脚症候群．消化器外科 17：890-892，1994
2）豊田昌夫，他：輸入脚症候群．消化器外科 21：899-890，1998
3）嶋田　紘，他：輸入脚症候群．外科 48：1387-1391，1986

循環器

循環器

問題
014-030

問題 014

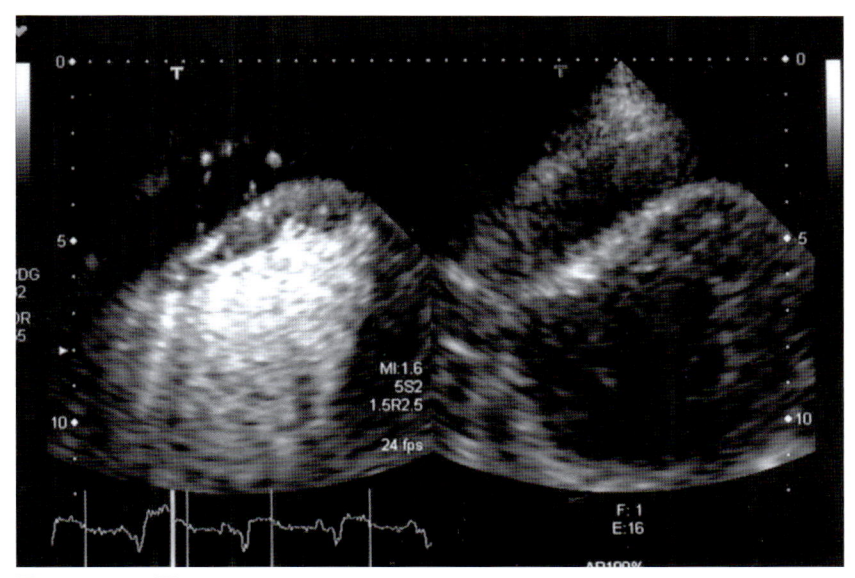

図1 心エコー図

- **患者** 45歳の男性．
- **主訴** 胸痛と呼吸困難．
- **現病歴** 2年前に高血圧を指摘された．5日前に突然，胸部圧迫感と倦怠感とが出現したが，感冒と考え放置した．再び胸部圧迫感が出現して胸痛も自覚したため近医を受診した．心電図異常を認め，急性心筋梗塞の疑いで紹介され来院した．
- **身体所見** 身長168 cm，体重75 kg．体温38.6℃．脈拍96/分，整．血圧110/68 mmHg．貧血や黄疸はない．心雑音は聴取せず，両側下肺に湿性ラ音を聴取する．その他，腹部および頭頸部に異常を認めない．
- **検査所見** 血液所見：赤血球387万/μL，Hb 12.6 g/dL，Ht 36.4％，白血球14,900/μL，血小板20.5万/μL．血液生化学所見：尿素窒素〈UN〉18.2 mg/dL，クレアチニン〈Cr〉1.74 mg/dL，AST 37 IU/L，ALT 62 IU/L，LD 466 IU/L（基準115〜245），クレアチンキナーゼ〈CK〉192 IU/L（基準57〜197），CK-MB 12 IU/L（基準25以下）．ホルモン検査所見：ヒト心房性ナトリウム利尿ペプチド〈hANP〉70.0 pg/mL，脳性ナトリウム利尿ペプチド〈BNP〉171 pg/mL．免疫学所見：CRP 23.0 mg/dL．12誘導心電図所見：II/III/aV_FにQ波を認め，I/II/III/aV_F/V_{2〜6}にてST上昇を認める．

冠動脈造影を行い，左回旋枝（#13）完全閉塞に対して経皮的バルーン冠動脈形成術〈PTCA〉を施行した．

術後11日目の造影心エコー図を図1（左はcontrastエコー所見）に示す．

心筋梗塞後に生じたこの病態について正しいのはどれか．2つ選べ．

A：副腎皮質ステロイドが有効である．
B：予知因子として血清CRPの高値が重要である．
C：心電図における広範なST上昇が特徴的である．
D：心筋を抗原とする自己免疫機序により発症する．
E：心エコー検査で心嚢内echo free spaceの増大傾向が認められる．

解答 014

B 予知因子として血清CRPの高値が重要である。

E 心エコー検査で心嚢内echo free spaceの増大傾向が認められる。

● **診断** 心筋梗塞後滲出型心破裂

経皮的バルーン冠動脈形成術〈PTCA〉後の経過中に心嚢水の漸増が認められるようになり，術後11日目の造影心エコー図（図1）では左心室から心嚢腔内への造影剤漏出が認められ，心嚢試験穿刺にて血性心嚢水を引いたことから心筋梗塞後滲出型心破裂と診断．術後12日目に緊急開胸手術となった．左室自由壁には暗褐色の色調の虚血性変化をきたした病変が認められ，同部位に対してパッチ閉鎖術を施行し救命しえた（Aは誤りである）。

急性心筋梗塞後の自由壁心破裂は0.8～6.2%程度の頻度での合併が報告されており，急性型（blow-out型）と亜急性型（oozing型）とに分類できる．前者は心筋梗塞後1週間以内，特に24時間以内の発症が多く，意識消失・痙攣などをきたし，心肺蘇生にも反応せず急速に死に至り，後者は心タンポナーデ症状が比較的緩徐に進行する．

心筋を抗原とする自己免疫機序により引き起こされるのはDressler症候群であり，心筋梗塞後2～6週間に発熱・胸痛などの心膜炎症状で発症するとされている．よって，選択肢Dは誤りである．

Uedaらによると，心筋梗塞後滲出型心破裂の症例において発症2日目にはCRPが20 mg/dL以上にまで上昇すると報告されており，さらにCRP上昇の心破裂診断に対する感度は89%，特異度は96%にも上り，CRPは心筋梗塞後の亜急性期合併症である心破裂をモニターするうえで非常に有用であるとも述べられている[1]．また，Anzaiらも同様の報告をしているが，彼らはさらに左室心室瘤形成のモニターにも有効であるとしており[2]，心筋梗塞後早期にCRP上昇を認めた場合には積極的に心破裂の可能性を考える必要が

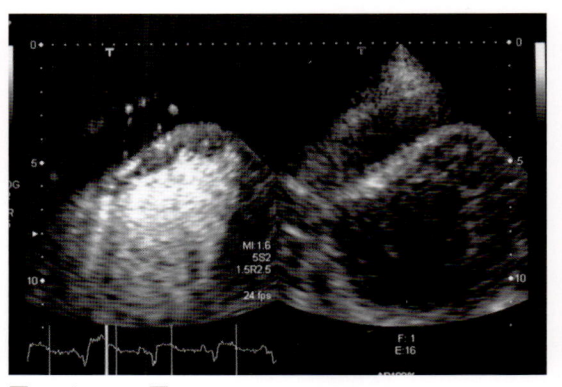

図1 心エコー図

あると考えられる．よって，選択肢Bは正しい．

心電図上の広範なST上昇は心膜炎にて認められる所見であり，心筋梗塞後心破裂に特徴的な所見とはいえない．よって，選択肢Cは誤りである．

前述の通り，心筋梗塞後滲出型心破裂においては緩徐な経過で心タンポナーデ症状が進行する．よって，選択肢Eは正しい．

心筋梗塞後，早期にCRP上昇を認めた場合には積極的に心破裂の可能性を考え，体位による胸膜性の胸痛，反復性の誘引のない嘔吐，不隠と興奮などの前駆症状をとらえ，繰り返して心エコー検査を行うことが肝要となる．

〔小野敏嗣・中島敏明〕

参考文献

1) Ueda S, et al：C-reactive protein as a predictor of cardiac rupture after acute myocardial infarction. Am Heart J 131：857-860, 1996
2) Anzai T, et al：C-reactive protein as a predictor of infarct expansion and cardiac rupture after a first Q-wave acute myocardial infarction. Circulation 93：778-784, 1997

問題 015

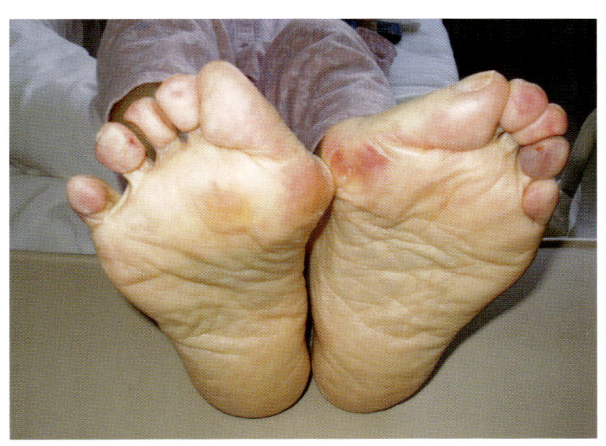

図1　両足の写真

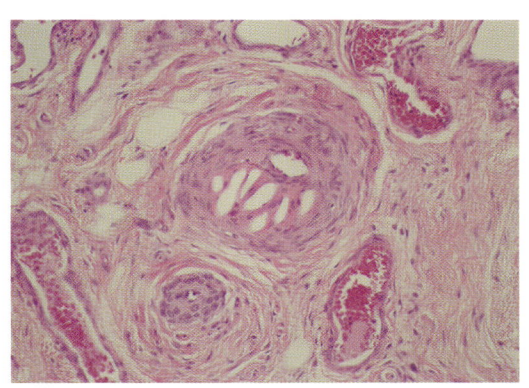

図2　切断趾の病理組織 H-E 染色標本

- **患者**　81歳の女性.
- **主訴**　腎不全の精査目的.
- **既往歴・家族歴**　50歳頃に右乳腺腫瘍手術，父親が脳卒中，弟が高血圧症.
- **現病歴**　70歳時から近医で高血圧と高コレステロール血症との加療を受けていた．今年の10月21日に冠動脈バイパス手術が施行され，術後，ワーファリン®でコントロールされていた．直径5 cmの腹部大動脈瘤も発見された．術前の血清クレアチニン〈Cr〉値は0.71 mg/dLであったが，その後徐々に上昇し，12月15日には3.05 mg/dLとなった．腎不全進行の精査・加療目的に12月19日に入院した．
- **身体所見**　身長149.0 cm，体重45.9 kg．血圧170/98 mmHg．四肢を含めた皮膚の色調に異常はない．腹部大動脈瘤を触知する．足背動脈は両側とも良好に触知する．
- **検査所見**　尿所見：蛋白±，糖−，潜血−．血液所見：赤血球346万/μL，Hb 10.6 g/dL，Ht 32.1%，白血球7,600/μL（好中球60.3%，好酸球21.8%，好塩基球0.4%，単球3.8%，リンパ球13.7%），血小板24.9万/μL．血液生化学所見：尿素窒素〈UN〉20.3 mg/dL，クレアチニン〈Cr〉4.2 mg/dL，総コレステロール〈TC〉202 mg/dL，トリグリセリド〈TG〉120 mg/dL，HDL-コレステロール〈HDL-C〉39 mg/dL．免疫学所見：CRP 1.04 mg/dL．
- **入院後経過**　腎不全は保存的に加療した．一方，入院時にはみられなかったが，両足趾の色調変化が進行した．両足の写真（図1）を示す．結局，左第4趾は切断するに至った．切断趾の病理組織 H-E 染色標本（図2）を示す．

この疾患について正しいのはどれか．2つ選べ．

A：抗凝固療法が有効である．
B：心血管手術が誘因になる．
C：末梢血好塩基球数が増加する．
D：腎や足趾に限局した病変がみられる．
E：根治が期待できる治療法は未だない．

解答 015

B 心血管手術が誘因になる．

E 根治が期待できる治療法は未だない．

●**診断** コレステロール塞栓症

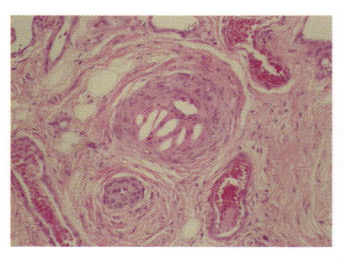

図2 切断趾の病理標本
コレステロール塞栓の周囲に種々の炎症性細胞が浸潤し，血管の狭窄を増悪させる．コレステロール塞栓自体は標本作製の際，アルコール処理により抜けてしまうため，このような組織像になる．

コレステロール塞栓症とは，動脈硬化病巣から何らかの機序で剥離したlipid-richなmaterialが，末梢の小〜細動脈に塞栓症を起こすのみならず，続いてそこに炎症反応が起き，好中球や好酸球の浸潤を招き，その後，多核巨細胞の出現，内皮細胞増殖，線維化へと進行し，さらに血管径が狭小化し，末梢臓器の虚血性変化を招く病態である[1]．

最も代表的な障害部位は腎および皮膚（主に下肢）であるが，消化管，神経系，網膜，肺，筋なども報告が多く，体中のすべての部位に及ぶ．このため，臨床症状は，障害臓器により多彩である．障害臓器特異的症状としては，腎障害，皮膚色調の変化，腹痛，下痢，消化管出血，神経症状，視力障害，筋痛などで，非特異的な全身症状としては，発熱，体重減少，頭痛，全身倦怠などがある．

臨床検査成績として，血液検査ではUN・Crの上昇，好酸球増多，貧血，白血球増多，CRP上昇や赤沈亢進などがみられる．特に好酸球増多は診断の手がかりになることが多い．その他，障害臓器によりAST，ALT，LD，アミラーゼ，CKの上昇をみることもある．尿検査では血尿，蛋白尿を認めることもあるが，認めないこともある．

コレステロール塞栓症の発症を誘発する因子として，心血管系の手術（冠動脈バイパス術，大動脈瘤の手術など），動脈系のカテーテル処置（冠動脈造影，PCI，各種動脈造影など），抗凝固療法（ワルファリン，ヘパリンなど）などがある．一般に動脈系への侵襲処置後，数週から数か月遅れて病態が顕在化するのが特徴であり，大動脈瘤などからのspontaneousなコレステロール塞栓の供給の機序もあるといわれている．小〜細動脈の塞栓症という性質を反映し，身体所見で足背動脈を比較的よく触知するにもかかわらず（動脈硬化が強く，足背動脈の触れにくい例も当然存在するが），足趾の皮膚変色を認める例などは典型的である．

残念ながら，現在，本疾患の根治が期待できる治療法は存在しないが，副腎皮質ステロイド投与（プレドニゾロン換算15〜30 mg/日）にて，ある程度の病態の改善が認められる症例が多い．動脈の内膜安定化作用を期待して高コレステロール血症の治療に用いるHMG-CoA還元酵素阻害薬の投与が効果的とする報告もある[2]．LDLアフェレーシスが効果があったとする報告があるが，その効果の確実性と費用面を考えると，施行には熟慮が必要と考える．腎不全に陥り透析が必要になる例も多いが，血液透析やLDLアフェレーシスなどの体外循環による治療時に使用せざるをえないヘパリンなどの抗凝固薬が病態の悪化を招くとする報告もあり，難しいところである．

予後は，以前の諸家の報告では1年以内に半数以上が死亡するとされていたが，積極的な治療により，1年生存率を約80％にできたとする報告も近年みられる．死因は動脈硬化を反映し，心疾患，大動脈瘤破裂，脳血管疾患などが多い．本例は診断から約1年後，腹部大動脈瘤の破裂により死亡した．

〔片野健一〕

参考文献
1) Scolari F, et al：Cholesterol crystal embolism；A recognizable cause of renal disease. Am J Kidney Dis **36**：1089-1109, 2000
2) Yonemura K, et al：Potential therapeutic effect of simvastatin on progressive renal failure and nephrotic-range proteinuria caused by renal cholesterol embolism. Am J Med Sci **322**：50-52, 2001

問題 016

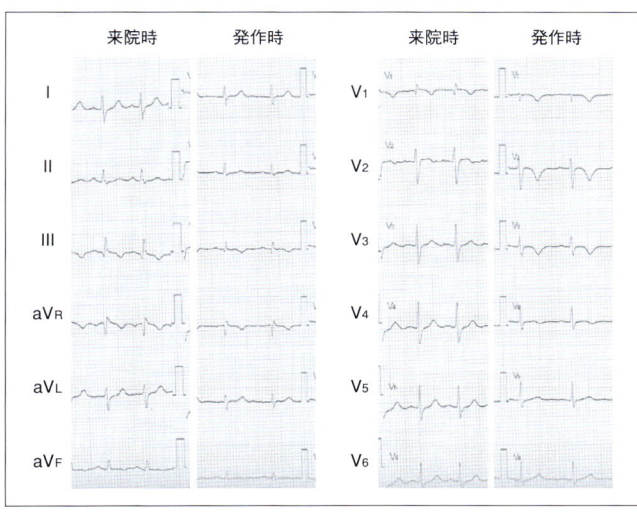

図1　来院時と失神発作時との12誘導心電図

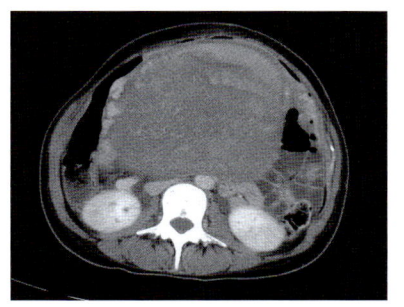

図2　失神発作時の腹部造影CT

- ●患者　32歳の女性．
- ●主訴　腹部圧迫感．
- ●既往歴・家族歴　特記すべきことはない．
- ●妊娠歴　2経妊，1経産，前回自然経腟分娩．
- ●現病歴　妊娠初期から径10 cmの子宮頸部後壁筋腫を近医で指摘され，妊娠15週で15 cm，妊娠30週で20 cmと腫大していき，妊娠33週目に腹部圧迫感のため入院した．
- ●身体所見　身長165 cm，体重71 kg．体温35.8℃．脈拍88/分，整．血圧128/66 mmHg．上下腹部に胎児・子宮筋腫と思われる巨大な腫瘤を触知する．両下肢は腫脹している．チアノーゼはない．
- ●検査所見　血液所見：赤血球303万/μL，Hb 9.0 g/dL，白血球14,300/μL，血小板26.9万/μL．凝固・線溶所見：PT-INR 1.22，APTT 38.2秒（基準25～40），Dダイマー23.3 μg/mL（基準1未満）．血液生化学所見：空腹時血糖80 mg/dL，アルブミン〈Alb〉2.9 g/dL，尿素窒素〈UN〉19.3 mg/dL，クレアチニン〈Cr〉1.1 mg/dL，総ビリルビン0.6 mg/dL，AST 65 IU/L，ALT 20 IU/L，LD 792 IU/L（基準115～245），γ-GTP 7 IU/L（基準30以下），Na 132 mEq/L，K 4.4 mEq/L．免疫学所見：CRP 6.4 mg/dL，抗カルジオリピン抗体陰性．
- ●入院後経過　両下肢腫脹に対して弾性ストッキングを着用した．腹部圧迫感は巨大子宮筋腫による症状と考え，塩酸リトドリン〈子宮運動抑制薬〉を開始した．入院1か月後（妊娠37週）に帝王切開で2,826 gの女児（Apgar 8/9，手術時間1時間30分，出血量2,500 mL，輸血なし）を出産した．翌日のトイレ歩行時，数秒の失神発作で転倒，前額部を強打した．意識清明．顔面・四肢は蒼白である．脈拍104/分，整．血圧80/54 mmHg．

来院時と失神発作時との12誘導心電図（図1）と失神発作時の腹部造影CT（図2）とを示す．

この患者について正しいのはどれか．
2つ選べ．

- A：血栓溶解療法を考慮する．
- B：頻脈性致死性不整脈が失神の原因である．
- C：帝王切開術後の合併症であり，直ちに婦人科的処置を要する．
- D：心エコー検査では冠虚血に伴う前中隔の壁運動が低下している．
- E：急変時の動脈血ガス分析ではPaO₂，PaCO₂ともに低下している．

解答 016

A 血栓溶解療法を考慮する．

E 急変時の動脈血ガス分析では PaO_2，$PaCO_2$ ともに低下している．

●**診断** 急性肺血栓塞栓症〈pulmonary thromboembolism：PTE〉

本例は帝王切開術直後に急性肺血栓塞栓症をきたした典型的な症例であった．PTE は認識が薄い疾患であったが，有名サッカー選手や新潟県中越地震の車中泊の人々に発症し，「エコノミークラス症候群」として取り上げられて注目を浴びた．入院中などの患者群，特に骨盤周囲の術後および長期臥床中における急変時に念頭に入れておくべき大切な疾患である．2004 年に我が国の肺血栓塞栓症/深部静脈血栓症〈静脈血栓塞栓症〉予防ガイドラインが作成された[1]．

まず同疾患の診断であるが，下肢などから浮遊してきた血栓が肺動脈を閉塞することで肺のガス交換障害が起こり，酸素飽和度〈SpO_2〉が低下する．特徴的な動脈血ガス分析所見は頻呼吸による $PaCO_2$ 低下を伴う PaO_2 低下を呈し，換気血流比不均等となる．本例も PaO_2 60 Torr，$PaCO_2$ 32.3 Torr を示した．また，血栓のマーカーである D ダイマー値の上昇は非特異的であり，診断的意義に乏しいが，補助診断として役立つので測定しておくことが推奨されている．

PTE の典型的な心電図所見として，右側胸部誘導の陰性 T 波，右側胸部または肢誘導 III，aV_F の ST 上昇，左側胸部誘導の深い S 波，S 波の幅拡大〔(不)完全右脚ブロック〕，右軸偏位などが挙げられ，本例でも I 誘導の S 波と陰性 T 波を伴う III 誘導の Q 波の存在（S I Q III T III），右軸偏位および右側胸部誘導の陰性 T 波を認めた（図1）．次に有用な画像検査は心エコー検査であり，右室拡大，心室中隔の異常運動，左室の扁平化，右心房・下大静脈（IVC）の拡大，心内および肺動脈内の血栓検出などが特徴的な所見である．

本例は右心負荷，心室中隔の平坦化・異常運動（左室壁運動は正常である）を認めた．また，以前は肺換気・血流シンチグラフィが非侵襲的であることより汎用されていたが，正診率が満足できるものでないことより近年マルチスライス CT が代用され，下肢の血栓の有無も含めたより詳細な病変の描出が可能となってきている[2]．本例の CT 検査では，両側肺動脈の区域領域，IVC および左総腸骨静脈に血栓が存在していた．

以上より，本例は急性 PTE と診断，治療開始となった．右心負荷・血圧低下を伴う PTE であり，さらに帝王切開直後であることより，抗凝固療法に加え，全身の血栓溶解療法はせずに肺動脈への直接血栓溶解療法を選択した．さらに CT（図2）に示すように，巨大子宮筋腫により IVC が圧排され，一部血栓を疑わせる所見も存在するため，二次予防として一時的 IVC フィルターを腎静脈上に留置した．PTE 発症 4 日目の CT 検査では肺動脈内の血栓がほぼ消失，D ダイマーも正常化した．本例は①巨大子宮筋腫により静脈血栓症の危険が産後もある，②産後 1 か月頃に筋腫が縮小する可能性がある，③巨大筋腫による IVC 圧迫が腎静脈上まである，ことより子宮筋腫が自然退縮するまで経過観察となった．しかし，巨大子宮筋腫は産褥（出産後 8 週間）後でも縮小せず，一時的 IVC フィルター留置下にて，PTE 発症 63 日目に子宮筋腫核出術が施行され〔正期産妊娠子宮大（1 kg，22×26×14 cm），組織診：平滑筋腫〕，PTE 発症 2 か月半目に退院となった．

本例は我が国のガイドラインに準じて入院時より弾性ストッキング着用，間歇的空気圧マッサージ，ヘパリン注による血栓予防を行ったが，巨大子宮頸部筋腫合併出産直後に PTE をきたした例であった．本例のように巨大子宮筋腫を合併した妊娠例では，易血栓性と物理的な圧排により静脈血栓症を発症しやすいため，入院時より D ダイマー測定や下肢超音波検査などで血栓の評価を行い，必要時には一時的 IVC フィルター留置などの処置を考慮すべきと考えられる．〔岸田　堅〕

参考文献
1) 肺血栓塞栓症/深部静脈血栓症（静脈血栓塞栓症）予防ガイドライン, pp 1-96, Medical Front International Limited, 2004

問題 017

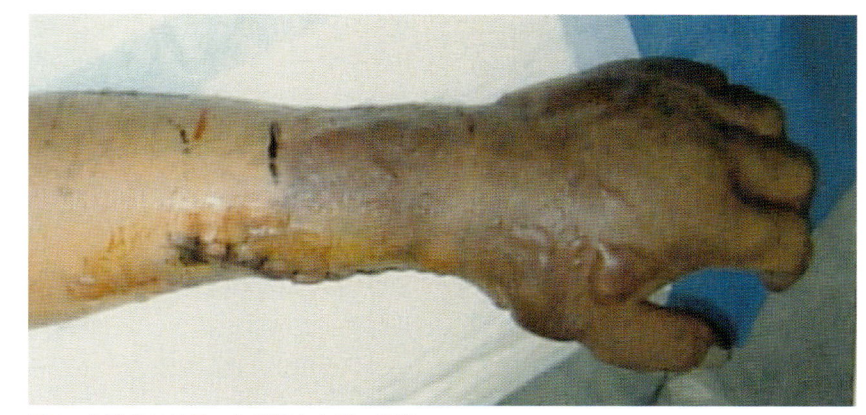

図1 入院後7日目の左前腕から手の写真

- **患者** 59歳の男性．
- **主訴** 左前腕のしびれを伴う冷感．
- **既往歴・家族歴** 特記すべきことはない．
- **職業歴** 長距離トラックの運転手を30年間．
- **現病歴** 連日，長時間の圧削機を使った作業を行っていた．作業3日目から左前腕から手指にかけて違和感を自覚した．その2日後の朝に突然，左前腕のしびれを伴う冷感が出現し近医を受診したところ，左橈骨動脈の拍動を触知できず，急性動脈閉塞症が疑われ搬入された．
- **身体所見** 身長168 cm，体重62.5 kg．体温36.6℃．脈拍72/分，整．血圧110/60 mmHg．胸腹部に異常所見はない．左橈骨動脈は触知しない．
- **検査所見** 血液所見：赤血球411万/μL，Hb 8.0 g/dL，Ht 26.0％，白血球15,200/μL，血小板43.4万/μL．凝固・線溶所見：PT 121％（基準70〜140），APTT 22.0秒（基準25〜40），血漿アンチトロンビンIII 93％（基準79〜121），血清FDP 1.8 μg/mL（基準4以下），プロテインS抗原113％，プロテインC抗原109％．血液生化学所見：アルブミン〈Alb〉3.0 g/dL，尿素窒素〈UN〉17.3 mg/dL，クレアチニン〈Cr〉0.9 mg/dL，総ビリルビン0.5 mg/dL，AST 14 IU/L，ALT 22 U/L，LD 137 IU/L（基準115〜245），γ-GTP 34 IU/L（基準70以下），クレアチンキナーゼ〈CK〉22 IU/L，Na 141 mEq/L，K 3.9 mEq/L．免疫学所見：CRP 0.4 mg/dL，抗核抗体陰性，抗カルジオリピン抗体陰性，P-ANCA陰性，C-ANCA陰性，C3 163 mg/dL（基準86〜160），C4 24 mg/dL（基準17〜45）．
- **入院後経過** 上肢造影検査で左上腕動脈の橈骨動脈・尺骨動脈分岐部から5 cm中枢側の閉塞および左橈骨動脈の閉塞を認め，急性動脈閉塞症と診断した．血栓除去術および血栓溶解療法に加え，第5病日から抗凝固療法としてヘパリンおよびワルファリンも開始した．しびれは改善したが，第7病日には左手が黒色化し，壊疽に陥った（**図1**）ため左上肢切断術を施行した．その後も同治療を継続し，第10病日には血小板が5万/μL，翌日には3.4万/μLと著明に低下，同時に右下肢腫脹が出現し，深部静脈血栓症と診断した．

この患者について正しいのはどれか．2つ選べ．

- **A**：下肢だけでなく，脳，肺などの動静脈内に血栓を引き起こす．
- **B**：播種性血管内凝固〈DIC〉の治療を直ちに開始する．
- **C**：血栓症の原因には先天性素因が大きく関与している．
- **D**：深部静脈血栓症に対してヘパリンを直ちに中止する．
- **E**：左前腕から手の皮膚壊死はヘパリン単独使用時に合併しやすい．

解答 017

A 下肢だけでなく，脳，肺などの動静脈内に血栓を引き起こす．

D 深部静脈血栓症に対してヘパリンを直ちに中止する．

●**診断** ヘパリン起因性血小板減少症〈HIT〉，ワルファリン起因性四肢皮膚壊疽

本例は急性動脈閉塞症の治療中に使用した抗凝固剤のヘパリンとワルファリンの副作用であるHITとワルファリン起因性四肢皮膚壊疽（図1）を呈したと考えられる症例である．まず急性動脈閉塞の原因として，心内血栓，先天性血栓症が多くを占めるが，本例では特に問題なかった．貧血精査の結果，2型進行胃癌を有していることが明らかとなった．担がん患者は腫瘍細胞による凝固促進物質の産生・放出，細胞壊死による凝固促進物質の産生・放出，サイトカイン（TNFαなど）の誘導による血管内皮組織因子の産生亢進，および腫瘍細胞による血小板凝集能などにより血液凝固能の亢進状態であると考えられている．本例は悪性腫瘍による易凝固状態に，圧削機の長時間使用による振動などの機械的要因が加わり動脈閉塞症をきたしたと考えられた．入院後，急性動脈閉塞症に対して通常の治療が施行されていた症例である．

まず本例で注目すべき点は，抗凝固目的でヘパリンを使用しているにもかかわらず，血小板減少を伴う深部静脈血栓症を呈した点である．ヘパリン使用時に出血傾向以外に一時的に血小板数が減少するのはDIC以外でも臨床上しばしば経験する．ヘパリンによる血小板減少症には2つの型がある．type 1は，非免疫性ヘパリン関連血小板減少症と呼ばれ，ヘパリン使用後早期（2～3日）に血小板数が軽度減少するもので，ヘパリン中止後速やかに血小板数は回復する．一方，type 2は，ヘパリン投与により血小板第Ⅳ因子との複合体が形成され，それに対する抗体の産生，同抗体による血小板の活性化で血小板が減少し，内皮細胞の活性化によるトロンビン産生促進により凝固亢進状態となり，全身（脳，肺，下肢）の血栓症を招く免疫を介するもので，最近はこれのみをHITと呼んでいる[1]．ヘパリン使用患者の1～5%にみられ，初回ヘパリン使用患者では免疫機序が関与するため，開始後7～10日目（感作があればより早期）に血小板数が初期値の50%と減少し，ヘパリン・血小板第Ⅳ因子複合体抗体が約90%近い症例で陽性を示し，直ちにヘパリンを中止しなければ20～30%が死亡・後遺症をきたす病態である[1]．本例も10日目からの血小板数減少，同抗体陽性，動脈血栓症よりHITと診断，直ちにヘパリンを中止，血栓症に対する血栓溶解療法を行うことで救命しえた．

次に注目すべき点が経口抗凝固薬であるワルファリンの使用開始2日目に皮膚壊疽をきたしたところである．ワルファリン使用時の出血の危険性は多くの医療従事者は把握している．しかし，ごく稀にプロテインC〈PC〉との関係で引き起こされる皮膚壊死は重篤な副作用であるので理解しておく必要がある．PCは肝臓で産生されるビタミンK依存性の蛋白で，活性化され血小板や内皮細胞に結合した別の血漿因子のプロテインSを補因子として，血液凝固の律速因子である活性ⅤおよびⅧ因子を分解し失活する．これにより凝固カスケード反応によるトロンビンの生成は阻害され，抗凝固作用を有する分子である．しかし，易血栓状態のHIT type 2 急性期にワルファリンを投与すると，PCの活性が急速に低下し，一過性にトロンビン形成が促進され主に脂肪に富む静脈や毛細血管などの皮膚で微小血栓が形成され皮膚壊疽が出現する．最悪の場合は本例のように四肢の切断を余儀なくされることがある．

臨床上，経験頻度の高いヘパリンおよびワルファリンの副作用である易出血と比較し，HITおよびワルファリン起因性四肢皮膚壊疽の出現頻度は稀であるが，死に至る危険性のある副作用であるため，十分理解のうえ，同薬剤の使用・診療にあたることが必要である．

〔岸田　堅〕

参考文献

1) Warkentin TE, Greinacher A：Heparin-Induced Thrombocytopenia, 3rd ed, Revised and Expanded. Marcel Dekker, New York, 2005
2) 岸田　堅，他：抗凝固剤ワルファリンによる皮膚壊死および静脈性四肢壊死．静脈学 18：13-19，2007

問題 018

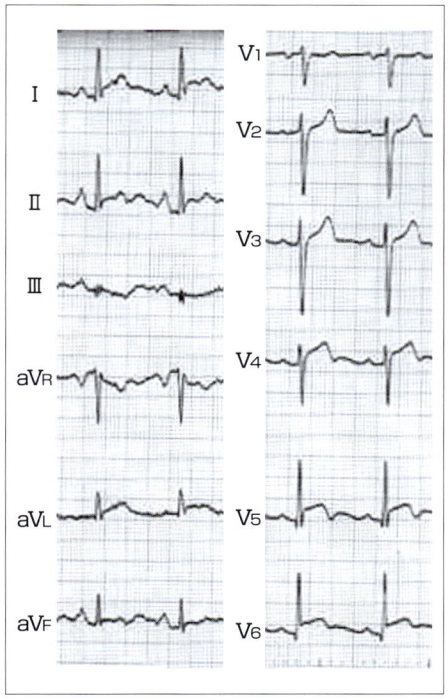

図1　12誘導心電図

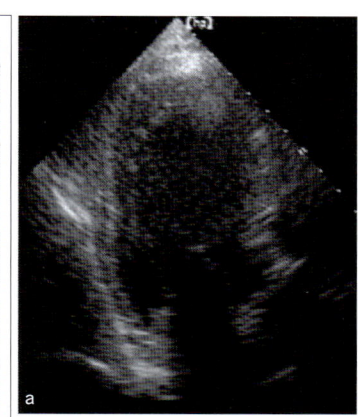

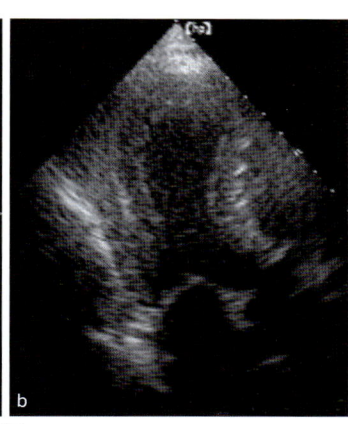

図2　心エコー図（心尖部長軸断層像）　a：拡張終期，b：収縮終期

- ●患者　60歳の女性．
- ●主訴　胸痛．
- ●既往歴　40歳時に子宮筋腫，卵巣囊腫の手術，50歳から高血圧症の内服治療．
- ●家族歴　兄が心筋梗塞，母親が脳梗塞，父親が胃癌．
- ●現病歴　本日，隣人とのトラブルがあり，精神的に強いショックを受けた．その直後から胸部の重苦しい痛みが出現した．痛みは夕方になっても軽減せず，背部にも広がり，増強してきたため来院した．
- ●身体所見　意識は清明．身長154 cm，体重62 kg．体温36.6℃．脈拍72/分，整．血圧80/50 mmHg．貧血，黄疸およびチアノーゼはない．胸部では胸骨左縁第3肋間にLevine 3/6度の収縮期駆出性雑音を聴取する．両肺にラ音はない．腹部と四肢とに異常所見はない．
- ●検査所見　血液所見：赤血球468万/μL，Hb 13.8 g/dL，Ht 39.8％，白血球14,270/μL，血小板16.1万/μL．血液生化学所見：空腹時血糖156 mg/dL，HbA$_{1c}$ 4.9％，尿素窒素〈UN〉16 mg/dL，クレアチニン〈Cr〉0.4 mg/dL，総コレステロール〈TC〉201 mg/dL，AST 45 IU/L，ALT 18 IU/L，LD 484 IU/L（基準115〜245），クレアチンキナーゼ〈CK〉372 IU/L（基準32〜180），CK-MB 35 IU/L（基準25以下），Na 141 mEq/L，K 3.7 mEq/L，Cl 106 mEq/L．免疫学所見：CRP 0.2 mg/dL以下．動脈血ガス分析（自発呼吸，room air）：pH 7.435，PaO$_2$ 87.6 Torr，PaCO$_2$ 33.4 Torr．胸部X線所見：心胸郭比〈CTR〉48％，肺うっ血はない．

12誘導心電図（図1）と心エコー図（図2）とを示す．左室は前壁から心尖部を巻き込んで下壁まで無収縮であるが，壁厚は保たれている．心基部は過収縮を呈する．僧帽弁前尖の収縮期前方運動がみられ，連続波ドプラ法により左室流出路で約70 mmHgの収縮期圧較差を認める．心囊水の貯留は認めない．

この患者に対する適切な対応はどれか．1つ選べ．

- A：胸痛に鎮痛薬を処方し帰宅させる．
- B：血栓溶解療法としてt-PAを静注する．
- C：診断確定のため緊急冠動脈造影を施行する．
- D：診断確定のため運動負荷心電図を施行する．
- E：血圧低下にノルアドレナリンの持続静注を開始する．

解答 018

C 診断確定のため緊急冠動脈造影を施行する．

● **診断** transient left ventricular apical ballooning without coronary artery stenosis（いわゆる，たこつぼ型心筋症）

たこつぼ型心筋症とは，急性に胸部症状を発症し，心尖部壁運動異常，心電図変化（ST上昇または下降，異常Q波），心筋逸脱酵素の軽度上昇など，急性心筋梗塞によく似た臨床像を呈し，冠動脈造影で有意狭窄がない症候群と定義されている．左室心尖部を中心とした壁運動異常が1つの冠動脈支配領域を越えて広く存在し，左室右前斜位造影上，収縮期に"たこつぼ"に類似した形態を示すことから命名された（図3）．通常，壁運動異常は数日から数週間の経過で正常化する．

病因については，突然の交感神経系亢進過剰やカテコラミンの影響などの虚血非関与説と，小血管のスパスムや気絶心筋などの虚血関与説があるが，まだ不明な点が多い．病歴上，何らかの誘因がある例が多く，本邦例の集計によると[1]，88例中83%に先行ストレスがあったという．その内容は，近親者の死などの精神的なストレスが24例（27%），脳血管障害などの非心臓疾患の発症または悪化が38例（43%），手術などの外科的処置が11例（13%）であった．心筋梗塞や心筋炎と誤診されていることがあり，正確な発症頻度は不明であるが，急性心筋梗塞の1〜2%程度と考えられており，圧倒的に女性が多い．

鑑別疾患として急性心膜炎，急性心筋炎，急性前壁心筋梗塞が挙げられる．心膜炎，心筋炎との鑑別は，血液生化学検査での炎症所見の有無や，心エコー法による心尖部の壁運動異常と心基部での過収縮の有無などの観察などにより可能である．急性前壁心筋梗塞との鑑別が問題となり，表1のような鑑別点を参考にするが，診断確定のためには冠動脈造影が必要である．

一般に予後は良好とされているが，死亡例や致死的不整脈の報告もあり，急性期は入院治療が必要である．病因が不明なため特異的治療法はな

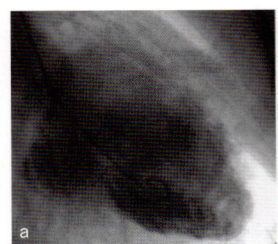

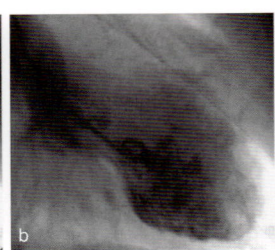

図3 入院時左室造影（右前斜位）
a：拡張終期，b：収縮終期．

表1 たこつぼ型心筋症と急性前壁心筋梗塞の鑑別点

	たこつぼ型心筋症	急性前壁心筋梗塞
壁運動異常	心尖部広範囲	前下行枝領域
鏡面ST低下	ないことが多い	ほとんどあり
ストレスの先行	80%にあり	ないことが多い
性差	女性＞男性	女性＜男性
冠危険因子	関係なし	関係あることが多い

く，心不全，ショック，不整脈などの合併症の出現に注意しながら，慎重に経過観察を行う．広範な壁運動異常のため，僧帽弁前尖の収縮期前方運動が起こり，心室内圧較差を生じ，あたかも肥大型閉塞型心筋症様の血行動態を示す例があることも報告されている．この場合，血圧低下時の安易なカテコラミンの使用は，かえって病態を悪化させる怖れがある．本例の低血圧に対しても補液とβ遮断薬の投与が有効であった．

実際の臨床現場では，血栓溶解療法を施行すべきかどうかの判断は難しいが，冠危険因子の少ない女性患者が何らかのストレスを契機に発症した場合は，本症の可能性を念頭に置き，速やかに冠動脈造影を施行し，診断を確定すべきと思われる．

〔久保典史〕

参考文献

1) Tsuchihashi K, et al：Transient left ventricular apical ballooning without coronary artery stenosis；A novel heart syndrome mimicking acute myocardial infarction. J Am Coll Cardiol 38：11-18, 2001

問題 019

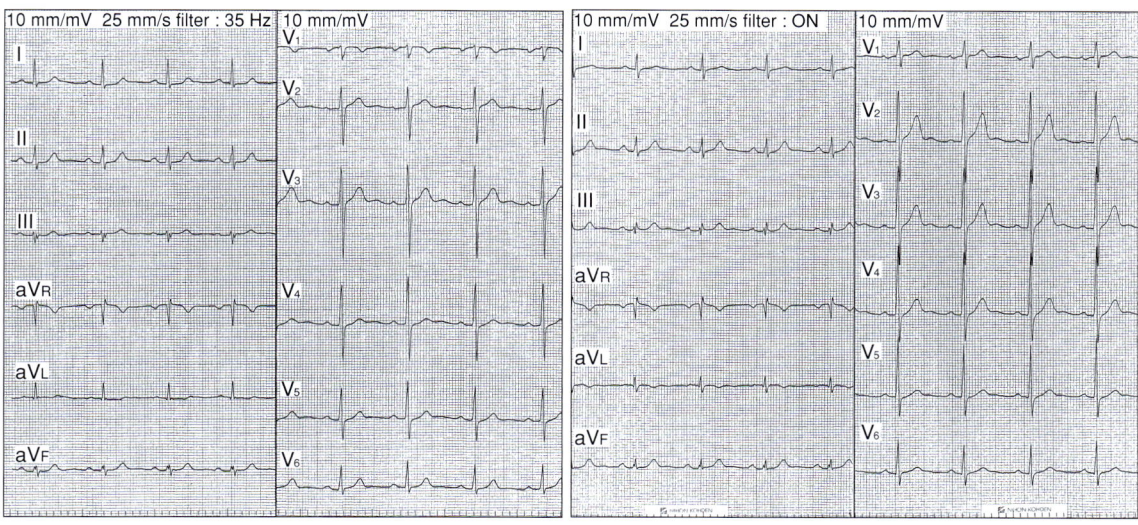

図1　12誘導心電図(午前1時18分)

図2　12誘導心電図(午後2時48分)

- **患者**　55歳の男性．
- **主訴**　胸部の圧迫感．
- **既往歴**　53歳時から高血圧症で内服治療中．
- **生活歴**　飲酒歴はない．喫煙は20本/日を35年間．
- **現病歴**　昨日の午後12時頃から軽度の胸部圧迫感があった．本日，午前0時50分に胸部の圧迫感を認め，救急外来を受診した．前胸部の圧迫感を認め，ニトログリセリンの舌下投与を行ったが改善せず，心電図にも変化が認められなかった．このときの血液検査では白血球やクレアチンキナーゼ〈CK〉の上昇は認められず帰宅した．症状が続くため午前の外来を受診し，逆流性食道炎が疑われ，ガスター®内服でやや軽快し帰宅した．しかし，症状が持続するため，午後に再び来院した．
- **身体所見**　意識は清明．身長168 cm，体重77 kg．体温36.8℃．脈拍76/分，整．血圧172/90 mmHg．眼瞼結膜に貧血や黄染はない．口腔に異常はない．心肺系に異常はなく，腹部および四肢にも異常は認められない．
- **検査所見**　本日午前1時18分(図1)と午後2時48分(図2)との12誘導心電図を示す．

この患者について**誤っている**のはどれか．
1つ選べ．

A：急性側壁後壁心筋梗塞が考えられる．
B：診断に心エコー検査が有用である．
C：診断に運動負荷心電図が有用である．
D：治療に経皮的冠動脈形成術が有効である．
E：診断に心筋トロポニンT全血迅速診断法キットが有用である．

解答 019

C 診断に運動負荷心電図が有用である．

● **診断** 側壁後壁梗塞

午前1時18分の心電図(図1)ではI，aV_LでのST低下(側壁虚血)，V_1でのST上昇(後壁虚血)を認め，CK上昇もないことから，不安定狭心症の状態であったと考えられる．しかし，そのST変化も軽度であるため，一見，正常心電図と判定しがちである．ここで心筋虚血を積極的に疑い，仮に心エコーを実施していれば，心筋梗塞への移行を免れた可能性はある．しかし，その判断はこの心電図のみからは難しい．午後2時48分の心電図(図2)では，この心電図のみでは一見，反時計回転した正常心電図と判定しがちである．図1，図2の心電図を比較してみると，I，aV_LでのST上昇(側壁梗塞)，V_1でのST低下，V_1，V_2，V_3でのR波の増高(後壁梗塞)となり，2つの心電図変化を比較することで，側壁後壁梗塞と診断するに至る．

実際，心電図のみでは虚血および梗塞の判定が非常に難しい症例である．また，正常亜型としての移行帯の早期出現は，右胸部誘導からV_3，V_4誘導で同じように高いR波を生じる後壁梗塞と混同されやすい[1]．後壁梗塞はV_1，V_2誘導でR/S比が1以上になる疾患の1つであるが，後壁梗塞の場合，V_1，V_2誘導のR波は通常幅が広い(0.04秒以上)．また，急性期には右胸部誘導のST-Tは梗塞の時期に応じてさまざまに変化する[1]．

虚血による心筋壊死の診断や梗塞量の指標として，臨床の現場ではCKやCKのアイソザイムであるCK-MBなどが広く用いられてきたが，これらマーカーは心筋特異性に乏しいものが多く，心筋壊死の診断には必ずしも満足できるものではなかった．2000年9月にESC/ACCの急性心筋梗塞診療ガイドラインが改訂され，生化学的診断の第1選択としてCK，CK-MBから心筋特異性の高い心筋トロポニン(TおよびI)が臨床の場で用いられるようになった[2]．本例では心筋トロポニンTの迅速診断はできなかったが，午後2時の検査ではCK 2,200 U/L，CK-MB 106 U/Lと上昇しており，緊急心臓カテーテル検査を施行し，LCX #11の完全閉塞を認め，POBA〈plain old ballon angioplasty〉およびステント留置術を施行した(図3～6)．術後も順調にて，退院となった．

〔舘　泰雄〕

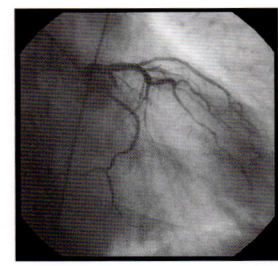

図3　PTCA前 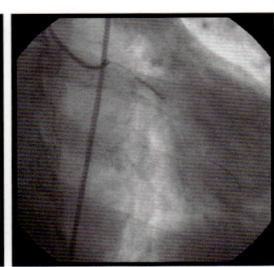　　図4　POBA

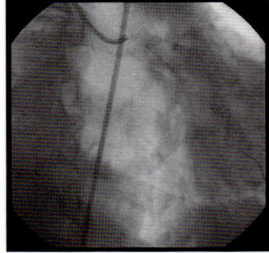

図5　ステント挿入 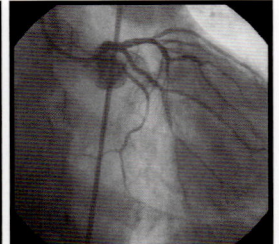　　図6　PTCA後

参考文献

1) Goldberger AL：正常亜型としての胸部誘導移行帯の早期出現と後壁梗塞の鑑別，Myocardial Infarction electrocardiographic differential diagnosis, 4th ed. Mosby, St Louis, pp55-59, 1991
2) 杉浦哲郎：内科医として知っておくべき新しい検査－循環器系疾患．日内会誌 90：2206-2212, 2001

問題 020

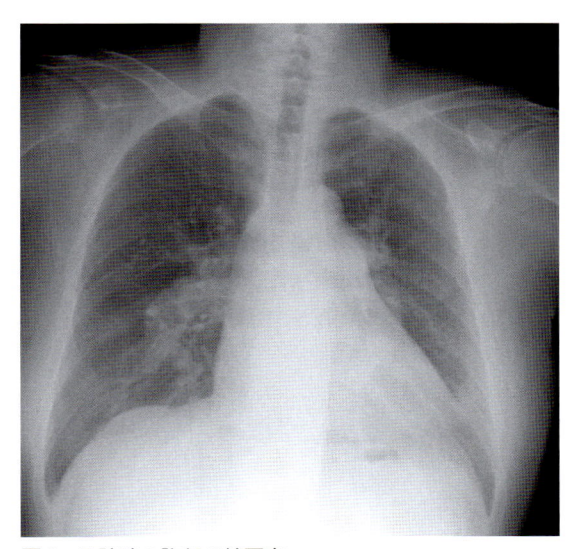

図1 入院時の胸部X線写真

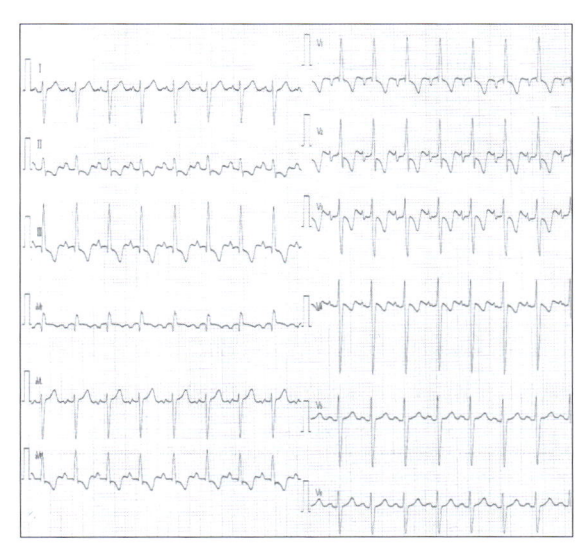

図2 入院時の12誘導心電図

- ●患者　56歳の男性．
- ●主訴　呼吸困難(NYHA IV度, Hugh-Jones V度)．
- ●既往歴　4歳時に血友病A, 45歳時にHCV感染判明．
- ●家族歴　特記すべきことはない．
- ●生活歴　喫煙や飲酒歴はない．
- ●現病歴　12年前(44歳)に労作時動悸と息切れとが出現した．先天性心疾患や肺塞栓症は認めなかった．以後，呼吸困難による入退院を計10回繰り返し，投薬に対する反応性は次第に悪化してきた．今回，症状が再増悪したため第11回目の入院となった．
- ●身体所見　身長167.6 cm, 体重60.6 kg. 体温36.0℃. 脈拍92/分, 整. 血圧116/92 mmHg. 心音はII音の亢進と収縮期駆出性雑音(胸骨左縁第3〜4肋骨でLevine 2/6度)を認める．呼吸音は正常である．腹部に異常はなく，四肢に浮腫は認めない．神経学的に異常所見はない．
- ●検査所見　血液所見：Hb 16.3 g/dL, 白血球5,800/μL, 血小板16.9万/μL. 凝固・線溶所見：PT 83.8%, APTT 34.3秒(基準25〜40). 血液生化学所見：アルブミン〈Alb〉5.0 g/dL, 尿素窒素〈UN〉23.3 mg/dL, クレアチニン〈Cr〉1.13 mg/dL, AST 60 IU/L, ALT 43 IU/L, LD 248 IU/L(基準115〜245), γ-GTP 414 IU/L(基準70以下), クレアチンキナーゼ〈CK〉71 IU/L(基準57〜197). 免疫学所見：HIV抗体陰性．動脈血ガス分析(O_2 2 L/分)：pH 7.491, PaO_2 66.1 Torr, $PaCO_2$ 37.9 Torr, HCO_3^- 28.7 mEq/L.

入院時の胸部X線写真(図1)と12誘導心電図(図2)とを示す．

適切な治療薬はどれか．2つ選べ．

- A：β遮断薬
- B：免疫抑制薬
- C：副腎皮質ステロイド
- D：エンドセリン受容体拮抗薬
- E：プロスタグランジンI_2〈PG I_2〉

解答 020

D エンドセリン受容体拮抗薬

E プロスタグランジン I_2〈PGI_2〉

● **診断** 原発性肺高血圧症〈primary pulmonary hypertension：PPH〉

PPHは肺血管抵抗の上昇による前毛細血管性肺動脈高血圧（平均25mmHg以上）と、それに基づく二次的な右室肥大を示す原因不明の疾患と定義されており、女性にやや多い。我が国での発生頻度は平均的に年間11～12例とごく稀である。病理組織学的には肺細小動脈を主病変部位とし、内膜の求心性線維化と弾性線維症、中膜筋層の肥大、内膜増殖を伴った叢状病変、壊死性血管炎などが特徴的所見とされる。病因は不明であるが、先天異常、自己免疫、食事、微小血栓塞栓など、多彩な要因が指摘されている。

自覚症状は労作性の息切れ、動悸、呼吸困難、失神、胸痛などで、ときに咳嗽や血痰、Raynaud現象を認めることがある。他覚所見は肺高血圧や右心負荷、右心不全に伴う所見が主なものである。内頸静脈のa波増高、肺動脈II音の亢進、心雑音、心拡大、右心室由来のIV音などを認め、右心不全の進行とともに浮腫、肝腫大、III音、肺動脈逆流性雑音、三尖弁逆流による汎収縮期雑音なども認められ、末期には心拍出量低下や低酸素血症によるチアノーゼも出現する。

検査所見としては、低酸素血症、軽度低二酸化炭素血症、多血症を認め、肺機能では軽度の拘束性障害が認められることがある。胸部X線写真では、左第2弓の突出（図1）が最も特徴的で、発症早期から認められるという点でも見逃せない所見である。次いで左第4弓の突出および右肺動脈近位部の拡大（図1）と、その末梢側肺動脈の急激な狭小化と蛇行が認められる。心電図所見としては、右軸偏位、右室肥大（V_1のR波増高、qRパターン）、陰性T波（V_1～V_3）、肺性Pなどが認められる（図2）。心エコー検査では、右心系の拡大、右室肥大、心室中隔の肥大と異常運動、左室の圧排などが認められる。カラードプラにより右室収縮期圧を非侵襲的に評価可能なため、心エコーは重要な検査である。シンチグラム上では、肺換気シンチグラムで正常、肺血流シンチグラムでは正常またはpatchiness、あるいはmottled patternと称される斑状の不均等血流分布がみられ、多発性に血流減少が認められる。これらのシンチグラム所見は、血栓塞栓性肺血管疾患などとの鑑別のうえで有用な情報となる。右心カテーテル検査は必須であり、肺動脈圧測定や心房中隔欠損との鑑別ができる。

診断は原則として除外診断であり、先天性心疾患、心臓弁膜症、心筋症、肺血栓塞栓症、閉塞性肺疾患、間質性肺疾患、膠原病など、二次的に肺高血圧を生じうる疾患を鑑別する必要がある。

原因不明のため治療は困難で、運動負荷は肺血管抵抗を上げるため避けなければならない。症状出現後の平均生存期間は約3年と予後不良であるが、本例のように10年以上生存する症例も知られている。治療には利尿薬・強心薬・肺血管拡張薬などが用いられ、抗凝固療法を行うこともある。肺移植または心肺移植は有効であるが、我が国では一般的ではない。近年は肺血管拡張薬とその使用法に進歩がみられ、プロスタグランジンI_2〈PGI_2〉（フローラン®）、ホスホジエステラーゼ〈PDE〉V阻害薬（シルデナフィル、バイアグラ®）、エンドセリン受容体拮抗薬（ボセンタン、トラクリーア®）などが登場して効果を上げている。本例でも第11回入院時に新たに実施したPDE III阻害薬（ピモベンダン）＋PDE V阻害薬（シルデナフィル）＋ニコランジル（シグマート®）の3剤併用療法が肺動脈圧を劇的に低下させ（130→65mmHg）、良好な転帰をたどった。

〔田中治彦〕

参考文献
1）Runo JR, Loyd E：Primary pulmonary hypertension. Lancet **361**：1533-1544, 2003

問題 021

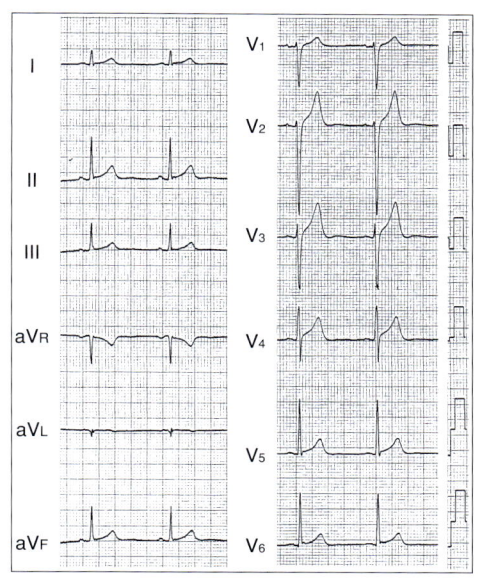

図1 入院時の12誘導心電図

- ●患者　32歳の男性．
- ●主訴　胸痛．
- ●既往歴・家族歴　特記すべきことはない．
- ●生活歴　喫煙歴はない．飲酒はビール500 mL/日．
- ●現病歴　3日前から腹痛と下痢とが出現し，39℃台の発熱があったため近医を受診した．胃腸薬，解熱鎮痛薬および抗菌薬が処方された．消化器症状と発熱とは軽快したが，吸気時に増強する持続性の胸痛を自覚するようになったため来院した．心電図異常が認められたためCCUに緊急入院した．
- ●身体所見　身長167 cm，体重54 kg．体温36.7℃．呼吸数15/分．脈拍72/分，整．血圧114/70 mmHg．眼瞼結膜に貧血はない．咽頭発赤はない．頸部リンパ節の腫脹もない．胸部では呼吸音正常で過剰心音や心雑音はない．腹部は平坦，軟で，圧痛はない．四肢に浮腫はない．
- ●検査所見　尿所見：pH 6.0，蛋白−，糖−，潜血−．血液所見：赤血球465万/μL，Hb 14.5 g/dL，Ht 42.5％，白血球5,870/μL，血小板36.4万/μL．血液生化学所見：空腹時血糖92 mg/dL，総蛋白〈TP〉6.5 g/dL，尿素窒素〈UN〉10.4 mg/dL，クレアチニン〈Cr〉0.69 mg/dL，総コレステロール〈TC〉171 mg/dL，トリグリセリド〈TG〉63 mg/dL，HDL-コレステロール〈HDL-C〉38 mg/dL，AST 58 IU/L，ALT 42 IU/L，LD 262 IU/L（基準115〜245），クレアチンキナーゼ〈CK〉418 IU/L（基準57〜197），CK-MB 40.7 IU/L（基準25以下），心筋トロポニンT 0.72 ng/mL（基準0.10以下），Na 142 mEq/L，K 4.0 mEq/L，Cl 105 mEq/L．免疫学所見：CRP 1.48 mg/dL，抗核抗体20倍未満．胸部X線所見：心拡大はなく，肺野に異常はない．腹部X線所見：異常ガス像はない．経胸壁心エコー所見：左室壁運動や弁に異常はない．心嚢エコーフリースペースはない．

入院時の12誘導心電図（図1）を示す．

初期治療として最も適切なのはどれか．1つ選べ．

- **A**：酸素投与
- **B**：抗菌薬投与
- **C**：塩酸モルヒネ投与
- **D**：ニトログリセリン投与
- **E**：非ステロイド性抗炎症薬投与

解答 021

E 非ステロイド性抗炎症薬投与

●診断　特発性急性心膜炎〈idiopathic acute pericarditis〉

若年で，感冒様症状が先行した吸気時に増強する持続性胸痛を有し，血清CRP高値，心電図上の広範な誘導でのST上昇を示した本例の診断は比較的容易である．胸痛を伴う心電図ST上昇が認められる点で，最も鑑別すべき疾患は急性冠症候群である．胸痛の性状や，心電図ST上昇が広範な誘導にみられ，局在性がないこと，左室壁運動異常がみられないことは，狭心症や急性心筋梗塞症の特徴と明らかに異なる．本例ではマルチスライス造影CTで冠動脈病変がないことを確認し，急性冠症候群を除外した．心臓以外の併存疾患がないことから，ウイルス性または特発性急性心膜炎と診断し，アスピリンの経口投与を990 mg/日で開始した．胸痛は徐々に消退し，血清CRP値は第5病日に正常化した．心電図では図2に示すようにI，II，III，aV_L，aV_F，V_{3〜6}誘導のSTレベルが基線に近づく経時的な変化がみられ(III，aV_F誘導ではT波の陰転化がみられる)，本例は合併症なく第15病日に退院した．経過から心膜炎の原因はウイルスである可能性が最も考えられたが，各種ウイルス抗体価の評価(ペア血清)では原因ウイルスを特定することはできなかった．

急性心膜炎は，呼吸や体位で変化する胸痛や心膜摩擦音の聴取，心電図上の広範なPR低下やST上昇，新たな心囊液貯留といった，医療面接や身体所見，心電図や心エコー図などの非侵襲的検査により得られる所見のみから診断することが可能である．本疾患の原因の多くはウイルス性または特発性とされ，ガイドライン[1]で推奨されている非ステロイド性抗炎症薬〈non-steroidal anti-inflammatory drugs：NSAIDs〉の投与で良好な経過をたどることが多い．そのため，一般に良性の疾患として認識されがちであるが，心タンポナーデや心筋障害の進展，NSAIDs抵抗性

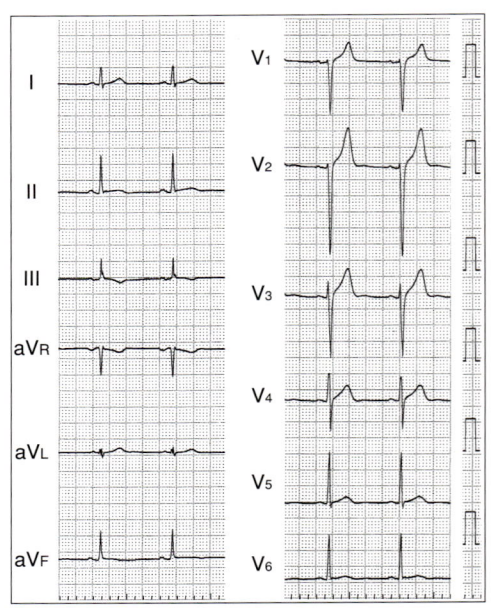

図2　治療後の心電図(第14病日)

といった病像(表1 → p323)や細菌感染や膠原病，悪性腫瘍といった原因疾患によっては病態に応じた治療選択が必要とされ，治療抵抗性で予後不良な例があることを忘れてはならない[2]．本例では入院時の血液検査で心筋逸脱酵素値と心筋障害マーカーであるトロポニンT値が高値を示したことや，心臓MRI(図3 → p323)で心筋炎にみられる特徴的な心筋障害像が検出されたことは，本例の病態が心筋心膜炎〈myopericarditis〉に分類されることを示唆し，急性期にCCUでの監視が必要とされた理由がここにあった．

〔長嶋道貴〕

参考文献

1) Maisch B, et al：Guidelines on the diagnosis and management of pericardial diseases executive summary；The Task Force on the diagnosis and management of pericardial diseases of the European Society of Cardiology. Eur Heart J 25：587, 2004
2) Imazio M, Trinchero R：Triage and management of acute pericarditis. Int J Cardiol 16：1, 2006

問題 022

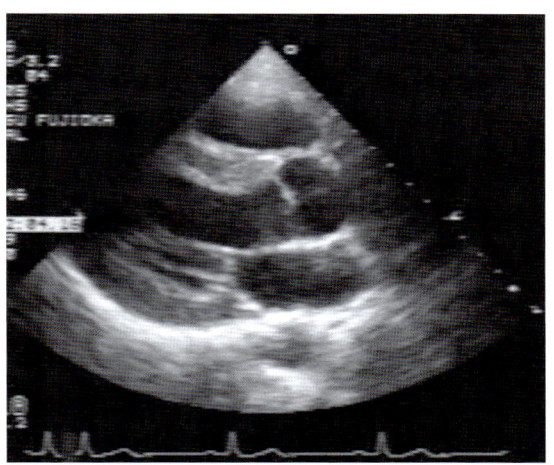

図1 心エコー図(左室長軸像)
左室壁の著明な肥厚を認める(左室中隔17 mm, 後壁厚17 mm).

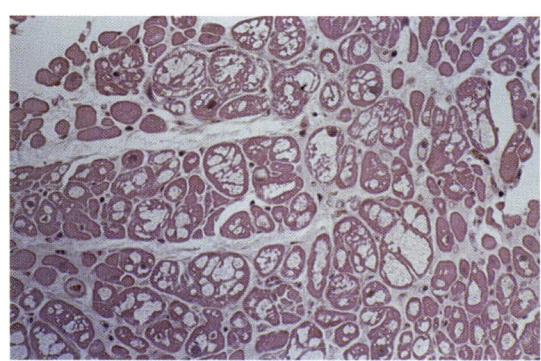

図2 右室心筋生検 H-E 染色標本(200倍)
心筋細胞の肥大と著明な空胞変性を認める.

- **患者** 37歳の男性.
- **主訴** 四肢末梢の疼痛.
- **既往歴** 34歳時に脳梗塞.
- **家族歴** 母親が同病.
- **現病歴** 14歳時から四肢末梢の疼痛が出現した. 疼痛は他の鎮痛薬は無効で, カルバマゼピンが著効した. 同薬の投与でほぼコントロールされていた. 数年前から心エコー検査で心室壁の肥厚が認められるようになった. 34歳時には脳梗塞を発症し, アスピリンとワルファリンの内服が開始された. 今回, 特殊療法導入のため入院した.
- **身体所見** 身長165 cm, 体重56 kg. 体温37.1℃. 脈拍84/分, 整. 血圧156/96 mmHg. 貧血や黄疸はない. 呼吸音は清で, 心雑音はない. 腹部は平坦, 軟で, 圧痛はない. 四肢末梢にときに軽い疼痛を認める. 全身の皮膚に被角血管腫を認める.
- **検査所見** 尿所見:蛋白2+, 糖-, 潜血-. 血液所見:Hb 14.7 g/dL, Ht 43.1%, 白血球3,790/μL, 血小板18.3万/μL. 血液生化学所見:空腹時血糖 95 mg/dL, 総蛋白〈TP〉6.7 g/dL, アルブミン〈Alb〉4.1 g/dL, 尿素窒素〈UN〉11.0 mg/dL, クレアチニン〈Cr〉0.9 mg/dL, AST 27 IU/L, ALT 22 IU/L, LD 201 IU/L(基準115〜245), Na 141 mEq/L, K 4.1 mEq/L, CL 108 mEq/L. 免疫学所見:CRP 0.3 mg/dL.
心エコー図(図1)と心筋生検 H-E 染色標本(図2)とを示す.

この疾患について正しいのはどれか. 2つ選べ.

- A:多汗症が認められる.
- B:X染色体優性の遺伝性疾患である.
- C:D-ペニシラミンが第1選択薬である.
- D:死因は腎不全, 心障害および脳血管障害である.
- E:心筋細胞の空胞変性はスフィンゴ糖脂質の蓄積による.

解答 022

D 死因は腎不全，心障害および脳血管障害である．

E 心筋細胞の空胞変性はスフィンゴ糖脂質の蓄積による．

● **診断** Fabry 病

　本例は 14 歳という少年期にカルバマゼピンが著効する四肢末端痛が発症していること，経過中に心肥大（図1）が認められていること，若年で脳梗塞を併発していること，全身皮膚に被角血管腫が認められるなどの特徴的な臨床像，母親も同病である家族歴，心筋生検像（図2）で心筋細胞は著明な空胞変性を示している所見などから，Fabry 病と診断される．

　Fabry 病はリソソーム加水分解酵素の1つである α-ガラクトシダーゼ A の欠損，または低下により，中間産物である α-トリヘキシドが全身の臓器に沈着し機能障害を起こす，X 染色体劣性のスフィンゴ糖脂質代謝異常症である．古典的 Fabry 男性（ヘミ接合体）患者では，α-ガラクトシダーゼ A 活性はほぼ完全欠損するために，全身の血管の内皮細胞や平滑筋細胞，それに皮膚，神経系，眼，腎臓などの細胞のリソソームにスフィンゴ糖脂質が進行性に蓄積する．特徴的臨床症状として，小児期から認められる四肢末端痛，皮膚の被角血管腫，低汗症，角膜混濁がある．被角血管腫は皮膚の毛細血管が拡張したものであり，小丘疹で体幹・外陰部に好発する．四肢末端痛は，体温上昇で痛みを生じやすく，通常の鎮痛薬では効果不十分な激痛であり，カルバマゼピンが著効する．低汗症による体温調節障害があるため体温が上昇しやすく，夏や高温に弱い．角膜混濁は放射状，渦巻き状を呈し，本症に特異的所見であるが，視力障害はないため偶然に角膜混濁を指摘され，本症の発見の契機となることがある．思春期以降には心筋障害，脳血管障害，高血圧，腎不全を生じて 30〜40 歳代で死亡するとされている．

　本例の場合，白血球 α-ガラクトシダーゼ活性は 0.6 nmol/mg/prot/h（基準 13〜64.1）と著明に低下していたが，測定可能であり欠損とはいえなかった．本例が典型例に比し発症年齢がやや遅く，腎障害も蛋白尿を認めるものの軽度であることに関連していると思われる．

　Fabry 病患者の遺伝子変異は 1 塩基の点変異によるものが多く，残存する酵素活性により同一家系内であっても臨床症状が多彩であり，いくつかの亜型があることが明らかになってきた．古典的 Fabry 病は稀な疾患と考えられ，欧米男性では 4 万人に 1 人と推測されているが，全身所見がなく心病変を主症状とする亜型 Fabry 病は心 Fabry 病と呼ばれ，この発生頻度は中尾[1]によれば左室肥大を認める男性患者 230 例中 7 例（3％）に認められており，決して稀ではない．一方，亜型のなかに，心筋障害はまったくみられないか，ごく軽度であり，腎機能障害のみが進行する renal variant も透析患者の 0.5〜1.2％に認められると報告されている[2]．左室肥大や腎不全症例のなかに亜型 Fabry 病は潜んでいる可能性を念頭に置きながら診療にあたり，本症が疑われれば α-ガラクトシダーゼ活性のスクリーニング測定を行う必要がある．

　Fabry 病に対する治療は従来，心，腎，脳血管障害などの臓器障害に対する対症療法のみであった．心病変では心室性不整脈に対する抗不整脈薬の投与，洞不全，完全房室ブロックに対するペースメーカー治療，うっ血性心不全に対する薬物などによる心不全治療が主である．進行した腎病変例では透析治療を行う．最近になり Fabry 病に対する原因療法としてヒト α-ガラクトシダーゼ A 酵素蛋白を用いた酵素補充療法が開発され，欧米での臨床試験でその有用性が報告されている[3]．我が国でも 2004 年に承認され，本例も今回の入院はこの酵素補充療法の導入目的であった．

〔長沼文雄〕

参考文献
1) 中尾正一郎：心 Fabry．日内会誌 91：82-85, 2002
2) 伊藤和子，他：Fabry 病兄弟例における透析導入後の臨床経過についての検討．日腎会誌 47：121-127, 2005
3) Clarke JT, et al：Enzyme replacement therapy of Fabry's disease. Mol Neurobiol 32：43-50, 2005

問題 023

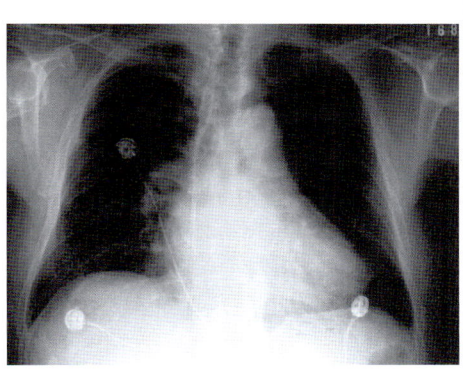

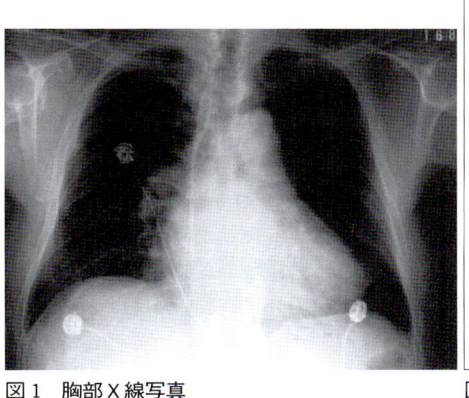

図1 胸部X線写真

図2 12誘導心電図

- **患者** 69歳の男性．
- **主訴** 呼吸困難．
- **既往歴** 高血圧症がある．43歳時にGuillain-Barré症候群．
- **家族歴・生活歴** 特記すべきことはない．
- **現病歴** 2日前から悪寒・戦慄と息苦しさとがあった．本日，急に呼吸困難が増強したため入院した．
- **身体所見** 意識清明．体温37.2℃．脈拍96/分，整．血圧100/70 mmHg．心音はS1正常，S2正常，心雑音はない．呼吸音はwheezes軽度，cracklesはない．腹部は異常なく，四肢にも異常はない．
- **検査所見** 血液所見：Hb 15.5 g/dL，白血球7,700/μL（好中球65％，好酸球1％，単球8％，リンパ球26％），血小板21.4万/μL．凝固・線溶所見：Dダイマー0.8 μg/mL（基準1未満）．血液生化学所見：空腹時血糖126 mg/dL，総蛋白〈TP〉6.8 g/dL，アルブミン〈Alb〉3.9 g/dL，総ビリルビン1.2 mg/dL，AST 100 IU/L，ALT 24 IU/L，LD 401 IU/L（基準115〜245），クレアチンキナーゼ〈CK〉483 IU/L（基準57〜197），Na 140 mEq/L，K 3.54 mEq/L，Cl 103 mEq/L．免疫学所見：CRP 4.52 mg/dL．動脈血ガス分析（自発呼吸，room air）：pH 7.518，PaO_2 53.1 Torr，$PaCO_2$ 24.4 Torr，HCO_3^- 19.4 mEq/L，SaO_2 86.2％．

胸部X線写真（図1）と12誘導心電図（図2）とを示す．

心エコー所見：LVDd 55 mm，LVDs 37 mm，IVS 12 mm，LVPW 10 mm，LVEF 60％，asynergyはない．mild MR，mild ARがある．心臓カテーテル所見：正常冠動脈でPCWP 25 mmHg，PAP 47/28 mmHg，RAP 14 mmHgである．

適切な治療はどれか．2つ選べ．

- **A**：抗菌薬の投与
- **B**：ヘパリンの投与
- **C**：キサンチン製剤の投与
- **D**：副腎皮質ステロイドの投与
- **E**：心不全の治療をしながら経過観察

解答 023

B ヘパリンの投与

E 心不全の治療をしながら経過観察

● **診断** ウイルス性心筋炎

　第1に，呼吸困難の原因が肺疾患（実質，血管）によるものか，または心疾患によるものかを鑑別する．

　そのためには胸部X線写真，心電図，動脈血ガス分析が役立つが，それでも鑑別できない場合は，心エコーやSwan-Ganzカテーテルを用いた右心カテーテル検査を行う必要がある．

　本例は前駆症状として感冒様症状があり，白血球増多を伴わない炎症所見が認められた．右心カテーテルのデータから，呼吸困難はうっ血性心不全によるものと考えられる．左室収縮能は軽度低下しているのみであるが，高血圧性の肥大があり，拡張能低下による心不全の可能性がある．心筋逸脱酵素（CK，AST，LD）の上昇を認めたが，冠動脈には異常を認めなかった．心筋生検による炎症所見は証明できなかったが，ガリウムシンチグラフィで左室前側壁に取り込みを認め，また入院時と退院時のペア血清でコクサッキーB4の抗体価の上昇を認めたため，臨床的にウイルス性心筋炎と診断した．

　心筋炎の多くはウイルス（特にコクサッキーBウイルス）による心筋の持続感染である．約60％に感冒様症状が先行する．ウイルス感染に引き続きTリンパ球が活性化され，さらにIL-1，IL-6，IL-8，TNF-αなどのサイトカインによって心機能がさまざまな程度に抑制される．軽症から劇症までさまざまの重症度があり，劇症心筋症は急速に死の転帰をたどることがある．

　交通事故による死亡者の約1〜3％に心筋炎の組織学的所見があるという報告もあり，軽症の心筋炎はほとんど見逃されている可能性がある．

　中等度以上の心筋炎では胸痛，うっ血性心不全，動悸，失神などで医療機関を訪れる．身体所見では体温上昇，頻呼吸，血圧低下，頸静脈怒脹，浮腫，ギャロップなどが認められる．一般検査では白血球増多，赤沈亢進，CRP上昇などに加え，心筋逸脱酵素（CK，AST，LD，心筋ミオシン軽鎖，心筋トロポニンT）の上昇を認める．しかし，これらの所見は必ず認められるとは限らず，原因不明のうっ血性心不全，不整脈をみたら，常に心筋炎の可能性を考えて鑑別しなければならない．

　心筋炎の確定診断および急性心筋梗塞の除外のための心筋生検，冠動脈造影は必須であり，直ちに行わなければならない．組織標本はDallas criteriaに基づき，炎症細胞浸潤に加え，心筋細胞の壊死または変性を証明する．

　治療の基本は安静，合併する心不全，不整脈の治療が主体になる．基本的にはウイルス疾患であるため，多くの場合，自然治癒が期待できる．非ステロイド性抗炎症薬の使用は避ける．また，壁在血栓による塞栓症も報告があり，禁忌がなければ抗凝固療法を施行することが望ましい．劇症例では経皮的心肺補助〈percutaneous cardiopulmonary support：PCPS〉を積極的に使用する．

　副腎皮質ステロイド，免疫抑制薬の有効性に関してはコンセンサスが得られておらず[1]，安易な使用は避けたい．免疫グロブリンに関しても，無作為試験で有効性は証明できなかった[2]．

〔成重隆博〕

参考文献
1) Mason JW, et al：A clinical trial of immunosuppressive therapy for myocarditis. N Engl J Med 333：269-275, 1995
2) McNamara DM, et al：Controlled trial of intravenous immune globulin in recent-oncet dilated cardiomyopathy. Circulation 103：2254-2259, 2001

問題 024

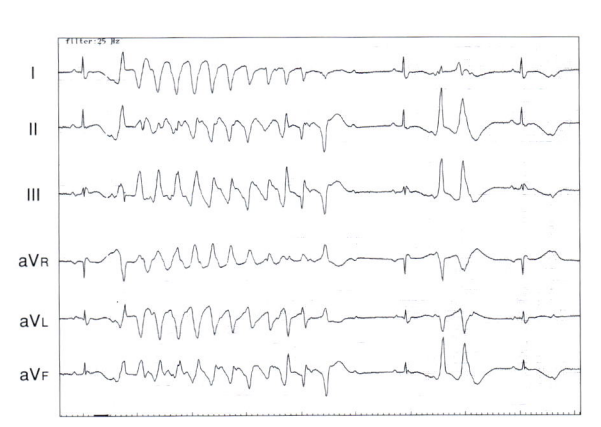

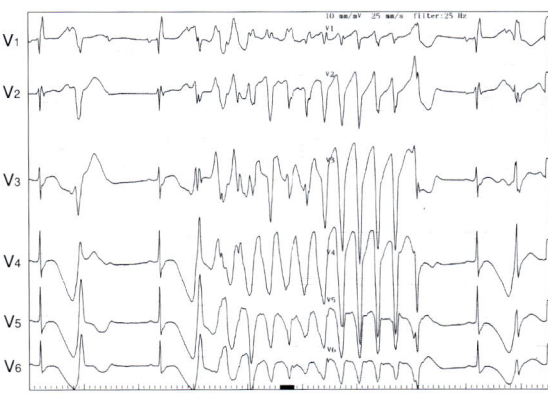

図1　12誘導心電図

- ●**患者**　95歳の女性．
- ●**主訴**　肺炎での入院中の不整脈．
- ●**既往歴**　4か月前に不整脈でジソピラミド150 mg/日を経口投与されていた．
- ●**家族歴**　特記すべきことはない．
- ●**現病歴**　急性気管支炎の診断で入院した．経口摂取ができないため，点滴にジソピラミド50 mgを混注した．
- ●**身体所見**　体重40 kg．体温38.5℃．脈拍60/分，整．血圧140/80 mmHg．心音はゆっくりであるが清である．左下肺野に湿性ラ音を認める．
- ●**検査所見**　血液所見：赤血球372万/μL，Hb 12.2 g/dL，白血球9,500/μL，血小板28.6万/μL．血液生化学所見：総蛋白〈TP〉7.1 g/dL，尿素窒素〈UN〉20 mg/dL，クレアチニン〈Cr〉0.74 mg/dL，AST 26 IU/L，ALT 10 IU/L，Na 134 mEq/L，K 4.2 mEq/L，Cl 98 mEq/L．

12誘導心電図(図1)を示す．

適切な治療はどれか．2つ選べ．

- **A**：一時的ペーシング
- **B**：アミオダロンの投与
- **C**：ジソピラミドの増量
- **D**：プロカインアミドの投与
- **E**：硫酸マグネシウムの投与

解答 024

A 一時的ペーシング

E 硫酸マグネシウムの投与

● **診断** torsades de pointes〈TdP〉(房室ブロック)

torsades de pointes は多形成心室頻拍の一種である．頻拍中の心電図波形が，基線を軸としてねじれるように短い周期で形と極性を変えていき，自然に停止するものをいう．QT 延長を伴う．TdP の発生には，活動電位第 3 相の終末部頃に現れる静止電位付近での陽性電位である早期後脱分極〈early afterdepolarization：EAD〉と，心筋部位による再分極過程の不均一性が重要な要素となる[1]．すなわち，EAD がトリガーとなり，さらに不均一な再分極過程にある心筋がリエントリ回路を形成し，TdP が発生すると説明されている．QT 延長はこの EAD を発生させやすくするだけでなく，再分極過程の不均一性も増大させる．

本例のジソピラミド投与前に 2：1 房室ブロックが出現していた．その時の心電図では，QT 時間は 0.48 秒，QTc(補正 QT 時間)0.43 秒，脈拍 48/分であった．入院前の経口でのジソピラミド投与中に TdP が生じたかどうかは記録がないため不明である．今回，TdP が生じたときの心電図では，QT 時間は 0.76 秒，QTc 0.63 秒，脈拍 42/分であった．そのため，QT 延長は房室ブロックよりむしろジソピラミド投与による影響が大きいと思われる．

本例での TdP に対してメキシレチン 125 mg および硫酸マグネシウム 2 g の静脈投与を実施した．この処置により TdP は抑制され，QT 時間は 0.72 秒，QTc 0.58 秒，脈拍 40/分となった．翌日の血中ジソピラミド濃度は 0.9 μg/mL であった．その後，QT 時間は徐々に短縮し，3 週間後には QT 時間は 0.48 秒，QTc 0.39 秒，脈拍 40/分と QT 時間は回復した．2：1 房室ブロックは，持続しており，歩行により房室ブロックの改善がみられなかった．永久ペースメーカーの適応があると判断し永久ペースメーカーの装着を薦めたが，本人が高齢のため拒否された．その後外来にて 1 年以上経過観察したが，無投薬で明らかな TdP の再発は認めず，房室ブロックの悪化は，認めなかったが，歩行能力の低下を認めた．歩行能力の低下が房室ブロックによるものか，高齢からくるものか判断できなかった．

TdP の治療は，後天性 QT 延長によるものの場合，まず原因の除去が重要である．抗不整脈薬や電解質が原因である場合は，原因の薬物の投与中止と電解質の補正を行う．また，著明な徐脈が原因の場合は一時的ペーシングを行う．硫酸マグネシウムの投与は QT 時間を短縮させないが，EAD を抑えることにより TdP を抑制させる．抗不整脈薬としては，活動電位を短縮させるナトリウムチャネル遮断薬 Ib 群であるリドカイン，メキシレチンが使用される[2]．しかし，Ib 群の薬剤でも稀に TdP を生じることがあり[3]，注意が必要である．QT 時間の延長に対する治療として，カルシウム拮抗薬であるベラパミルやジルチアゼムの投与や，イソプロテレノールなどカテコールアミン製剤やニコランジルが用いられる．

〔林 克己〕

参考文献

1) El-Sherif N, et al：The electrophysiological mechanism of ventricular arrhythmias in the long QT syndrome. Circ Res 79：474-492, 1996
2) Soffer J, Dreifus LS, Michelson EL：Polymorphous ventricular tachycardia associated with normal and long QT intervals. Am J Cardiol 49：2021, 1982
3) Cocco G, et al：Torsades de pointes as a manifestation of mexiletine toxicity. Am Heart J 100：878, 1980

問題 025

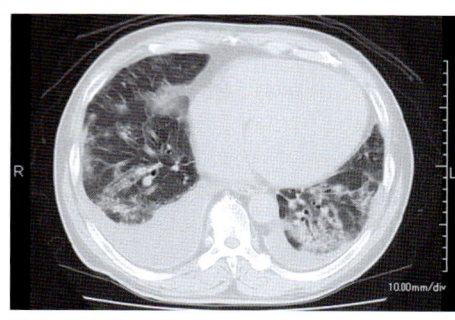

図1　胸部単純CT

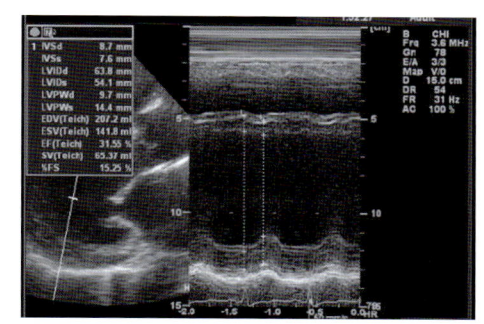

図3　Mモード心エコー図

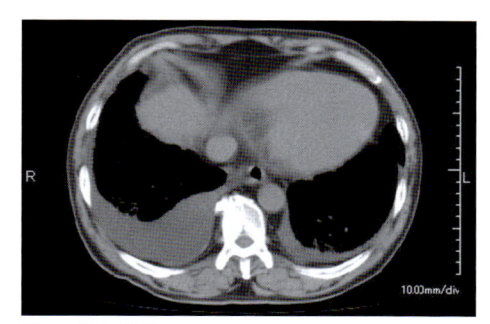

図2　胸部単純CT

- **患者**　53歳の男性．
- **主訴**　呼吸困難．
- **既往歴**　高血圧症と慢性心不全．
- **現病歴**　3年前に慢性心不全と診断され，近医に通院していた．経済的理由で昨年12月から受診を中断していた．今年の5月10日から息切れを感じていたが，放置していた．6月5日から咳や痰も加わり，息苦しさも増強したため，6月7日，近医を受診し，胸部X線写真でびまん性陰影を認めたため，紹介され入院した．
- **身体所見**　意識清明．体温36.6℃．呼吸数30/分．脈拍116/分，整．血圧140/82 mmHg．皮膚に冷感はあるが，頸静脈怒張はなく，心雑音，過剰心音は聴取しない．両肺に連続性ラ音と吸気時の水泡性ラ音とを聴取する．ばち指は認めず，軽度の下腿浮腫を認める．腹部は平坦，軟である．神経学的異常所見は認めない．
- **検査所見**　血液所見：赤血球434万/μL，Hb 12.3 g/dL，白血球9,700/μL（好中球82.8%，好酸球0.1%，好塩基球0.1%，単球6.0%，リンパ球11.0%），血小板39.7万/μL．血液生化学所見：総蛋白〈TP〉6.7 g/dL，アルブミン〈Alb〉3.2 g/dL，尿素窒素〈UN〉11.6 mg/dL，クレアチニン〈Cr〉0.9 mg/dL，AST 28 IU/L，ALT 31 IU/L，LD 622 IU/L（基準115～245），ALP 210 IU/L（基準115～359），クレアチンキナーゼ〈CK〉132 IU/L（基準57～197），Na 133 mEq/L，K 3.8 mEq/L，Cl 99 mEq/L，CRP 6.1 mg/dL，血漿BNP 1,355.1 pg/mL（基準18.4以下）．

胸部単純CT（図1，2）とMモード心エコー図（図3）とを示す．

設問①　診断に有用な血液検査項目はどれか．1つ選べ．

- A：ACE
- B：BNP
- C：KL-6
- D：Dダイマー
- E：心筋トロポニンT

設問②　適切な治療薬はどれか．2つ選べ．

- A：β遮断薬
- B：ヘパリン
- C：ワルファリン
- D：副腎皮質ステロイド
- E：アンジオテンシン変換酵素〈ACE〉阻害薬

解答 025

設問①

B BNP

設問②

A β遮断薬

E アンジオテンシン変換酵素〈ACE〉阻害薬

● **診断** 心原性肺水腫

　気道感染を契機に心不全が増悪した例である．呼吸困難を主訴に来院する患者の胸部CT上，両側びまん性陰影を呈する疾患の鑑別診断は心不全，特発性間質性肺炎，感染症，膠原病肺，好酸球性肺炎，薬剤性肺炎，その他枚挙に暇がない．

　本例のように心不全に特徴的な身体所見が欠如した場合，その診断は容易ではない．野間らは胸部HRCTにて，両側肺のmedullaryもしくはdorsalにみられるすりガラス状陰影が上大静脈，下大静脈の拡大とともにみられ，気管支壁の肥厚も同時に認められるときはうっ血性心不全が強く疑われると述べている[1]．図4に少量のドパミン(イノバン®)とフロセミド(ラシックス®)を投与し，症状の改善を示したあとの6月17日の胸部単純CTを示す．6月7日のCTに比べ，胸水の消失と下大静脈の扁平化を認める．『Thoracic Radiology』には「同一症例では毎回非常に似たパターンをみることがある．現在のX線写真と以前の肺水腫を撮られた写真を比較することは，非対称的もしくは非典型的分布を示した症例で役立つ」とある[2]．図5に3年前の同一患者の胸部CTを示す．実際，本例はコンサルトを受けたとき，過去のカルテと画像を取り寄せ，心不全の診断根拠の1つとできた．

　血漿BNP濃度の測定は心不全の診断，重症度，予後，そして治療効果を評価するうえで重要であり，呼吸困難で救急外来を受診した患者を対象にして，BNP濃度100 pg/mLをカットオフ値とすると感度90%，特異度74%で心不全の正

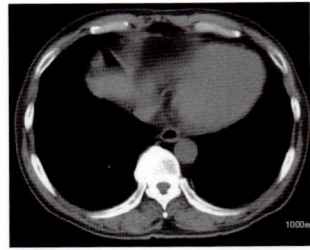

図4 胸部単純CT(6月17日)

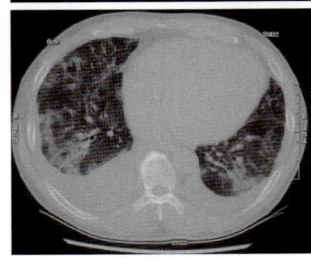

図5 胸部単純CT(3年前)

診率は83.4%であり，またBNP濃度50 pg/mLをカットオフ値とすると陰性反応予測値は96%であったという報告がある．我が国でも2004年4月よりBNP迅速測定が可能となり，その測定時間は約1時間で，呼吸困難で救急外来を受診した患者の診断に有用である．BNP濃度測定は収縮機能障害，拡張機能障害のいずれの場合にも診断的有用性がある[3]．慢性心不全の多くは左室機能異常があり，交感神経系，レニン-アンジオテンシン〈RA〉系が賦活化され，左室の進行性拡大と収縮低下が生じて予後を増悪させている．これらの神経体液性因子を抑制する治療が心不全治療の中心となりつつある．さまざまな大規模臨床試験でACE阻害薬の心不全患者の予後改善が証明され[4]，また3種のβ遮断薬(コハク酸または酒石酸メトプロロール，フマル酸ビソプロロール，カルベジロール)の効果も海外の大規模臨床試験で証明されている[5]．

〔福田耕一〕

参考文献

1) 野間恵之，他：うっ血性心不全のHRCT像．臨床放射線 47：151-156, 2002
2) 蜂屋順一(監訳)：必修 胸部の画像診断．メディカルサイエンスインターナショナル，2001
3) 蔦本尚慶，堀江 稔：体液因子による心不全の評価．日内会誌 94：221-227, 2005
4) 桑原洋一，小室一成：ACE阻害薬とアンジオテンシンⅡ受容体拮抗薬．日内会誌 94：255-261, 2005
5) 村上 猛：β遮断薬．日内会誌 94：248-254, 2005

問題 026

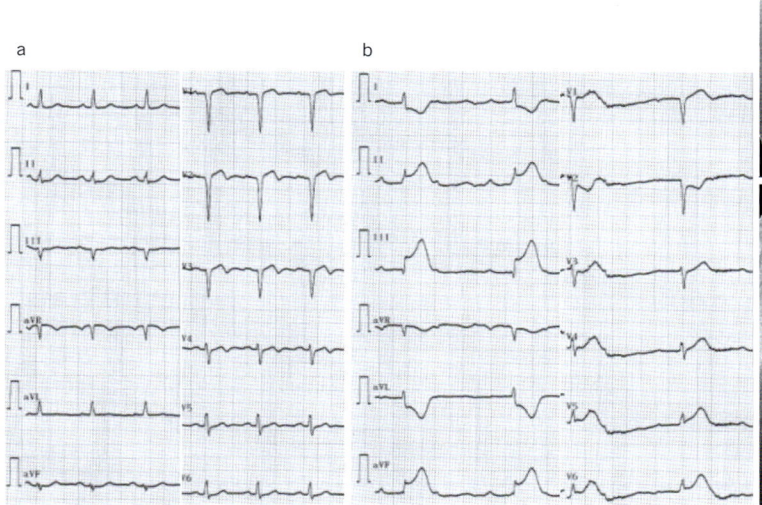

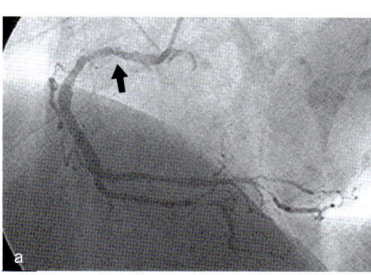

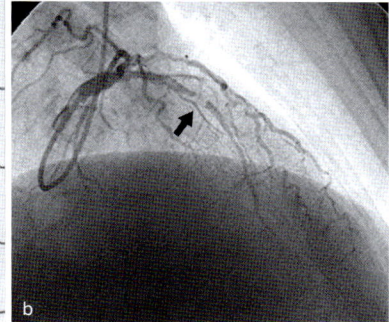

図1 12誘導心電図　a：検査前，b：検査後の症状出現時

図2　冠動脈造影写真
a：右冠動脈(左前斜位)，b：左冠動脈(右前斜位)

●**患者**　68歳の女性．
●**主訴**　増悪する労作時胸痛．
●**既往歴**　60歳時に健康診断で糖尿病，高血圧症および高脂血症を指摘され，近医で投薬治療を受けている．喫煙歴はない．
●**現病歴**　5年前からときどき労作時胸痛を認めていたが，安静にしていると10分程度で軽快していた．昨年の夏，一度胸痛発作があったときには冷汗を認めた．ここ1か月は300m歩行でも胸痛を認め，胸痛の回数も週3回認めるようになったため，精査目的で紹介され来院した．
●**検査所見**　安静時12誘導心電図では正常洞調律，80/分，整，V_1〜V_3でQSパターンである(図1a)．負荷心電図でII，III，aVF誘導で0.1mmのST低下を認める．心エコー検査では心尖部から前壁中隔にかけて無運動である．冠動脈造影は右上腕動脈から5Fシースを用いて施行した．左冠動脈は左前下行枝で99%狭窄に加え，遅延造影を認める．また，右冠動脈も近位部に75%狭窄を認める(図2)．左室造影では心尖部から前壁中隔にかけて無運動である．検査は特に問題なく終了し，シース抜去後病棟へ帰室したが，帰室15分後から気分不快が出現した．脈拍40/分，整．血圧60/20mmHg．その際の12誘導心電図(図1b)を示す．

考えられるのはどれか．2つ選べ．

A：左前下行枝の冠攣縮
B：左前下行枝の急性冠閉塞
C：右冠動脈の冠攣縮
D：右冠動脈の急性冠閉塞
E：迷走神経反射による徐脈

解答 026

C 右冠動脈の冠攣縮

D 右冠動脈の急性冠閉塞

●**診断** 心臓カテーテル検査後の右冠動脈近位部冠動脈解離による急性冠症候群，それに伴う完全房室ブロックと心原性ショック

本例は心臓診断カテーテル検査に関する合併症である．近年，心臓カテーテル検査は飛躍的に進歩し，検査のみならず治療も可能となり，検査を施行する例数も増加している．技術，使用機器の進歩により，以前と比較して安全に検査を施行できるようになった．しかし，一度合併症が起こった場合，重篤になる場合が多く，速やかに最善の処置をとることが必要である．

本例では右冠動脈近位部の病変に，診断カテーテルが挿入されることにより機械的な損傷と冠攣縮が起こり，冠動脈が解離したと考えられた．当初血圧低下の原因として，血管穿刺部圧迫による血管迷走神経反射〈vasovagal reflex〉をまず考え，右上腕の圧迫部の減圧，下肢挙上を施行したところ，一度症状が軽快した．しかし，血圧は60 mmHgと低下しており，12誘導心電図では図1bの通り，II，III，aVF誘導で著明なSTの上昇，完全房室ブロックを認め，右冠動脈の閉塞機転が予想された．冠攣縮の関与を考え，ニトログリセリンの舌下を施行したところ，ややST上昇は軽快したものの，依然としてST上昇を認めていたため，再度心臓カテーテル室へ搬送した．冠動脈造影の結果は図3に示したごとく，右冠動脈近位部の冠動脈解離（図3a矢印）と造影遅延を認めたため，大動脈内バルーンポンプを挿入し，血行動態を安定させた後，同部位に対して冠動脈ステント留置術を施行し，事なきを得た（図3b）．

その他の病態として，高度狭窄を有する左冠動脈の急性冠閉塞も鑑別すべき点であるが，

① 心電図では左前下行枝の病変として説明できない．

② 前壁中隔から心尖部は無運動であり，心電

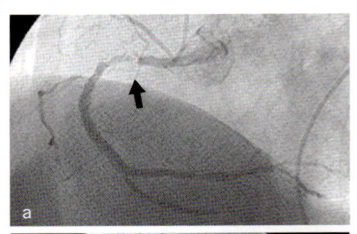

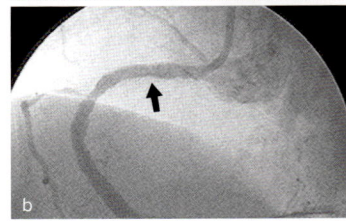

図3 冠動脈造影
a：右冠動脈（ショック直後），b：右冠動脈（ステント留置後）

図上はQSパターンであった．術前に施行した運動負荷再静注 ^{99m}Tc sestamibi 心筋シンチグラフィでも前壁中隔領域は欠損像であり，心筋バイアビリティは低下しており，心事故を引き起こす可能性は低い領域である．

以上の理由で否定的であり，事実，同時に施行した左冠動脈造影でも発症前の冠動脈造影所見と同様であった．

診断カテーテルに関連する死亡率は0.08〜0.75%と報告されている．多変量解析による危険因子として，瀕死の状態，NYHAの心不全クラス分類において，より心不全が進行している場合，高血圧症，ショック状態，大動脈弁疾患，腎不全，不安定狭心症，僧帽弁疾患，発症4時間以内の心筋梗塞，うっ血性心不全，心筋症が挙げられる．80歳以上の症例はリスクがより高くなる．80歳以上の群の場合，検査による総死亡率は0.8%であるが，末梢血管に関する非致死的な合併症は5%に達すると報告されている[1]．心臓カテーテル検査の合併症は以前と比較すると減少し，安全に施行できる検査となったが，ある一定の頻度で合併症が生じるのは避けられず，一度合併症が発生した場合重篤になる可能性があることは忘れてはならない．

〔藤野 晋〕

参考文献
1) Zipes DP, Libby P, Bonow RO, Braunwald E：Heart disease, 7th ed. A textbook of cardiovascular medicine, WB Saunders, Philadelphia, pp 419-420, 2005

問題 027

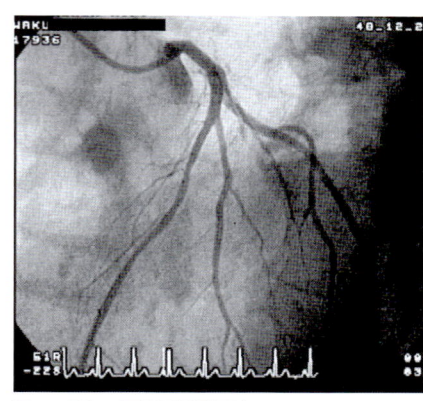

図1 最初の冠動脈造影写真

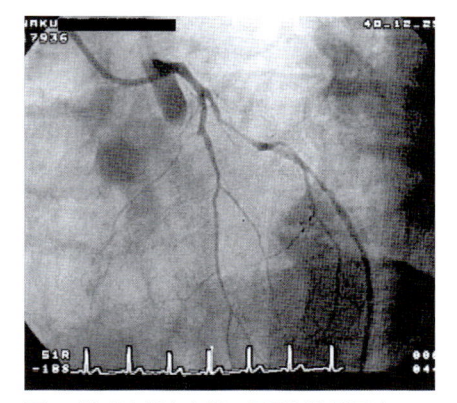

図3 胸痛を訴えた際の冠動脈造影写真

図2 最初の12誘導心電図

図4 胸痛を訴えた際の12誘導心電図

- ●**患者** 50歳の男性．
- ●**主訴** 胸部不快感と意識消失発作．
- ●**既往歴** 特記すべきことはない．
- ●**現病歴** 3か月前，就寝中に胸部不快感を覚えて目が覚め，その後，排便をすませた後に突然意識消失発作を起こした．翌日，近医を受診し，脳波，頭部造影CTおよびHolter心電図が施行されたが，すべて異常を認めなかった．迷走神経反射による意識消失と診断され，特に加療はされなかった．しかし，昨日，再び同様の発作を起こしたため来院した．
- ●**身体所見** 身長166 cm，体重71 kg．意識清明．心音と呼吸音とに異常はない．四肢に浮腫はない．
- ●**検査所見** 血液生化学所見および動脈血ガス分析に異常はない．12誘導心電図と胸部X線所見とに異常はない．冠動脈造影を施行し，図1のような所見が得られ，有意な狭窄は認められない．その際の心電図を図2に示す．エルゴノビン2 mgを静注後，2分で胸痛を訴えた．その際の冠動脈造影写真（図3）と12誘導心電図（図4）とを示す．

この疾患の治療について正しいのはどれか．1つ選べ．

- A：アスピリンを投与する．
- B：経皮的冠動脈形成術〈PTCA〉を行う．
- C：胸痛発作時にはカルシウム拮抗薬の舌下投与を行う．
- D：胸痛発作予防の第1選択薬はカルシウム拮抗薬である．
- E：胸痛発作予防薬は1年間発作が起こらない場合は中止してよい．

解答 027

D 胸痛発作予防の第1選択薬はカルシウム拮抗薬である．

● **診断** 異型狭心症

　異型狭心症とは，冠動脈周囲の平滑筋の攣縮により起こる狭心症である．平滑筋の攣縮により冠動脈は閉塞あるいはそれに近い狭窄となり（図1），胸痛とともに，心電図では虚血に陥った領域のSTの上昇（図4）を認める．

　安静時の胸痛発作，とりわけ深夜から明け方，早朝に起こる場合は異型狭心症が強く疑われる．ただし，労作性狭心症のなかにも，器質的な狭窄に加えて，冠動脈の攣縮が関与しているものもあり，そのような例では早朝の労作時，歯磨きや朝の通勤などで発作を起こすことが多い．あるいは冠動脈造影では器質的な狭窄をまったく認めないにもかかわらず，労作により誘発される冠動脈の攣縮により狭心症を起こす場合もある．いずれにせよ，午後には比較的強い労作でも発作は起こらなくなり，明らかな日較差を認めるのが異型狭心症の特徴である．トレッドミルで9 Mets程度の負荷をかけても有意な心電図変化が現れないにもかかわらず，早朝は安静時あるいは軽労作で胸痛を訴え，その胸痛発作の際にニトログリセリンを舌下投与すると有効であるというのが典型的な異型狭心症の病歴であるが，診断確定のためには冠動脈造影が必要である．冠動脈造影で有意狭窄を認めない場合は，エルゴノビンあるいはアセチルコリンによる負荷テストを行う[1]．原則として90％以上の狭窄が起こった場合を陽性とする．

　あらかじめ発作時の心電図変化が記録されている場合は，冠動脈に狭窄がないことを確かめるだけでよい．また，冠動脈に有意狭窄を認める場合は，エルゴノビン負荷は行ってはならない．エルゴノビン負荷により冠動脈の完全閉塞を起こし，ニトログリセリンを投与しても攣縮を解除できず，心室細動などの重篤な合併症を起こす場合があり，非常に危険である．

　治療：異型狭心症の発作予防のための第1選択薬はカルシウム拮抗薬である．ただし，ひとたび胸痛発作が始まった場合には，カルシウム拮抗薬は無効である．発作時にはニトログリセリンの舌下投与を行う．本例のように，冠動脈に有意な器質的狭窄を認めない場合は，アスピリンを服用する必要はない．その他の抗血小板薬も同様である．カルシウム拮抗薬を内服したにもかかわらず，胸痛発作が頻繁に起こる場合には，2種類の異なる作用機序のカルシウム拮抗薬を併用したり，亜硝酸薬を併用したりする．労作性の狭心症と誤診してβ遮断薬を投与すると，無効であるばかりか，交感神経のα作用が増強され，冠動脈の攣縮を助長する怖れもある．カルシウム拮抗薬を併用せずに投与してはならない．内服治療により，長期間発作が起きなかった場合でも，治療を中止してはならない．薬の作用で抑制されているだけで，体質が変わって治癒したわけではないからである．特に，本例のように，異型狭心症の発作により意識消失などの合併症が起こっている場合は，意識消失のほか，心室性あるいは心房性の不整脈，急性心筋梗塞をきたし，場合によっては死亡することもあるため，注意が必要である．患者に勝手に内服を中止しないように教育するのはもちろんであるが，筆者が処方したカルシウム拮抗薬の内服が，近所の内科医の指示で中止されるというケースもあった．診断の確定した異型狭心症患者に対する発作予防薬の中止は，重篤な副作用が発生した場合以外には考えられない．たとえ循環器科の医師ではなくても，知っておくべきことである．

〔藤本　陽〕

参考文献
1) 土師一夫（編）：心臓病診断プラクティス2―冠動脈造影を活かす．文光堂，pp 62-64，1994

問題 028

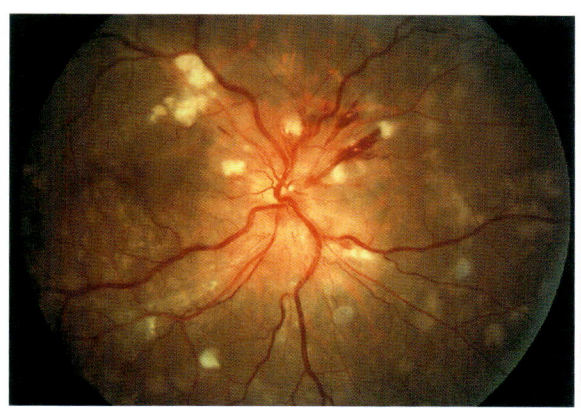

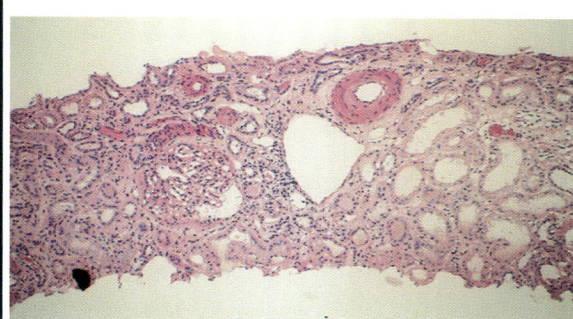

図1 眼底写真

図2 腎生検 H-E 染色標本

- **患者** 23歳の男性．
- **主訴** 全身倦怠感，めまいおよび視力低下．
- **既往歴** 特記すべきことはない．
- **家族歴** 父親と父方の祖父母とに高血圧．
- **現病歴** 6年前から高血圧を指摘されていたが放置していた．1週前から全身倦怠感，めまい及び視力低下が出現したため近医を受診した．血圧200/110 mmHgと著明な高血圧と腎機能障害とを指摘されたため，紹介され入院した．
- **身体所見** 身長 167.5 cm，体重 107 kg．body mass index〈BMI〉38．脈拍 88/分，整．血圧 162/114 mmHg．心雑音や腹部血管雑音は聴取しない．四肢に浮腫は認めない．
- **検査所見** 尿所見：蛋白3+（1.2 g/日），潜血1+．血液所見：赤血球339万/μL，Hb 11.2 g/dL，Ht 32.6%，白血球14,000/μL，血小板24.5万/μL．血液生化学所見：総蛋白〈TP〉6.1 g/dL，アルブミン〈Alb〉3.3 g/dL，IgG 1,084 mg/dL（基準 870〜1,700），IgA 158 mg/dL（基準 110〜410），IgM 181 mg/dL（基準33〜190），尿素窒素〈UN〉94.2 mg/dL，クレアチニン〈Cr〉9.8 mg/dL，乳酸〈UA〉15.5 mg/dL（基準 3.0〜17.0），LD 977 IU/L（基準115〜245），Na 135 mEq/L，K 4.0 mEq/L，Cl 103 mEq/L，Ca 4.6 mg/dL，P 6.1 mg/dL．免疫学所見：CRP 0.8 mg/dL，抗核抗体陰性，MPO-ANCA 陰性．ホルモン検査所見：血漿アルドステロン17.5 pg/mL（基準 35.7〜240），血漿レニン活性 34.5 ng/mL/時間（基準 0.3〜2.9），尿中バニルマンデル酸〈VMA〉2.15 mg/日（基準 1.5〜4.3），尿中17-OHCS 8.2 mg/日（基準 3.4〜12.0），尿中アドレナリン 8.4 μg/日（基準 3.4〜26.9），尿中ノルアドレナリン 190 μg/日（基準 48.6〜168.4），尿中ドパミン 186.7 μg/日（基準 365.0〜961.5）．胸部X線所見：心胸郭比〈CTR〉59%と心肥大を認める．

眼底写真（図1）と腎生検 H-E 染色標本（図2）とを示す．

この疾患について正しいのはどれか．1つ選べ．

- **A**：予後は良好である．
- **B**：利尿薬を投与する．
- **C**：迅速に血圧を正常域まで下げる．
- **D**：原因としては本態性高血圧が最も多い．
- **E**：降圧薬としてアンジオテンシン変換酵素〈ACE〉阻害薬が第1選択である．

解答 028

E 降圧薬としてアンジオテンシン変換酵素〈ACE〉阻害薬が第1選択である．

● **診断**　悪性高血圧に伴う悪性腎硬化症

本例は初診時に高度の高血圧および腎不全，Keith-Wegener Ⅳ度の高血圧性網膜症（図1）を呈しており，悪性高血圧に伴う悪性腎硬化症と診断した．初診時に高度の腎機能障害を呈していたため，悪性高血圧の原因疾患として腎実質性高血圧なども考慮し腎生検を施行した（図2）．腎生検の結果，糸球体の増殖性変化は認めず，小葉間動脈から輸出入動脈の内膜の肥厚が著明であり，悪性腎硬化症の組織所見であった．

悪性腎硬化症は悪性高血圧に伴う腎病変であり，その臨床診断は急速に高度の高血圧が進行し，脳浮腫症状や視力障害，急性左心不全症状など多臓器症状を呈しているため，比較的容易である．悪性高血圧は，降圧療法が発達した現在では比較的稀な疾患であるが，降圧薬の内服中止などにより発症する場合があるため，治療歴などの聴取も重要である．悪性高血圧の原因疾患としては本態性高血圧が最も多く約半数を占めるが，腎実質性疾患，腎血管性高血圧などの高血圧をきたすすべての疾患が原因となる．本例は若年発症であり，二次性高血圧を疑い諸検査を行ったが，本態性高血圧と診断された．

本症と診断された場合，迅速な血圧のコントロールが必要である．治療開始時はカルシウム拮抗薬や硝酸薬などの血管拡張薬の持続的経静脈投与が原則である．過度の降圧は臓器虚血をきたすため，初期の降圧目標は平均血圧の20%以内で，収縮期血圧 160〜170 mmHg，拡張期血圧 100〜110 mmHg である．その後 12〜36 時間かけて徐々に拡張期血圧を 90 mmHg まで下げる．血圧が安定すれば経口薬に変更する．悪性腎硬化症ではレニン-アンジオテンシン系が賦活化しているため，ACEI や AII 受容体拮抗薬〈ARB〉が著効するが，腎機能の低下が生じやすいため少量から投与を開始し，血清クレアチニンの変化に注意する．また，本症は体液量の減少によりレニン-アンジオテンシン系が亢進しているため，過度の塩分制限や利尿薬投与は悪循環を助長する可能性があることから原則的には行わない．

悪性高血圧では腎以外にも心，眼底，脳血管などの全身の血管障害を合併する場合が多く，予後は不良である．長期予後改善のためには，急性期以降も血圧を厳重にコントロールすることが重要である．

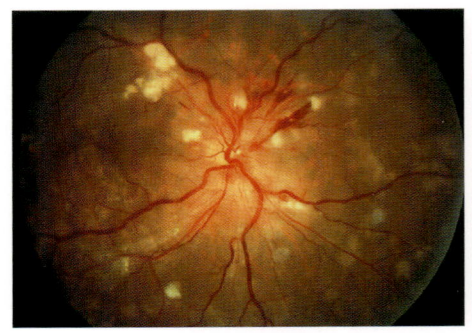

〔森下尚子〕

図1　眼底写真
出血，軟性白斑，乳頭浮腫を認め，Keith-Wegener 分類Ⅳ度である．

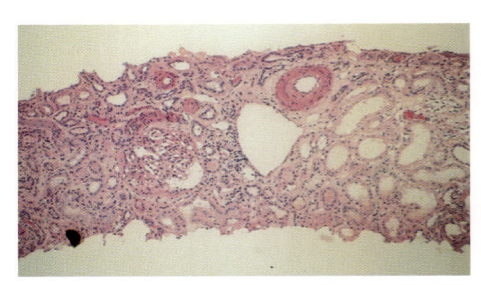

図2　腎生検 H-E 染色標本
糸球体に増殖性変化はなく，間質の強い線維化と尿細管の萎縮とが認められる．また，小葉間動脈から輸出入動脈の内膜の肥厚が著明である．

参考文献
1) 上野知子，要 伸也，藤田敏郎：腎硬化症の診断基準・病型分類・重症度．内科 85：1257-1259，2000
2) 木村健次郎：高血圧と腎障害．黒川 清，松澤佑次（編）：内科学．文光堂，pp 1501-1505，1999
3) 林 晃一：高血圧性腎硬化症（高血圧症）．臨床医 27（増刊号）：1449-1453，2001

問題 029

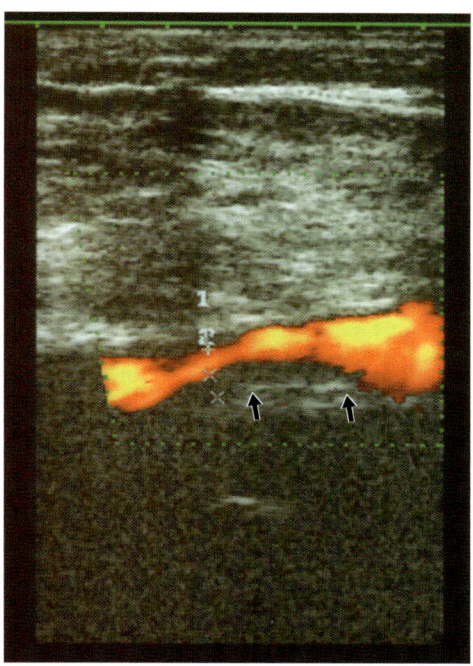

図1 術前の下肢静脈エコー写真
左大腿静脈に壁在血栓を認める(矢印:高エコー部分).

- ●**患者** 56歳の女性.
- ●**主訴** 右季肋部痛.
- ●**既往歴** 10年前に脂質異常症を指摘され,また甲状腺腫瘍摘出術を受けた.その際,下肢の腫脹が出現し,深部静脈血栓症と診断された.
- ●**現病歴** 昨年の健康診断の腹部エコーで胆石を指摘された.昨日,右季肋部痛が出現した.鎮痙薬でも痛みが改善しないため外科に入院した.本人が深部静脈血栓症の既往を心配したため,外科から当科に術前・術後の管理が依頼された.
- ●**身体所見** 身長158 cm,体重63 kg.右季肋部に圧痛がある.歩行は可能で,特に腰痛や膝痛は認めない.両下腿に浮腫は認めない.両側大腿部に時折り自発痛を自覚するものの,圧痛は認めない.
- ●**検査所見** 血液所見:Hb 12.8 g/dL,白血球10,700/μL,血小板17.6万/μL.凝固・線溶所見:PT 81%(基準70〜140),APTT 31.6秒(基準25〜40),血漿フィブリノゲン670 mg/dL(基準150〜400),血清FDP 10〜20 μg/mL(基準4以下),Dダイマー2.0〜4.0 μg/mL(基準1未満).血液生化学所見:総蛋白〈TP〉7.0 g/dL,尿素窒素〈UN〉10.4 mg/dL,クレアチニン〈Cr〉0.70 mg/dL,総ビリルビン1.00 mg/dL,AST 18 IU/L,ALT 16 IU/L,LD 179 IU/L(基準115〜245),ALP 180 IU/L(基準115〜359),γ-GTP 21 IU/L(基準30以下),アミラーゼ65 IU/L(基準60〜200),CK 93 IU/L(基準32〜180).

術前の下肢静脈エコー写真(図1)を示す.

この患者の術前・術後の管理について**誤って**いるのはどれか.2つ選べ.

- **A**:肺塞栓症の発症を警戒すべきである.
- **B**:永久的下大静脈フィルターを留置する.
- **C**:一時的下大静脈フィルターを留置する.
- **D**:ヘパリンは肺塞栓症を誘発することがある.
- **E**:陳旧性の壁在血栓だけであるので心配ない.

解答 029

B 永久的下大静脈フィルターを留置する．

E 陳旧性の壁在血栓だけであるので心配ない．

● 診断　深部静脈血栓症（術後壁在血栓剝離）

本例は血栓マーカーが上昇し，時々大腿部の痛みも出ており，活動性深部静脈血栓症の可能性がある．下肢静脈エコーでは大腿静脈にややエコー輝度が高い広範囲で突出性の壁在血栓を認めたため（図1矢印），一時的下大静脈フィルター〈transient inferior vena cava filter：tIVCf〉を留置し，止血確実となった後，ヘパリンで治療することとなった．

腹腔鏡下による胆嚢摘出術が試みられたが，胆嚢周囲の癒着がひどく，開腹術に切り替えられた．深部静脈血栓症の既往があるため，術後，翌日より少量のヘパリンを開始し，徐々に増やし，APTT 1.5倍まで増量した．手術11日後に下肢静脈エコー再検したところ，左大腿静脈壁血栓の広範囲の剝離がみられた（図2）．

2004年ガイドラインにおいて深部静脈血栓症の既往は最高リスクとなり，症候性の肺血栓塞栓症〈PE〉4〜10％，致死性 PE 0.2〜5％が生じるとされており[1]，本例では十分な PE に対する予防策が必要と思われる．高または最高リスク群ではヘパリンを使用することが推奨されている．しかし，ヘパリンは出血などの合併症が60〜70％，tIVCf の合併症は0.12〜10.1％という報告がある[2]．また，ヘパリン投与群でかえって PE の発症が多いことも報告されている[3]．ヘパリンは新たな血栓の形成は防ぐ可能性があるが，すでにできている血栓はこれを剝がし浮遊させる可能性が考えられる．本例の壁在血栓が剝離した理由としては，①腹腔鏡の気腹，②人工呼吸器の陽圧換気，③多量の補液，④手術操作，などによる静脈血流の急激な変化が考えられるが，ヘパリンによってさらに剝がれやすくなったことは否定できないと思われる．

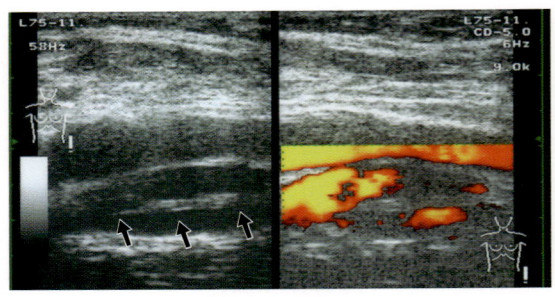

図2　術後の左大腿静脈エコー図
下壁の血栓の広範囲の剝離を認める（矢印）．

本例に最初からの永久的下大静脈フィルター〈permanent inferior vena cava filter：pIVCf〉留置を考えるべきではないと思われる．それは，①若年であること，②10年間 PE を起こしていないこと，③pIVCf を留置するとワルファリンを飲み続けなければならないこと，が理由である．本例は tIVCf 下のヘパリン治療で血栓の剝離を認め，遊離・飛来する危険がきわめて大きいため pIVCf に入れ替えることとなった．

このように，tIVCf を留置し血栓マーカーの上昇や血栓の剝離や捕捉などを確認しながら，pIVCf への入れ替えを考えるというように治療・予防戦略に余裕をもたせることができる．術前患者においてすでに血栓が存在すると診断された場合は，tIVCf，pIVCf を使用することで合併症を抑えながら大部分の術後 PE を予防することが可能である．

〔渡辺慎太郎〕

参考文献

1) 加藤ちえ子：肺塞栓症/深部静脈血栓症（静脈血栓塞栓症）の予防ガイドライン．メディカル フロント インターナショナル リミテッド，2004
2) Cain JE Jr, et al：The morbidity of heparin therapy after development of pulmonary embolus in patients undergoing thoracolumbar or lumbar spinal fusion. Spine 20：1600-1603, 1995
3) Taki Y, et al：Pulmonary embolism in three surgical patients despite prophylactic measures. Masui 52：143-146, 2003

問題 030

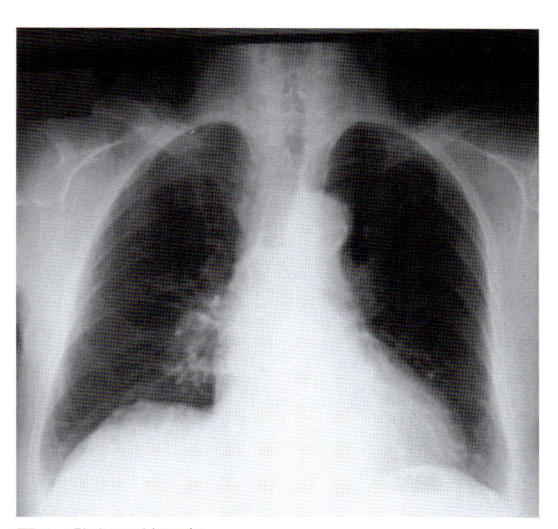

図1 胸部X線写真

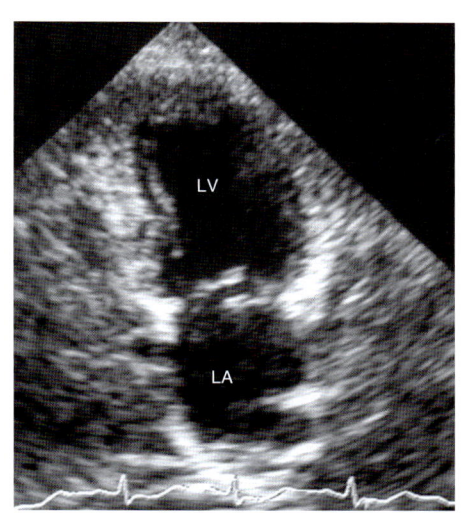

図2 心エコー断層図(2Dエコー)
二腔像(心尖部から)．LV：左室，LA：左房

- **患者** 84歳の女性．
- **主訴** 左半身と口唇とのしびれ感．
- **既往歴** 脳血管性認知症，脳梗塞．
- **生活歴** 脳梗塞後遺症(左上下肢しびれ感)で，日常生活動作〈activities of daily living：ADL〉は歩行自立，長谷川式簡易知能評価スケールで17/30点である．施設介護職員の見守りのなかで生活している．
- **現病歴** 養護老人施設入居中，朝から左半身と口唇とのしびれ感が出現し，施設の介護職員が普段と様子が違うことに気付き，本人と一緒に来院した．歩行で外来診察室に入った．
- **身体所見** 脈拍84/分，整．血圧92/60 mmHg．冷汗を認め，不穏状態である．側胸部から左腋窩に漸減性の収縮期雑音とⅢ音とを聴取する．両肺にラ音はなく，下腿浮腫は認めない．神経学的異常所見は認めない．
- **検査所見** 血液所見：Hb 9.5 g/dL，白血球11,500/μL，血小板33.0万/μL．血液生化学所見：尿素窒素〈UN〉16 mg/dL，クレアチニン〈Cr〉1.2 mg/dL，AST 33 IU/L，ALT 15 IU/L，LD 726 IU/L（基準115～245），クレアチンキナーゼ〈CK〉157 IU/L（基準32～180），Na 136 mEq/L，K 4.3 mEq/L，Cl 100 mEq/L．心電図所見：洞調律，心拍数100/分．Ⅱ，Ⅲ，aV_F，V_4，V_5，V_6にST低下を認める．

胸部X線写真(図1)と心エコー断層図(図2)とを示す．カラードプラでⅢ～Ⅳ度の僧帽弁逆流を認める．2DエコーおよびMモードエコーで局所壁運動異常はなく，左室壁運動は増大している．

> この疾患について**誤っている**のはどれか．
> 2つ選べ．

- **A**：肺水腫となることが多い．
- **B**：低心拍出量性の急性心不全である．
- **C**：内科的治療で救命できる場合が多い．
- **D**：硝酸薬の持続投与が病状の進行緩和に有効である．
- **E**：緊急の左室造影検査が治療方針決定のために必要である．

解答 030

C 内科的治療で救命できる場合が多い．

E 緊急の左室造影検査が治療方針決定のために必要である．

●**診断**　急性僧帽弁閉鎖不全，乳頭筋断裂

　主訴は手足のしびれであり，胸部症状の訴えはないが，他覚的には軽度の血圧低下，冷汗，不穏がある．神経学的異常を認めず，脳血管障害の可能性は低い．患者は認知症があり，自覚症状を正確に伝えることができないことに配慮する必要がある．側胸部から左腋窩に漸減性でⅡ音の前で終わる収縮期心雑音とⅢ音が聴取され，高調性の汎収縮期雑音を示す慢性の僧帽弁閉鎖不全とは異なる聴診所見である．胸部X線写真(図1)上，左房拡大および著明な肺うっ血がなく左心不全徴候を認めないが，ショック状態と考えられる．CKの上昇はなく急性心筋梗塞ではないが，心電図所見から左室側壁から下壁領域の心筋虚血が関与している可能性がある．緊急心エコー検査で収縮期に僧帽弁弁尖の左房内への倒れ込みと前後尖の著しい接合不全がみられ，腱索または乳頭筋の断裂を疑わせる．カラードプラでⅢ〜Ⅳ度の僧帽弁逆流を認めるが，左房拡大は軽度である．局所壁運動異常はなく，左室壁運動はむしろ増大している．臨床経過と心エコー検査より，腱索または乳頭筋断裂が原因となった急性僧帽弁閉鎖不全と診断できる．

　重症の急性僧帽弁閉鎖不全では，積極的な外科治療をしなければ救命できない場合が多い．患者は心臓血管外科のある専門病院へ救急車で搬送された．転院後，ショック状態が進行し人工呼吸管理となり，大動脈バルーンパンピングが使用された．緊急冠動脈造影検査により前下行枝(#6)に75％狭窄，回旋枝(#12)に99％狭窄が認められ，僧帽弁置換術および冠動脈バイパス術が施行された．手術所見では左房径は小さく，僧帽弁後尖と腱索でつながる前外側の乳頭筋の一部が完全に断裂し，そのため後尖の逸脱をきたしていた．病理組織学的所見によると，僧帽弁前尖は年齢相当の内膜の肥厚を認め，特異炎症を認めなかった．僧帽弁前尖に続く乳頭筋の付着部分および断裂部分では出血，虚血性変化が著しく，脆弱になって力学的に耐えきれなくなり，断裂したと考えられた．

　急性僧帽弁閉鎖不全の原因として，感染性心内膜炎による弁尖破壊・腱索断裂，虚血による乳頭筋不全・断裂，生体弁の機能不全などがある．慢性僧帽弁閉鎖不全との血行動態上の差異は，左房のコンプライアンスの違いによる．臨床的には，急性僧帽弁閉鎖不全患者では左房は正常の大きさであり，左房コンプライアンスも正常である．そのため，左房圧は突然上昇し肺水腫となりやすく，肺血管抵抗の著しい上昇から右心不全に至る．左房圧V波が著しく上昇するため左房-左室圧較差は収縮末期で減少し，心雑音は汎収縮期とならず漸減し，大動脈閉鎖音より前に終わる．慢性僧帽弁閉鎖不全より低い周波数の軟らかい音になる．急性僧帽弁閉鎖不全では胸部X線写真上，心臓の大きさは増大せず，左房圧の著しい上昇にもかかわらず左房拡大はわずかである．心エコー図検査では左房径の増大はほとんどなく，左室壁運動が増大する．

　治療で後負荷を減少させることは，急性・慢性僧帽弁閉鎖不全の両方に有効である．大動脈の抵抗を減少させることにより左房への逆流は減少し，左房圧は小さくなる．硝酸薬の持続投与により，急性心筋梗塞の過程で発症する乳頭筋断裂による急性僧帽弁閉鎖不全患者の病状を安定化させ，最適の状態で手術につなぐことが可能となる場合もある．慢性僧帽弁閉鎖不全で内科的治療が奏効しない心機能低下患者では，左室造影により逆流の存在と重症度および左室機能を評価し外科的治療の適応を検討することは必要であるが，本例のようにすでにショック状態に陥っている急性僧帽弁閉鎖不全では左室造影は必須ではないであろう．ただし，緊急冠動脈造影は一次的心筋病変の存在を確認するために必要である．〔渡邊正司〕

参考文献
1) 別府慎太郎(編)：心臓病診療プラクティス6—弁膜症を考える．文光堂，2000
2) Braunwald E：Heart Disease. WB Saunders Philadelphia, 1992

内分泌・代謝

問題
031-046
内分泌・
代謝

問題 031

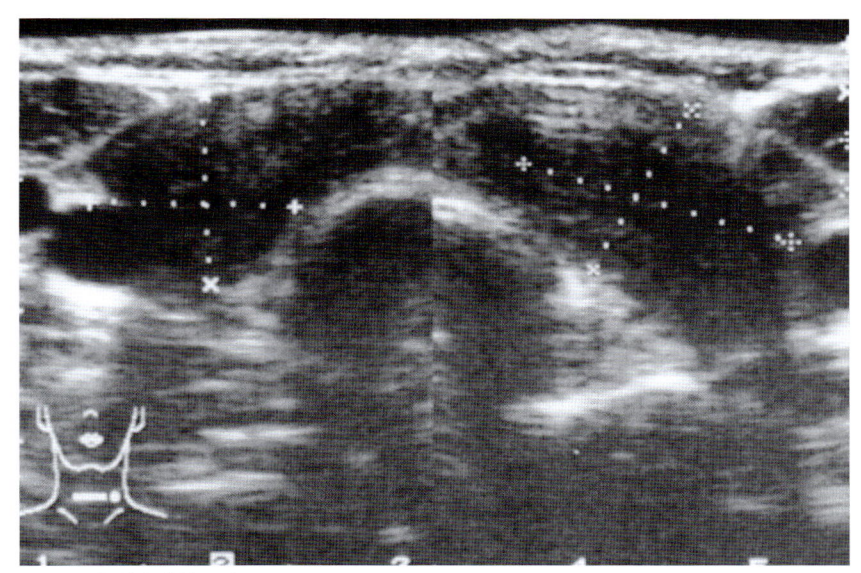

図1 甲状腺超音波写真

- ●患者　23歳の女性．
- ●主訴　発熱と前頸部痛．
- ●既往歴　小児期に気管支喘息．
- ●現病歴　2週前に咽頭痛があり，近医を受診し感冒薬を処方された．5日前から発熱と前頸部痛とが出現し，3日前から38℃以上の発熱が持続するため来院した．
- ●身体所見　体温37.8℃．脈拍76/分，整．血圧102/68 mmHg．特に甲状腺左葉に強く圧痛を認め，甲状腺は両側が腫大している．その他，咽頭粘膜の軽度発赤を認める以外，心音と呼吸音とに異常はなく，特記すべき所見はない．
- ●検査所見　赤沈69 mm/1時間．血液所見：赤血球406万/μL，Hb 11.7 g/dL，Ht 35.2%，白血球4,700/μL（好中球67.7%，好酸球1.5%，好塩基球0.6%，単球5.8%，リンパ球24.4%），血小板23.3万/μL．血液生化学所見：総ビリルビン0.8 mg/dL．免疫学所見：CRP 5.1 mg/dL，サイロイドテスト陰性，マイクロゾームテスト陰性．ホルモン検査所見：甲状腺刺激ホルモン〈TSH〉＜0.03 μU/mL（基準0.3～4.0），遊離サイロキシン〈FT$_4$〉4.60 ng/dL（基準0.90～1.70）．

甲状腺超音波写真（図1）を示す．

この疾患について正しいのはどれか．
1つ選べ．

- A：抗甲状腺薬を一時的に使用する．
- B：副腎皮質ステロイドを使用する．
- C：通常，数週間の経過で自然治癒する．
- D：抗甲状腺自己抗体保有者からの発症が多い．
- E：10%以上の再発率があり，定期的な経過観察が必要である．

解答 031

B 副腎皮質ステロイドを使用する．

● 診断　亜急性甲状腺炎

本例は有痛性の甲状腺腫を認め，血液検査では赤沈，CRPの高値，ホルモン検査では，TSH<0.03 μU/mL，FT_4 4.60 ng/dLと中等度の甲状腺機能亢進症を呈し，甲状腺超音波検査では疼痛部に一致した内部低エコーの腫大した甲状腺を認める典型的な亜急性甲状腺炎である．

亜急性甲状腺炎は上気道感染が先行して発症することが多い．このため，ウイルス感染症（ムンプスウイルス，コクサッキーウイルス，EBウイルスなど）との関連が病因として考えられている．臨床症状としては，前頸部の自発痛と圧痛，発熱（38℃以上のことが多い）を伴い，甲状腺の痛みが左右，上下に移動することも特徴の1つである．

検査上は，急性期に甲状腺機能亢進期（中毒期），次に甲状腺機能低下期，そして正常期と推移し，2～4か月の経過をたどる．急性期にはサイログロブリン高値と放射性ヨード（またはテクネシウム）の甲状腺摂取率の低下を認める．亜急性甲状腺炎の甲状腺穿刺吸引細胞診では多核巨細胞を認める．

鑑別として，①橋本病の急性増悪（抗甲状腺自己抗体の存在と甲状腺腫の経過も参考になる），②急性化膿性甲状腺炎（皮膚の発赤，超音波検査上，膿瘍の所見を確認できれば鑑別は可能である．急性化膿性甲状腺炎は20歳以下の若年者に多い），③甲状腺未分化癌（経過が急速で，高齢者に多い）が挙げられるが，上記いずれの場合も甲状腺穿刺吸引細胞診による鑑別が可能である．

治療は，全身症状が強い場合はプレドニゾロンを20～30 mg/日より内服し以後漸減する．また，中等症から軽症例ではアスピリンで経過をみる場合もある．

A：× 甲状腺中毒症状が強い場合はβ遮断薬を用いる．亜急性甲状腺炎は，放置しても2～4か月で自然寛解をきたすが，薬物療法では，副腎皮質ステロイドまたはアスピリンを用いる．

C：× 亜急性甲状腺炎の一過性の甲状腺機能亢進期は2～3週間であるが，全経過は2～4か月である．

D：× 経過中，抗甲状腺自己抗体が弱陽性になることがあるが，自己抗体の保有と亜急性甲状腺炎の発症に関連はみられない．

E：× 治療経過中，再燃することはあるが，寛解後に再発することは稀とされてきた．しかし，2.3～4.7％は再発するとの報告もある[1～3]．いずれにしても，10％以上の再発というのは誤り．

〔井上　篤〕

参考文献

1) 深澤　洋，他：長期間経過後の亜急性甲状腺炎の再発例について．臨床内分泌と代謝 13：31-35, 1996
2) Yamamoto M, et al：Recurrence of subacute thyroiditis over 10 years after the first attack in three cases. Endocrinol Jpn 35：833-839, 1988
3) Iitaka M, et al：Incidence of subacute thyroiditis recurrences after a prolonged latency；24-year survey. J Clin Endocrinol Metab 81：466-469, 1996

問題 032

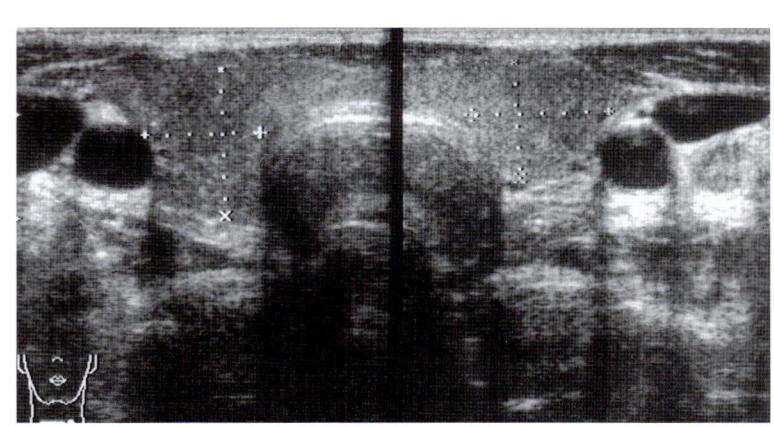

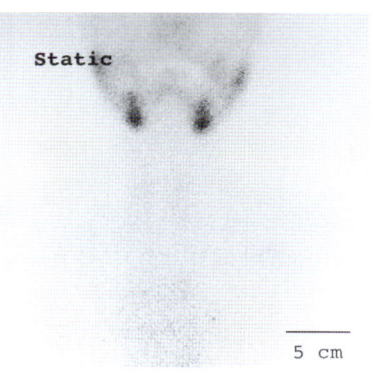

図1 甲状腺超音波写真

図2 甲状腺 99mTc シンチグラム

- ●患者　50歳の女性．
- ●主訴　微熱と動悸．
- ●既往歴　特記すべきことはない．
- ●併存症　アルコール性肝硬変．
- ●家族歴　妹が Basedow 病．
- ●現病歴　アルコール性肝硬変のため当院外来に通院加療していた．1週前から微熱（36.8℃）と動悸とを自覚したため来院した．
- ●身体所見　眼球結膜に黄疸と眼瞼結膜に貧血とを認める．頸部では横径 5.5 cm のびまん性，弾性硬の甲状腺腫を触知するが，圧痛はない．心肺系に異常はない．腹部は平坦，軟で，自発痛や圧痛はない．下肢に軽度の浮腫（pitting edema）を認める．神経学的に異常所見はない．
- ●検査所見　赤沈 12 mm/1 時間．血液所見：赤血球 219万/μL, Hb 7.0 g/dL, Ht 19.9%，白血球 4,700/μL（好中球 71.6%，好酸球 0.8%，好塩基球 0.1%，単球 12.6%，リンパ球 14.9%），血小板 7.1万/μL．血液生化学所見：総蛋白〈TP〉6.4 g/dL，アルブミン〈Alb〉4.1 g/dL，尿素窒素〈UN〉40.1 mg/dL，クレアチニン〈Cr〉0.73 mg/dL，総ビリルビン 4.6 mg/dL，AST 23 IU/L，ALT 10 IU/L，ChE 30 IU/L（基準 200〜459）．免疫学所見：CRP 0.1 mg/dL，HBs 抗原陰性，HCV-RNA 定性（PCR）陰性，抗サイログロブリン〈Tg〉抗体 0.5 U/mL（基準 0.3 以下），抗 TPO 抗体 24.3 U/mL（基準 0.3 以下），甲状腺刺激性受容体抗体〈thyroid-stimulating antibody〉66%（基準 180 以下）．ホルモン検査所見：甲状腺刺激ホルモン〈TSH〉<0.01 μU/mL（基準 0.3〜4.0），遊離トリヨードサイロニン〈FT$_3$〉9.25 pg/mL（基準 2.30〜4.30），遊離サイロキシン〈FT$_4$〉3.68 ng/dL（基準 0.90〜1.70）．甲状腺超音波所見：甲状腺は軽度腫大，内部エコーは特に右葉で不均一な部分が目立つが，低エコー域や腫瘤性病変はない（図1）．甲状腺 99mTc シンチグラフィ所見：Tc 摂取率は 0.1%（基準 0.5〜3.0%）である（図2）．

この疾患について正しいのはどれか．
2つ選べ．

- A：悪性リンパ腫の合併頻度が高い．
- B：ウイルス感染が原因である．
- C：抗 TSH 受容体抗体は大部分で陽性を示す．
- D：出産後数か月でしばしば発症する．
- E：β遮断薬と抗甲状腺薬とを投与する．

解答 032

A 悪性リンパ腫の合併頻度が高い．

D 出産後数か月でしばしば発症する．

● **診断** 橋本病に合併した無痛性甲状腺炎

本例は甲状腺痛を伴わない甲状腺腫と軽度の甲状腺中毒症状（動悸，微熱）を認め，血液検査でTSH＜0.01 μU/mL以下，FT_3 9.25 pg/mL，FT_4 3.68 ng/dLと甲状腺機能亢進状態にあり，抗TPO抗体，抗サイログロブリン抗体陽性，TSH刺激性受容体抗体陰性，甲状腺^{99m}Tcシンチグラフィで甲状腺摂取率0.1％の低値より，橋本病に合併した無痛性甲状腺炎と考えられる．

B：× 本症の原因は橋本病を基礎とした自己免疫機序によるものと考えられるが，詳細は解明されていない．主にウイルス感染と考えられているのは亜急性甲状腺炎であり，本症では甲状腺腫が有痛性でないこと，甲状腺超音波像やCRP，赤沈が亢進していない点で鑑別可能である．

C：× 無痛性甲状腺炎は多くの場合，抗TSH受容体抗体が陰性であるが，稀にBasedow病の診断根拠となる抗TSH受容体抗体が陽性になることがある[1,2]．無痛性甲状腺炎とBasedow病の鑑別は，放射性ヨード摂取率や^{99m}Tc摂取率，あるいは無治療で臨床経過を観察することで可能である．

E：× 無痛性甲状腺炎の甲状腺中毒症期における自覚症状は比較的軽度で，多くの場合，無治療で経過観察可能であるが，甲状腺中毒症状が強い場合はβ遮断薬を使用する．動悸，手指振戦に対して有効である．また，無痛性甲状腺炎は，甲状腺の濾胞構造が破壊され，濾胞内の甲状腺ホルモンが血中に漏出することで甲状腺中毒症状が出現し，濾胞内の甲状腺ホルモンがすべて血中に流れ出ると逆に機能低下症となり，その後，徐々に甲状腺ホルモンが発症前の状態に回復する．抗甲状腺薬による甲状腺ホルモン産生の抑制は，甲状腺ホルモンの合成が亢進しているBasedow病に対して使用すべきであり，本症での使用は甲状腺機能低下からホルモンが正常，あるいは元の状態にまで回復することを妨げる結果となり，その使用は控えなければならない．

A，D：○ 甲状腺悪性リンパ腫のうち42％が橋本病をもち[3]，甲状腺自己抗体陽性率は25〜100％[4]と報告されている．これにより，悪性リンパ腫と橋本病との関連が示唆され，橋本病のために形成された二次リンパ濾胞やその周辺のリンパ球が腫瘍化すると考えられている．無痛性甲状腺炎は橋本病の経過観察中や薬剤誘導性（リチウム，アミオダロン，インターフェロン，インターロイキン）にもみられるが，分娩後に指摘されることも多く，橋本病の亜型でpostpartum thyroiditisとする考え方もある．分娩後の多くは3〜6か月後で発症し，その頻度は，1.1〜21.1％[5,6]とも報告されている．〔井上 篤〕

参考文献

1) 満間照典，他（日本甲状腺学会診断ガイドライン作成ワーキンググループ）：甲状腺疾患診断ガイドライン—バセドウ病・甲状腺機能低下症・無痛性甲状腺炎，慢性甲状腺炎（橋本病）・亜急性甲状腺炎．ホルモンと臨床 50：643-653, 2002
2) Morita T, et al：The occurrence of thyrotropin binding-inhibiting immunoglobulins and thyroid-stimulating antibodies in patients with silent thyroiditis. J Clin Endocrinol Metab 71：1051-1055, 1990
3) Thieblemont C, et al：Primary thyroid lymphoma is a heterogeneous disease. J Clin Endocrinol Metab 87：105-111, 2002
4) DePeña CA, et al：Lymphoma of the head and neck. Radiol Clin North Am 28：723-743, 1990
5) Stagnaro-Green A：Clinical review 152：Postpartum thyroiditis. J Clin Endocrinol Metab 87：4042-4047, 2002
6) Muller AF, et al：Postpartum thyroiditis and autoimmune thyroiditis in women of chidbearing age：recent insights and consequences for antenatal and postnatal care. Endocr Rev 22：605-630, 2001

問題 033

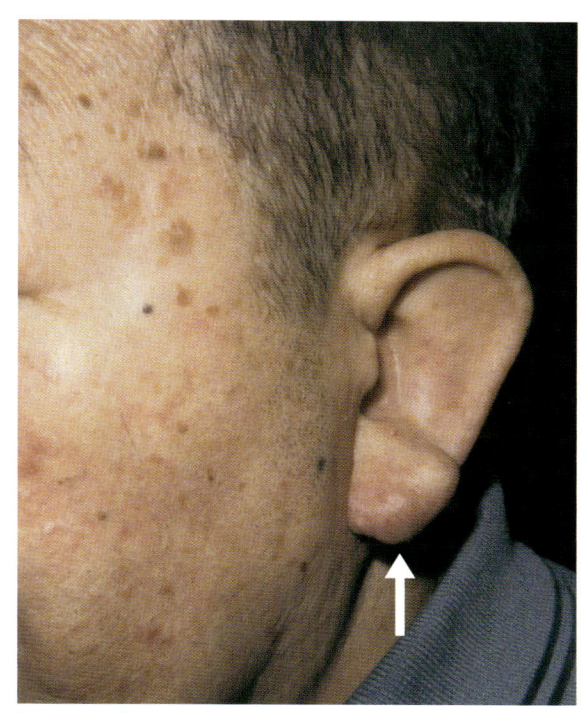

図1 左耳介部の写真

- **症例** 52歳の男性.
- **主訴** 右第Ⅰ趾の疼痛.
- **既往歴** 健康診断で脂質異常症を指摘されている.
- **現病歴** 昨日から右第Ⅰ趾の疼痛が出現したため来院した. 外傷歴はない. 7, 8年前から右足の親指が痛いことが数回あったが, 湿布を貼るなどして対処していた.
- **身体所見** 身長165 cm, 体重65 kg, BMI 23.8. 体温36.2℃. 呼吸数12/分. 脈拍68/分, 整. 血圧158/86 mmHg. 心音と呼吸音とに異常を認めない. 腹部所見に異常はない. 下腿浮腫はない. 右第Ⅰ中足趾節〈metatarsophalangeal：MTP〉関節に発赤, 腫脹および熱感がある. 左耳介部に疼痛を伴わない皮下結節（図1）を認める. その他に異常所見を認めない.
- **検査所見** 血液所見：赤血球405万, Hb 14.2 g/d*l*, Ht 43.2％, 白血球7,200（桿状核好中球80％, 分葉核好中球5％, 好酸球2％, 好塩基球1％, 単球2％, リンパ球10％）, 血小板26.2万.

血液生化学所見：総蛋白〈TP〉7.8 g/dL, アルブミン〈Alb〉3.9 g/dL, 尿素窒素〈UN〉19.4 mg/dL, クレアチニン〈Cr〉0.89 mg/dL, 尿酸〈UA〉8.2 mg/dL, 総ビリルビン0.70 mg/dL, AST 22 IU/L, ALT 20 IU/L, LD 158 IU/L（基準115～245）, ALP 155 IU/L（基準115～359）, Na 138 mEq/L, K 3.8 mEq/L, Cl 102 mEq/L, Ca 8.8 mg/dL. 免疫学所見：CRP 6.0 mg/dL.

この疾患について正しいのはどれか. 2つ選べ.

- **A**：女性に多い.
- **B**：生活習慣と関連が深い.
- **C**：皮下結節の頻度は低いが, 診断的意義が高い.
- **D**：尿酸値が正常であれば, 否定的である.
- **E**：発作時に高尿酸血症が認められれば, 直ちに尿酸降下療法を開始する.

解答 033

B 生活習慣と関連が深い．

C 皮下結節の頻度は低いが，診断的意義が高い．

●**診断** 高尿酸血症・痛風（急性痛風性関節炎，痛風結節）

高尿酸血症は発症当初，無症候性であるが，さまざまな病態を呈することがある．一次性の高尿酸血症は，プリン体の代謝産物である尿酸の過剰摂取に起因し，男性に多い．生活習慣や，高血圧，耐糖能異常，脂質異常症，肥満，メタボリックシンドロームと関連が深い．Choiらによる12年間にわたるコホート研究では，30ポンド（13.6 kg）以上の体重増加群の相対危険度は1.99（95％信頼区間：1.49～2.66）で，高血圧のある群は相対危険度2.31（同1.96～2.72）であったという[1]．二次性の高尿酸血症の原因は骨髄増殖性疾患，多発性骨髄腫など多岐にわたるが，日常臨床でしばしば経験するサイアザイド系利尿薬の投与による相対危険度は1.77（同1.42～2.20）であるという[1]．

いわゆる痛風発作は，尿酸塩結晶の沈着に起因する関節炎（急性痛風性関節炎）で急性単関節炎が多く，好発部位はMTP関節である（podagra）．そのほか，足関節，足根関節，膝関節などにも生じうる．関節炎の発現後も高尿酸血症を放置すれば，慢性多関節炎も生じうる．痛風発作は一瞥診断できることが多いが，発作時の血清尿酸値は正常あるいは低値になっていることがあり，診断は総合的に行う[2]．急性発作が生じた場合，NSAIDs〈非ステロイド性抗炎症薬〉で関節炎の治療を行う．急激に尿酸値を低下させると，往々にして疼痛の遷延や新たな発作を誘発するため，高尿酸血症があっても，尿酸降下療法は発作間欠期に行う．なお，コルヒチンが発作の予防に有効なことがある．

本症例に認められた皮下結節は痛風結節（tophus）と呼ばれ，頻度は少ないが，本症に特異的な所見である[2]．長期にわたり高尿酸血症が続いた結果，尿酸塩が過飽和状態となり，結晶として析出し，組織に沈着し生じる．血流が乏しく皮膚温の低い部位である，鼻の軟骨，耳介，肘頭部などにみられることが多い．リウマチ結節との鑑別が問題となることもあるが，内容物を吸引し，尿酸塩結晶を偏光顕微鏡で証明すれば，診断は確定する．そのほか，本症の合併症として，尿酸結石に伴う尿路結石症を呈したり，腎臓に沈着した尿酸が痛風腎と呼ばれる腎機能障害を呈することがある．

高尿酸血症に対する治療は，生活習慣の改善，尿酸降下療法が中心となり，尿酸値6 mg/dL以下を治療目標，7 mg/dL以上を高尿酸血症，合併症があれば8 mg/dL以上（合併症がなければ9 mg/dL以上）で尿酸降下療法を検討する，という"6-7-8ルール"が理解しやすい．生活習慣の改善は治療の基本であり，食事療法ではプリン体やアルコールの摂取制限が重要となる[2]．

尿酸降下療法の適応は，性別や痛風発作歴，利尿薬の変更や，尿酸値を低下させる降圧薬の効果などを考慮して行う．高尿酸血症を排泄低下型と合成亢進型に分類し，前者には尿酸排泄促進薬であるベンズブロマロン（ユリノーム®）やプロベネシドを，後者には尿酸合成阻害薬であるアロプリノール（ザイロリック®）を投与するのが基本である[2]．尿酸値の変動は痛風発作や尿路結石を誘発するとされ，薬剤は少量から投与し，尿酸値を緩徐に低下させるようにする．

〔木村琢磨〕

参考文献
1) Choi HK, et al：Obesity, weight change, hypertension, diuretic use, and risk of gout in men；The health professionals follow-up study. Arch Intern Med 165：742-748, 2005
2) 高尿酸血症・痛風の治療ガイドライン，日本痛風・核酸代謝学会，2002

問題 034

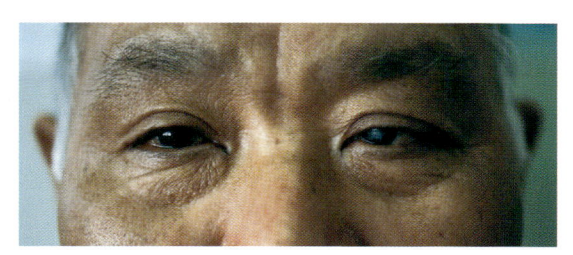

図1 正面視

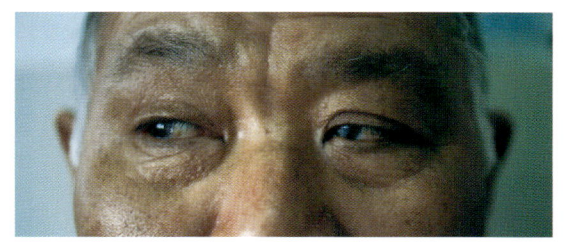

図2 右方注視

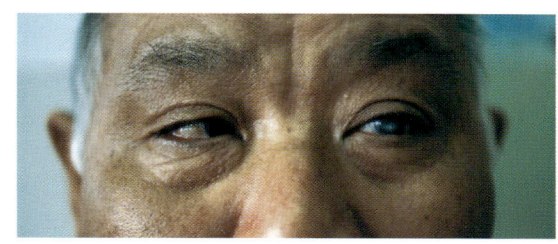

図3 左方注視

- ●**患者** 62歳の男性.
- ●**主訴** 複視(左方注視時に増強する).
- ●**既往歴・家族歴** 特記すべきことはない.
- ●**現病歴** 25年近い病歴を有する糖尿病で,当院で治療を受けている.4年前からインスリン治療を行っているが,血糖コントロールは概して不良に経過しており,HbA_{1c}は8〜9%台で推移していた.3日前からの複視を主訴に来院した.この複視は左方を注視するときに増強する.頭痛,味覚障害,耳鳴,構音障害および顔面の知覚障害は訴えない.その他,自覚的には特に異常はない.
- ●**身体所見** 身長161 cm,体重66.3 kg.一般内科所見に特記すべき異常は認めない.神経学的には両下肢のアキレス腱反射が消失している以外に異常は認められない.
- ●**検査所見** 血液所見:異常はない.血液生化学所見:空腹時血糖279 mg/dL,HbA_{1c} 10.7%,尿素窒素〈UN〉8 mg/dL,クレアチニン〈Cr〉0.9 mg/dL,総コレステロール〈TC〉219 mg/dL,トリグリセリド〈TG〉140 mg/dL,AST 25 IU/L,ALT 20 IU/L.頭部単純MRI所見:左前頭葉弁蓋部,左頭頂葉下部にラクナ梗塞が多発している.頸動脈エコー所見:頸動脈内中膜厚は右1.0 mm,左1.0 mmでプラークは認めない.12誘導心電図所見:洞調律で,II,III,aV_Fで平坦T波を認める.心エコー所見:壁運動に異常はない.末梢神経伝導速度:腓腹神経伝導速度は31.5 m/秒である.

顔の写真(正面視,右方注視,左方注視)(図1〜3)を示す.

この病態について正しいのはどれか.2つ選べ.

A:動眼神経麻痺である.
B:糖尿病性単神経障害である.
C:予後は不良であることが多い.
D:治療には副腎皮質ステロイドを用いる.
E:神経栄養血管の動脈硬化が成因と考えられている.

解答 034

> **B** 糖尿病性単神経障害である．
>
> **E** 神経栄養血管の動脈硬化が成因と考えられている．

● **診断** 糖尿病に合併した外眼筋麻痺（外転神経麻痺）

左方注視時，左眼の外転神経麻痺のために複視が生じる．

糖尿病性神経障害の多くは多発性末梢神経障害の形をとり，その症状は下肢のしびれや疼痛などの感覚障害が主である．一方，頻度は少ないものの，糖尿病患者に外眼筋麻痺，顔面神経麻痺，腓骨神経麻痺などの運動障害が合併することがあり，これらを糖尿病性単神経障害と呼ぶ．

外眼筋麻痺は前駆症状なしに突発することが多く，中高年の糖尿病例に多い傾向がある[1]．罹病期間の長短，血糖コントロール状態とは必ずしも関係しないとされる．外眼筋麻痺の原因としては動眼神経麻痺，外転神経麻痺，滑車神経麻痺があり，この順に頻度が高いとされるが，詳細な検討は少ない．

糖尿病性多発性末梢神経障害の最大原因は高血糖の持続と続発するポリオール経路の活性亢進であるが，糖尿病性単神経障害については神経栄養血管の動脈硬化がその成因として大きいと考えられている[1]．一方，糖尿病性単神経障害発症の確固たる誘因は明らかでないが，他の合併症同様，急速な血糖コントロール後に発症しやすいとする報告が散見される[2]．糖尿病性合併症は急速な血糖コントロールや低血糖の頻発により増悪する傾向があるので，糖尿病の治療は決して急いではならない．

外眼筋麻痺に対する有効な治療法は今のところない．背景に神経栄養血管の動脈硬化が想定されることから，プロスタグランジン製剤などの血管拡張薬や抗血小板薬の有効性が期待されるが，これらの効果を明確に検証した報告はない．同様に，糖尿病性多発性末梢神経障害に対する治療薬であるメコバラミンやエパルレスタットの効果も検証されていない．

顔面神経麻痺の場合には副腎皮質ステロイド治療が選択されることがあるが，外眼筋麻痺に対する副腎皮質ステロイドの有効性は確立されていない．動脈硬化の進展を予防する目的で，血糖コントロールに加え，脂質異常症，高血圧の治療が重要であることは論を待たない．

幸い，外眼筋麻痺の予後は良好で，数か月の経過で自然に軽快することが多い．しかし，症状が突発することから，患者の受ける精神的な衝撃は大きい．まず予後良好な病態であることをよく説明し，あせらずに血糖コントロールに努めるよう指示する必要がある．外眼筋麻痺の出現を機に，療養態度が一変する患者をときに経験する．

このように，外眼筋麻痺は糖尿病患者にとって血糖コントロールの重要性，合併症の恐怖を理解するよい契機になる場合もあることを覚えておきたい．

〔木村真人〕

参考文献
1) 雨森正紀，安田 斎，吉川隆一：糖尿病性単神経障害 24 例の臨床的検討．糖尿病 36：293，1993
2) 馬場正之，成田祥耕，松永宗雄：糖尿病性眼筋麻痺の臨床病理学的研究―自験 9 症例と本邦既報告 13 例の臨床像の分析．神経内科 7：319，1977

問題 035

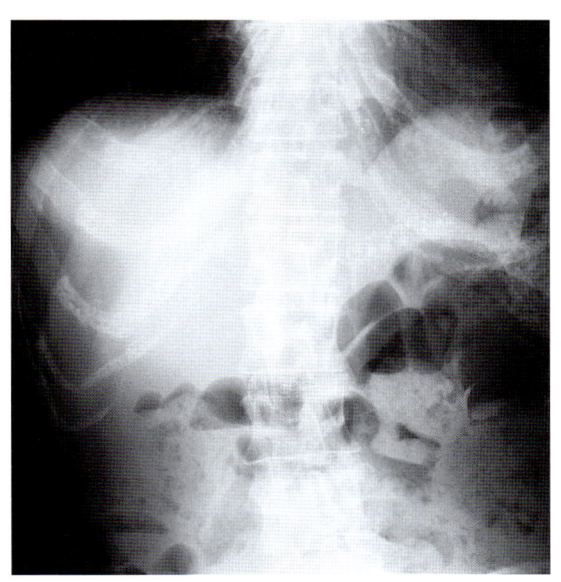

図1　腹部X線写真

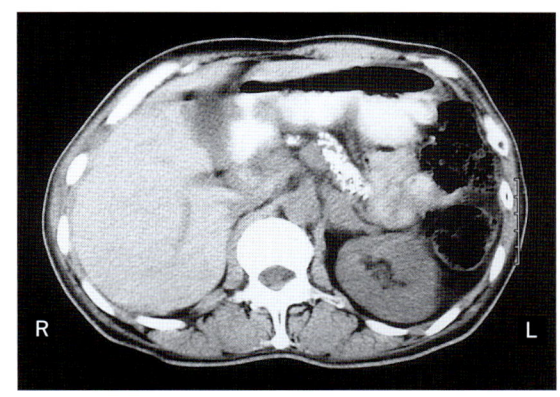

図2　腹部造影CT

- **患者**　52歳の女性．
- **主訴**　口渇，多飲，多尿，下肢のこむら返り及び下痢．
- **既往歴**　火事によるケロイド（顔面，両側上肢），アルコール依存症，アルコール性肝障害．
- **家族歴**　特記すべきことはない．
- **生活歴**　飲酒1日当たりビール500 mLと焼酎(25度数)原液にして2合を10年以上．1日20本弱の喫煙歴もある．
- **現病歴**　2年前から慢性的なアルコール依存と，アルコール飲料過剰摂取によると考えられる肝障害に関して近医に通院中であった．断酒を目的に当院精神科へ紹介となり，以後，同科へ継続的に通院していたが，今年から主訴が出現した．糖尿病の合併を疑われ，精査・治療を目的に紹介され来院した．
- **身体所見**　身長167 cm，体重51 kg．眼球結膜に黄疸はなく，眼瞼結膜に貧血はない．顔面と両側上肢とに広範なケロイドを認める．胸部聴診上，心音と呼吸音とに異常はない．腹部触診では肝臓を2 cm触知する．異常な腫瘤は触知せず，圧痛はない．両側の膝蓋腱反射とアキレス腱反射とが消失している．四肢麻痺は認めない．
- **検査所見**　尿所見：蛋白－，糖3＋，ケトン体－．血液所見：赤血球441万/μL，Hb 13.7 g/dL，白血球7,800/μL，血小板12.2万/μL．血液生化学所見：食後血糖733 mg/dL，HbA_{1c} 12.4％，AST 73 IU/L，ALT 76 IU/L，ChE 209 IU/L（基準200〜459），アミラーゼ27 IU/L（基準60〜200）．

腹部X線写真（図1）と腹部造影CT（図2）とを示す．

適切な治療方針はどれか．2つ選べ．

A：ビグアナイド薬を投与する．
B：スルホニル尿素薬を投与する．
C：大量の消化酵素薬を投与する．
D：インスリン治療の適応である．
E：血糖コントロールは厳格に行う．

解答 035

C 大量の消化酵素薬を投与する．

D インスリン治療の適応である．

● **診断** 慢性膵炎（アルコール性，非代償期）

本例は長年の飲酒が原因のアルコール性慢性膵炎（非代償期）である．腹部X線写真および腹部CTで膵臓に著明な石灰化を認める．

膵炎は急性膵炎と慢性膵炎に分けられる．急性膵炎は膵臓の内部および周囲に浮腫，出血，壊死などの急性病変を生じた病態であり，一方，慢性膵炎は膵臓内部に線維化，細胞浸潤，実質の脱落，肉芽組織などの慢性変化が生じ，膵臓の外分泌および内分泌機能の低下を伴う病態である．膵炎の分類および慢性膵炎の診断に関しては，1995年に日本膵臓学会が発表した慢性膵炎臨床診断基準[1]に従うこと．

慢性膵炎の臨床経過は，腹痛発作が主となる代償期（急性再燃期，間欠期）から移行期を経て，消化吸収障害と糖質代謝障害を主とした非代償期へと推移する．代償期の治療は絶食，膵酵素阻害薬投与など急性膵炎に準じて行うが，非代償期の治療では消化吸収機能の補助と糖尿病のコントロールに重点が置かれる．

慢性膵炎の治療に先立ち，その原因としてアルコールが最多であることを忘れてはならない．禁酒が不可欠であるが，アルコール依存はその根が深く，一筋縄にはいかない．精神科医やソーシャルワーカーとの協力も得ながら，禁酒を辛抱強く援助する必要がある．

慢性膵炎非代償期に合併する糖尿病は膵性糖尿病とも呼ばれ，膵内分泌機能廃絶に基づくものである．したがって，膵性糖尿病に対しては，いずれの経口血糖降下薬もその効果をあまり期待できない．スルホニル尿素薬は膵臓におけるインスリン分泌を刺激することにより血糖降下を期待する薬剤であり，内因性インスリン分泌が廃絶した状態では無効である．ビグアナイド薬は主に筋肉におけるブドウ糖取り込みを促進すること（膵外作用）で血糖降下作用を示し，肥満・糖尿病に良い適応がある．しかし，血糖降下作用はそれほど強くなく，本例のような重症糖尿病治療には不適である．また，経口血糖降下薬とアルコールとの併用は非常に危険であることも忘れてはならない．

上述の理由から，膵性糖尿病に対してはインスリン治療が原則となる．膵性糖尿病では，速効型インスリンの毎食前注射に加え，就寝前に中間型インスリンの注射が必要（強化インスリン治療）となることが多い．しかし，強化インスリン治療を行っても血糖コントロールに難渋する例が多く，血糖値は乱高下を繰り返し，しばしば主治医泣かせの患者となる．

高血糖に対して安易にインスリン量を増量していくと，重度かつ無自覚の低血糖を頻繁にきたすようになり，危険である．膵性糖尿病ではグルカゴン分泌も高度に障害されていることが多く，低血糖が遷延する傾向となるためである．慢性膵炎の死亡原因として，特に夜間の無自覚性低血糖が重要とされており，したがって膵性糖尿病のコントロール目標はやや甘めに設定（HbA_{1c}：8～9%）しておくほうが安全である．

膵外分泌機能障害が高度になると，消化吸収障害の結果として体重減少，下痢，脂肪便などがみられるようになる．消化酵素剤の投与が必要となるが，現状では含有される消化酵素の力価が必ずしも十分とはいえず，常用量を超えた大量の内服が必要となることが多い．また，慢性膵炎にみられる下痢には，合併する糖尿病による自律神経障害の関与も考えられることから，整腸薬や消化管機能改善薬も有効なことがある． 〔木村真人〕

参考文献
1) 日本膵臓学会慢性膵炎臨床検討委員会：慢性膵炎臨床診断基準．膵臓 10：23-25，1995

問題 036

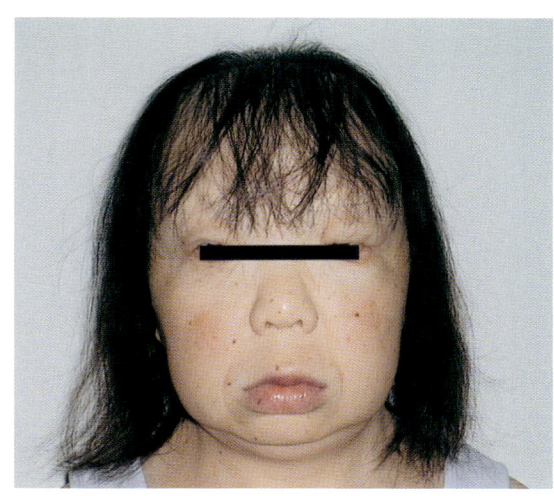

図1　患者正面写真

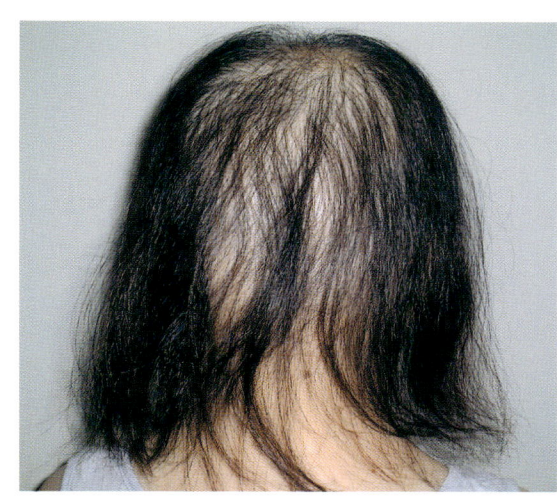

図2　患者背面写真

- **患者**　45歳の女性．
- **主訴**　月経過多による貧血の精査加療．
- **現病歴**　以前から月経不順があったが，今年の7月に5か月ぶりの月経があり，出血が止まらず，次第に凝血塊が出るようになった．ふらつきと倦怠感とが出現し，8月1日，トイレで失神したため来院した．その際，Hb 6.5 g/dLと貧血を認め，産婦人科に入院した．腹部超音波とMRI検査とでは子宮の腫大と内膜肥厚を認めるほかは問題なく，輸血とホルモン治療とをされていた．しかし，次の月経時に再び貧血となり，系統的疾患の精査を目的に内科に紹介された．
- **身体所見**　身長144 cm，体重46.4 kg．体温36.3℃．脈拍60/分，整．血圧120/80 mmHg．顔色不良，顔面および眼瞼は浮腫状で，口唇は厚い．皮膚の乾燥，眉毛の脱落および頭髪のびまん性脱落を認める．眼瞼結膜に貧血を認める．眼球結膜に黄染はない．甲状腺は触知しない．心音では収縮期雑音を認める．呼吸音に異常はない．腹部は平坦かつ軟で，下腹部に手拳大の腫瘤を触知する．下腿に非圧痕性浮腫を認める．顔の正面写真（図1）と背面写真（図2）とを示す．
- **検査所見**　血液所見：赤血球163万/μL，Hb 5.2 g/dL．血液生化学所見：クレアチンキナーゼ〈CK〉395 IU/L（基準32～180）．免疫学所見：サイロイドテスト1,600倍（基準100倍以下），マイクロゾームテスト400倍（基準100倍以下），抗サイログロブリン〈Tg〉抗体28.5 U/mL（基準0.3以下）．ホルモン検査所見：甲状腺刺激ホルモン〈TSH〉81.33 μU/mL（基準0.3～4.0），遊離トリヨードサイロニン〈FT₃〉<1.10 pg/mL（基準2.30～4.30），遊離サイロキシン〈FT₄〉<0.04 ng/dL（基準0.90～1.70）．甲状腺超音波では軽度のびまん性甲状腺腫大がある．実質エコーは全体的に低エコーで粗造である．

この疾患について正しいのはどれか．
1つ選べ．

- **A**：男性の罹患率が高い．
- **B**：下痢を呈することが多い．
- **C**：月経過多との関連はない．
- **D**：副腎皮質機能亢進症を合併する．
- **E**：サイロキシン〈T₄〉は維持量より少量で開始する．

解答 036

E サイロキシン〈T$_4$〉は維持量より少量で開始する．

●**診断** 慢性甲状腺炎による甲状腺機能低下症

本例はレボチロキシンナトリウム（チラーヂンS®）を50μg/日より投与を開始し，維持量100μg/日で，2か月後にはeuthyroidism（末梢血中の甲状腺ホルモンレベルは正常の意）となった．2か月後の月経からは出血が3〜5日間と通常に戻り，貧血になることはなくなった．また，4か月後には眉毛，頭髪も生え，言動や表情も生き生きとしてきた．

甲状腺機能低下症の典型的臨床症状は，無気力，易疲労感，眼瞼浮腫，寒がり，体重増加，動作緩慢，嗜眠，記憶力低下，便秘，嗄声などであるが，個々の症状に特徴がなく，程度が軽度であったり，進行が緩徐であると，疾患として気づかれないことや，別の病名で治療されていることがある．また，若年女性では月経異常（月経過多，困難症），不妊，流産の原因となるため，鑑別疾患として考えなければならない疾患である．本例は産婦人科の精査で，卵巣，子宮に悪性疾患などの器質的疾患が認められず，甲状腺ホルモン補充後，通常の月経周期に戻ったことから，甲状腺機能低下症による月経過多であったと考えられる．

原発性甲状腺機能低下症は慢性甲状腺炎によることが多く，自己免疫性の原発性副腎皮質機能低下症を合併することがあり（Schmidt症候群），サイロキシン〈T$_4$〉投与のみを行うと副腎不全が重症化し副腎クリーゼを起こすことがあるため，注意が必要である．

治療は原因療法ではなく，不足した甲状腺ホルモンを補う補充療法である．甲状腺ホルモン補充は，罹病期間が1〜2か月と短く，合併症がない場合を除き，少量で開始する漸増法が原則で，狭心症，陳旧性心筋梗塞，動脈硬化症，高血圧症などの重篤な心・血管系の障害がすでにわかっている場合や高齢者については，さらに少量から開始し，観察を十分に行いながら漸次増量し，維持量にもっていく必要がある[2]．

表1 慢性甲状腺炎（橋本病）の診断ガイドライン

a）臨床所見
 1．びまん性甲状腺腫
  ただしバセドウ病など，他の原因が認められないもの
b）検査所見
 1．抗甲状腺マイクロゾーム（またはTPO）抗体陽性
 2．抗サイログロブリン抗体陽性
 3．細胞診でリンパ球浸潤を認める

慢性甲状腺炎（橋本病）
 a）およびb）の1つ以上を有するもの

付記
 1．他の原因が認められない原発性甲状腺機能低下症は，慢性甲状腺炎（橋本病）の疑いとする．
 2．甲状腺機能異常も甲状腺腫大も認めないが抗マイクロゾーム抗体およびまたは抗サイログロブリン抗体陽性の場合は，慢性甲状腺炎（橋本病）の疑いとする．
 3．自己抗体陽性の甲状腺腫瘍は，慢性甲状腺炎（橋本病）の疑いと腫瘍の合併と考える．
 4．甲状腺超音波検査で内部エコー低下や不均一を認めるものは，慢性甲状腺炎（橋本病）の可能性が強い．

〔日本甲状腺学会（編）：甲状腺疾患診断ガイドライン（第7次案）〕

本例は一見して粘液水腫様顔貌であり，診断は容易であるが，罹病期間はかなり長いことが予想され，甲状腺ホルモン補充初期量は維持量より少ない量で開始すべきである．

日本甲状腺学会が作成した甲状腺疾患診断ガイドライン（第7次案）より慢性甲状腺炎の診断ガイドライン（**表1**）を示す．　〔栗山千津子，太田昌宏〕

参考文献
1）市川和夫：甲状腺機能低下症．診断と治療 89：266-272，2001
2）小澤安則：甲状腺機能低下症．高見 博，森 昌朋（編）：甲状腺疾患治療マニュアル．南江堂，pp55-62，2002

問題 037

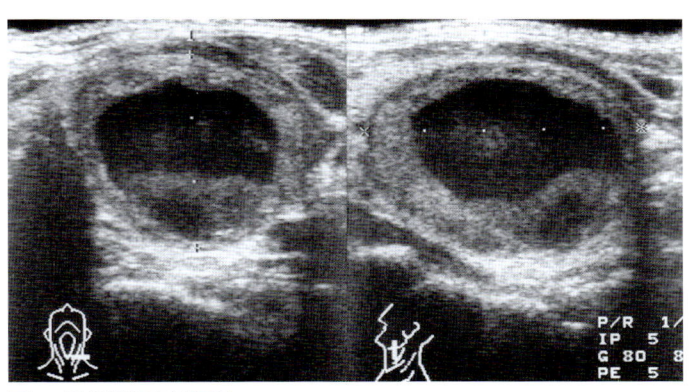

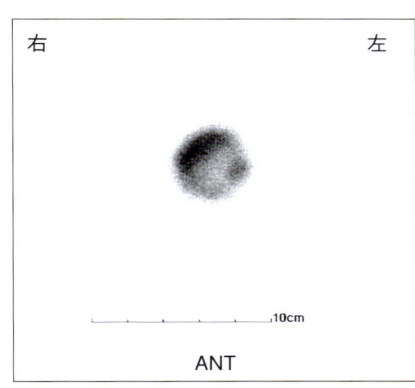

図1 甲状腺超音波写真

図2 ¹²³I-シンチグラム

- ●患者　26歳の男性．
- ●主訴　全身脱力と四肢の筋肉痛．
- ●既往歴・家族歴　特記すべきことはない．
- ●現病歴　10日前から全身脱力と四肢の筋肉痛とがあり，特に朝起き上がれないときがあるとの主訴で近医を受診した．左前頸部に数cmの腫瘤を触知し，甲状腺機能検査が施行された．4日後，遊離サイロキシン〈FT₄〉の軽度上昇と甲状腺刺激ホルモン〈TSH〉の低値とを認めた．全身の振戦と動悸・発汗とが著しいため，TSHレセプター抗体は陰性であったが，抗甲状腺薬とβ遮断薬および精神安定薬が処方され，紹介され来院した．食欲は普通で，体重減少はない．便通2回/日で軟便である．筋肉痛のため不眠傾向である．喫煙は20本/日である．なお，数日後，四肢の脱力発作により来院し，カリウムの点滴を受け，症状は改善した．
- ●身体所見　身長174cm，体重69kg．脈拍80/分，整．血圧122/60mmHg．手指振戦を認める．左前頸部に直径4cmの結節性甲状腺腫を触れる．皮膚は湿潤している．眼瞼下垂や眼球突出はない．脱力発作時は左右対称性，下肢近位部優位で歩行不能であるが，意識は清明で，知覚障害は認めない．
- ●検査所見　血液所見：赤血球510万/μL，白血球9,200/μL．血液生化学所見：総コレステロール〈TC〉134mg/dL，AST 23IU/L，ALT 50IU/L，ALP 244IU/L（基準115〜359），クレアチンキナーゼ〈CK〉94IU/L（脱力発作時154，基準57〜197），Na 137mEq/L，K 4.2mEq/L（脱力発作時2.0），Cl 103mEq/L．免疫学所見：CRP 0.01mg/dL．ホルモン検査所見：遊離サイロキシン〈FT₄〉2.4ng/dL（基準1.0〜1.8），遊離トリヨードサイロニン〈FT₃〉7.1ng/dL（基準2.3〜4.0），TSH＜0.01μU/mL（基準0.3〜4.2），サイログロブリン〈Tg〉26ng/mL（基準30未満），抗サイログロブリン〈Tg〉抗体，TPO抗体はともに陰性．甲状腺超音波所見：甲状腺左葉内部に低エコーをもつ結節を認める（図1）．穿刺吸引細胞診所見：内部は嚢胞液である．抗甲状腺薬中止後の¹²³I-シンチグラム（図2）を示す．甲状腺摂取率は31%（基準7〜35）である．

この患者について正しいのはどれか．2つ選べ．

- A：Plummer病である．
- B：ウイルス感染が原因である．
- C：甲状腺癌に合併したBasedow病である．
- D：診断にはテンシロンテストが有用である．
- E：原因として腫瘍部のTSHレセプターの遺伝子変異が報告されている．

解答 037

A Plummer病である．

E 原因として腫瘍部のTSHレセプターの遺伝子変異が報告されている．

●**診断** 周期性四肢麻痺を合併したPlummer病

　Plummer病は過機能性甲状腺腺腫または自律性過機能結節と呼ばれ，甲状腺結節でホルモン産生能を有するものと定義される．甲状腺機能亢進症の原因疾患の1つであり，鑑別すべき疾患としてBasedow病や破壊性甲状腺炎による甲状腺中毒症がある．後者にはウイルス感染による亜急性甲状腺炎，慢性甲状腺炎の経過中にみられる橋本病の急性増悪や無痛性甲状腺炎が含まれるが，甲状腺機能の亢進はなく，中毒症は一過性である（ただし，亜急性と急性増悪は有痛性）．Basedow病の数％ではTSHレセプター抗体が陰性となること，亜急性甲状腺炎が結節性の甲状腺腫を呈することから，本例の最終診断は甲状腺シンチグラフィに委ねられる．放射性ヨードの取り込みは，Basedow病ではびまん性に増加し，亜急性甲状腺炎などの破壊性甲状腺炎では著しく低下する．一方，Plummer病では腺腫のみに放射性ヨードが集積し，血中甲状腺ホルモン上昇によるTSH分泌抑制により正常甲状腺部への取り込みがみられない，いわゆるhot noduleが特徴的である．本例の細胞診による病理組織は良性であったが，治療は基本的には腫瘍部の摘出である．高齢者では^{131}Iによるアイソトープ治療が選択される場合があるが，Basedow病よりも高用量を要することが多い．また，手術前のコントロールとして一時的に抗甲状腺薬が使用されることがある．

　本例は周期性四肢麻痺〈PP〉を合併していた．発作性に四肢の筋力低下が起こり，それが数時間ないし数日持続し，自然に回復する疾患で，筋力低下のエピソードを繰り返す．発作時の血清カリウム〈K〉の値から，低K血性，高/正K血性に分類される．遺伝性PPは白人男性に多く，カルシウム〈Ca〉チャンネルまたはナトリウム〈Na〉チャンネルの遺伝子異常が同定されている．一方，甲状腺中毒症に合併するものは甲状腺中毒性周期性四肢麻痺〈TPP〉と呼ばれ，本例のように発作時に低K血症を呈し，臨床的には遺伝性の低K血性PPと似ているが，TPPは日本人を含め東洋人男性に多い．寒冷，過食，飲酒，ストレスなどで誘発される．発作時にはK投与が有効であるが，甲状腺ホルモンの正常化により脱力発作は起こらなくなる．しかし，遺伝性低K血性と異なり，予防としてのK投与，アセタゾラミドは無効で，β遮断薬が有効とされる．逆に，遺伝性低K血性では甲状腺ホルモン投与で誘発されず，同一疾患とは考えにくい．頻度上TPPの原因の多くはBasedow病であり，本例のように他の原因による甲状腺中毒症がTPPを合併することはきわめて稀である．

　テンシロンテストは重症筋無力症〈MG〉の診断の際に用いられる．MGの5％にBasedow病を合併するが，外眼筋麻痺の頻度が高く，骨格筋の易疲労性により夕方に脱力が増強することから，PPとは対照的である．

　Plummer病のなかにTSHレセプター遺伝子のsomatic〈体性〉変異が見いだされており，constitutive〈構造的〉に活性化していることが示された．甲状腺の一細胞に起こった変異によりTSH刺激なくして細胞内にシグナルが伝達され，変異細胞が増殖し，自律的にホルモン産生をするようになるためと考えられている．

〔田上哲也〕

●**参考文献**
1) Braverman LE, et al (eds)：Wener's & Ingbar's The Thyroid, 9th ed. JB Lippincott, New York, 2005
2) Kasper DL, et al (eds)：Harrison's Principles of Internal Medicine, 16th ed. McGraw-Hill, New York, 2004
3) 田上哲也：目でみるトレーニング．medicina 37：1023-1028, 2000
4) 田上哲也：目でみるトレーニング．medicina 37：1379-1384, 2000
5) Tagami T, et al：Toxic thyroid adenoma presenting as hypokalemic periodic paralysis. Endocr J 54：797-803, 2007

問題 038

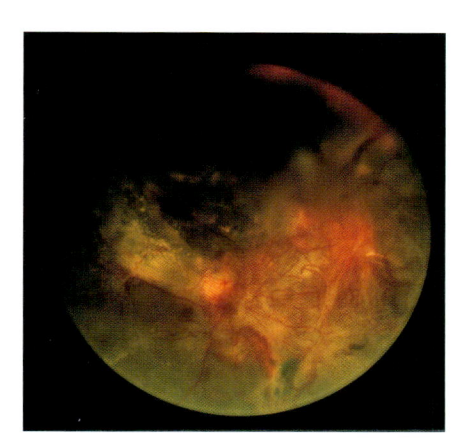

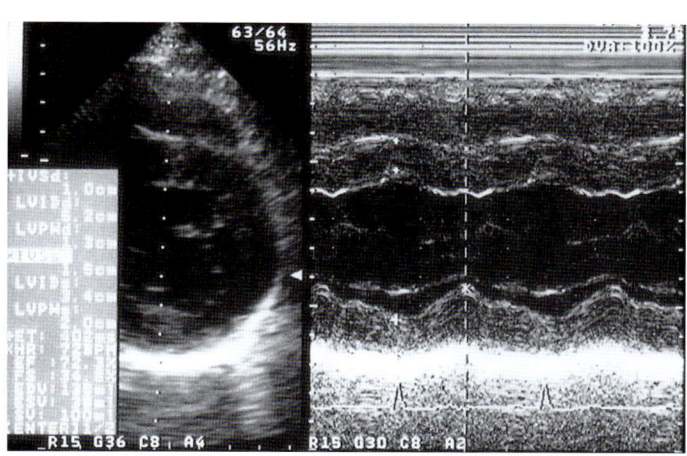

図1 眼底写真

図2 心エコー図

- **患者** 58歳の女性.
- **主訴** 頭痛.
- **既往歴** 糖尿病歴15年で,現在,インスリン治療中.
- **家族歴** 特記すべきことはない.
- **現病歴** 6年前から頭痛を自覚し,近医で高血圧症と診断された.1か月前から血圧のコントロールが不良となり,精査を勧められ入院した.
- **身体所見** 身長163 cm,体重72 kg.脈拍88/分,整.血圧は座位で160/102 mmHg,立位で130/70 mmHg.胸腹部に異常はない.四肢に筋脱力はない.深部腱反射は軽度減弱している.
- **検査所見** 尿所見:pH 6.5,比重1.010,蛋白2+,糖-,潜血-,蛋白定量1.3 g/日,24時間クレアチニンクリアランス〈Ccr〉50 mL/分.血液生化学所見:空腹時血糖106 mg/dL,Na 138 mEq/L,K 3.9 mEq/L,Cl 110 mEq/L,Ca 8.4 mg/dL,P 3.9 mg/dL.ホルモン検査所見:血漿レニン活性0.9 ng/mL/1時間(基準2.0以下),血漿アルドステロン112 pg/mL(基準130以下),血漿アドレナリン100 pg/mL(基準120以下),血漿ノルアドレナリン240 pg/mL(基準50〜400).

眼底写真(図1)と心エコー図(図2)とを示す.

適切な対応はどれか.2つ選べ.

A:糖尿病で心不全があるので,α_1遮断薬を使用する.
B:眼底出血があるので,ニフェジピンの舌下錠で緊急降圧を行う.
C:尿蛋白が1 g/日以上あるので,降圧目標を130/80 mmHg未満とする.
D:腎保護作用を期待してアンジオテンシン変換酵素〈ACE〉阻害薬を使用する.
E:ACE阻害薬のみで降圧が不十分の場合,長時間作用型カルシウム拮抗薬を使用する.

解答 038

D 腎保護作用を期待してアンジオテンシン変換酵素〈ACE〉阻害薬を使用する．

E ACE阻害薬のみで降圧が不十分の場合，長時間作用型カルシウム拮抗薬を使用する．

●**診断** 糖尿病，高血圧症

典型的な高血圧症を合併した糖尿病 triopathy の例である．図1は糖尿病網膜症を呈しており，眼底出血が認められる．さらに，顕性蛋白尿と腎機能の低下は糖尿病腎症の合併を，四肢腱反射の低下と起立性低血圧の存在は糖尿病神経障害の存在を示唆している．

我が国ではニフェジピンの舌下投与が頻用されていたが，2000年に日本高血圧学会から出された高血圧治療ガイドライン（JSH 2000）では，過度の降圧をきたし危険であり，禁忌とされた．起立性低血圧例では，α_1遮断薬の使用は起立性低血圧を助長し，使用すべきでない．糖尿病を合併した高血圧の降圧目標値は，JSH 2004では130/80 mmHg未満であり，尿蛋白1g/日以上では125/75 mmHg未満である．第1選択薬はアンジオテンシン変換酵素〈ACE〉阻害薬，アンジオテンシンII受容体阻害薬〈ARB〉もしくは長時間作用型のカルシウム拮抗薬である．本例では心エコー図上，軽度の左室肥大があるものの，左室駆出率は72%あり，β遮断薬の併用も可能である．

〔平山智也〕

参考文献
1) 日本高血圧学会高血圧治療ガイドライン作成委員会（編）：高血圧治療ガイドライン2000年版（JSH2000），日本高血圧学会，2000

問題 039

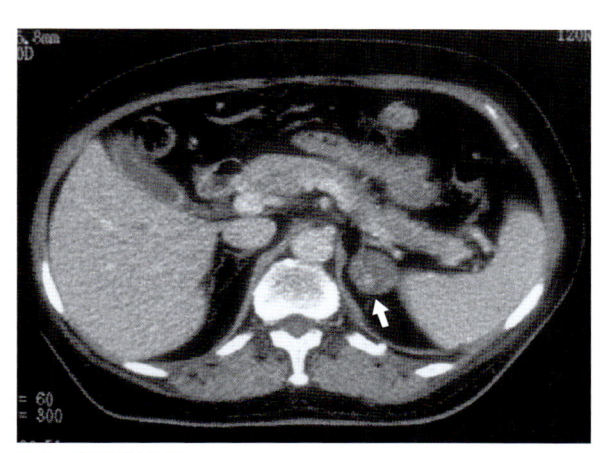

図1 腹部単純CT
左副腎に約3cm大の腫瘤を認める(白矢印).

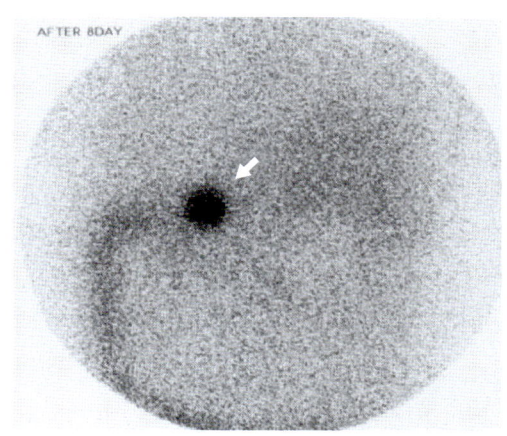

図2 ¹³¹I-アドステロール副腎シンチグラム
左副腎に一致して片側性の集積像を認める.

- ●患者　50歳の女性.
- ●主訴　副腎腫瘍病変の精査.
- ●既往歴　特記すべきことはない.
- ●家族歴　母親が糖尿病,高血圧症および脳血管障害.
- ●現病歴　昨年の1月から高血圧症で近医で加療中であった.今年の1月の血液検査で糖尿病と診断された.その後,食事療法で様子をみていたが,4月にはHbA₁c 11.0%と急激な血糖値の上昇を認めたため,経口血糖降下薬の服用が開始された.その際,膵疾患の除外目的で撮られた腹部単純CTで偶然,副腎腫瘍を指摘されたため,紹介され来院した.
- ●身体所見　身長161cm,体重72kg.脈拍76/分,整.血圧180/100mmHg.軽度の満月様顔貌はあるが,中心性肥満,水牛様脂肪沈着,皮膚線状,多毛などの所見は認めない.胸腹部に異常所見はない.血管雑音はなく,四肢に浮腫も認めない.
- ●検査所見　血液生化学所見:空腹時血糖102 mg/dL, HbA₁c 11.4%,総コレステロール〈TC〉187 mg/dL, Na 145 mEq/L, K 3.8 mEq/L, Cl 108 mEq/L.ホルモン検査所見:副腎皮質刺激ホルモン〈ACTH〉10.0 pg/mL(基準100以下),血中コルチゾール4.7 μg/dL(基準5〜15),尿中コルチゾール881 μg/日(基準11〜80),尿中17-OHCS 10.9 mg/dL(基準2〜9),尿中17-KS 5.8 mg/日(基準2〜6),血漿レニン活性0.5 ng/mL/1時間(基準2.0以下),血漿アルドステロン23 pg/mL(基準130以下),血中および尿中カテコラミン分画は正常,ACRH・コルチゾール日内変動消失,デキサメタゾン抑制試験では1mgおよび8mg負荷後の血中コルチゾールはそれぞれ6.8 μg/dLと8.1 μg/dLである.

腹部単純CT(図1)と副腎シンチグラム(図2)とを示す.

最も考えられるのはどれか.1つ選べ.

- A：Cushing病
- B：褐色細胞腫
- C：異所性ACTH産生腫瘍
- D：原発性アルドステロン症
- E：副腎性 preclinical Cushing 症候群

解答 039

E 副腎性 preclinical Cushing 症候群

●**診断** 副腎 incidentaloma，副腎性 preclinical Cushing 症候群

副腎 incidentaloma は副腎以外の目的で行われた腹部画像検査で偶然発見された副腎腫瘤の総称である．近年，スクリーニングで行われた腹部超音波や，腹部病変の検索で施行された腹部CTなどで発見される頻度が増加している．平成16年の副腎偶発腫瘍の疫学調査では，ホルモン非産生腺腫が50.8％と半数以上を占め，preclinical Cushing 症候群を含むコルチゾール産生腫瘍が10.5％，褐色細胞腫が8.5％，アルドステロン産生腺腫が5.1％の順であった[1]．副腎 incidentaloma の診断では，その腫瘍が悪性か否か，また腫瘍が内分泌活性を有しているか否かについて鑑別を行い，手術適応の有無を決定することが重要である．

副腎性 preclinical Cushing 症候群は，副腎腫瘍からのコルチゾールの自律的な分泌を認めるものの，コルチゾールの分泌量が多くないために，Cushing 徴候を呈していないものと定義されている．その診断基準（表1）は，副腎腫瘍を認め，副腎 Cushing 徴候に特徴的な臨床所見に乏しく，早朝の血中コルチゾールが正常，ACTH が低値（10 pg/mL 以下），overnight 1 mg デキサメタゾン抑制試験後の血中コルチゾールが 3 μg/dL 以上ならば，本疾患の可能性を考え，次いで 8 mg デキサメタゾン抑制試験を行う．これで血中コルチゾールが 1 μg/dL 以上ならば本症候群を考える．日内リズムの消失の有無，副腎シンチグラフィや血中 DHEA-S の測定も診断に有用である[2]．

本例は全身性肥満があり，軽度満月様顔貌をきたしていたが，その他の特徴的な身体所見を認めず，各種検査結果より preclinical Cushing 症候群と診断した．また，本例では肥満，糖尿病および高血圧症を合併しており，手術適応と考えられたため，泌尿器科にて腹腔鏡下左副腎摘出術を施

表1 副腎性 preclinical Cushing 症候群の診断基準

1．副腎腫瘍の存在（副腎偶発腫）
2．臨床症状：Cushing 症候群の特徴的な身体徴候の欠如（注1）
3．検査所見
　1）血中コルチゾールの基礎値（早朝時）が正常範囲内（注2）
　2）コルチゾール分泌の自律性（注3）
　3）ACTH 分泌の抑制（注4）
　4）副腎シンチグラフィでの患側の取り込みと健側の抑制
　5）日内リズムの消失
　6）血中 DHEA-S 値の低値（注5）
　7）副腎腫瘍摘出後，一過性の副腎不全症状があった場合，あるいは付着皮質組織の萎縮を認めた場合

検査所見の判定：1），2）は必須，さらに，3）～6）のうち1つ以上の所見，あるいは7）があるとき陽性とする．

1, 2, および 3 の検査所見の陽性をもって本症と診断する．

注1：高血圧，全身性肥満，耐糖能異常は Cushing 症候群の特徴的所見とはみなさない．
注2：2回以上の測定が望ましく，常に高値の例は本症とみなさない．
注3：overnight デキサメタゾン抑制試験の場合；スクリーニングに 1 mg の抑制試験を行い，血中コルチゾール値 3 μg/dL 以上の場合，本疾患の可能性が考えられる．次いで，8 mg の抑制試験を行い，そのときの血中コルチゾール値が 1 μg/dL 以上の場合，本疾患を考える．
注4：ACTH 基礎値が正常以下（＜10 pg/mL）あるいは ACTH 分泌刺激試験の低反応
注5：年齢および性別を考慮した基準値以下の場合，低値と判断する．

（Mantero F, Masini AM, Opocher G：Horm Res 47：284-289, 1997）

行した．病理組織診断は副腎皮質腺腫であった．術後，高血圧は改善傾向を示し，降圧薬の減量が可能となった．また，糖尿病については一時インスリン治療を行ったが，現在，食事療法のみで血糖コントロールは良好に経過している．

〔古家美幸〕

参考文献

1）上芝 元，一城貴政：副腎偶発腫瘍の全国調査―診断・治療指針の作成―平成17年度総括・分担研究報告書．pp 113-118, 2006
2）名和田新，他：副腎性 preclinical Cushing 症候群．厚生省特定疾患「ステロイドホルモン産生異常症」平成7年度研究報告書，p 223, 1996

問題 040

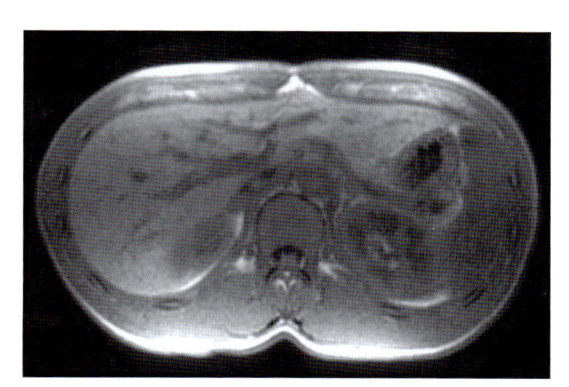

図1 腹部単純 MRI T₁ 強調画像

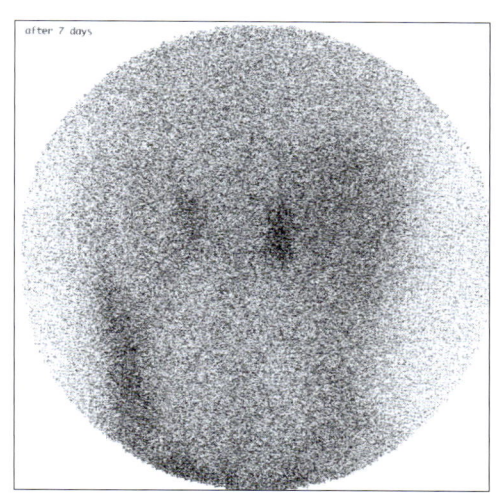

図2 ¹³¹I-アドステロール副腎シンチグラム（デキサメタゾン抑制後）

- **患者** 23歳の男性．
- **主訴** 高血圧の精査目的．
- **既往歴** 特記すべきことはない．
- **家族歴** 母親が高血圧症．
- **現病歴** 昨年度の健康診断で高血圧を指摘されたが，そのまま様子をみていた．2か月前に感冒で近医を受診した際に高血圧（収縮期血圧200 mmHg以上）を認めたため，降圧薬の内服が開始された．しかし，血圧のコントロールが不良のため，紹介され入院した．
- **身体所見** 身長175 cm，体重46 kg．脈拍72/分，整．血圧178/110 mmHg．胸腹部に異常所見を認めない．血管雑音はなく，四肢に浮腫も認めない．
- **検査所見** 血液生化学所見：尿素窒素〈UN〉12.4 mg/dL，クレアチニン〈Cr〉1.0 mg/dL，Na 144 mEq/L，K 2.9 mEq/L，Cl 103 mEq/L，Ca 9.3 mg/dL，P 3.1 mg/dL．ホルモン検査所見：血漿レニン活性0.1 ng/mL/1時間（基準2.0以下），血漿アルドステロン380 pg/mL（基準130以下），血漿アドレナリン39 pg/mL（基準120以下），血漿ノルアドレナリン245 pg/mL（基準50〜400），副腎皮質刺激ホルモン〈ACTH〉32 pg/mL（基準100以下），血中コルチゾール7.8 μg/dL（基準5〜15）．立位フロセミド負荷試験（ラシックス® 40 mg 静注2時間立位後）では血漿レニン活性0.1 ng/mL/1時間，血漿アルドステロン280 pg/mL である．心電図所見は正常である．

腹部単純 MRI T₁ 強調画像（図1）と副腎シンチグラム（図2）とを示す．

この疾患について正しいのはどれか．2つ選べ．

- **A**：原因として特発性が多い．
- **B**：治療としてデキサメタゾン®を投与する．
- **C**：大部分の患者で低カリウム血症を認める．
- **D**：病変部位の診断に選択的副腎静脈採血検査が有用である．
- **E**：尿中ハイドロキシコルチゾール〈18-OHF〉が高値である．

解答 040

D 病変部位の診断に選択的副腎静脈採血検査が有用である．

E 尿中ハイドロキシコルチゾール〈18-OHF〉が高値である．

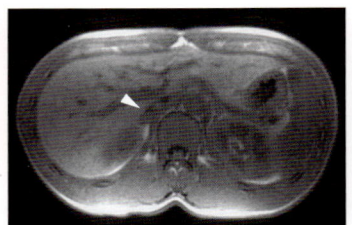

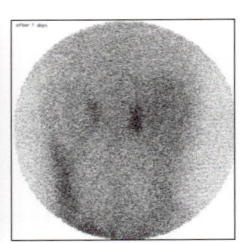

●**診断** 原発性アルドステロン症〈アルドステロン産生腺腫，aldosterone producting adenoma：APA〉

左：図1 腹部単純 MRI T_1 強調画像
右副腎に約1cm大の類円形腫瘤(矢頭)を認める．

右：図2 ^{131}I-アドステロール副腎シンチグラム(デキサメタゾン抑制後) 右副腎に一致して集積像を認める．

原発性アルドステロン症は副腎皮質からのアルドステロン過剰分泌により二次性高血圧をきたす疾患である．その原因としてアルドステロン産生腺腫〈APA〉が約80％を占め，両側性副腎過形成による特発性アルドステロン症〈idiopathic hyperaldosteronism：IHA〉が残りの大部分を占める．その他に稀な病態として，グルココルチコイド反応性アルドステロン症や副腎癌によるものがある．本疾患はこれまで高血圧患者の0.1～1.0％とされていたが，近年，高血圧患者の5％以上を占めるとの報告もある．高血圧以外の特徴的な臨床症状および一般検査所見は乏しく，稀に高血圧に伴う頭痛や低カリウム血症に伴う夜間多尿や筋痙攣，筋力低下，脱力感などの症状を呈することがある．最近では低カリウム血症の合併率は従来考えられていたより低いと報告され，明らかな低カリウム血症をきたす例は半数にも満たない[1,2]．よって，低カリウム血症の有無による本態性高血圧との鑑別は困難であり，高血圧があれば，本疾患を考慮することが重要である．内分泌学的検査では，血漿アルドステロン濃度〈plasma aldosterone concentration：PAC〉高値，血漿レニン活性〈plasma renin activity：PRA〉低値，さらに PAC/PRA 比が20以上を示せば，本疾患が強く疑われる．

次に，原発性アルドステロン症の病型分類を行う必要がある．画像診断として腹部 CT，MRI，副腎シンチグラフィを行い，副腎腫瘍の局在部位を明らかにする．さらに画像検査で腫瘍の局在が明確に確認できない例あるいは左右差を認めない例では，選択的副腎静脈採血検査が有用である．

また，尿中ハイドロキシコルチゾールが APA で高値を示すことから，IHA の鑑別をする際の1つの指標となりうると報告されている[3]．

本例は腹部 MRI で約1cm大の右副腎腫瘤を認め(図1)，デキサメタゾン投与下に施行した ^{131}I-アドステロール副腎シンチグラフィでも同部位に集積を確認した(図2)．さらに副腎静脈採血法もこれを支持する結果であった．以上より右副腎腫瘍による原発性アルドステロン症と診断した．

一側 APA であれば腹腔鏡下副腎摘出術が原則である．両側性病変などで手術適応がない場合は，アルドステロン拮抗薬を中心とした薬物療法となる．本例では腫瘤摘出を行い，約1cm大の黄色を呈した腺腫を摘出した．術後，しばらく降圧薬を続行したが，その後中止となり，術後1か月で血圧は 110/70 mmHg と軽快した．術後，高血圧は大部分の例で改善するが，高血圧が長期間持続し臓器障害が進行していると，降圧薬の中止に至らない場合もある．

〔古家美幸〕

●参考文献
1) 伊藤裕ほか：内分泌性高血圧症．原発性アルドステロン症．日内会誌 95：634-641, 2006
2) 西川哲男：原発性アルドステロン症に関する最近の overview．医学のあゆみ 221：773-776, 2007
3) 柴田洋孝，猿田享男：原発性アルドステロン症とその類似疾患．ホルモンと臨床 49：533-543, 2001

問題 041

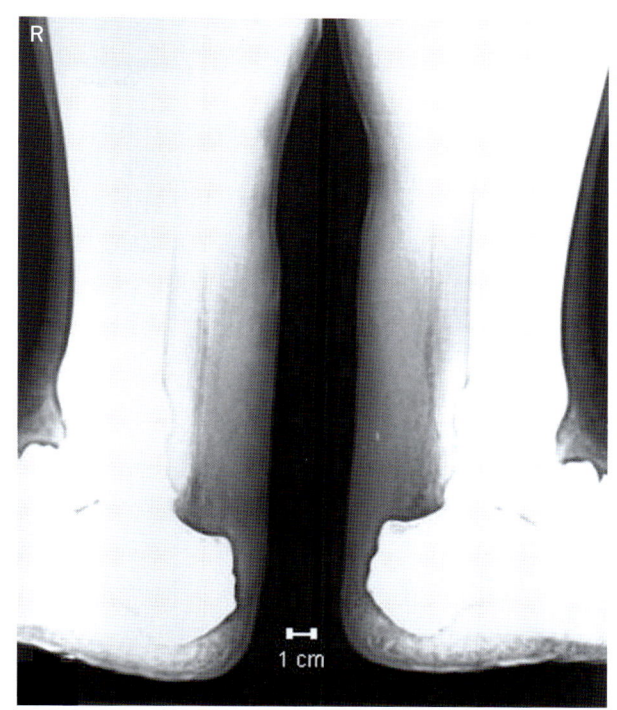

図1　アキレス腱X線写真

- **患者**　46歳の男性．
- **主訴**　胸痛．
- **既往歴**　特記すべきことはない．
- **現病歴**　20歳時に献血をした際，高コレステロール血症を指摘されたが放置していた．33歳頃黒目（くろめ）の外縁に"白い輪"があることに気づき，眼科を受診したところ，高コレステロール血症によるものといわれた．40歳頃から労作時に前胸部不快感を自覚するようになった．45歳時に近医を受診したところ，血清総コレステロール〈TC〉値が404 mg/dLと高値であり，シンバスタチン5 mg/日の投与が開始された．その後，労作時の胸部症状に増悪がみられたために当院に来院，精査目的に入院した．
- **身体所見**　身長170 cm，体重68 kg．両眼に角膜輪を認める．両側手背，肘部伸側，膝蓋骨遠位部および足背にそれぞれ5〜30 mmの皮下腫瘤を認める．
- **検査所見**（シンバスタチン服用継続中）　血液生化学所見：総コレステロール〈TC〉333 mg/dL，トリグリセリド〈TG〉42 mg/dL，HDL-コレステロール〈HDL-C〉38 mg/dL，Apo-AI 88 mg/dL（基準119〜155），Apo-B 168 mg/dL（基準73〜109），Apo-E 5.5 mg/dL（基準2.7〜4.3）．心電図所見：安静時12誘導検査は正常範囲，トレッドミル試験でⅡ，Ⅲ，aVFに有意なST低下を認める．

アキレス腱のX線写真（図1）を示す．

この疾患について正しいのはどれか．
2つ選べ．

A：常染色体劣性遺伝形式をとる．
B：高率に脳血管障害を発症する．
C：腱黄色腫を認めることが多い．
D：一般的に薬物療法は無効である．
E：我が国での頻度は約500人に1人である．

解答 041

C 腱黄色腫を認めることが多い．

E 我が国での頻度は約500人に1人である．

● **診断** 家族性高コレステロール血症〈familial hypercholesterolemia：FH〉

　家族性高コレステロール血症は，高コレステロール血症，腱黄色腫，早発性冠動脈硬化症を主徴とする疾患であり，常染色体優性遺伝形式をとる．その原因は低比重リポ蛋白〈low density lipoprotein：LDL〉受容体の遺伝子異常であり，現在までに700種類以上の変異が同定されている[1]．ホモ接合体FH(以下，ホモFH)の頻度は約100万人に1人とされるが，ヘテロ接合体FH(以下，ヘテロFH)の頻度は約500人に1人と比較的頻度の高い疾患である．

　FHの高コレステロール血症は，LDL受容体の数あるいは活性低下に伴う血中LDL量の増加による．ホモFHのLDL受容体活性は正常の10％以下，ヘテロFHでは約50％に低下する．ホモFHでは血清総コレステロール値は多くの場合600 mg/dL以上，時には900 mg/dL以上にも達する．一方，ヘテロFHでは一般に250～450 mg/dLの範囲である．長期間の血中LDLの増加は末梢組織へのコレステロール沈着をもたらし，腱黄色腫と粥状動脈硬化を引き起こす．

　腱黄色腫はFHに特徴的な症候であり，手背伸筋腱やアキレス腱，膝蓋腱などに好発する．アキレス腱黄色腫はX線撮影によりその客観的定量が可能であり，アキレス腱厚9 mm以上をもってアキレス腱黄色腫と診断する．

　FHの診断基準を表1(→ p323)に示す．

　FHは冠動脈硬化症の発症頻度が高く，特に虚血性心疾患での死亡が多い．我が国におけるホモFHの平均死亡年齢は30歳代前半とされる．ヘテロFHの冠動脈硬化進展には男女差があり，男性では30歳以降，女性では閉経期以降にそれぞれ虚血性心疾患の発症をみることが多い．本症例の場合も，入院後の冠動脈造影検査で多枝病変が確認されたため，冠動脈バイパス術を施行した．ヘテロFHの平均死亡年齢は男性60歳，女性70歳と報告されるが，その大半は心臓死であり，脳血管障害の頻度は高くない．

　ヘテロFHの食事・薬物療法は一般の高コレステロール血症と変わらないが，高コレステロール血症の期間が長いことから，アトルバスタチン(リピトール®)，ピタバスタチン(リバロ®)などのストロングスタチンを含む強力な薬物治療が望ましい．ヘテロFHには薬物によって比較的良好なコントロールを達成しうることが多いが，ホモFHには薬物の効果が期待できないことが多く，LDLアフェレーシス，肝移植，LDL受容体の導入を目的とした遺伝子治療などが主たる治療法となる．

　本例はスタチン〈HMG-CoA還元酵素阻害薬〉投与前の総コレステロール値が404 mg/dLであったこと，X線撮影により計測されるアキレス腱厚が27～30 mmと著しい肥厚を示すことから，"診断基準"の大項目2個を満たし，臨床的にFHと診断される．図2(→ p323)に本例(a)と肥厚がみられない健常者(b)のアキレス腱X線写真を示す．手背，肘部伸側，膝蓋骨，足背の皮下腫瘤も腱黄色腫であると考えられた．また角膜輪もFHによくみられる所見であり，コレステロールの沈着に起因すると考えられる．後日，本例の末梢血リンパ球LDL受容体活性を測定したところ，健常者の50％と低下が確認された．LDL受容体活性および血清コレステロールの値から，本例はヘテロ接合体FHと考えられる．

〔本城　聡・横手幸太郎〕

参考文献

1) Goldstein JL, et al：Familial hypercholesterolemia. Scriver CR, et al (eds)：The Metabolic and Molecular Bases of Inherited Diseases, 7th ed. McGraw-Hill, New York, pp1981-2030, 1995
2) Mabuchi H, et al：Development of coronary heart disease in familial hypercholesterolemia. Circulation 79：225-332, 1989

問題 042

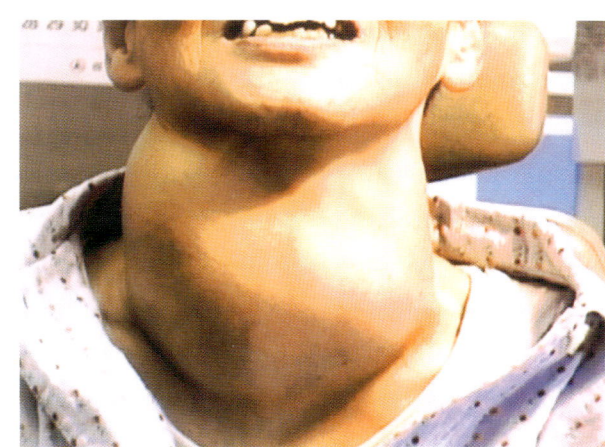

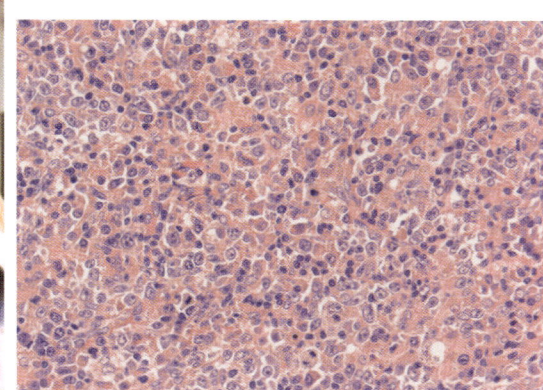

図1 頸部腫瘤の写真

図2 頸部腫瘤の生検H-E染色標本

- **患者** 65歳の女性.
- **主訴** 頸部腫瘤と呼吸困難.
- **既往歴・家族歴** 特記すべきことはない.
- **現病歴** 10年以上前から頸部正中の腫瘤に気付いていたが、病院嫌いで放置していた。数か月前から急激に頸部腫瘤が増大し、呼吸困難も伴うようになったため来院した.
- **身体所見** 呼吸困難のため起座呼吸様で、自らは身動きがとれない。発熱、盗汗および体重減少はない。頸部全体に巨大腫瘤（弾性硬で圧痛はない、可動性は不良）を認める(図1)。胸部では吸気性のwheezesを聴取する。心音に異常はない。表在リンパ節はない。腹部は平坦、軟で、肝・脾腫は触知しない.
- **検査所見** 血液生化学所見：LD 339 IU/L(基準115〜245)。全身単純CTでは頸部腫瘤は甲状腺を中心に発生しており、気管を外部より圧迫し、閉塞する寸前にまでなっている。右頸部にも直径1.5 cmのリンパ節腫大を認める。腹部および骨盤腔には明らかな腫瘤はない。ガリウムシンチグラムでは頸部巨大腫瘤と右頸部リンパ節とに強い集積を認め、他には異常集積はない。頸部腫瘤の生検H-E染色標本(図2)を示す。この腫瘍細胞は免疫組織染色でCD 20陽性でCD 3陰性である。骨髄穿刺生検で明らかな腫瘍細胞の浸潤は認めない.

この患者について正しいのはどれか.
2つ選べ.

- **A**：病期はⅣA期である.
- **B**：基礎疾患としてBasedow病の存在が疑われる.
- **C**：治療はR-CHOP療法を基本とした多剤併用療法を行う.
- **D**：悪性度は低く、無治療でも年単位の生存が期待できる.
- **E**：国際予後指標〈IPI〉のリスクファクターが3個存在する.

解答 042

C 治療はR-CHOP療法を基本とした多剤併用療法を行う．

E 国際予後指標〈IPI〉のリスクファクターが3個存在する．

●**診断** 非Hodgkinリンパ腫，びまん性大細胞B細胞性

　高齢者に発症した甲状腺原発の非Hodgkinリンパ腫，びまん性大細胞B細胞性〈diffuse large B-cell type〉の例である．甲状腺原発の悪性腫瘍のなかでも急激に増大したというエピソードおよびガリウムシンチグラフィでの強い集積から悪性リンパ腫もしくは未分化がんが疑われる．生検像では大型で核小体の明瞭な腫瘍細胞がびまん性に増殖しており，CD20陽性より非Hodgkinリンパ腫，びまん性大細胞B細胞性と診断される．核分裂像も多く悪性度も高い．

　甲状腺原発の悪性リンパ腫はびまん性大細胞B細胞性が多いが，甲状腺の辺縁帯由来B細胞性リンパ腫（MALTリンパ腫）から移行してきたと考えられるものが多く，本例も10年以上前から存在した頸部腫瘤の病歴があり，甲状腺MALTリンパ腫が存在したものと推測される．甲状腺MALTリンパ腫はその基礎疾患として慢性甲状腺炎〈橋本病〉が存在する場合が多く，Basedow病とは通常関係しない．

　悪性リンパ腫では，その存在部位，組織型と病期，リスクファクターなどが治療法を選択する重要な要素となる．本例の病期は，甲状腺原発で頸部リンパ節にも病変を認めることからⅡA期である．気管を圧迫しているとの記載から気管や食道への浸潤もありうるが，その場合でも隣接する臓器への浸潤であり，病期ⅡAには変わりない．

　びまん性大細胞B細胞性の非Hodgkinリンパ腫はaggressive lymphoma〈中高悪性度リンパ腫〉であり，無治療では月単位での生存しか期待できない．しかも本例では気道圧迫症状が出現していることから，無治療で観察した場合には窒息死する危険すらある．年単位の生存が期待できるのは濾胞性リンパ腫やMALTリンパ腫などのindolent lymphoma〈低悪性度リンパ腫〉である．

　国際予後指標〈IPI〉として5つの独立したリスクファクター（年齢61歳以上，病期Ⅲまたは Ⅳ，節外病変数2個以上，一般状態〈performance status：PS〉2以上，血清LD基準上限値を超えて高値）が提唱されている．本例では年齢，PS，LDが該当し，3項目存在することからhigh intermediate risk groupに該当する．

　びまん性大細胞B細胞性を中心としたaggressive lymphomaの標準治療はCHOP療法（シクロホスファミド・ドキソルビシン・ビンクリスチン・プレドニゾロン）である．病期ⅡA期以下の限局期における標準治療は，CHOP×3コース先行後に局所放射線照射を追加する方法であるが，本例はⅡ期とはいえ巨大腫瘤（bulky disease）と考えられるため，CHOP×3コース＋局所放射線照射で十分な治療か，Ⅲ期以上に準じてCHOP×8コースを行うかどうかで議論の分かれるところである．しかし，いずれにせよCHOPが治療の基本となる．更に，B細胞性リンパ腫にはキメラ型モノクローナル抗CD20抗体リツキシマブ（リツキサン®）を併用したCHOP療法（R-CHOP）が多くの臨床研究の結果，CHOPよりも優れているという報告が出ており，R-CHOPが今日の標準治療となっている． 〔正木康史〕

参考文献

1) The International Non-Hodgkin's Lymphoma Prognostic Factors Project：A predictive model for aggressive non-Hodgkin's lymphoma. N Engl J Med **329**：987-994, 1993
2) Fisher RI, et al：Comparison of a standard regimen(CHOP) with three intensive chemotherapy regimens for advanced non-Hodgkin's lymphoma. N Engl J Med **328**：1002-1006, 1993
3) Miller TP, et al：Chemotherapy alone compared with chemotherapy plus radiotherapy for localized intermediate-and high-grade non-Hodgkin's lymphoma. N Engl J Med **339**：21-26, 1998
4) Coiffier B, et al：CHOP chemotherapy plus rituximab compared with CHOP alone in elderly patients with diffuse large-B-cell lymphoma. N Engl J Med **346**：235-242, 2002

問題 043

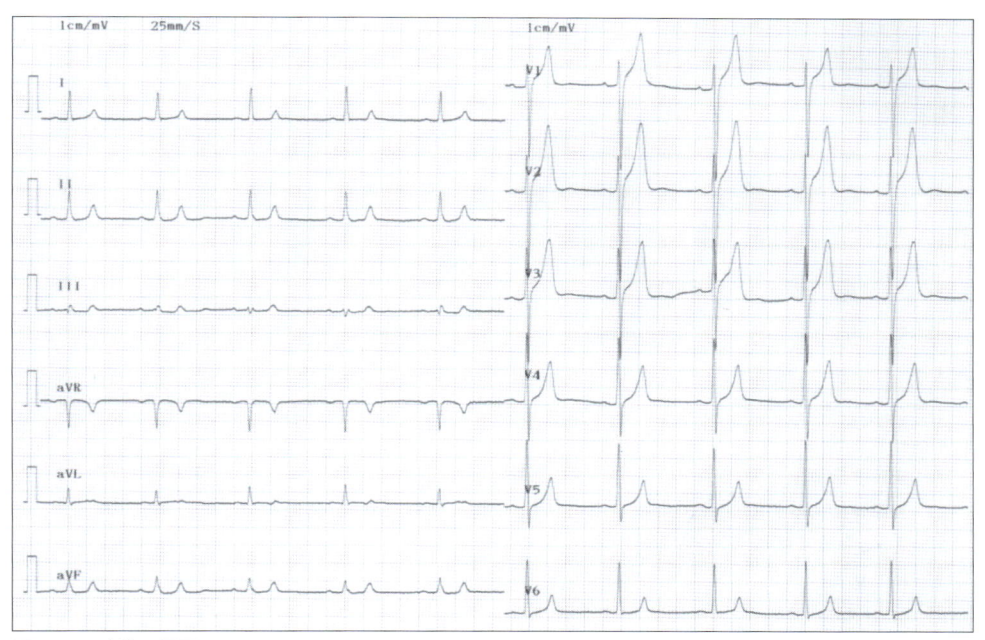

図1　12誘導心電図

- ●患者　54歳の男性．
- ●主訴　倦怠感．
- ●既往歴　高血圧症．
- ●家族歴　特記すべきことはない．
- ●現病歴　2年前から高血圧症の治療を他院で受けていた．最近，腎機能が悪いといわれ，大きな病院で診察を受けるよう勧められていた．3日前から倦怠感が出現したため来院した．内服薬はベシル酸アムロジピン（アムロジン®）10 mg/日，ロサルタンカリウム（ニューロタン®）100 mg/日である．
- ●身体所見　身長158 cm，体重58 kg．体温36.2℃．脈拍68/分，整．血圧152/77 mmHg．眼瞼結膜に貧血を認める．胸部および腹部に異常はない．足背に浮腫を認める．神経学的に異常はない．
- ●検査所見　尿所見：蛋白3＋，糖－，潜血2＋．血液検査の結果が出る前に施行した12誘導心電図（図1）を示す．

適切な対応はどれか．2つ選べ．

A：ヘパリンの投与
B：アスピリンの投与
C：スピロノラクトンの投与
D：ロサルタンカリウムの中止
E：グルコン酸カルシウムの投与

解答 043

D ロサルタンカリウムの中止

E グルコン酸カルシウムの投与

● **診断** 高カリウム血症

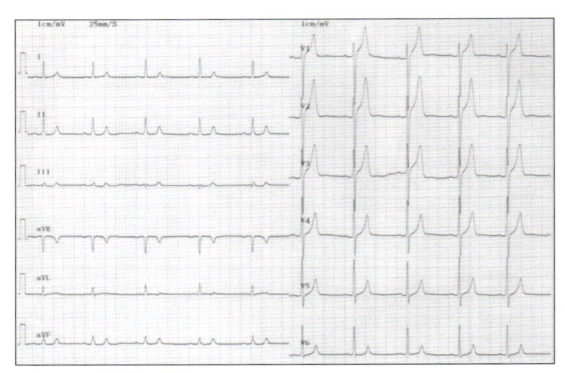

図1 12誘導心電図

　高カリウム血症は血漿カリウム濃度が5.0 mEq/L以上と定義される．本例の血液生化学の結果はBUN 48.7 mg/dL，Cr 3.52 mg/dL，K 7.1 mEq/Lであった．心電図(図1)では前胸部誘導を中心にテント状のT波の増高を認める．一般にこのようなT波の変化はV_2〜V_4誘導で観察されやすい．血漿カリウム濃度がさらに高くなると房室伝導が障害され，P波が減高してくる．さらなる著明な高カリウム血症になると，QRSが幅広くなり，asystoleから心停止に至る．

　本例は蛋白尿，血尿を認め，もともと慢性糸球体腎炎があり，腎不全に至ったと推測された．糖尿病腎症，慢性糸球体腎炎，慢性腎不全にアンジオテンシン変換酵素阻害薬〈ACEI〉，アンジオテンシンII受容体拮抗薬〈ARB〉を投与することは有益である[1]．しかし，本例のように，ロサルタンカリウム投与中に高カリウム血症をきたすことがときにあり，腎機能低下を認める例では注意深く経過観察すべきである．また，そのような例ではカリウム摂取の制限を含んだ食事指導も必要である．

　高カリウム血症の原因は，①カリウム摂取の増加，②採血時の溶血などによる偽性高カリウム血症，③横紋筋融解などの細胞内からのカリウムの移動，④腎でのカリウム排泄の低下，に大きく分けられる[2]．腎でのカリウム排泄の低下に関与する薬剤としては，カリウム保持性利尿薬，非ステロイド性抗炎症薬，ACEI，ARB，ヘパリン，トリメトプリム，ペンタミジン，シクロスポリン，タクロリムスなどがある[2]．

　治療法はいくつかある[2]．グルコン酸カルシウム(カルチコール®)5〜10 mLを2〜3分かけて静注する．数分で効果は現れ，30〜60分間持続する．炭酸水素ナトリウム(メイロン®)40〜100 mEqを30〜60分おきに静注する．アシドーシスの認められる例には有効とされるが，高ナトリウム血症，細胞外液量の増加に注意が必要である．インスリンはカリウムを細胞内に移動させる作用があるので，レギュラーインスリン10〜20単位を25〜50 gブドウ糖を含むブドウ糖液に入れて点滴する．15〜30分で効果は現れ，数時間持続する．腎機能が保持されていれば，ループ利尿薬，サイアザイド系利尿薬も有効である．筆者はほとんど用いないが，ポリスチレンスルホン酸ナトリウム(ケイキサレート®)30 gを水または2%メチルセルロース液100 mLに懸濁して注腸する方法もある．高カリウム血症をきたした原疾患の治療も，もちろん開始されなければならない．

　以上の治療で改善が認められなければ，血液透析が必要である．著明な高カリウム血症でいったん心拍出が失われると，血液透析も困難になり，救命はきわめて難しくなる．

〔松村正巳〕

参考文献

1) Brenner BM, et al：Effects of losartan on renal and cardiovascular outcomes in patients with type 2 diabetes and nephropathy. N Engl J Med **345**：861-869, 2001
2) Singer GG, Brenner BM：Hyperkalemia. Braunwald E, et al(eds)：Harrison's Principles of Internal Medicine, 15th ed. McGraw-Hill, New York, pp 271-283, 2001

問題 044

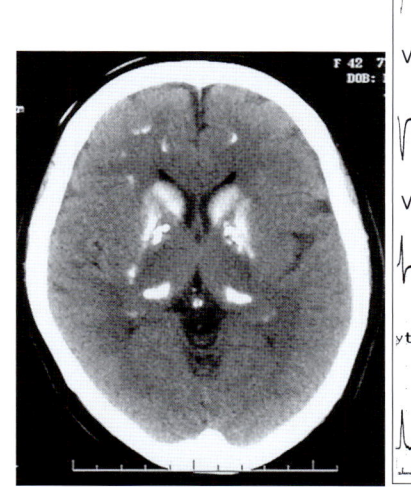

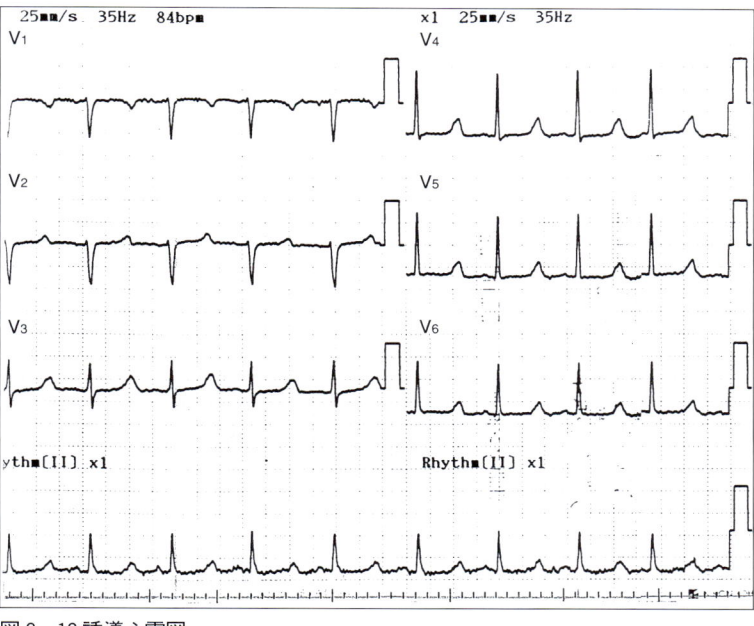

図1 頭部単純CT

図2 12誘導心電図

- **患者** 42歳の女性.
- **主訴** 意識消失.
- **既往歴・家族歴** 特記すべきことはない.
- **現病歴** 3年前からときどき手足のしびれを認め，特に疲労やストレス，感冒時に手の硬直，顔面痙攣およびしゃべりにくさを自覚していたが放置していた．近医を受診したことはあるが，血液検査では異常は指摘されなかった．入院当日，トイレで意識なく壁に寄りかかっているところを家族が発見し，搬入された．救急車に乗車する際に意識は戻ったが，トイレに行ったことさえ覚えておらず，10分ぐらいの意識消失があった．
- **身体所見** 身長154 cm，体重50 kg．意識清明．体温36.6℃，脈拍88/分，整．血圧140/70 mmHg．その他，特記すべき所見はない．
- **検査所見** 血液所見：赤血球402万/μL，Hb 12.7 g/dL，Ht 38.5%，白血球5,900/μL，血小板37.2万/μL．血液生化学所見：クレアチニン〈Cr〉0.8 mg/dL，AST 33 IU/L，ALT 61 IU/L，LD 582 IU/L（基準115〜245），クレアチンキナーゼ〈CK〉2,599 IU/L（基準32〜180），Na 139 mEq/L，K 3.5 mEq/L，Cl 99 mEq/L，Ca 3.9 mg/dL，P 6.1 mg/L，Mg 1.8 mg/dL（基準1.8〜2.6）．

頭部単純CT（図1）と12誘導心電図（図2）とを示す．

> この患者について正しいのはどれか．
> 2つ選べ．

- A：診断には脳波検査が必要である．
- B：頭部CTで広範な脳出血を認める．
- C：心電図でQT時間の短縮を認める．
- D：血清アルブミンの測定が必要である．
- E：血圧測定時に手が助産師手位を呈する．

解答 044

D 血清アルブミンの測定が必要である．

E 血圧測定時に手が助産師手位を呈する．

● **診断** 特発性副甲状腺機能低下症

　副甲状腺機能低下症は副甲状腺ホルモン〈PTH〉の作用不全により低カルシウム・高リン血症を呈し，PTH分泌低下による場合と，標的組織でのPTH不応による場合に大別される．その症状の大部分は，病態にかかわらず低カルシウム血症による．血清カルシウムの低下により神経系の興奮性が亢進し，症状が出現する．血清カルシウム値が6〜7 mg/dLまで低下すると筋肉のこわばり，しびれ感やテタニー発作が出現する．さらにカルシウム値が低下すると，てんかん様の全身痙攣発作まで起こる．

　低カルシウム・高リン血症は共通し，筋由来酵素のLD，CKの上昇が高頻度にみられる（本例ではCK 2,599 mg/dL，LD 582 IU/L）．これは痙攣が明らかでない例にもみられる．また，心電図でQT時間の延長（図2）が認められる．全身状態より脳出血は否定的で，頭部CT（図1）でみられる大脳基底核の石灰化は副甲状腺機能低下症に特徴的で有用な所見である．

　本例はクレアチニン正常で，腎不全は除外される．また，血中カルシウムの大部分はアルブミンと結合しており，低蛋白血症がある場合，蛋白結合部分の補正が必要である．低カルシウム血症をみた場合，アルブミン濃度も同時に測定し，アルブミン値が4 g/dL以下では補正カルシウム値を算出し，見かけ上の低カルシウム血症を除外する．補正カルシウム(mg/dL)＝実測カルシウム(mg/dL)＋〔4－アルブミン濃度(g/dL)〕がよく使用される．イオン化カルシウムを直接測定する場合は，補正は不要である．

　また，症状が軽い場合には以下に示すテタニー誘発試験を行う．①Trousseau徴候：上腕に血圧測定用マンシェットを巻き，最高血圧より高い圧で助産師手位の出現をみる．②Chvostek徴候：外耳孔前方の顔面神経幹をハンマーで叩打すると，顔面神経領域の筋肉痙攣を誘発する．本例もTrousseau徴候を認めた．

　偽性副甲状腺機能低下症との鑑別のため，血中PTHを測定する．PTH分泌不全ではPTH低値，偽性ではPTH高値を示す．本例のPTHはintact PTH 5 pg/mL＞（基準14〜66），高感度PTH 50 pg/mL＞（基準250〜560）と低下していた．また，本例ではEllsworth-Howard試験を実施した．合成ヒトPTH(1-34)を投与し，外因性のPTHに対する尿細管の反応性をみた．負荷前後2時間の尿中P排泄増加量は50 mg（＞35 mgで陽性），cyclic AMP排泄量比は30/0.7で約40（＞10で陽性）であった．以上より，特発性副甲状腺機能低下症と診断された．

　治療は，テタニー発作が頻発し低カルシウム血症が著明な場合，カルシウム製剤の静注を行う．症状が落ち着いてきたら通常，活性型ビタミンD製剤を投与する．活性型ビタミンD製剤を補充しても，血清カルシウム値が上昇するまでには1〜2日を要する．活性型ビタミンD製剤として，アルファカルシドール〔$1\alpha(OH)D_3$〕を$2.0\,\mu g$/日，またはカルシトリオール〔$1,25(OH)_2D_3$〕を$1.0\,\mu g$/日より開始し，血清カルシウム値は正常下限付近になるように，かつ早朝空腹時尿中カルシウム/クレアチニン比を0.3以下に保つように投与量を増減する[1]．活性型ビタミンDには，PTHのような腎でのカルシウム再吸収促進作用がないので，血中カルシウム値を正常まで上昇させると高カルシウム尿症となり，腎石灰化，腎結石，腎機能低下が起こりうる．本例はアルファカルシドール$2.5\,\mu g$/日にて血清カルシウム8.6 mg/dL，カルシウム/クレアチニン比0.23と良好に維持されている．　　　　〔門伝昌巳〕

参考文献
1) 長瀧重信，他：厚生省特定疾患ホルモン受容体機能異常調査研究班，1993

問題 045

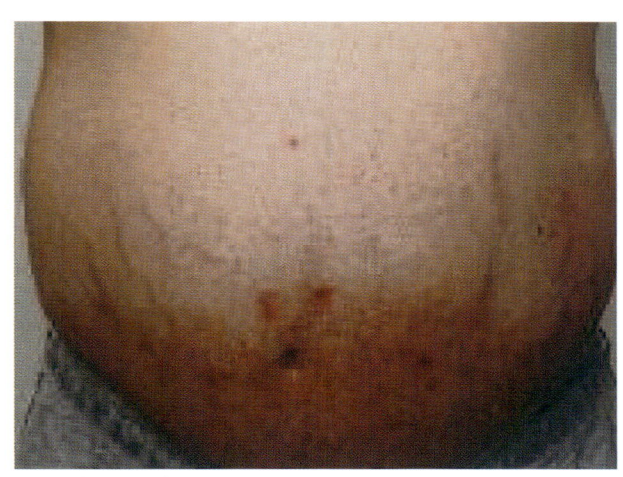

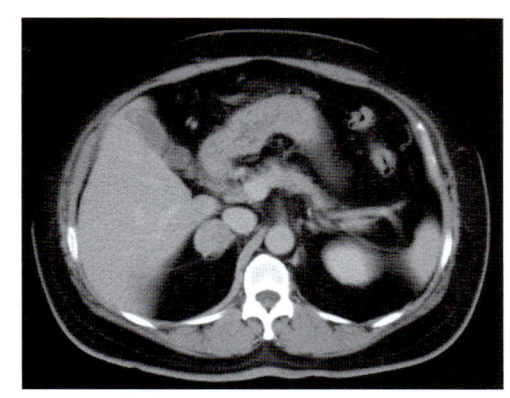

図1 腹部の写真

図2 腹部単純CT

- ●患者　41歳の女性.
- ●主訴　高血圧.
- ●既往歴　4年前からの脂質異常症と糖尿病.
- ●家族歴・生活歴　特記すべきことはない.
- ●現病歴　10年前,高血圧に対して内服治療を開始した.体重は20歳時に78 kgで増減を繰り返していたが,4年前から年間4 kgずつ増加,2年前からロサルタン25 mg 分1,アムロジピン10 mg 分2,カルテオロール10 mg 分2,ドキサゾシン2 mg 分1内服でも血圧のコントロールが不良となり,紹介され入院した.
- ●身体所見　身長162 cm,体重102.4 kg.腹囲110 cm.脈拍84/分,整.血圧200/120 mmHg.満月様顔貌,痤瘡および水牛様脂肪沈着を認める.胸部に異常はない.下腿に浮腫はない.神経学的に異常はない.腹部の写真(図1)を示す.
- ●検査所見　血液所見：白血球11,700/μL.血液生化学所見：随時血糖246 mg/dL,HbA$_{1c}$ 7.5%,総コレステロール〈TC〉247 mg/dL,トリグリセリド〈TG〉150 mg/dL,Na 136 mEq/L,K 3.7 mEq/L,Cl 103 mEq/L.ホルモン検査所見：コルチゾール20.8 μg/dL(基準4.0～18.3),アルドステロン140 pg/mL(基準22.9～159),レニン活性1.5 ng/mL/1時間(基準0.3～2.9),アドレナリン0.01 ng/mL(基準＜0.17),ノルアドレナリン0.32 ng/mL(基準0.15～0.57),ドパミン＜0.02 ng/mL(基準＜0.03),ACTH＜5 pg/mL(基準7.4～55.7),尿中遊離コルチゾール90.5 μg/日(基準11.2～80.3),17-OHCS 12.0 mg/日(基準2.2～7.3).腹部単純CT(図2)を示す.

この疾患について正しいのはどれか.
2つ選べ.

- A：末梢血好酸球増加を認める.
- B：大部分の患者でCTでの存在診断が可能である.
- C：大部分の患者は標準体重の30%以上の肥満を示す.
- D：薬物療法ではスピロノラクトンが第1選択である.
- E：外科治療後一定期間は副腎皮質ホルモンの補充を要する.

解答 045

B 大部分の患者でCTでの存在診断が可能である.

E 外科治療後一定期間は副腎皮質ホルモンの補充を要する.

● **診断** コルチゾール産生副腎皮質腺腫によるCushing症候群

高血圧，糖尿病，脂質異常症に加え，満月様顔貌，水牛様脂肪沈着，赤紫色皮膚線条(図1)を認め，血中コルチゾール，尿中遊離コルチゾール，17-OHCSが高値で，血中ACTHは測定感度以下であり，ACTH非依存性の副腎性Cushing症候群と考えられた．CTで軽度造影される約3cmの円形の右副腎腫瘍を認め(図2)，^{131}Iアドステロールシンチグラフィで右副腎に一致した集積があり，右副腎腫瘍によるCushing症候群と診断し腹腔鏡下右副腎摘除術を施行した(病理：コルチゾール産生副腎皮質腺腫).

Cushing症候群は慢性的高コルチゾール血症による特徴的身体所見を有する疾患群で，副腎からのコルチゾール自律性分泌によるもの(ACTH非依存性)とACTH過剰分泌によるもの(ACTH依存性)に大別され，我が国では前者のコルチゾール産生副腎皮質腺腫によるCushing症候群が多い．本態性高血圧，2型糖尿病やメタボリックシンドロームと誤診されている可能性や，副腎偶発腫の約10%に本症を認めたとの報告もある[1]．満月様顔貌，中心性肥満，水牛様脂肪沈着，赤紫色皮膚線条といったコルチゾール過剰による特徴的な身体所見を注意深く観察し，本症を疑うことが必要である．中心性肥満は体型の特徴であって，体重は軽度～中等度増加するが四肢は細く，我が国での高度肥満例は20%前後と少ない．従来からの肥満例はさらに体重が増加することが多く，発症時期が推定できる．皮膚線条は幅広く，単純性肥満や妊娠線と異なり赤紫色を呈する(図1)．白血球は増加し，好酸球は減少～消失することが多く，診断の一助となる．本症を疑い，血中コルチゾール，尿中遊離コルチゾール，17-OHCSを測定し，コルチゾール過剰を証明する．血中ACTHが測定感度以下の場合，ACTH非依存性の副腎性Cushing症候群とし精査する．ACTH低下やコルチゾール上昇を伴わない場合は日内変動消失やCRH試験，デキサメタゾン抑制試験により，コルチゾールの自律性分泌を証明する．存在診断はCTが第1選択で，症状を示すコルチゾール産生腺腫はマクロアデノーマが多く，CTでの存在診断が可能である．辺縁平滑な円形腫瘤で軟部組織の吸収値を示し，CT値10 HU以下であれば腺腫と考えられる．造影効果は弱く，腫瘍以外の同側および対側副腎の萎縮がみられる(図2)．^{131}Iアドステロールシンチグラフィで対側の集積消失または減弱が認められれば，腫瘍からのコルチゾール過剰分泌があると診断する．

治療は病側副腎摘除が基本で，近年は5cm以下の良性副腎腫瘍では腹腔鏡下摘除術が標準的に行われるようになった．健側副腎皮質機能は抑制されており，術後は副腎不全となるため，6～12か月間は副腎皮質ホルモン補充が必要で，ストレス時の副腎クリーゼの可能性について指導する．約9割で腫瘍摘出により治癒や改善を認めるが，進行例では感染リスク，心不全に加え，代謝異常による動脈硬化性疾患が予後を左右する．術後でも動脈硬化性病変は高率に残存することから[2]，早期診断・治療が必要である．手術不能例などではステロイド合成酵素阻害薬(トリロスタン，メチラポン，ミトタン)を投与するが，スピロノラクトンはミトタンの作用を減弱させるため併用禁忌である．

〔渡邊奈津子〕

参考文献

1) 上芝 元：副腎偶発腫に占める副腎性高血圧の頻度．日内会誌 95：17-21, 2006
2) Faggiano A, et al：Cardiovascular risk factors and common carotid artery caliber and stiffness in patients with Cushing's disease during active disease and 1 year after disease remission. JCEM 88：2527-2533, 2003

問題 046

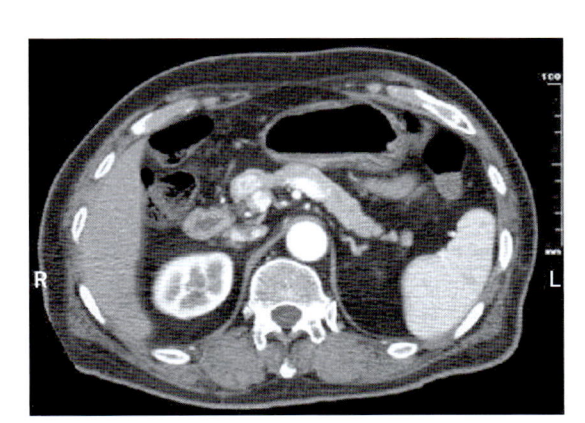

図1　腹部 dynamic 造影 CT

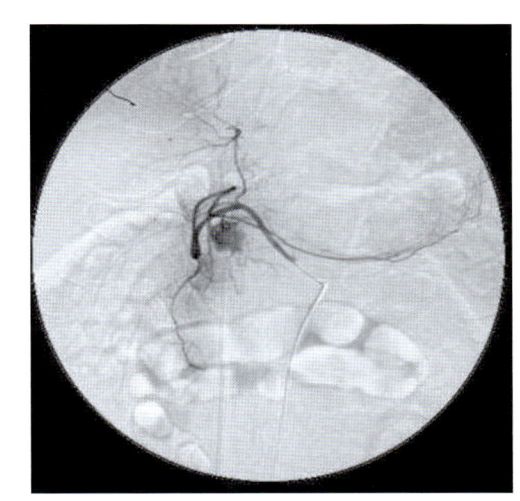

図2　腹部血管造影写真

- **患者**　71歳の男性．
- **主訴**　意識消失発作．
- **既往歴・家族歴**　特記すべきことはない．
- **現病歴**　68歳時に，運動後に原因不明の軽度の意識障害を認め，近医で精査を受けたが診断に至らず，安静や食事摂取で軽快するため，放置されていた．1か月前から数分の意識消失発作が出現し，数日ごとに同様の症状を繰り返すようになったため入院した．
- **身体所見**　身長160 cm，体重61.8 kg．意識清明．胸部と腹部とに異常所見はない．神経学的異常所見もない．
- **検査所見**　血液所見：赤血球517万/μL，Hb 15.6 g/dL，Ht 47.8％，白血球5,600/μL，血小板21.1万/μL．血液生化学所見：空腹時血糖40 mg/dL，尿素窒素〈UN〉12 mg/dL，クレアチニン〈Cr〉0.7 mg/dL，総ビリルビン0.8 mg/dL，AST 19 IU/L，ALT 11 IU/L，Na 141 mEq/L，K 3.7 mEq/L，Cl 110 mEq/L，Ca 8.4 mg/dL，P 2.9 mg/dL．免疫学所見：抗インスリン抗体陰性．ホルモン検査所見：甲状腺刺激ホルモン〈TSH〉0.63 μU/mL（基準0.32〜4.12），遊離サイロキシン〈FT₄〉1.48 ng/dL（基準1.01〜1.67），成長ホルモン〈GH〉5.9 ng/mL（基準＜0.42），副腎皮質刺激ホルモン〈ACTH〉32.0 pg/mL（基準7.4〜55.7），コルチゾール8.5 μg/dL（基準4.0〜18.3），インスリン21.1 μU/mL（基準5〜10），グルカゴン140 pg/mL（基準40〜180），C-ペプチド4.39 ng/mL（基準0.94〜2.8），インスリン様成長因子〈IGF-I〉150 ng/mL（基準42〜250）．胸部X線，12誘導心電図および頭部単純CT所見に特記すべきことはない．

腹部 dynamic 造影 CT（図1）と腹部血管造影写真（図2）とを示す．

この疾患について正しいのはどれか．
2つ選べ．

A：非可逆的脳症をきたす．
B：食後低血糖を特徴とする．
C：多発性内分泌腺腫症の併発を約5％に認める．
D：オクトレオチドによる内科的治療が第1選択である．
E：dynamic CT の導入により，造影CTによる描出率は約90％へと向上した．

解答 046

A 非可逆的脳症をきたす．

C 多発性内分泌腺腫症の併発を約5%に認める．

● 診断　インスリノーマ

　入院後，意識消失発作時の低血糖とブドウ糖静注後の軽快とを繰り返した．低血糖惹起性薬剤の使用，インスリン拮抗ホルモンの低下など二次性低血糖の原因を認めず，血糖〈PG〉40 mg/dLと低血糖にもかかわらず血中インスリン〈IRI〉は高値で，Gruntの式（PG/IRI）2.5以下，Fajans Index（IRI/PG）0.3以上，Turner Index〔IRI×100/（PG−30）〕200以上といった相対的高インスリン血症の指標を満たした．抗インスリン抗体陰性でインスリン自己免疫症候群による高インスリン血症は否定的であり，dynamic CTで膵頭部に造影される1.5 cmの腫瘍（図1）を，血管造影にて胃・十二指腸動脈から濃染される腫瘍（図2）を認め，インスリノーマと診断した．同時に選択的動脈内カルシウム注入後肝静脈採血法〈arterial stimulation and venous sampling：ASVS〉として，胃・十二指腸，上腸間膜，固有肝および脾動脈におのおのグルコン酸カルシウムを注入して肝静脈IRI値を測定すると，胃・十二指腸動脈注入時のみIRIは前値の100倍以上に上昇した．胃・十二指腸動脈から栄養される良性の単発性インスリノーマと判断し，膵頭部腫瘍核出術を施行した．

　インスリノーマの発生率は人口100万人につき1〜2人/年で，稀な腫瘍であるが，インスリノーマはホルモン産生腫瘍の7割を占める．また，低血糖の原因としてはインスリンを含む糖尿病治療薬によるものが圧倒的に多いが，その他の原因としてはインスリノーマが1/3を占め，低血糖症の代表疾患である．空腹時低血糖と運動による増悪を特徴とするが，血糖の低下が緩徐で，振戦，動悸などの交感神経症状より，傾眠，意識障害などの中枢神経系症状を呈することが多く，他疾患と誤診されている場合もある．症状は摂食により軽快するため，病識に乏しく，診断まで十数年を経ることがあり，非可逆的脳障害を残す場合がある．

　インスリン分泌は不規則なため，PGとIRIを頻回に測定し，前述の相対的高インスリン血症の指標を検討し，基準外の場合は絶食試験なども考慮する．dynamic CTの導入により造影CTの診断率は約7割に改善したとの報告もあるが，2 cm以下の小さな腫瘍では9割で術前診断が困難との報告もある．腹部超音波，CT，MRI，超音波内視鏡，術中超音波に加え，前述のASVSは診断能が90〜100%と高く，これらの組み合わせによる慎重な部位診断が望まれる．治療は外科的な腫瘍摘出術が第1選択である．ジアゾキサイド，ストレプトゾトシン，オクトレオチドは，悪性例や手術を回避したい例で考慮される．

　多発性や悪性の頻度は約1割で，多発性内分泌腺腫症1型〈multiple endocrine neoplasia type 1：MEN 1〉の随伴率は約5%とされる[1]．MEN 1は常染色体優性遺伝の形式をとり，下垂体，副甲状腺，膵Langerhans島および腸管などに内分泌腫瘍を生じる．1997年にMEN 1遺伝子が原因遺伝子として同定され[2]，遺伝子診断が可能になった．患者や保因者では病変を早期に発見し治療することが必要であり，MEN 1の可能性を念頭においた診療が望まれる．また，遺伝子診断は倫理・社会的問題を考慮して遺伝カウンセリングのうえ，慎重に施行することが必要となる．

〔渡邊奈津子〕

参考文献

1) Chandrasekharappa SC, et al：Positional cloning of the gene for multiple endocrine neoplasia-type 1. Science 276：404-407, 1997
2) 曽我　淳，鈴木　力，八鍬靖子：消化管ホルモン産生腫瘍，統計学的事項．内分泌外科 10：199-305, 1993

腎臓・泌尿器

腎臓・泌尿器

問題 047-055

問題 047

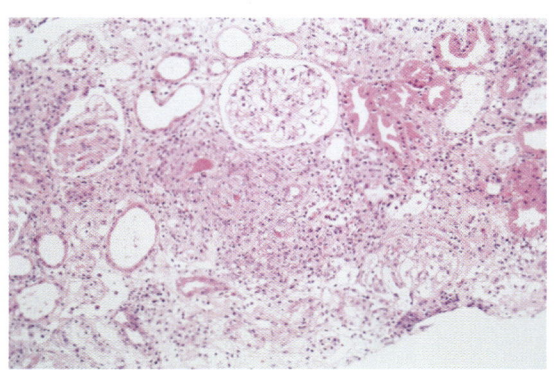

図1 腎生検 H-E 染色標本（弱拡大像）

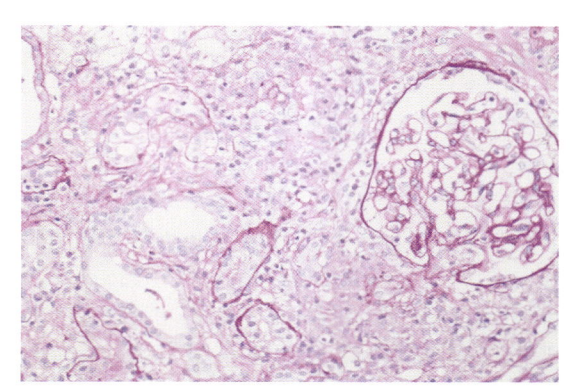

図2 腎生検 PAS 染色標本（弱拡大像）

- ●患者　65歳の男性．
- ●主訴　悪寒と腰痛．
- ●既往歴　特記すべきことはない．
- ●家族歴　父親に心疾患，母親に糖尿病．
- ●現病歴　2週間前から悪寒を伴う腰痛が出現した．市販の感冒薬を内服し経過をみていたが，改善がないため来院した．腎機能障害と血清CRP高値とを認め，発熱，黄色痰がみられた．急性上気道炎と考え内服薬を処方した．腎臓の精査を予定し，いったん帰宅したが，同日深夜に強い悪寒を認めたため搬入された．
- ●身体所見　身長175 cm，体重72.3 kg．体温39.2℃．脈拍84/分，不整．血圧152/70 mmHg．頭部と胸部とに異常はない．腹部は平坦，軟で，肝・脾腫はない．肋骨脊柱角に圧痛はない．四肢には軽度の浮腫がある．皮膚では背部全体に膨隆疹を認める．
- ●検査所見　尿所見：比重1.025，蛋白3＋，糖−，ケトン体±，潜血3＋．尿定量所見：蛋白0.66 g/日，尿中 β_2-ミクログロブリン〈β_2-MG〉1,582.2 μg/L（基準230以下）．血液所見：赤血球461万/μL，Hb 13.8 g/dL，Ht 41.4%，白血球6,400/μL（桿状核好中球4%，分葉核好中球71%，好酸球2.0%，好塩基球0%，単球10.0%，リンパ球12.0%，異型リンパ球1.0%），血小板17.4万/μL．血液生化学所見：総蛋白〈TP〉6.7 g/dL，アルブミン〈Alb〉3.6 g/dL，IgG 898 mg/dL（基準870〜1,700），IgA 246 mg/dL（基準110〜410），IgM 64 mg/dL（基準33〜190），尿素窒素〈UN〉16 mg/dL，クレアチニン〈Cr〉1.2 mg/dL，尿酸〈UA〉4.8 mg/dL，AST 42 IU/L，ALT 42 IU/L，LD 881 IU/L（基準115〜245），γ-GTP 108 IU/L（基準70以下），Na 138 mEq/L，K 3.9 mEq/L，Cl 103 mEq/L，Ca 8.5 mg/dL，P 2.6 mg/dL．免疫学所見：CRP 8.47 mg/dL，MPO-ANCA陰性，PR 3-ANCA陰性，抗糸球体基底膜〈GBM〉抗体陰性，C3 144.2 mg/dL（基準86〜160），C4 28.4 mg/dL（基準17〜45）．
- ●経過　入院後，血清Crは急速に上昇した．入院翌日には無尿となり，第3病日から血液透析を開始した．

腎生検H-E染色標本（図1）と，同じくPAS染色標本（図2）とを示す．

この疾患について**誤っている**のはどれか．1つ選べ．

- **A**：両側腎は萎縮する．
- **B**：尿中好酸球は増加する．
- **C**：副腎皮質ステロイドが有効である．
- **D**：ガリウムシンチグラムで両側腎への取り込みを認める．
- **E**：尿中 β_2-ミクログロブリン〈β_2-MG〉の増加は近位尿細管障害を反映する．

解答 047

> **A** 両側腎は萎縮する．

● **診断** 薬物性急性尿細管間質性腎炎

組織所見(図1)では，皮質域の50%以上に尿細管炎を伴う尿細管破壊，間質への好酸球，好中球，リンパ球，形質細胞などの多彩な炎症細胞浸潤および多核巨細胞を伴う肉芽腫の形成を認めた(図3)．線維化はごく軽度であった．図2では糸球体自体の変化は軽微であった．蛍光抗体法では陽性所見を認めなかった．

以上の病理所見と，臨床所見(発熱，皮疹，尿中 β_2-ミクログロブリン〈β_2-MG〉上昇，進行性の腎障害)から，本例を急性尿細管間質性腎炎〈acute tubulointerstitial nephritis：ATIN〉と診断した．第8病日よりプレドニゾロン 40 mg/日の内服を開始した．その後，尿量が得られるようになり，腎機能は徐々に軽快した．血液透析は計12回施行後，離脱した．最終的に Cr 1.2 mg/dL まで回復したが，腎機能障害が残存した．ATINの原因としては，薬物内服歴と，入院直後から薬疹と思われる皮疹を認めたことなどから薬物性を疑い検索したところ，薬物リンパ球刺激試験〈DLST〉にて市販の総合感冒薬でリンパ球刺激係数(181以上で陽性)が411%と著しく高値を認め，ATINの原因薬物と考えられた．

ATINは，典型例では発熱，皮疹，関節痛を伴い，検査所見では好酸球の増加，血清 IgE 高値などを認める．蛋白尿は軽度であることが多く，尿細管性の蛋白尿である尿 NAG，尿 β_2MG，α_1MG などが上昇する．急性期にはリンパ球の浸潤を反映してガリウムシンチグラムで両側腎へのびまん性の集積像を認める．確定診断は腎生検で尿細管間質へのびまん性炎症細胞浸潤，特に尿細管炎を証明することによる[1]．

薬物性腎障害のなかで最も高頻度である急性尿細管壊死との鑑別が重要であるが，ATINではガリウムシンチグラムの取り込み増加を認めることで否定できる．

ATIN は病因により感染症，薬物，自己免疫疾患，特発性に分類される．薬物性が最も多いと考えられている．原因薬物としては抗菌薬，非ステロイド性抗炎症薬，抗痙攣薬，利尿薬，最近使用頻度が増えている抗潰瘍薬やアロプリノールなど多彩である[2]．

薬物性のATINの治療は，原因薬物の中止が基本であり，軽症例ではそれのみで軽快する．ステロイド療法も有効である．尿細管の破壊から線維化への進展は，ヒトの場合でも速いものでは2週間以内に線維化に至るとされているため，急性変化の強い例では早期のステロイド治療が望ましいとの報告もある[3]．急激に腎不全が進行すれば，透析を要する場合もある．

以下，他の設問について解説する．A：間質の浮腫により両側腎は腫大する．B：尿中好酸球は薬物性急性間質性腎炎では50～90%と高率に認められる．E：β_2-MG は分子量が11,800であり，糸球体を通過しうる．しかし，正常では近位尿細管で95%再吸収されるため，尿中には微量にしか現れない．

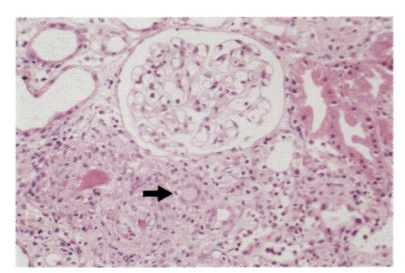

〔石田真実子〕

図3 腎生検組織 H-E 染色標本，弱拡大像
多核巨細胞(矢印)を伴う肉芽腫の形成を認めた．

参考文献
1) Seshan SV, et al：Renal Disease；Classification and atlas of tubulo-interstitial and vascular diseases, Williams & Wilkins, Baltimore, 1999
2) 山崎康司：急性尿細管間質性腎炎．腎と透析 **56**：383-387，2004
3) Baker RJ, et al：The changing profile of acute tubulointerstitial nephritis. Nephrol Dial Transplant **19**：8-11, 2004

問題 048

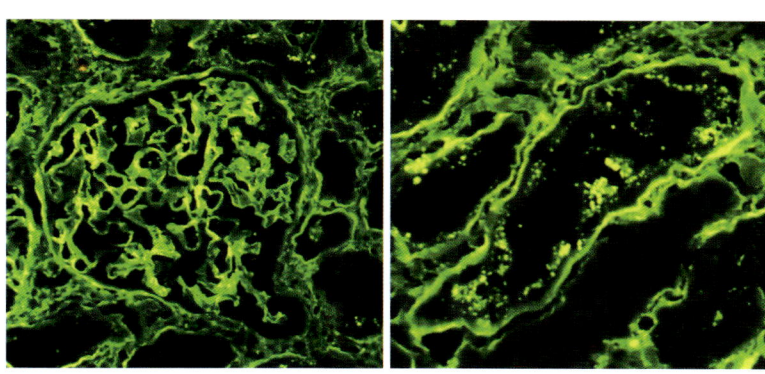

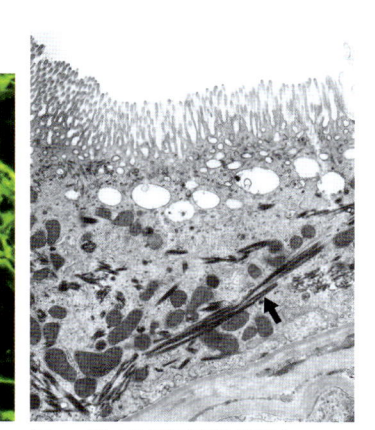

図1 腎生検蛍光抗体法（κ light chain 染色）標本

図2 腎生検電子顕微鏡写真

- **患者** 62歳の男性．
- **主訴** 蛋白尿と尿糖．
- **既往歴・家族歴** 特記すべきことはない．
- **現病歴** 1か月前に蛋白尿と尿糖とを初めて指摘され，精査目的に入院した．
- **身体所見** 身長161 cm，体重53.2 kg．体温36.7℃．脈拍72/分，整．血圧150/90 mmHg．
- **検査所見** 尿所見：蛋白1+（8.2 g/日．アルブミン12.0％，γ-グロブリン78.1％），Bence-Jones蛋白陽性，赤血球5〜9/1視野，白血球1〜4/1視野，顆粒円柱+，汎アミノ酸尿+．血液所見：赤血球373万/μL，白血球9,290/μL，血小板21.4万/μL．血液生化学所見：空腹時血糖94 mg/dL，HbA$_{1c}$ 4.4％，総蛋白〈TP〉8.3 g/dL（アルブミン51.2％，γ-グロブリン32.6％），IgG 288 mg/dL（基準870〜1,700），IgA 3,455 mg/dL（基準110〜410），IgM 8 mg/dL（基準33〜190），尿素窒素〈UN〉13.6 mg/dL，クレアチニン〈Cr〉1.0 mg/dL，尿酸〈UA〉1.4 mg/dL，総コレステロール〈TC〉165 mg/dL，AST 24 IU/L，ALT 21 IU/L，ALP 499 IU/L（基準115〜359），クリオグロブリン陰性，Na 142.6 mEq/L，K 3.3 mEq/L，Cl 111.3 mEq/L，Ca 9.7 mg/dL，P 1.7 mg/dL．免疫学所見：HBs抗原陰性，抗HCV抗体陰性，抗核抗体陰性，P-ANCA陰性，血清補体価〈CH 50〉40.8 U/mL（基準24〜48），C3 77 mg/dL（基準86〜160），C4 18 mg/dL（基準17〜45）．腎機能所見：クレアチニンクリアランス〈Ccr〉61.7 mL/分，血清β$_2$-ミクログロブリン〈S-β$_2$-MG〉2.7 mg/L（基準1.0〜1.9），尿中β$_2$-ミクログロブリン〈U-β$_2$-MG〉42,780 μg/L（基準230以下），NAG 10.8 U/L（基準7.0以下）．動脈血ガス分析（自発呼吸，room air）：pH 7.409，HCO$_3^-$ 22.5 mEq/L．

腎生検蛍光抗体法（κ light chain 染色）標本（図1）と腎生検電子顕微鏡写真（図2）とを示す．

考えられるのはどれか．2つ選べ．

- **A**：IgA腎症
- **B**：軽鎖沈着症
- **C**：ループス腎炎
- **D**：Fanconi症候群
- **E**：半月体形成性糸球体腎炎

解答 048

B 軽鎖沈着症

D Fanconi 症候群

●**診断** 多発性骨髄腫〈multiple myeloma：MM〉，軽鎖沈着症〈light chain deposition disease：LCDD〉

本例の腎生検の所見は，①蛍光抗体法：κ鎖のみ，糸球体・尿細管基底膜に沿って顆粒状ではなく linear に染色された（図1），②光顕：評価可能な糸球体8個，虚血による全節性硬化2個，残存糸球体6個はほぼ正常，結節性病変を認めなかった．一部に尿細管萎縮を認めたが，尿細管腔に蛋白構造物を認めず，Congo-Red 染色は陰性，③電顕：尿細管上皮細胞質内に spindle-like の結晶を認めた（図2）．蛋白免疫電気泳動では尿中 Bence-Jones 蛋白〈BJP〉-κ型，血中 IgA-κ型の M 蛋白を検出した．また，①尿細管酵素の上昇，②尿糖（耐糖能は正常），③汎アミノ酸尿，④低尿酸血症，⑤低リン血症，⑥近位尿細管の HCO_3^- 再吸収障害（$NaHCO_3$ 負荷試験），⑦遠位尿細管の酸分泌機能は保持（NH_4Cl 負荷試験）されており，Fanconi 症候群を認めた．骨髄検査は有核細胞数 $8.0×10^4/μL$，形質細胞20％，頭蓋骨に punched-out lesion，骨シンチグラフィにて肋骨に数か所の集積を認めた．以上より，多発性骨髄腫〈MM〉stage IIIA，および軽鎖沈着症〈LCDD〉と診断した．治療は VAD 療法を4コース施行し，血中・尿中 M 蛋白は減少し退院され，外来で MP 療法を継続している．

MM に合併する腎障害の臨床経過は，急性腎不全，慢性腎不全，ネフローゼ症候群，Fanconi 症候群などさまざまであるが，軽鎖の変化に応じて myeloma cast nephropathy〈MCN〉，LCDD，AL アミロイドーシス〈AL〉に分類される[1]．MCN は最も頻度が高く，糸球体を通過した軽鎖あるいは軽鎖重合体である BJP が遠位尿細管から集合管で凝集・濃縮し，さらに Tam-Horsfall 蛋白と結合して尿路閉塞をもたらす．LCDD は過剰に産生された軽鎖が全身の臓器に沈着する疾患であるが，特に腎（糸球体・尿細管基底膜），肝，心臓に沈着しやすい．軽鎖は近位尿細管上皮細胞内に取り込まれ，proteolysis（pepsin，cathepsin B）などの酵素で代謝される．しかし，variable domain の特性によって代謝経路が異なり，さまざまな病態が認められる．典型例は，光顕で結節性病変（糖尿病腎症に類似），糸球体係蹄の分葉化を認め，アミロイドは陰性である．また蛍光抗体法では軽鎖（主に κ 鎖）が結節や糸球体・尿細管基底膜に染色される．MM に Fanconi 症候群を合併する場合（κ型が多い），糸球体に結節性変化はなく，電顕で尿細管上皮細胞内に特異的な結晶構造（needle-shaped，rhomboid など）が認められる[2]が，本例も同様の病態と考えた．AL は軽鎖に由来するアミロイドが糸球体，他の臓器に沈着する．軽鎖（λ 鎖が多い）の可変部分は β シート構造に富むが，これがマクロファージ内で処理され，重合することによってアミロイド線維が形成される．

LCDD，AL は腎以外に全身の臓器へ軽鎖が沈着することがあり，予後は不良になる．腎障害を合併した MM の平均生存期間は約20か月であるが，心，肝機能障害や感染症などを合併した場合，平均生存期間は4～6か月程度ともいわれている[3,4]．

MM の治療（MP 療法，VAD 療法，VEMP 療法など）が，合併する腎障害の根本的治療であり，脱水，高カルシウム血症，感染症など増悪因子の管理も必要である． 〔黒瀬祐子・土山芳徳〕

参考文献
1) 野島美久：多発性骨髄腫の腎障害．腎と透析 56(2003 増刊号)：147-150，2003
2) Minemura K, et al：IgA-kappa type multiple myeloma affecting proximal and distal renal tubules. Intern Med 40：931-935, 2001
3) Kyle RA, et al：A trial of three regimens for primary amyloidosis；Colchicine alone, melphalan and prednisone, and melphalan, prednisone, and colchicines. N Engl J Med 336：1202-1207, 1997
4) Pozzi C, et al：Renal disease and patient survival in light chain deposition disease. Clin Nephrol 43：281-287, 1995

問題 049

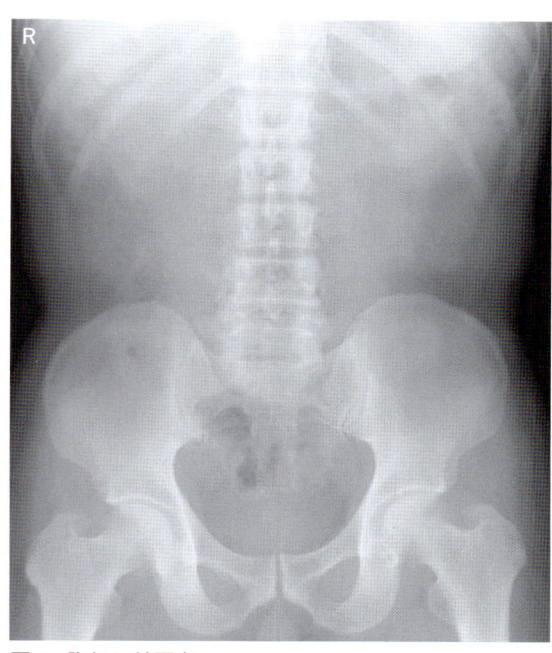

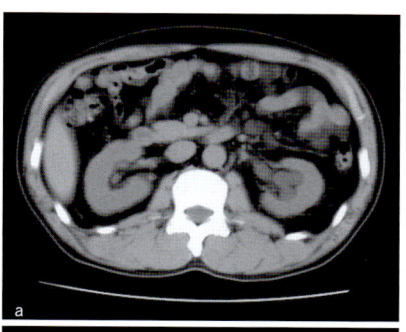

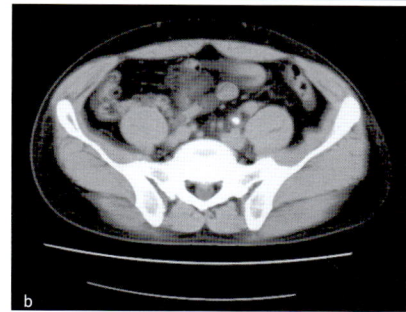

図1 腹部X線写真

図2 腹部単純CT

- **患者** 57歳の男性．
- **主訴** 左側腹部痛．
- **既往歴** 55歳時に尿路結石で自然排石した．
- **現病歴** 夜間就寝中に突然強い左側腹部痛が出現し目覚めた．じっとしていられないほどの痛みで，嘔吐もみられたため来院した．
- **身体所見** 意識清明．体温36.5℃．呼吸数20/分．脈拍72/分，整．血圧118/70 mmHg．心音と呼吸音とに異常はない．腹部は平坦，軟で，左側腹部に自発痛と左肋骨脊椎角に叩打痛を認める．
- **検査所見** 尿所見：pH 5.0，蛋白−，糖−，潜血2＋．沈渣：赤血球20〜30/HPF，白血球1〜4/HPF，細菌−．血液所見：赤血球437万/μL，Hb 13.7 g/dL，Ht 40.6％，白血球5,600/μL，血小板21.1万/μL．血液生化学所見：総蛋白〈TP〉7.4 g/dL，アルブミン〈Alb〉4.4 g/dL，尿素窒素〈UN〉20 mg/dL，クレアチニン〈Cr〉0.9 mg/dL，尿酸〈UA〉8.5 mg/dL，AST 17 IU/L，ALT 20 IU/L，LD 188 IU/L（基準115〜245），ALP 168 IU/L（基準115〜359），Na 142 mEq/L，K 3.9 mEq/L，Cl 103 mEq/L，Ca 9.3 mg/dL，P 3.3 mg/dL．免疫学所見：CRP 0.05 mg/dL．

腹部X線写真（図1）と腹部単純CT（図2）とを示す．

この患者について正しいのはどれか．
2つ選べ．

A：疼痛に対する第1選択薬は非ステロイド性抗炎症薬である．
B：結石除去には溶解療法が第1選択である．
C：再発予防に飲水制限する．
D：再発予防にはクエン酸製剤が有効である．
E：高尿酸血症には尿酸排泄促進薬が適切である．

解答 049

A 疼痛に対する第1選択薬は非ステロイド性抗炎症薬である．

D 再発予防にはクエン酸製剤が有効である．

● **診断**　左尿管結石〈尿酸結石〉

　急性腹症の原因疾患の1つとして尿管結石が挙げられ，尿検査で血尿がみられる場合には本疾患を疑うべきである．腎内で発生した結石が尿管に下降し急激な尿路閉塞をきたすと，腎被膜の緊張や尿管の攣縮によって第12肋骨下方から側腹部，さらに下腹部にかけて疝痛発作と呼ばれる強い疼痛がみられる．悪心・嘔吐を伴うこともあり，消化器疾患と紛らわしいこともある．

　尿路結石の画像検査としては腹部超音波検査，腹部X線検査，排泄性尿路造影などが有用であるが，急性腹症の鑑別としては腹部CT検査を施行することが望ましい．本例では左腎盂・腎杯の拡張，すなわち水腎症（図2a）とともに，腸腰筋内側に位置する尿管に一致して石灰化陰影が認められる（図2b）．実際の画像では，腎盂から連続した水尿管の下端に石灰化陰影の存在を確認できれば，尿管結石と診断できる．

　尿管結石で疼痛を訴える患者には迅速な処置が必要であり，非ステロイド性抗炎症薬の座薬の使用が第1選択とされている．座薬の効果が弱いときには非麻薬性鎮痛薬であるペンタゾシンの筋注が有効である．

　上部尿路結石の成分としては，シュウ酸カルシウムやリン酸カルシウムといったカルシウム結石が80％以上と最も多く，次いでリン酸マグネシウムアンモニウム，尿酸，シスチンなどがみられる．このうち，尿酸結石は上部尿路結石の8.9％（男性），3.9％（女性）を占め，男女ともに増加傾向にある．結石の成分を知ることは，結石除去および再発予防の方法を検討するために重要であり，腹部X線検査における放射線透過性や尿pHから推測可能である．すなわち，カルシウム結石とリン酸マグネシウムアンモニウム結石とはX線非透過性，シスチン結石は淡いすりガラス状，尿酸結石はX線陰性である．一方，尿のpHは通常弱酸性であるが，アルカリ性ではリン酸塩が析出しやすく，逆に酸性では尿酸結石やシスチン結石が形成されやすい．本例の腹部X線写真では結石陰影がまったく描出されておらず（図1），酸性尿もみられることから，尿酸結石を第1に考えるべきである．

　長径5mm以下の結石は飲水，運動などの日常生活指導で自然排石が期待できるが，繰り返す疝痛発作，尿路感染の合併，持続する水腎症で腎機能の低下が懸念される場合には適切な結石除去の方法を考慮すべきであり，泌尿器科医へのコンサルトが必要となる．尿酸結石（およびシスチン結石）では結石溶解療法が可能であるが，治療は月単位を要するため，閉塞のない腎結石に対して行われることが多く，水腎症を伴うような尿管結石では一般に適応とならない．本例では疼痛および水腎症が持続したため，経尿道的尿管砕石術を行った．摘出した結石の成分は尿酸100％であった．

　尿酸結石は適切な再発予防を怠った場合，短期間のうちにほぼ確実に再発するとされている．その成因として，①持続的な酸性尿，②高尿酸尿症，③尿量減少が挙げられ，再発予防にはこれら3つの因子を改善することが必要である．すなわち，飲水指導（1日尿量2,000mL以上の維持）と食事療法（動物性蛋白質，特にプリン体摂取制限）が基本であり，薬物療法としては，尿アルカリ化剤としてのクエン酸製剤（ウラリット®）や尿酸合成阻害薬であるアロプリノール（ザイロリック®）の投与が有効である．ベンズブロマロン（ユリノーム®）などの尿酸排泄促進薬は高尿酸尿症を惹起し，尿pHのコントロールがなされない場合，容易に尿酸結石が形成されるため注意が必要である．

〔柑本康夫〕

参考文献
1) 日本泌尿器科学会，日本Endourology・ESWL学会，日本尿路結石症学会（編）：尿路結石症診療ガイドライン．金原出版，2002
2) 伊藤晴夫（編）：尿路結石症外来．メジカルビュー社，1998
3) 大川順正，森本鎮義：尿酸結石の再発予防．泌尿器外科 9：1055-1060，1996

問題 050

図1 腎生検 PAS 染色標本

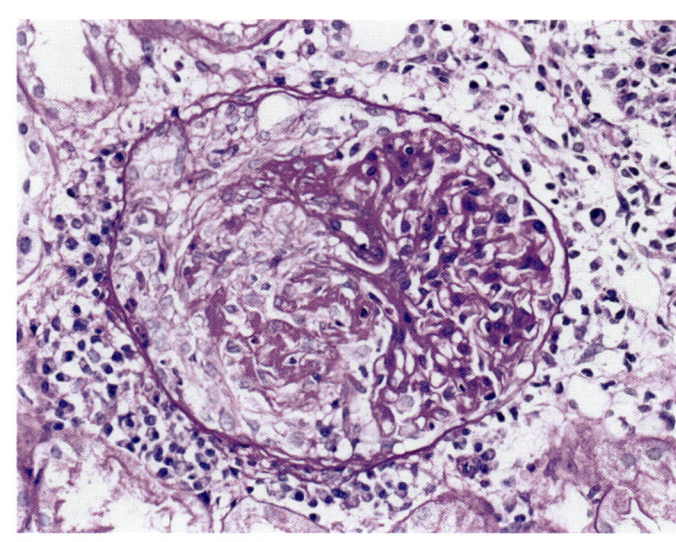

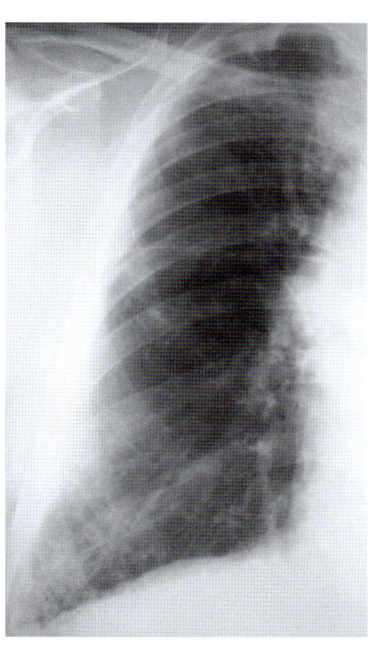

図2 胸部X線写真

- ●患者　70歳の男性.
- ●主訴　全身倦怠感, 微熱および咳嗽.
- ●既往歴・家族歴・生活歴　特記すべきことはない.
- ●現病歴　健康診断で尿所見異常を指摘されたことはない. 2か月前から全身倦怠感と咳嗽とが出現した. 近医を受診し, 感冒薬などを処方されたが症状は改善しなかった. 検査所見で蛋白尿＋と血清クレアチニン〈Cr〉3.2 mg/dL とを指摘され, 紹介され入院した.
- ●身体所見　身長 165 cm, 体重 50 kg. 眼瞼結膜は貧血様で, 右下肺に乾性ラ音を聴取する. 両下腿に軽度の浮腫を認める.
- ●検査所見　尿所見：蛋白 2＋, 潜血 3＋. 沈渣：赤血球＞100/強視野, 白血球 1〜4/強視野, 硝子円柱 5〜9/1視野, 顆粒円柱 30〜49/1視野. 血液所見：赤血球 329万/μL, Hb 9.2 g/dL, Ht 27.3％, 白血球 10,320/μL, 血小板 37.7万/μL. 血液生化学所見：総蛋白〈TP〉5.9 g/dL, IgG 1,885 mg/dL（基準 870〜1,700）, IgA 345 mg/dL（基準 110〜500）, IgM 124 mg/dL（基準 33〜190）, 尿素窒素〈UN〉28.3 mg/dL, クレアチニン〈Cr〉3.2 mg/dL, 尿酸〈UA〉5.3 mg/dL, Na 134 mEq/L, K 4.2 mEq/L, Cl 102 mEq/L, Ca 8.0 mg/dL. 免疫学所見：CRP 24.0 mg/dL, 抗核抗体陰性, MPO-ANCA 87.7 U/mL（基準 20未満）, C3 128 mg/dL（基準 86〜160）, C4 54.6 mg/dL（基準 17〜45）.

腹部超音波で両腎はやや腫大している. 水腎症はみられない. 腎生検 PAS 染色標本（図1）と胸部X線写真（図2）とを示す.

この疾患について正しいのはどれか. 2つ選べ.

A：肺病変の合併例は予後が悪い.
B：血漿交換が第1選択の治療法である.
C：治療開始後の1年生存率は約90％である.
D：病理所見で細胞性半月体の形成を認める.
E：組織の免疫染色ではIgGの線状蛍光を認める.

解答 050

A 肺病変の合併例は予後が悪い．

D 病理所見で細胞性半月体の形成を認める．

● **診断**　ANCA関連腎炎，右下肺間質性肺炎

70歳の高齢者で，急速な腎機能低下と微熱，貧血，咳嗽があり，胸部X線上では右下肺に間質性肺炎が示唆された．組織所見は光顕上で細胞性半月体の形成を認め，免疫染色では特異的な染色パターンを認めなかった．MPO-ANCAが上昇しており，ANCA関連腎炎に伴う急速進行性糸球体腎炎〈rapid progressive glomerulonephritis：RPGN〉と診断した．ステロイドパルス療法および後療法として経口プレドニゾロン30 mg/日で治療した．これらの治療に伴い炎症反応は陰性化し，腎機能は血清クレアチニン〈Cr〉が一時的に5.6 mg/dLまで上昇したものの2.0 mg/dLまで改善，肺病変も軽快して退院した．

ANCA関連腎炎は血清中に抗好中球細胞質抗体〈anti-neutrophil cytoplasmic autoantibody：ANCA〉が認められ，これが腎炎の発症に関連していると考えられている疾患群である．ANCAは1982年に初めて報告され，当初はその染色パターンから細胞質にみられるcytoplasmic〈C〉-ANCAと核の周辺に局在するperinuclear〈P〉-ANCAの2つに分類されていたが，その後にそれぞれの90%は好中球の酵素であるprotenase-3〈PR3〉とmyeloperoxidase〈MPO〉に対する抗体であることがわかり，ほぼ同義語として使われるようになった．PR3-ANCAはWegener肉芽腫症，MPO-ANCAはpauci-immune型RPGNで陽性率が高いが，いずれも糸球体に免疫グロブリンや補体の沈着をほとんど認めないことからpauci-immune型半月体形成性腎炎を呈することを組織学的特徴としている．糸球体には細胞性半月体が繰り返し新生され，線維性半月体に移行しながら糸球体が硬化していき，また間質には広範な細胞浸潤を伴う．我が国ではWegener肉芽腫症が少ないこともあり，90%がMPO-ANCA関連腎炎である．

多くが60歳以上の高齢者で，急速な腎機能低下と微熱，体重減少，貧血，血痰などを認める．血清クレアチニン分の1（1/Cr）はほぼ直線的に低下し，発症から2〜5か月程度で末期腎不全に陥る．MPO-ANCA型RPGNでは治療開始6か月生存率74.2%，1年生存率70.0%と予後不良である．予後に影響する主な臨床所見は，治療開始時の腎機能，年齢，肺病変の有無，炎症所見の程度が重要であることが判明している．

ANCAは診断に不可欠であるばかりでなく，その力価が疾患活動性を最も鋭敏に反映するので治療中にその経過を追うことが重要である．

RPGNは診断・治療が遅れると末期腎不全に陥るのみならず，腎臓以外の他臓器障害を合併して致命的になることが多い．そこで，いかに早期に診断し，早期に治療を開始するかが大事である．治療は，副腎皮質ステロイドや免疫抑制薬などの免疫抑制療法と，免疫異常により引き起こされた炎症に続発する糸球体内凝固異常などを是正すること，さらに腎機能障害の結果生じた尿毒症や高血圧などを是正させることである．また，RPGNでは原疾患の抑制ともに，強力な免疫抑制療法に伴う重症感染症（日和見感染症）への対策が重要である．

〔高田健治〕

参考文献
1) 堺 秀人, 他：急速進行性糸球体腎炎の診療指針. 日腎会誌 44：55-82, 2002
2) 神谷康司, 有村義宏：ANCA関連腎炎. 腎と透析 56：337-343, 2004
3) 下条文武, 内山 聖, 富野康日己（編）：ANCA関連腎炎. 専門医のための腎臓病学. 医学書院, pp 192-198, 2002

問題 051

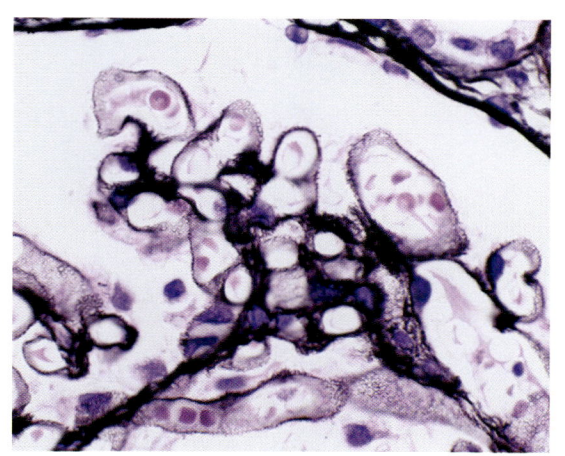

図1 腎生検 PAM 染色標本（1,000 倍）

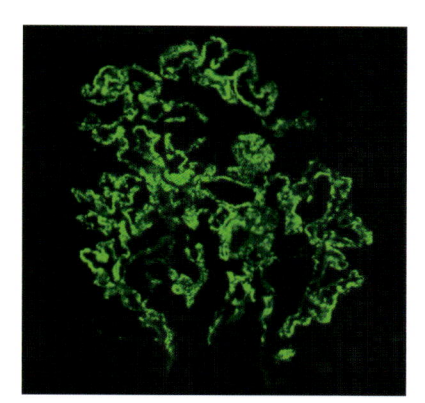

図2 腎生検蛍光抗体法標本（IgG，200 倍）

- **患者** 63 歳の女性．
- **主訴** 呼吸困難感と下腿浮腫．
- **既往歴・家族歴・生活歴** 特記すべきことはない．
- **現病歴** 3 年前から軽度の尿蛋白＋を指摘されていたが，特に精査は行わなかった．2 年前から脂質異常症があり，近医で食事療法と HMG-CoA 還元酵素阻害薬とを処方されていた．昨年の 10 月頃から下腿の浮腫が出現し，利尿薬などで改善をみていたが，今年の 4 月頃から浮腫が増悪し，呼吸困難も出現した．胸部 X 線写真で胸水貯留も認めたため，5 月 6 日に入院した．
- **身体所見** 身長 149 cm，体重 50 kg．血圧 178/90 mmHg．眼瞼，背部および両下腿に浮腫を認める．両下肺で呼吸音が減弱している．
- **検査所見** 尿所見：蛋白 4＋（8 g/日），潜血−．沈渣：赤血球 1〜4/強視野，白血球 1〜4/強視野，硝子円柱 30〜49/1 視野．血液所見：赤血球 401 万/μL，Hb 11.2 g/dL，Ht 35.8%，白血球 9,470/μL，血小板 28.1 万/μL．血液生化学所見：空腹時血糖 95 mg/dL，総蛋白〈TP〉4.0 g/dL，アルブミン〈Alb〉1.7 g/dL，IgG 627 mg/dL（基準 870〜1,700），IgA 230 mg/dL（基準 110〜410），IgM 224 mg/dL（基準 46〜260），尿素窒素〈UN〉15.0 mg/dL，クレアチニン〈Cr〉0.7 mg/dL，尿酸〈UA〉6.0 mg/dL，総コレステロール〈TC〉369 mg/dL，トリグリセリド〈TG〉164 mg/dL，HDL-コレステロール〈HDL-C〉52 mg/dL，Na 136 mEq/L，K 4.2 mEq/L，Cl 102 mEq/L，Ca 8.0 mg/dL．免疫学所見：CRP 0.0 mg/dL，HBs 抗原陰性，抗 HCV 抗体陰性，リウマトイド因子〈RF〉陰性，免疫電気泳動に特異的所見はない．抗核抗体陰性，C 3 86 mg/dL（基準 86〜160），C 4 18.6 mg/dL（基準 17〜45）．腎機能所見：クレアチニンクリアランス〈Ccr〉87.1 mL/分．

腎生検 PAM 染色標本（1,000 倍）（図1）と蛍光抗体法標本（IgG，200 倍）（図2）とを示す．

この疾患について正しいのはどれか．2 つ選べ．

- **A**：悪性腫瘍の検索が必要である．
- **B**：成人のネフローゼ症候群の 80％を占める．
- **C**：副腎皮質ホルモンの治療で速やかに完全寛解に至る．
- **D**：光学顕微鏡所見で糸球体係蹄に沿いスパイクを認める．
- **E**：病変は進行性であり，多くは予後不良で，5〜10 年で半数は腎不全に至る．

解答 051

A 悪性腫瘍の検索が必要である．

D 光学顕微鏡所見で糸球体係蹄に沿いスパイクを認める．

●**診断** 膜性腎症〈membranous nephropathy：MN〉

膜性腎症とは，病理学的には糸球体基底膜上皮直下に顆粒状に，しかもびまん性に免疫複合体〈immune complex：IC〉が沈着することによってもたらされ，臨床的には蛋白尿，ときにネフローゼ症候群をきたす疾患である．ネフローゼ症候群の原因疾患として，若年者では微小変化型の割合が圧倒的に高いが，中高年者ではMNが最も多く全体の約30％を占める．MNは系統疾患がまったくなく発症する特発性MN（約70％）と，原因となる基礎疾患から発症する二次性MN（約30％）に大別される．原因となる基礎疾患としては悪性腫瘍やB型・C型肝炎などの感染症，全身性エリテマトーデス〈SLE〉やSjögren症候群などの膠原病，さらには薬物が挙げられる．

治療はMNではICの形成が本質的な意味を有していることから，治療法も免疫抑制療法が中心となる．このため，副腎皮質ステロイドが第1選択となることが多いが，微小変化型のように速やかに完全寛解に至るような症例は少なく，免疫抑制剤の併用を要する症例が多い．

予後については，我が国では緩慢な経過をとり，おおむね良好であるとの報告が多い．厚生労働省進行性腎障害に関する調査研究班による全国調査では，腎生存率が10年で89％，15年で80％であったが，20年では59％と報告されている．治療により完全寛解や不完全寛解Ⅰ型（尿蛋白1g/日以下）に達した例の予後は良好である．

本例はネフローゼ症候群で入院し，腎生検にてMN（stage II）と診断された．病理所見では光学顕微鏡写真（PAM染色）（図1）で糸球体係蹄に沿いスパイク所見を認め，蛍光抗体所見（図2）では糸球体係蹄にIgGの顆粒状沈着を認めた．電子顕微鏡所見では上皮下沈着物を認めている（図3）．原因となる基礎疾患の鑑別も行ったが，明らかな基礎疾患はなく本態性MNと診断した．治療としては，入院時より安静と飲水制限，低蛋白・低塩食による食事制限およびループ利尿薬を開始し，診断確定後に副腎皮質ステロイドと抗凝固薬による治療も開始した．治療開始6か月の時点で不完全寛解II型（臨床症状は好転するが，不完全解寛Ⅰ型に該当しないもの）にとどまっていたため，免疫抑制薬としてシクロスポリンA〈CyA〉を併用している．

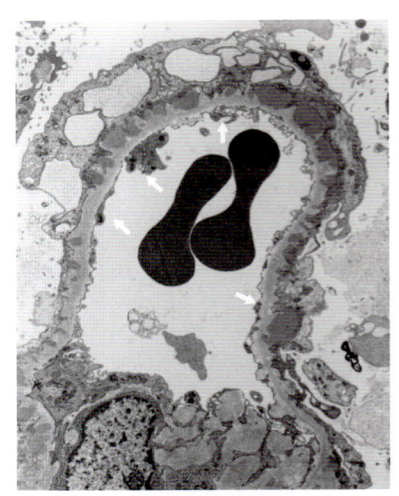

〔髙田健治〕

図3　電子顕微鏡所見（3,000倍）

参考文献
1）杉崎徹三，内山　聖，富野康日己：膜性腎症．専門医のための腎臓病学．医学書院，pp 226-234，2002
2）厚生労働省特定疾患対策研究事業進行性腎障害に関する調査研究班：難治性ネフローゼ症候群診療指針，2002
3）Muirhead N：Management of idiopathic membranous nephropathy；Evidence-based recommendations. Kidney Int 55（suppl 70）：S47－55，1999

問題 052

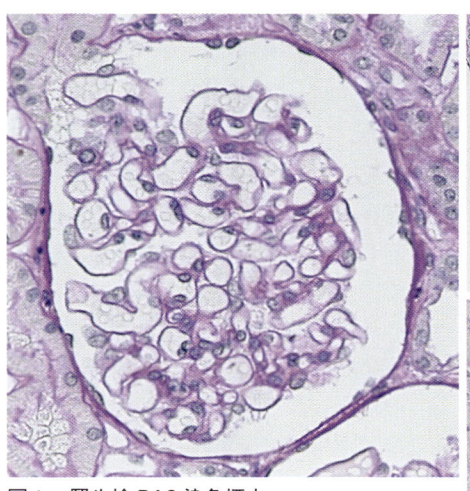

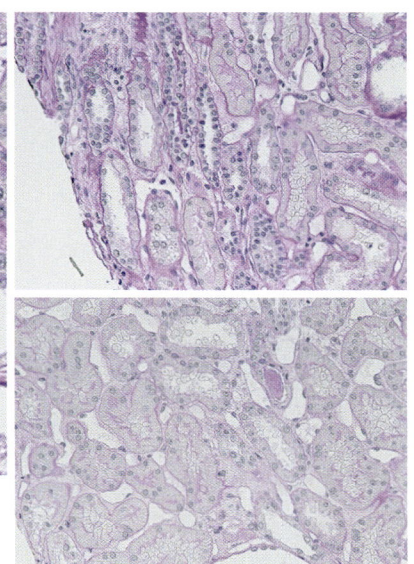

図1　腎生検 PAS 染色標本

- **患者**　33歳の男性．
- **主訴**　発熱と腰背部痛．
- **既往歴**　7歳時に腎障害を指摘された（詳細は不明）．健康診断で尿検査に異常はなかった．
- **現病歴**　運動会で短距離走後，悪心，倦怠感，腰背部痛および発熱を認めた．症状が持続したため，2日後に近医を受診した．検査で蛋白尿，尿素窒素〈UN〉39.5 mg/dL，クレアチニン〈Cr〉5.4 mg/dL，クレアチンキナーゼ〈CK〉748 IU/L を認め，急性腎不全と診断された．治療目的に紹介され入院した．
- **身体所見**　身長169 cm，体重72.6 kg．体温38.2℃．脈拍64/分，整．血圧142/90 mmHg．下腿浮腫がある．
- **検査所見**　尿所見：pH 5.5，蛋白50 mg/dL，潜血±，ミオグロビン＜5 ng/mL，尿中 β_2-ミクログロブリン〈U-β_2-MG〉136.5 μg/L（基準230以下），NAG 8.9 U/L（基準7.0以下）．尿沈渣所見：赤血球5～9/強視野，白血球5～9/強視野，硝子円柱＋，上皮円柱＋．血液所見：赤血球421万/μL，Ht 36.7％，白血球9,100/μL，血小板18.0万/μL．血液生化学所見：総蛋白〈TP〉6.4 g/dL，アルブミン〈Alb〉3.5 g/dL，尿素窒素〈UN〉47.1 mg/dL，クレアチニン〈Cr〉6.9 mg/dL，尿酸〈UA〉4.2 mg/dL，AST 16 IU/L，ALT 14 IU/L，LD 261 IU/L（基準115～245），CK 1,673 IU/L（基準57～197），ミオグロビン487 ng/mL（基準60以下），血清 β_2-ミクログロブリン〈S-β_2-MG〉3.1 μg/mL（基準1.0～1.9），Na 138.1 mEq/L，K 4.1 mEq/L，Cl 103 mEq/L．免疫学所見：ASO 陰性，抗ストレプトキナーゼ〈ASK〉陰性，抗核抗体陰性，P-ANCA 陰性，血清補体価〈CH 50〉39.0 U/mL（基準25～48），C 3 113 mg/dL（基準86～160），C 4 29 mg/dL（基準17～45）．腎機能所見：クレアチニンクリアランス〈Ccr〉10.5 mL/分．腹部超音波所見：水腎症はない．

腎生検 PAS 染色標本（図1）を示す．蛍光抗体法はすべて陰性である．

この疾患について正しいのはどれか．
2つ選べ．

- **A**：高尿酸血症を呈する．
- **B**：再発する可能性がある．
- **C**：慢性糸球体腎炎の急性増悪である．
- **D**：発熱，腰背部痛は特徴的な所見である．
- **E**：横紋筋融解症に伴う急性腎不全である．

解答 052

B 再発する可能性がある．

D 発熱，腰背部痛は特徴的な所見である．

●**診断** 低尿酸血症に合併した運動後急性腎不全

本例は通常の横紋筋融解症に伴う急性腎不全〈acute renal failure：ARF〉と異なり，以下の特徴があった．①軽度の運動で発症し，腰痛，発熱を伴った，②血清ミオグロビン，クレアチンキナーゼ〈CK〉の上昇が軽度，③非乏尿性急性腎不全，④入院時は尿酸〈UA〉4.2 mg/dLと正常，経過中UA 0.4 mg/dL，退院後はUA 1.0 mg/dL前後と低尿酸血症を認めた．

鑑別疾患は，①運動による急性腎不全，②急速進行性腎炎（ANCA関連腎炎，溶連菌感染後急性糸球体腎炎，膠原病に合併した腎炎など），③幼少期の腎疾患の既往から慢性糸球体腎炎の急性増悪（IgA腎症など），④尿路結石，を考えた．腎生検所見（光顕）は，評価可能な糸球体4個，global sclerosisは認めず，糸球体は正常，尿細管間質は間質の萎縮を認め（20～30％），巣状に尿細管上皮の腫脹，剥離を認めたが，尿細管内に尿酸円柱は認めず，循環障害による急性尿細管壊死の回復期と考えた．入院時検査，臨床経過，腎生検所見より①（運動による急性腎不全）と診断した．治療は，十分な補液をしながら，血液透析を緊急導入し計6回施行したが，その後は離脱し，腎機能もほぼ正常に回復した．

激しい運動後に合併するARF（横紋筋融解症を伴う）は，ミオグロビンの上昇を主因とするが，当症例は低尿酸血症，運動を契機に発症し，背腰痛を伴い，特異的であった[1～3]．

背腰痛を伴う運動後急性腎不全には，腎性低尿酸血症を伴う症例と伴わない症例があるが，本例は前者である．軽度の横紋筋融解症でミオグロビンが原因ではなく，運動で筋肉から遊離される何らかの物質による葉間動脈，弓状動脈の攣縮が主因とされ，画像上はdelayed CT scanでpatchyな楔形の造影剤残存を認めることが特徴である[2]．

その機序に関してはさまざまな報告がある．①運動により尿酸生合成の亢進→運動による脱水，乳酸アシドーシス→尿細管腔内の尿酸結晶化，②低尿酸血症→尿酸プールが小さく，運動により発症した多量の活性酸素を十分消去できず，また血管内皮細胞にあるプロスタサイクリン合成にかかわる酵素などの不活化を妨げず，運動による腎血管の収縮は健常人より強くなる．腎への酸素供給は低下し，運動後血流が元に戻った際に虚血-再灌流現象により過剰の活性酸素が発生して循環器障害や尿細管障害を起こし，腎不全が発症する[4]，③血管攣縮の原因は，レニンアンジオテンシン〈renin-angiotensin：RA〉系，エンドセリン，一酸化窒素，アデノシン，バソプレッシンなどの血管作動性物質が考えられている[5]．

再発予防は，運動後の脱水を避け水分補充を行い，ビタミンCなどの抗酸化物（緑黄色野菜，果物など）を摂取することが有効とされる[3]．

〔高田浩史〕

参考文献
1) Erley CMM, et al：Acute renal failure due to uric acid nephropathy in a patient with renal hypouricemia．Klin Wochenschr 67：308-312, 1989
2) 石川　勲：Patchy renal vasoconstriction. 日本臨牀別冊：領域別症候群シリーズ16―腎臓症候群（上）．日本臨牀社，pp293-296, 1997
3) 伊丹儀友，他：腎性低尿酸血症の運動後急性腎不全．腎と透析 49：604-606, 2000
4) 村上俊雄：腎性低尿酸血症．小児科診療 59：2035-2041, 1996
5) 浅香充宏，石川　勲：血管作動性物質と急性腎不全．救急・集中治療 15：979-984, 2003

問題 053

図1　腎生検 PAS 染色標本

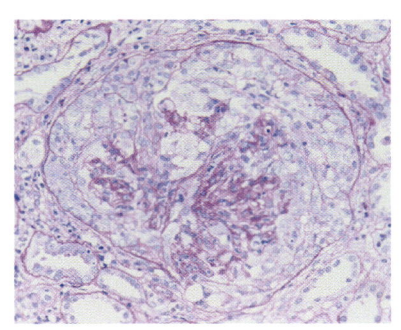

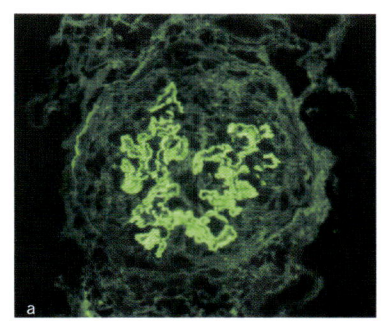

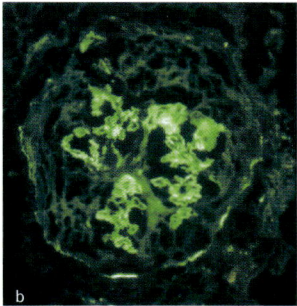

図2　腎生検蛍光抗体法標本　a：IgG 染色，b：C 3 染色

- ●患者　40歳の女性．
- ●主訴　全身倦怠感と食欲不振．
- ●既往歴・家族歴　特記すべきことはない．
- ●生活歴　喫煙歴はない．アルコールは機会飲酒．健康食品や薬物の常用はない．
- ●現病歴　これまでの健康診断で尿検査異常を指摘されたことはない．2005年10月初旬から咳嗽が出現し，その後，肉眼的血尿が出現したため近医を受診した．膀胱炎と診断されて，抗菌薬レボフロキサシン（クラビット®）300 mg/日を処方されたが軽快しなかった．10月20日から全身倦怠感が著明となり，悪心と食欲不振とを認めた．血液検査にて血清クレアチニン〈Cr〉3.5 mg/dLと高値を指摘され，10月24日，当院泌尿器科に紹介された．尿沈渣上，赤血球円柱と変形赤血球とを多数認め，血清 Cr 値が 4.7 mg/dL と上昇を示したため腎内科に紹介され入院した．
- ●身体所見　身長 161 cm，体重 58 kg．体温36.4℃．脈拍72/分，整．血圧は右 132/80 mmHg で左右差はない．心肺系では心雑音はなく，肺にラ音を聴取しない．腹部は軟で圧痛はない．四肢に浮腫はなく，皮膚病変も認めない．
- ●検査所見　尿所見：比重 1.025，pH 5.5，蛋白 3＋，糖－，潜血 3＋．蓄尿所見：尿蛋白 3.8 g/日，クレアチニンクリアランス〈Ccr〉4 mL/分．沈渣：白血球 10〜19/視野，赤血球無数/1 視野，円柱＋（硝子円柱，上皮円柱，顆粒円柱，ろう様円柱）．血液所見：赤血球 365 万/μL，Hb 10 g/dL，Ht 31.1％，白血球 9,600/μL，血小板 39.9 万/μL．

血液生化学所見：空腹時血糖 92 mg/dL，総蛋白〈TP〉7.2 g/dL，アルブミン〈Alb〉3.5 g/dL，IgG 1,630 mg/dL（基準 870〜1,700），IgA 198 mg/dL（基準 110〜410），IgM 121 mg/dL（基準 46〜260），尿素窒素〈UN〉34 mg/dL，クレアチニン〈Cr〉4.7 mg/dL，尿酸〈UA〉8.6 mg/dL，総コレステロール〈TC〉225 mg/dL，Na 136 mEq/L，K 4.5 mEq/L，Cl 98 mEq/L，Ca 9.3 mg/dL．免疫学所見：CRP 9.09 mg/dL，ASO 陰性，リウマトイド因子〈RF〉陰性，抗核抗体陰性，抗 dsDNA 抗体陰性，抗糸球体基底膜〈GBM〉抗体 300 倍以上，C-ANCA 陰性，P-ANCA 陰性，C 3 120 mg/dL（基準 86〜160），C 4 46 mg/dL（基準 17〜45）．胸部 X 線所見：CTR 42.5％，肺野に異常はない．腎超音波所見：長径は左腎 10.4 cm，右腎 9.4 cm，腎実質の皮髄境界は明瞭である．

腎生検 PAS 染色標本（図1）を示す．糸球体病変が糸球体総数（20個）のうち40％に認められる．間質は軽度の線維化とリンパ球の浸潤とを認める．蛍光抗体法標本（図2）を示す．

最も適切な治療法はどれか．1つ選べ．

- A：抗血小板療法
- B：血漿交換療法
- C：ステロイドパルス療法
- D：エンドキサンパルス療法
- E：ステロイドパルス療法＋血漿交換療法

解答 053

E ステロイドパルス療法＋血漿交換療法

●**診断** 抗糸球体基底膜〈GBM〉抗体型急速進行性糸球体腎炎

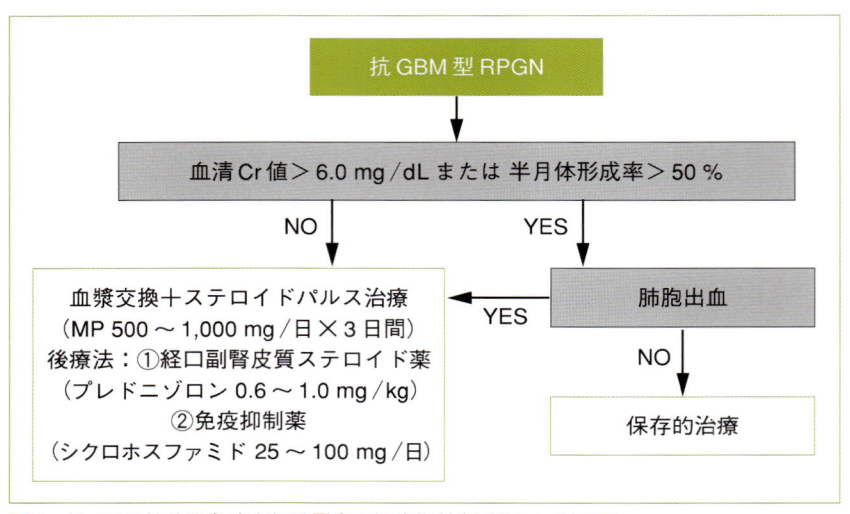

図3 抗GBM抗体型急速進行性腎炎の治療指針（文献1より引用）

　病理組織所見（図1）では全周性の細胞性半月体が認められる．蛍光抗体染色（図2）では糸球体基底膜に沿ってIgG，C3の線状の局在を認めた．

　我が国の抗GBM抗体型急速進行性腎炎〈rapidly progressive glomerulonephritis：RPGN〉の診療指針を図3に示す．

　抗GBM抗体型RPGNは，他のRPGNと比較し来院時のCr値が高値であり，抗GBM抗体の沈着による半月体形成がほとんどの糸球体に同時に起こることから，発症から腎不全に至るまでの経過が早い．そのため，治療開始時腎機能低下例（血清Cr値6 mg/dL以上），半月体形成率50％以上の症例では腎機能の改善は得られない可能性が高いと考えられている．

　本例では抗GBM抗体の除去を目的として血漿交換療法，および抗体産生を抑えるためステロイドパルス療法を施行した．〔所　敏子・森本　聡〕

参考文献
1）堺　秀人，黒川　清，小山哲夫，他：急速進行性腎炎症候群の診療指針．日腎会誌 44：55-82, 2002
2）清水芳男，山縣邦弘，小山哲夫：急速進行性糸球体腎炎（RPGN）．日本臨牀 64（増刊）：403-407, 2006

問題 054

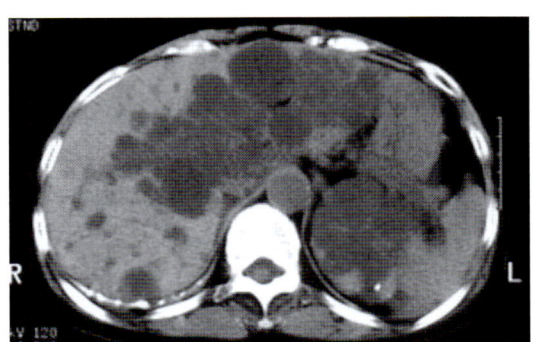

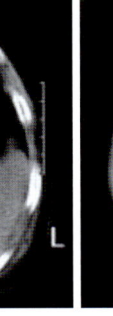

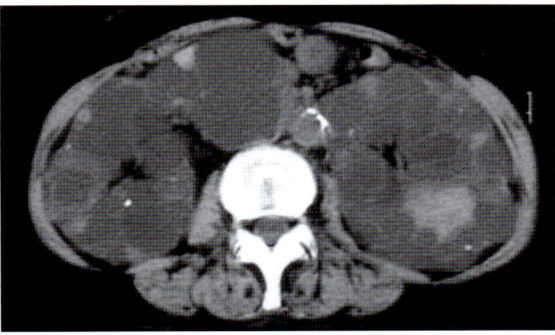

図1　腹部単純CT

図2　腹部単純CT

- **患者**　62歳の女性.
- **主訴**　尿蛋白陽性と腎機能低下との精査目的.
- **既往歴**　特記すべきことはない.
- **家族歴**　父親が腎不全で死亡，叔父2人も腎疾患で亡くなっている.
- **現病歴**　健康診断で尿蛋白陽性と腎機能障害とを指摘されたため来院した．最近，疲れやすいという.
- **身体所見**　身長154cm，体重50.5kg．体温36.9℃．脈拍72/分，整．血圧158/96mmHg．眼瞼結膜に貧血を認める．胸部に異常はない．腹部では約12×16cmの腫瘤を1個ずつ触知する．足背に浮腫を認める．神経学的に異常はない.
- **検査所見**　尿所見：蛋白+，潜血±．血液所見：赤血球241万/μL，Hb 7.6g/dL，Ht 23.7%，白血球4,000/μL，血小板20.5万/μL．血液生化学所見：総蛋白〈TP〉6.4g/dL，尿素窒素〈UN〉58.0mg/dL，クレアチニン〈Cr〉5.11mg/dL，Na 143mEq/L，K 6.4mEq/L，Cl 112mEq/L．腹部単純CT（図1，2）を示す.

この疾患について**誤っている**のはどれか．2つ選べ．

- **A**：脳動脈瘤を合併する．
- **B**：大腸憩室を合併する．
- **C**：血圧は正常のことが多い．
- **D**：腎臓と肝臓にだけ囊胞を認める．
- **E**：貧血は腎機能障害の程度に比べて軽度のことが多い．

解答 054

C 血圧は正常のことが多い．

D 腎臓と肝臓にだけ囊胞を認める．

●**診断** 常染色体優性遺伝多発性囊胞腎〈autosomal dominant polycystic kidney disease：ADPKD〉

本例は初診時から高血圧を認め，囊胞化した腎臓を触知した．血液検査では腎性貧血，腎不全，高カリウム血症を認めた．腹部単純CT（図1，2）では肝臓，腎臓に多発する囊胞が認められた．父親の腎疾患の詳細は不明であったが，叔父2人については囊胞腎を指摘されていたことが確認され，ADPKDと診断した．

本例は診断約8か月後に透析導入となっている．日本透析医学会の統計調査では，我が国の透析患者数は2001年末で約22万人である[1]．そのうち3.3%が多発性囊胞腎患者である．また，2001年度の1年間で透析導入になった患者のうち2.3%が多発性囊胞腎で，その平均年齢は59.7歳であった．これは糖尿病腎症(38.1%)，慢性糸球体腎炎(32.4%)，腎硬化症(7.6%)に次ぐ頻度である[1]．

ADPKDには現在のところ3つの形式が報告されている．ADPKDの80〜90%を占める第16染色体短腕上の変異による*PKD1*と，第4染色体長腕上の変異による*PKD2*があり，さらにもう1つの形式が報告されているが，その原因遺伝子は特定されていない．*PKD1*は*PKD2*より臨床症状も重篤であり，腎機能障害の進行も早い．

ADPKD患者は30〜40歳代で症状が出てくることが多い．高血圧は成人ADPKD患者の75%前後に認められ，高血圧を伴う患者では腎障害の進行が早い[2]．腎臓以外では肝臓，膵臓，脾臓，卵巣にも囊胞の発生を認めることがある．また，尿路結石，脳動脈瘤，心弁膜閉鎖不全，大腸憩室などの異常を伴うことがある．脳動脈瘤の合併は5〜10%とされる[2]が，脳動脈瘤の家族歴がある場合には20%前後に合併するため注意が必要である[3]．心弁膜閉鎖不全は僧帽弁閉鎖不全，大動脈弁閉鎖不全が多い．大腸憩室穿孔の頻度は一般の頻度よりも高い[2]．一般にエリスロポエチンの産生が亢進している症例が多く，腎性貧血は腎機能障害の程度に比べて軽度のことが多い．

診断基準は，家族内発生が確認されている場合には，超音波断層像で両腎に囊胞がおのおの3個以上確認されるもの，CTでは両腎に囊胞がおのおの5個以上確認されるものとされる．家族内発生が確認されていない場合には，15歳以下ではCTまたは超音波断層像で両腎におのおの3個以上囊胞が確認され，その他の疾患が除外される場合である．また，16歳以上ではCTまたは超音波断層像で両腎におのおの5個以上囊胞が確認され，その他の疾患が除外される場合である[4]．

まだ根本的な治療法はなく，腎障害の進行をできるだけ遅らせることに主眼が置かれる．高血圧症はアンジオテンシン変換酵素阻害薬〈ACEI〉，アンジオテンシン受容体拮抗薬〈ARB〉で治療されるべきである[2,3]．この場合，急激な腎機能の低下，高カリウム血症の発生に注意が必要である．

〔松村正巳〕

参考文献

1) 日本透析医学会統計調査委員会：わが国の慢性透析療法の現況［2001年12月31日現在］．日本透析医学会，2002
2) Asplin JR, Coe FL：Hereditary tubular disorders. Braunwald E, et al (eds)：Harrison's Principles of Internal Medicine, 15th ed. McGraw-Hill, New York, pp1598-1606, 2001
3) Grantham JJ, Nair V, Winklhofer F：Cystic diseases of the kidney. Brenner BM (ed)：Brenner & Rector's The Kidney, 6th ed. WB Saunders, Philadelphia, pp1699-1730, 2000
4) 東原英二：常染色体優性遺伝多発性囊胞腎．社団法人日本腎臓学会（編）：腎臓病学の診断アプローチ．日本腎臓病学会，p91，1995

問題 055

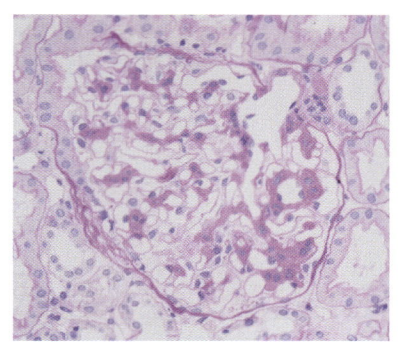

図1 腎生検 PAS 染色標本

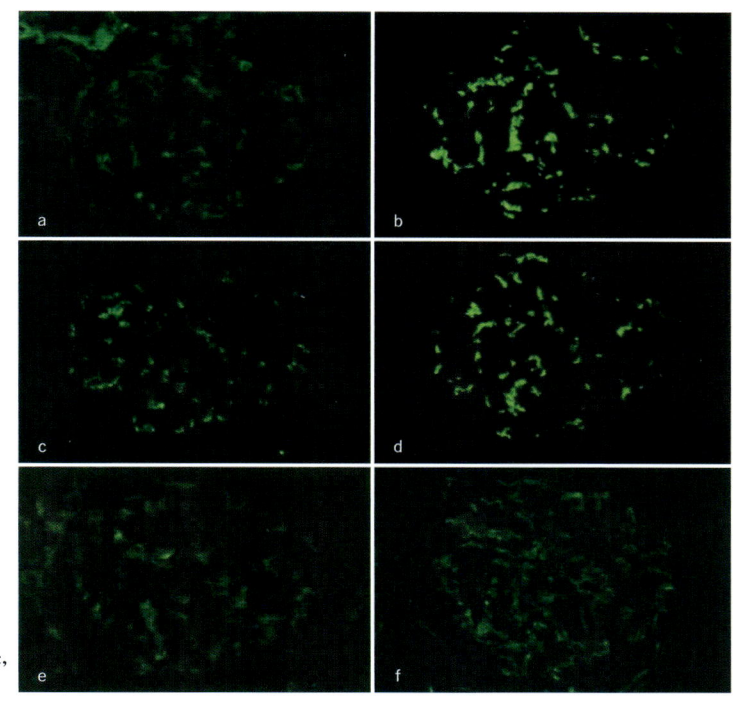

図2 腎生検蛍光抗体法標本
a：IgG, b：IgA, c：IgM, d：C3c, e：c1q, f：フィブリノゲン

- **患者** 20歳の男性．
- **主訴** 顕微鏡的血尿と蛋白尿との精査．
- **既往歴・家族歴** 特記すべきことはない．
- **生活歴** 荷物運搬のアルバイト．
- **現病歴** 中学生の頃から学校の健康診断で尿潜血と尿蛋白とを指摘されていたが，特に自覚症状はなかった．近医を受診したが，血液生化学的検査で著変を認めないため経過観察されていた．しかし，今回就職を控え，精査のため来院し，経皮的腎生検を目的に入院した．
- **身体所見** 身長162 cm，体重66 kg．体温36.4℃．脈拍88/分，整．血圧112/69 mmHg．眼瞼結膜に貧血や黄疸はない．口蓋扁桃腫大（Ⅰ度）を認める．胸部聴診上異常はない．腹部は平坦，軟で，圧痛はない．神経学的所見に異常はない．
- **検査所見** 尿所見：pH 6.5，蛋白1+，糖−，潜血2+．血液所見：赤血球525万/μL，Hb 16.4 g/dL，Ht 47.1%，白血球5,300/μL，血小板23.8万/μL．血液生化学所見：空腹時血糖84 mg/dL，総蛋白〈TP〉7.3 g/dL，アルブミン〈Alb〉4.5 g/dL，IgG 1,118 mg/dL（基準870〜1,700），IgA 436 mg/dL（基準110〜410），IgM 102 mg/dL（基準33〜190），尿素窒素〈UN〉13 mg/dL，クレアチニン〈Cr〉0.75 mg/dL，AST 11 IU/L，ALT 11 IU/L．免疫学所見：血清補体価〈CH 50〉41.1 U/mL（基準25〜48）．

腎生検 PAS 染色標本（図1）と蛍光抗体法標本（図2）とを示す．

この疾患について正しいのはどれか．
1つ選べ．

A：腎不全に至ることはない．
B：感冒様症状の1〜2週後に肉眼的血尿を呈する．
C：急性糸球体病変に対して副腎皮質ステロイドを投与する．
D：自覚症状や血液検査所見の乏しい例では，腎生検は有用ではない．
E：アンジオテンシン変換酵素〈ACE〉阻害薬やアンジオテンシン受容体拮抗薬〈ARB〉は投与すべきではない．

解答 055

C 急性糸球体病変に対して副腎皮質ステロイドを投与する.

● 診断　IgA 腎症

　IgA 腎症は，糸球体メサンギウム領域への IgA の優位な沈着を特徴とする一次性糸球体疾患であり，IgA の構造異常が病態の発症・進展に関与すると考えられている．本例は光学顕微鏡検査にてメサンギウム細胞の増殖とメサンギウム基質の増生を認め(図3矢印)，蛍光抗体法検査にてメサンギウム領域への IgA および C 3 c の顆粒状沈着像がみられたため，同症と考えられた．我が国の一次性糸球体疾患のうちで最も頻度が高く，尿所見を伴った腎疾患としての発症頻度は 10 万人当たり 25〜50 人といわれている．従来，予後良好な疾患とされていたが，現在，腎生検による診断後 20 年以上の経過で 30〜40％ が末期腎不全へ進行することが知られている．

　IgA 腎症の多くは無症状で経過し，学校検尿や職場検尿で血尿や蛋白尿を指摘されることが多い．上気道感染後に肉眼的血尿を呈し，急性腎炎症候群の経過をとる例もあるが，溶連菌感染後急性糸球体腎炎より潜伏期が短く，血清補体価の低下や抗溶連菌抗体の出現はない．血尿の程度は組織障害度や腎機能の予後とは関連しないが，尿蛋白や高血圧，糸球体濾過率の低下は腎機能の予後不良因子である．自覚症状に乏しくても持続する血尿と蛋白尿を認める場合には，診断および治療方針決定のため，病理組織学的診断を行うことが望ましい．

　IgA 腎症に対する根本的な治療法は現在のところなく，対症療法により病勢を抑制することが重要である．急性糸球体病変に対しては副腎皮質ステロイド薬や免疫抑制薬の投与，慢性病変に対しては安静，食事療法(低蛋白・減塩食)に加えてアンジオテンシン変換酵素〈angiotensin converting enzyme：ACE〉阻害薬やアンジオテンシン受容体拮抗薬〈angiotensin receptor blocker：ARB〉を中心とした厳格な降圧療法が選択される．抗血小板薬・抗凝固薬・魚油の投与が有用で

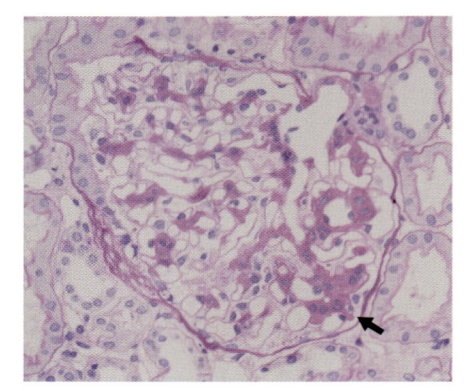

図3　腎生検 PAS 染色標本
メサンギウム細胞の増殖とメサンギウム基質の増生を認める(矢印).

あるとする報告もある．慢性扁桃炎を伴う例では扁桃摘出術の有用性が検討されている．しかし，扁桃摘出術は尿所見を改善または正常化させるが，長期の腎機能保護に関する有用性については明らかなエビデンスに乏しい．

〔山原英樹，森本　聡〕

参考文献
1) Barratt J, et al：Treatment of IgA nephropathy. Kidney Int **69**：1934-1938, 2006
2) 日本腎臓学会編集委員会：初学者から専門医までの腎臓学入門．東京医学社，2005

呼吸器

問題
056-070

呼吸器

問題 056

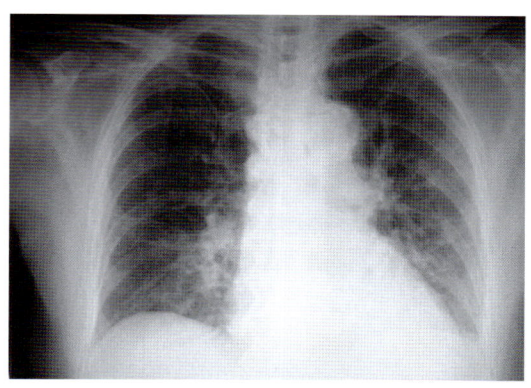

図1 入院時胸部X線写真

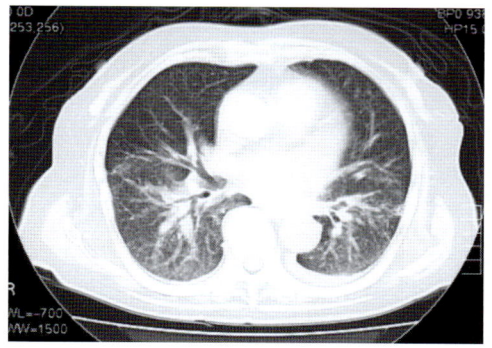

図2 入院時胸部単純CT

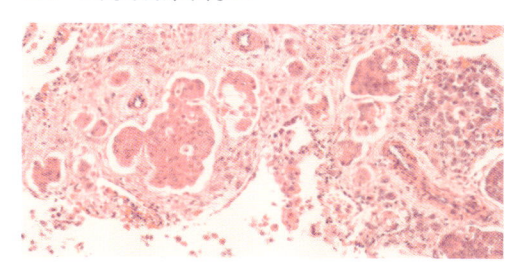

図3 肺生検H-E染色標本

- **患者** 82歳の女性.
- **主訴** 咳嗽.
- **既往歴** 高血圧と糖尿病.
- **家族歴** 特記すべきことはない.
- **生活歴** 喫煙歴はない.
- **現病歴** 2週前から咳嗽が出現し，感冒として近医から投薬を受けたが改善がみられなかった．その後，浮腫と食欲不振とが出現したため前医に入院した．肺炎および心不全として抗菌薬と利尿薬とで治療したが改善がなく，呼吸不全が進行したため転院した．
- **身体所見** 意識清明．体温36.9℃．脈拍80/分，整．血圧152/81 mmHg．心雑音はない．両肺にcoarse cracklesを聴取する．腹部に異常所見はない．
- **検査所見** 尿所見：色調は黄色清，比重1.035，pH 6.0，蛋白2+，糖1+，ケトン体－，潜血－，尿中レジオネラ抗原陰性，尿中肺炎球菌抗原陰性．便所見：潜血2+．赤沈7 mm/1時間．血液所見：赤血球443万/μL，Hb 13.3 g/dL，Ht 40.3%，白血球14,200/μL，血小板13.5万/μL．血液生化学所見：空腹時血糖182 mg/dL，HbA$_{1c}$ 7.4%，総蛋白〈TP〉6.7 g/dL，アルブミン〈Alb〉3.6 g/dL，尿素窒素〈UN〉12.2 mg/dL，クレアチニン〈Cr〉0.6 mg/dL，AST 21 IU/L，ALT 14 IU/L，LD 272 IU/L（基準115～245），ALP 646 IU/L（基準115～359），Na 139 mEq/L，K 3.7 mEq/L，Cl 97 mEq/L．免疫学所見：CRP 3.99 mg/dL，マイコプラズマ抗体陰性，HBs抗原陰性，HCV抗体陰性，HIV抗体陰性，HTLV-1抗体陰性，MPO-ANCA陰性，PR3-ANCA陰性，β-Dグルカン<1.2 pg/mL（基準11.0以下），SP-D 28.1 ng/mL（基準110未満），KL-6 383 U/mL（基準500未満）．腫瘍マーカー：CEA 10.1 ng/mL（基準5以下）．動脈血ガス分析（O$_2$ 4 L/分吸入下）：pH 7.484，PaO$_2$ 55.7 Torr，PaCO$_2$ 35.3 Torr，HCO$_3^-$ 26.3 mEq/L，SaO$_2$ 90.7%．心エコー所見：壁運動に異常はない．左室駆出率70%．喀痰所見：*Klebsiella pneumoniae* 培養1+，抗酸菌培養－，抗酸菌塗抹－．入院時の胸部X線写真（図1），胸部単純CT（図2）および肺生検H-E染色標本（図3）を示す．

最も考えられるのはどれか．1つ選べ．

- **A**：肺胞蛋白症
- **B**：過敏性肺炎
- **C**：特発性肺線維症
- **D**：癌性リンパ管症
- **E**：Churg-Strauss症候群

解答 056

D 癌性リンパ管症

●**診断** 癌性リンパ管症〈lymphangitis carcinomatosa〉

本例は咳で発症し，急速に呼吸困難が進行，両側びまん性肺陰影を認めた．抗菌薬，利尿薬は無効であり，確定診断のため気管支鏡を行ったところ，経気管支肺生検〈transbronchial lung biopsy：TBLB〉で腺癌による癌性リンパ管症と診断された．原発は胃癌，乳癌が考えられたものの，その後呼吸不全が悪化し，原発巣の特定ができないまま死亡した．病理解剖で原発は胃癌（Borrmann 4型）と診断された．

癌性リンパ管症は肺への癌の転移様式の1つであり，原発は肺癌のほかに胃癌，乳癌，膵癌，大腸癌などさまざまである．本例の肺割面では，両肺で灰白色の線形あるいは顆粒形の不規則な病変を認め，特に気管支周囲は著明に肥厚していた（図4）．さらにこれらの部位を組織学的に観察してみると，癌細胞が肺内リンパ管内に進展した結果（図3矢印），リンパ管が閉塞・拡張し，肺間質の浮腫が病理学的にみられた．以上は癌性リンパ管症に特徴的な病理所見であり，胸部X線写真では微細網状影，HRCT〈high resolution computed tomography〉では気管支血管束〈bronchovascular bundle〉の腫大，小葉間隔壁の肥厚となって現れる．また胸水貯留，肺門や縦隔リンパ節の腫大を認めることも多い．しかしながら，画像のみで診断を確定するのは困難で，病理組織診断もしくは細胞診で悪性細胞を検索することが必要である．TBLBは有用な検査方法であり，リンパ管に侵入する癌細胞を直接証明することができる．または気管支肺胞洗浄や喀痰の細胞診で癌細胞を検出することも可能であるが，感度は低い．

癌性リンパ管症の発生機序としては，癌細胞が肺動脈を経て肺末梢で微小な転移巣をつくった後，リンパ管内に癌が浸潤し，リンパ流に沿って進展する順行性転移が主に考えられている．しかし，まず縦隔や肺門リンパ節に癌が転移・増殖し

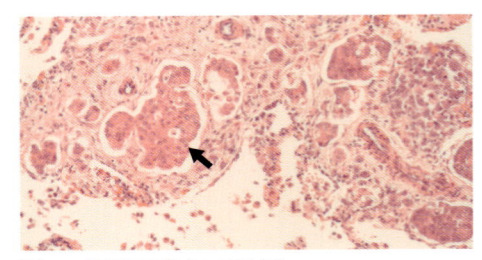

図3 病理組織像（H-E染色）

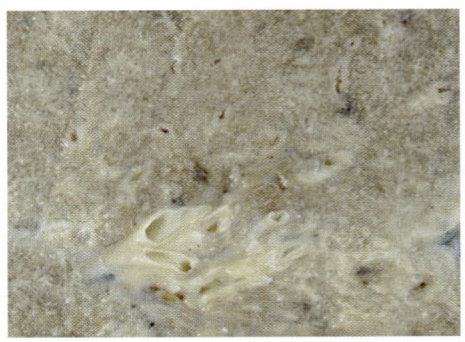

図4 左肺下葉の肉眼所見
線状，顆粒状の不規則な灰白色病変があり，気管支周囲が灰白色に肥厚している．

た後，肺内リンパ管を逆行性に浸潤する機序も考えられ，どちらが正しいのか，両者が混在するのか結論は得られていない．本例は病理解剖で縦隔肺門リンパ節の明らかな腫大はなく，順行性の転移が最も考えられたが，肺動脈とリンパ管の壁を破壊するような微小転移巣は病理組織にて確認されなかった．このように，実際の症例において発生機序まで明らかにすることは困難なことが多い．

癌性リンパ管症に対する治療はなく，原発巣に対する治療が優先される．原発巣に対する治療ができない場合は，予後はきわめて不良で対症療法が中心となる．副腎皮質ステロイド投与が有効な例もあり試みてもよいが，効果は一時的なことが多い． 〔石本 修〕

参考文献

1) 神尾和孝，江口研二：癌性リンパ管症．北村 諭，福地義之助，石井芳樹（編）：〔別冊医学のあゆみ〕呼吸器疾患─state of arts 2003-2005．医歯薬出版，pp 594-596，2003
2) Corrin B, Nicholson AG：Pathology of the Lungs, 2nd ed. Churchill Livingstone, Edinburgh, 2006

問題 057

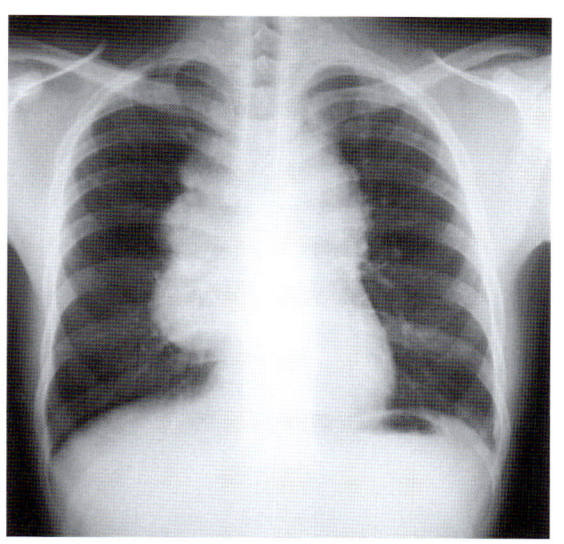

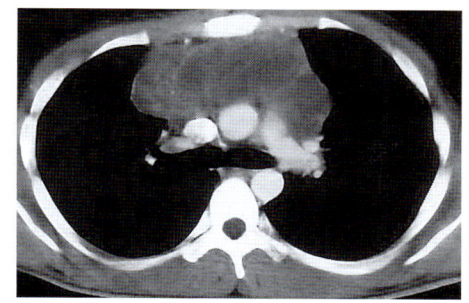

図1 胸部X線写真

図2 胸部造影CT

- ●**患者** 21歳の男性．
- ●**主訴** 胸部X線異常陰影の精査．
- ●**既往歴** 6歳時に伝染性単核球症，11歳時に無菌性髄膜炎．
- ●**家族歴** 特記すべきことはない．
- ●**生活歴** 喫煙20本/日を3年間．アスベスト曝露歴はない．
- ●**現病歴** 健康診断で撮影した胸部X線写真で異常陰影を指摘されたため来院した．自覚症状はない．
- ●**身体所見** 身長167 cm，体重58.0 kg．体温36.3℃．脈拍76/分，整．血圧110/80 mmHg．貧血や黄疸はない．頸静脈怒張はなく，表在リンパ節腫脹もない．両側女性化乳房を認める．胸部聴診上，異常はなく，腹部にも異常所見はない．睾丸に異常は認めない．浮腫，チアノーゼ及びばち指はない．
- ●**検査所見** 血液所見：赤血球479万/μL，Hb 13.7 g/dL，白血球13,100/μL，血小板31.8万/μL．血液生化学所見：LD 517 IU/L（基準115〜245）．免疫学所見：CRP 2.4 mg/dL．腫瘍マーカー：CEA＜3.0 ng/mL（基準5以下），α-フェトプロテイン〈AFP〉7,790 ng/mL（基準10以下），可溶性IL-2レセプター〈sIL-2R〉437 U/mL（基準220〜530）．ホルモン検査所見：hCG β-サブユニット0.8 ng/mL（基準0.1以下）．

胸部X線写真（図1）と胸部造影CT（図2）とを示す．

> この疾患について正しいのはどれか．
> 2つ選べ．

- **A**：標準的治療法は放射線療法である．
- **B**：20〜40歳代の男性に好発する．
- **C**：血清AFPは治療効果判定に有用である．
- **D**：精巣腫瘍として発生する頻度は縦隔に比べると少ない．
- **E**：セミノーマに比べて非セミノーマの予後は良好である．

解答 057

B 20〜40歳代の男性に好発する．

C 血清AFPは治療効果判定に有用である．

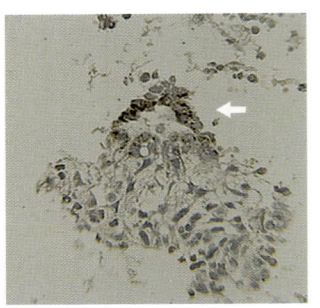

図3 CTガイド下針生検
矢印はAFP染色陽性腫瘍細胞

● **診断** 縦隔非セミノーマ性胚細胞性腫瘍

本例は健康診断で撮影した胸部X線写真で異常を指摘されて来院した若年者の例であるが，胸部X線写真(図1)で両側肺門部から突出する腫瘤影を指摘するのは容易であり，胸部造影CT(図2)で前縦隔に巨大な腫瘤影が確認できる．前縦隔に発生する頻度の高い腫瘍としては，胸腺関連腫瘍，胚細胞性腫瘍，甲状腺の迷入組織性腫瘍などがあるが，本例では血清AFPが高値であり，胚細胞性腫瘍が考えられた．診断確定のためCTガイド下針生検を施行し，AFP産生性の縦隔非セミノーマ性胚細胞性腫瘍と診断した(図3)．

縦隔は，その組織構成が多様なことから，縦隔に発生する腫瘍もまた多彩である．胸腺関連腫瘍，胚細胞性腫瘍，神経原性腫瘍の3種類が縦隔腫瘍全体の60%以上を占め，先天性嚢胞，悪性リンパ腫，縦隔内甲状腺腫などがこれに次ぐ．好発部位として胸腺関連腫瘍，胚細胞性腫瘍は前縦隔に，縦隔内甲状腺腫は上・前縦隔に，悪性リンパ腫，先天性嚢胞は中縦隔に発生することが多い．

縦隔原発の胚細胞性腫瘍は，以前は縦隔奇形腫と総称されていたが，近年，胚細胞が発生段階で縦隔部位に迷入し増殖したという説が一般的に認められ，一括して胚細胞性腫瘍と呼称される．胚細胞性腫瘍は大半が精巣などの性腺に生じるが，1〜2%のものが後腹膜，縦隔，松果体などに生じる．病理組織学的に奇形腫，セミノーマ，非セミノーマの3つに大きく分類されるが，良性の成熟型奇形腫以外は悪性である．好発年齢はいずれも20〜40歳代であるが，成熟型奇形腫に男女差がないのに比し，悪性型はほとんどが男性で女性は稀である．腫瘍マーカーは組織型を推測するのに有用であり，特に非セミノーマでは約80〜90%でAFP，hCG β-サブユニットのどちらか，あるいは両方が高値を示す．未熟奇形腫も腫瘍マーカーは上昇するが，セミノーマでの上昇例は少なく，hCG β-サブユニットの軽度上昇例が約10%にあるだけで，AFPは上昇しない．

縦隔胚細胞性腫瘍の治療は，性腺原発の胚細胞性腫瘍の治療に準じる．成熟型奇形腫は良性であり，外科的完全切除後の再発はない[1]．セミノーマの予後は比較的良好で，放射線治療のみで60〜70%の非担がん長期生存を得たという報告もある．非セミノーマの予後は，セミノーマに比べると不良である．シスプラチンを主体とした多剤併用化学療法が標準的治療法であり，完全寛解率は54%，2年生存率は42%と報告されている[2]．手術療法は，腫瘍マーカーが正常化した時期に行うことが勧められているが，腫瘍マーカーが正常化しない例，あるいは上昇傾向にある時期での手術成績は不良である．

本例は多剤併用抗腫瘍化学療法(シスプラチン，エトポシド，ブレオマイシン)を4コース行い，いったんは血清AFPの正常化を認めたものの，画像上，腫瘍は残存し，血清AFPが再上昇したため，末梢血幹細胞移植を併用した大量化学療法施行後，上大静脈合併切除を併用した腫瘍摘出術を施行した．

〔大久保仁嗣〕

参考文献
1) Takeda S, et al : Primary germ cell tumors in the mediastinum ; A 50-year experience at a single Japanese institution. Cancer 97 : 367-376, 2003
2) Gerl A, et al : Cisplatin-based chemotherapy of primary extragonadal germ cell tumors ; A single institute experience. Cancer 77 : 526-532, 1996

問題 058

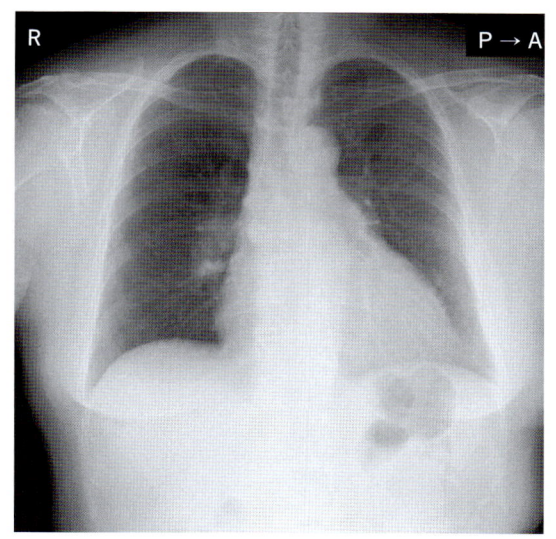

図1 胸部X線写真

- **患者** 68歳の女性．
- **主訴** 労作時呼吸困難．
- **既往歴** これまで心疾患や心電図異常を指摘されたことはなく，特記すべきことはない．
- **現病歴** 2か月前から坂道などを登ったときに息切れが起こるようになった．休むとおさまった．少しの上り坂でも息切れや動悸を自覚するようになった．胸痛や胸部圧迫感はなかった．徐々に労作時息切れが強くなったため来院した．
- **身体所見** 身長152 cm，体重62.4 kg．体温35.7℃．呼吸数18/分．脈拍80/分，整．血圧132/80 mmHg．眼瞼結膜に貧血はなく，眼球結膜に黄疸はない．心音ではIIp音の亢進を認める．呼吸音ではwheezesやcracklesは聴取しない．下腿浮腫をごく軽度認める．左右差はない．
- **検査所見** 尿所見：pH 6.5，蛋白2+，糖−，ウロビリノゲン±，ケトン体−，潜血2+．血液所見：赤血球500万/μL，Hb 14.9 g/dL，Ht 45.3 %，白血球6,340/μL，血小板21.3万/μL．血液生化学所見：空腹時血糖93 mg/dL，総蛋白〈TP〉6.5 g/dL，アルブミン〈Alb〉3.9 g/dL，尿素窒素〈UN〉17.2 mg/dL，クレアチニン〈Cr〉0.73 mg/dL，総コレステロール〈TC〉217 mg/dL，トリグリセリド〈TG〉115mg/dL，HDL-コレステロール〈HDL-C〉53 mg/dL，総ビリルビン0.9 mg/dL，AST 68 IU/L，ALT 142 IU/L，LD 272 IU/L（基準115〜245），γ-GTP 190 IU/L（基準30以下），クレアチンキナーゼ〈CK〉73 IU/L（基準32〜180），Na 141 mEq/L，K 4.4 mEq/L，Cl 106 mEq/L．免疫学所見：CRP 0.09 mg/dL．ホルモン検査所見：甲状腺刺激ホルモン〈TSH〉2.23 μU/mL，遊離トリヨードサイロニン〈FT_3〉3.42 pg/mL（基準2.30〜4.30），遊離サイロキシン〈FT_4〉1.40 ng/dL（基準0.90〜1.70）．動脈血ガス分析（自発呼吸，room air）：pH 7.488，PaO_2 52.7 Torr，$PaCO_2$ 31.7 Torr，HCO_3^- 23.9 mEq/L，BE 1.7 mEq/L，SaO_2 89.5 %．

胸部X線写真（図1）を示す．

診断に有用でない検査はどれか．1つ選べ．

- **A**：心エコー
- **B**：胸部造影CT
- **C**：右心カテーテル
- **D**：運動負荷心電図
- **E**：肺換気血流シンチグラフィ

解答 058

D 運動負荷心電図

● **診断** 慢性肺血栓塞栓性肺高血圧症

労作時息切れを主訴とする症例である．病歴は漠然としたものであるが，胸部Ｘ線写真（図1）で右肺動脈の拡張を認め，肺高血圧が疑われる．問題の記載だけでは肺血栓塞栓症と確定診断ができないので，肺高血圧の原因検索を行う必要がある．同日行った経胸壁心エコーでは，右室の著明な拡大（図2）と右室圧 89.7 mmHg と著明な上昇を認めた．肺血栓塞栓症の検索のため行った胸部造影CTでは，右下葉肺動脈内に血栓を認めた（図3矢印）．同時にCTで下肢静脈血栓の検索を行ったが，血栓は認められなかった．後日行った肺換気血流シンチグラフィでは，右下葉に換気血流ミスマッチを認めた．当院では右心カテーテルまで行ったが，肺動脈圧は 85/28（平均 51）mmHg と著明に上昇していた．当院受診当初は酸素吸入が必要であったが，次第に自覚症状の改善を認め，酸素投与なしでも平地歩行は可能であった．ワルファリン投薬を行っている．

慢性肺血栓塞栓性肺高血圧症は予後も含め重篤であり，診断がきわめて重要である．慢性肺血栓塞栓症は器質化した血栓により肺動脈が慢性的に狭窄，閉塞を起こした疾患の総称で，6か月以上にわたって肺血流分布，肺循環動態が大きく変化しないものと定義されることが多い．本例は2か月程度しか経っておらず，厳密には定義に合わないが，突然発症の急性肺血栓塞栓症とはいえず，慢性と診断した．肺高血圧の診断は慢性安定期の肺動脈平均圧が 25 mmHg 以上とされる．発症機序としては急性肺血栓塞栓症からの移行との説もあるが，まだ明らかではない．血液凝固系の異常のある例も少数あるようである．本例でもプロテインC，プロテインS，抗カルジオリピン抗体を調べたが，異常はなかった．

治療としてはワルファリンによる抗凝固療法（PT-INR 2〜3 にコントロール）を行い，病気の進行を防止する必要がある．低酸素血症のある場合，在宅酸素療法が必要である．再発例や深部静脈血栓症を有する例では，下大静脈フィルターの留置が有効とされている．こうした治療でも自覚症状の改善がない場合，外科的治療の適応を検討する必要がある．外科的治療としては肺動脈の肺血栓内膜摘除術が一般的であるが，死亡率が 10〜20% あるといわれている．薬物治療としてはプロスタグランジン I_2〈PGI_2〉製剤であるエポプロステノール，ベラプロストがあるが，まだ研究段階で，有用性についての明確なエビデンスははっきりしていない． 〔小田口尚幸〕

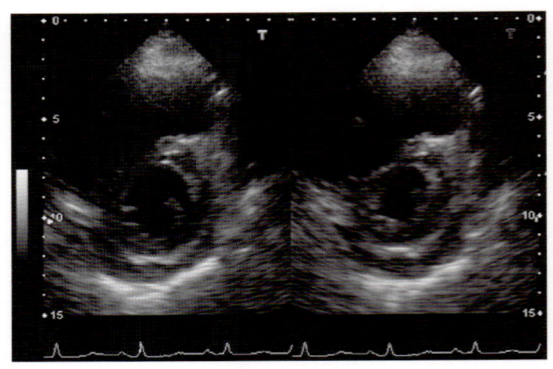

図2 来院時の心エコー図

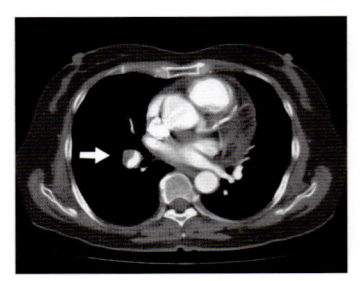

図3 胸部造影CT

参考文献
1) 難病情報センター：特発性慢性肺血栓塞栓症．http://www.nanbyou.or.jp/sikkan/081.htm

問題 059

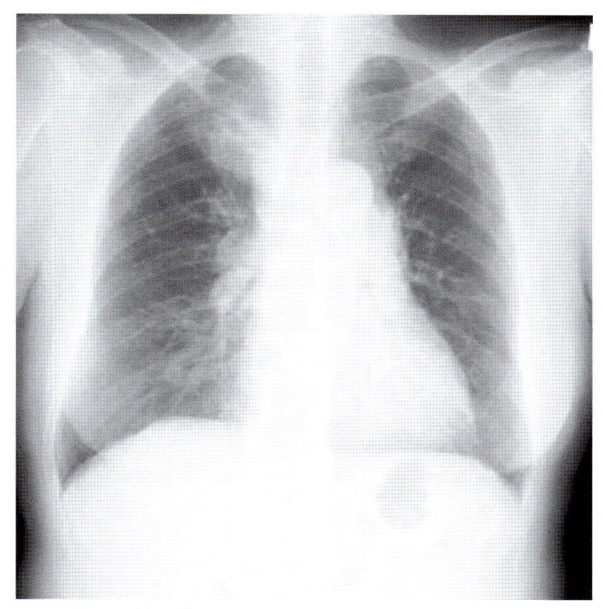

図1　胸部X線写真

- **患者**　76歳の女性．
- **主訴**　胸部異常影の精査目的．
- **既往歴**　特記すべきことはない．
- **生活歴**　喫煙歴はない．
- **現病歴**　6年前まで毎年健康診断を受けていたが，異常を指摘されたことはなかった．今回，健康診断で胸部X線検査を施行したところ異常陰影を指摘され，精査のため来院した．
- **身体所見**　身長153.7 cm，体重53 kg．体温36.8℃．脈拍88/分，整．血圧135/82 mmHg．SpO$_2$（自発呼吸，room air）97％．貧血や黄疸はない．右鎖骨上窩に小豆大のリンパ節を触知する．聴診では心雑音はなく，両肺にラ音は聴取されない．腹部と神経学的所見とに異常は認められない．
- **検査所見**　赤沈9 mm/1時間．血液所見：Hb 13.1 g/dL，白血球5,800/μL（好中球61.0％，好酸球1.6％，好塩基球0.7％，単球9.0％，リンパ球27.7％），血小板29.7万/μL．血液生化学所見：総蛋白〈TP〉7.3 g/dL（アルブミン〈Alb〉59.3％，α$_1$ 2.7％，α$_2$ 7.6％，β 11.3％，γ 19.1％），尿素窒素〈UN〉17.0 mg/dL，クレアチニン〈Cr〉0.6 mg/dL，AST 18 IU/L，ALT 11 IU/L，LD 176 IU/L（基準115〜245），アンジオテンシン変換酵素〈ACE〉19 IU/L（基準8.3〜21.4）．免疫学所見：CRP 0.3 mg/dL．

胸部X線写真（図1）を示す．

最も考えられるのはどれか．1つ選べ．

- **A**：肺癌
- **B**：肺結核
- **C**：じん肺
- **D**：悪性リンパ腫
- **E**：サルコイドーシス

解答 059

E　サルコイドーシス

● **診断**　サルコイドーシス

　本例は胸部X線写真で両側肺門リンパ節の腫脹(図2矢印→ p324)を指摘され来院した．胸部造影CT写真では両側縦隔・肺門リンパ節が累々と腫脹しており(図3→ p324)，また右鎖骨上窩と両側腋窩にも径1cmほどのリンパ節が散在していた．肺野に有意な所見は認められなかった．肺門リンパ節の腫脹をきたす疾患として悪性疾患(肺腫瘍，悪性リンパ腫など)，感染症(結核，真菌症，細菌感染症，ウイルス性疾患など)，じん肺，サルコイドーシスなどが考えられた．本例は肺野に有意な所見を認めなかったことから肺腫瘍や感染症は考えにくく，また粉塵吸入歴もなく塵肺も否定的と判断した．さらに両側縦隔・肺門リンパ節の腫脹であることから，悪性リンパ腫とサルコイドーシスが最も疑われた．ガリウムシンチグラフィでは縦隔・右鎖骨上・左肺門に強い集積が認められた．ツベルクリン反応は陰性であった．アンジオテンシン変換酵素〈ACE〉は上昇していなかったが，γ-グロブリンの軽度上昇(基準域：10.0～17.0%)，ガリウム集積像所見，ツベルクリン反応の陰性からサルコイドーシスを強く疑った[1]．そこで右上葉から経気管支肺生検を施行したところ，壊死のない類上皮肉芽腫を認め，確定診断となった．さらに本例は右鎖骨上窩や両側腋窩にリンパ節腫脹があり，腹部CTで胃小彎・肝門リンパ節の腫脹が認められた．そのため悪性リンパ腫も否定できず，除外診断目的で右鎖骨上窩リンパ節生検を行った．その結果，リンパ節内に腫瘍細胞はなく，肺生検と同様に壊死のない類上皮肉芽腫が多発して認められ(図4→ p324)，サルコイドーシスの診断となった．

　サルコイドーシスは原因不明の肉芽腫性疾患で，主なる病変部位は肺が90%以上，次いで眼が30～40%と多い．検査所見では，末梢血でのリンパ球減少，ツベルクリン反応の陰性化，ACE，血清リゾチーム，γ-グロブリンの上昇が高頻度にみられる．胸部X線写真ではWurm-Heilmeyerの病期分類が広く用いられており，肺門・縦隔リンパ節腫張のみ(I期)，I期+肺野病変(II期)，肺野病変のみ(III期)の3期に分けられる．確定診断には病理組織学的に壊死のない類上皮肉芽腫を証明する必要があり，皮膚病変や表在リンパ節腫脹部位での生検，経気管支肺生検(胸部X線写真で肺野に病変を認めなくても，50%以上の例で陽性所見が得られる)，前斜角筋リンパ節生検，縦隔鏡下リンパ節生検，胸腔鏡下および開胸肺生検の選定順位で検査を施行する．本疾患の約8割は5年以内に自然消退するが，一部は進行難治性の経過をとる．その場合，有効な薬物として臨床経験上認められているのは副腎皮質ステロイドであり，サルコイドーシスによる心病変，中枢神経病変，局所治療抵抗性の眼病変のある例などで適応となる．肺サルコイドーシスでは，II期およびIII期で自覚症状，呼吸機能，画像所見に悪化がみられた場合に適応となる．その際，自覚症状では特に息切れと咳の増悪，呼吸機能では%VC 80%以下，1秒率70%以下，PaO_2 59 Torr以下，画像所見では胸部CT所見の変化(太い気管支・血管周囲の肥厚，無気肺の悪化)が治療開始の指標となる[2]．

　本例は無症状の健康診断発見例であり，胸部CTで肺野病変も認めず病期はI期であった．さらに心電図で有意な所見はなく，また眼病変も認めなかったため副腎皮質ステロイド投与の適応はないと判断し，経過観察となった．今後は十分な期間をおいて病状変化を観察し，ステロイド治療の適応を判定していく必要がある．〔川畑　茂〕

参考文献
1) 日本サルコイドーシス/肉芽腫性疾患学会：サルコイドーシスの診断基準・治療指針．Avaiable from URL=http://www.jssog.com/
2) 日本サルコイドーシス/肉芽腫性疾患学会：サルコイドーシス治療に関する見解―2003．Avaiable from URL=http://www.jssog.com/

問題 060

図1　胸部X線写真

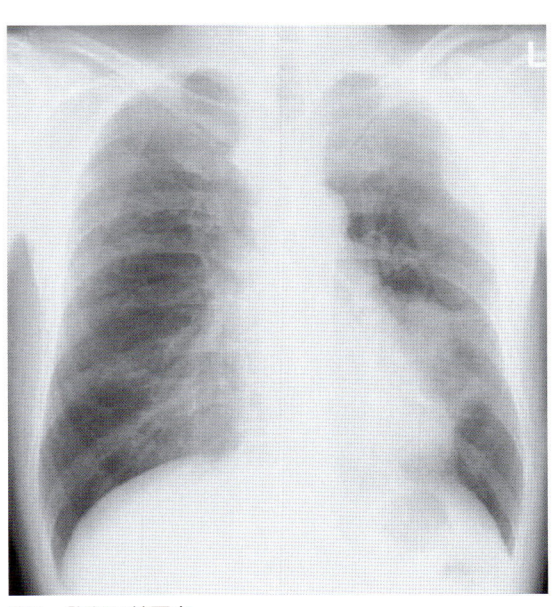

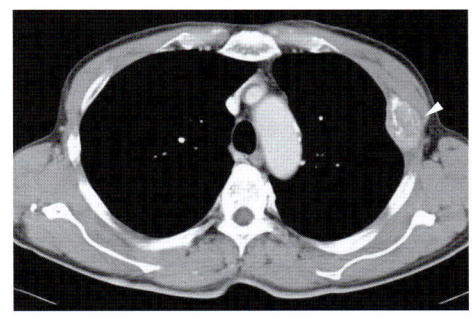

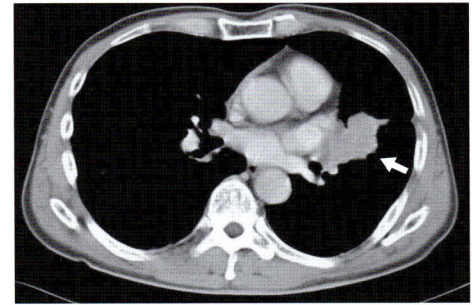

図2　胸部単純CT

- ●患者　63歳の男性．
- ●主訴　咳嗽と左前胸部痛．
- ●既往歴　62歳時に十二指腸潰瘍．
- ●生活歴　喫煙30本/日を40年間．
- ●現病歴　1か月前から咳嗽を認め，3日前から左前胸部痛を自覚するようになり近医を受診した．その際の胸部X線写真で異常陰影を指摘され，紹介入院した．
- ●身体所見　身長175 cm，体重61 kg．体温36.5℃．脈拍60/分，整．血圧126/82 mmHg．SpO_2（room air）97％．貧血や黄疸はない．心雑音はなく，両肺にラ音は聴取されない．腹部と神経学的所見とに異常は認められない．
- ●検査所見　赤沈9 mm/1時間．血液所見：Hb 14.0 g/dL，白血球6,300/μL（好中球60.7％，好酸球5.9％，好塩基球1.3％，単球5.4％，リンパ球26.7％），血小板22.1万/μL．血液生化学所見：総蛋白〈TP〉7.0 g/dL，尿素窒素〈UN〉16.3 mg/dL，クレアチニン〈Cr〉0.8 mg/dL，AST 27 IU/L，ALT 27 IU/L，LD 191 IU/L（基準115～245）．免疫学所見：CRP 0.3 mg/dL．腫瘍マーカー：CEA 3.7 ng/mL（基準5以下），CYFRA 21-1 9.5 ng/mL（基準0～3.4），NSE 7 ng/mL（基準10以下）．

胸部X線写真（図1）と胸部単純CT（図2）とを示す．

診断に有用な検査はどれか．2つ選べ．

- A：気管支鏡
- B：喀痰細胞診
- C：肺動脈造影
- D：喀痰Gram染色
- E：肺血流シンチグラフィ

解答 060

A 気管支鏡

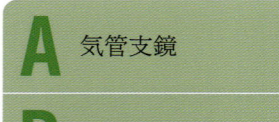

B 喀痰細胞診

● 診断　肺癌（扁平上皮癌）

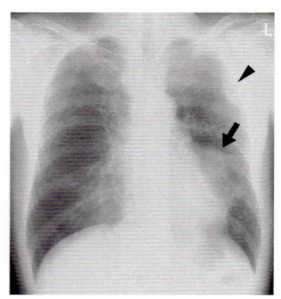

図1　胸部X線写真

表1　臨床病期からみた肺癌治療方針

肺癌	臨床病期		治療法
非小細胞肺癌	IA 期		手術療法
	IB 期, II 期		手術療法＋術後化学療法
	IIIA 期	手術可能	手術療法＋術後化学療法
		手術不能	根治的放射線照射＋化学療法
	IIIB 期	根治的放射線照射が可能	根治的放射線照射＋化学療法
		根治的放射線照射が不能	化学療法
	IV 期		化学療法
小細胞肺癌	I 期		手術療法＋術後化学療法
	限局型		根治的放射線照射＋化学療法
	進展型		化学療法

　胸部X線写真（図1）では，左中下肺野で心左縁に重なった均一な腫瘤影を認め（矢印），さらに左上肺野の胸膜側に extrapleural sign を伴った陰影を認めた（矢頭）．血液データで有意な炎症反応はなく，腫瘍マーカーのCYFRA 21-1が軽度上昇していたことから肺癌を最も疑った．喀痰細胞診ではclass IVと悪性細胞の存在が示唆され，気管支鏡検査で左下幹入口部の擦過細胞診から扁平上皮癌細胞を認めた．胸部単純CTの縦隔条件（図2）では左肺門に接して腫瘤影を認め（矢印），左第3肋骨に骨破壊を示唆する溶骨像を認めた（矢頭）．さらにリンパ節評価では左肺門リンパ節の腫脹を認めたが，縦隔や対側（右側）肺門リンパ節の腫脹は認められなかった．またCTの肺野条件で左上葉および下葉に多発小結節影を認め，肺内転移と判断した．

　肺癌は化学療法（抗癌剤治療）や放射線治療への感受性が高い小細胞肺癌と，全肺癌の約85％を占め，進行がんが多い非小細胞肺癌に分けられ，臨床病期で治療方針が異なる（表1）．非小細胞肺癌のなかでは，腺癌，扁平上皮癌，そして大細胞癌の頻度が高い．臨床病期は，腫瘍病変の進展度（T因子），リンパ節への転移の有無（N因子），遠隔転移の有無（M因子）でI〜IV期に分類[1]されるが，詳細は成書を参照されたい．本例は肺内転移と左肋骨転移を認め，臨床病期IV期の進行非小細胞肺癌として抗癌化学療法を施行した．

　進行非小細胞肺癌に対する抗癌化学療法は生存期間を有意に延長し，またQOLも改善する．抗癌薬の選択では，シスプラチンにイリノテカン，ゲムシタビン，ビノレルビンのいずれかを加えた2剤併用療法か，カルボプラチンとパクリタキセルの併用療法を4〜8コース行うよう勧められている[2]．また，シスプラチンの毒性が懸念される患者に対しては，シスプラチンを含まない2剤併用療法も選択肢となりうるとされている[2]．本例はカルボプラチンとパクリタキセルの併用療法を4コース行い，腫瘍縮小効果が得られ，現在も加療中である．

〔川畑　茂〕

参考文献
1) 日本肺癌学会（編）：臨床・病理肺癌取扱い規約，改訂第6版．金原出版，pp 40-46，2003
2) 日本肺癌学会（編）：EBMの手法による肺癌の診療ガイドライン2005年版．金原出版，pp 23-28，2005

問題 061

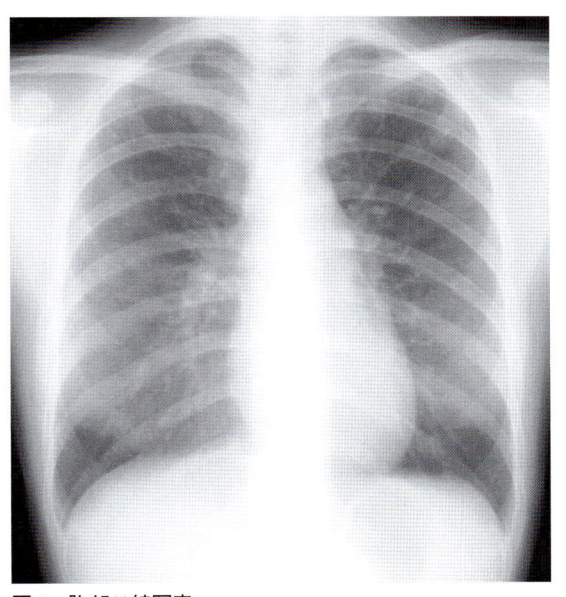

図1 胸部X線写真

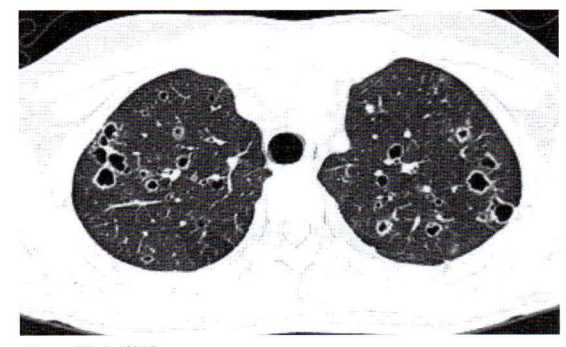

図2 胸部単純CT

- ●患者　22歳の女性．
- ●主訴　左肩甲骨周囲の疼痛と咳嗽．
- ●既往歴　幼少時に副鼻腔炎，17歳頃からアレルギー性鼻炎．
- ●生活歴　学生．喫煙歴は20本/日を7年間．ペット飼育歴はない．
- ●現病歴　昨日から左肩甲骨付近の疼痛と咳嗽とが出現したため来院した．胸部X線写真と胸部単純CT写真とから，胸部異常陰影の精査目的で入院した．
- ●身体所見　身長162.0 cm，体重52.1 kg．体温37.0℃．呼吸数18/分．脈拍72/分，整．血圧94/60 mmHg．胸部にラ音は聴取されず，心雑音もない．腹部と神経学的所見とに異常はない．
- ●検査所見　血液所見：Hb 13.4 g/dL，白血球6,900/μL（好中球64％，好酸球5％，単球8％，リンパ球23％），血小板18.7万/μL．血液生化学所見：尿素窒素〈UN〉7 mg/dL，クレアチニン〈Cr〉0.58 mg/dL，AST 12 IU/L，ALT 9 IU/L，LD 120 IU/L（基準115～245）．免疫学所見：CRP 0.3 mg/dL．動脈血ガス分析（room air）：pH 7.421，PaO_2 92.5 Torr，$PaCO_2$ 39.8 Torr，HCO_3^- 25.2 mEq/L，BE 1.6 mEq/L，SaO_2 97.8％．呼吸機能検査：％VC 82.8％，％$FEV_{1.0}$ 83.0％，$FEV_{1.0}$％ 78.67％．

胸部X線写真（図1）と胸部単純CT（図2）とを示す．

この疾患について正しいのはどれか．2つ選べ．

- A：気胸を合併する．
- B：喫煙関連疾患である．
- C：妊娠可能な女性に多い．
- D：気管支鏡での診断率は高い．
- E：副腎皮質ステロイドが有効である．

解答 061

A 気胸を合併する．

B 喫煙関連疾患である．

● 診断　肺 Langerhans 細胞性組織球症

　胸部X線写真(図1)上は両側上肺野に粒状陰影を認め右側でやや目立ち，細かな囊胞状陰影も認められた．胸部単純CT(図2)では両側の上肺を中心とした囊胞性病変が多数認められた．小さいものは囊胞化しておらず，小結節性陰影を呈していた．それぞれの囊胞壁は不整で，上葉優位に多発する画像所見からはEGが強く疑われた．診断確定のため気管支鏡検査を施行したが，気管支肺胞洗浄〈BAL〉と経気管支肺生検〈TBLB〉からは確定診断に至らなかった．確定診断はLangerhans 細胞からなる肉芽腫像を組織学的に証明することでなされる．TBLBの診断率は低く，胸腔鏡下肺生検を含む外科的生検を必要とする場合も多い．今回の症例も胸腔鏡下肺生検を施行してLangerhans 細胞性組織球症と診断された．

　Langerhans 細胞性組織球症は喫煙が明らかに増悪因子として作用するとされている．治療としては禁煙が最重要かつ最優先であり，それだけで自然軽快した例もある．ステロイド治療の有効性は確立されていない．日本での男女比は3:1とされている．

　Langerhans 細胞性組織球症はLangerhans 細胞の非腫瘍性増殖と，それに伴う好酸球浸潤からなる肉芽腫と囊胞形成を特徴とする病因不明の疾患である．

　日本での有病率は人口10万当たり男性0.27，女性0.07と推測され，発症年齢は20～30歳代が多い．喫煙歴はほぼ90%台ときわめて高率である．病変は多くの例で肺に限局するが，10～30%の頻度で骨・皮膚病変や尿崩症を伴う[1]．20～40%は無症状で，健康診断の胸部X線写真で発見されている．持続する咳，労作時息切れ，喀痰，胸痛(気胸の合併などによる)などの症状で発見される場合もある．一般検査では特徴的所見はない．

　胸部X線写真や胸部CTでは，上肺優位の分布を示し，囊胞は比較的壁が厚く，しばしば不整形状を呈するが，壁の目立たない囊胞も認められる．粒状陰影は小葉中心性ないし細気管支中心性の分布を示す．小葉中心性の粒状陰影は，細気管支周囲への細胞浸潤やその後の線維化による結節病変を反映している．過誤腫性肺脈管筋腫症でも囊胞像を認めるが，Langerhans 細胞性組織球症に比較して壁が薄いといわれている．

　進行例では二次性肺高血圧症の合併を認める．Langerhans 細胞性組織球症で肺血管病変，特に肺静脈の狭窄像を指摘する報告もある[2]．

　自然気胸，過誤腫性肺脈管筋腫症〈肺リンパ脈管筋腫症〉などと鑑別を必要とする場合などでは，Langerhans 細胞性組織球症の診断確定に外科的生検が必要とされる場合がある．ただし，若年喫煙者に胸部CT写真で定型的な画像所見を呈した場合，病変部のBAL所見で5%以上のLangerhans 細胞を証明できればよい．免疫組織化学的にCD1やS100蛋白などを証明できた場合も診断ができるとされている．また，骨や皮膚病変の生検でも代用が可能である．

　治療法として，禁煙以外で有効性が確立されたものはない．副腎皮質ステロイドや免疫抑制薬も対症的に使用される場合があるが，有効であるとの確実な証拠はない．特に線維化の進行したものでは効果は期待できない．

〔武政聡浩〕

参考文献

1) Vassallo R, et al：Clinical outcomes of pulmonary Langerhans' cell histiocytosis. N Engl J Med 346：484-490, 2002
2) Fartoukh M, et al：Severe pulmonary hypertension in histiocytosis X. Am J Respir Crit Care Med 161：216-223, 2000

問題 062

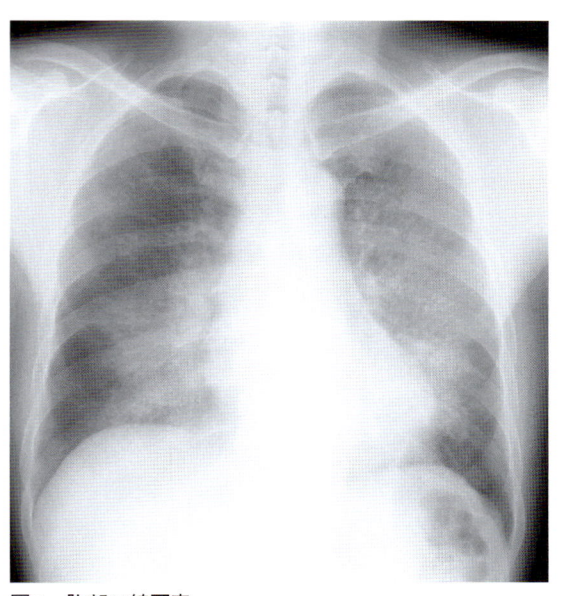

図1 胸部X線写真

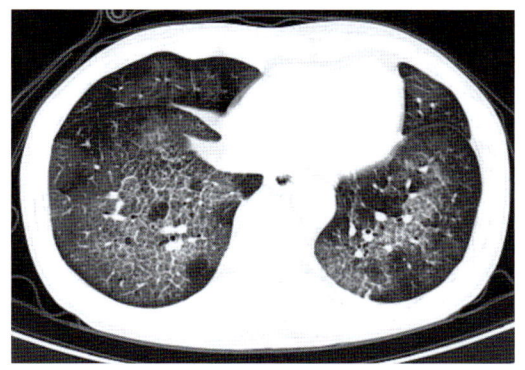

図2 胸部単純CT

- **患者** 52歳の男性.
- **主訴** 乾性咳嗽と呼吸困難.
- **既往歴** 特記すべきことはない.
- **生活歴** 職業は大工で，喫煙歴は40本/日を33年間．ペットの飼育歴はない．
- **現病歴** 今年の7月下旬から体動時に強く乾性咳嗽が出現した．8月23日，咳嗽の増強とともに呼吸困難が出現し，近医を受診した．胸部X線写真や胸部単純CTから過敏性肺炎を疑い，初日，コハク酸メチルプレドニゾロンナトリウム（ソル・メドロール®）125 mg/日，翌日40 mg/日，翌々日20 mg/日と継続投与された．しかし，陰影の改善を認めず，精査・加療目的で紹介され入院した．
- **身体所見** 身長167.5 cm，体重54.3 kg．体温36.5℃．呼吸数24/分．脈拍96/分，整．血圧140/90 mmHg．右側胸部にcracklesを聴取する．心雑音はない．腹部と神経学的所見とに異常はない．
- **検査所見** 血液所見：Hb 15.4 g/dL，白血球6,000/μL（好中球84％，好酸球0％，単球4％，リンパ球11％），血小板25.7万/μL．血液生化学所見：尿素窒素〈UN〉14 mg/dL，クレアチニン〈Cr〉0.64 mg/dL，AST 21 IU/L，ALT 12 IU/L，LD 437 IU/L（基準115〜245）．免疫学所見：CRP 0.3 mg/dL，KL-6 5,822 U/mL（基準500未満），トリコスポロン抗体陰性．腫瘍マーカー：CEA 13.5 ng/mL（基準5以下）．動脈血ガス分析（自発呼吸，room air）：pH 7.429，PaO_2 56.5 Torr，$PaCO_2$ 35.9 Torr，HCO_3^- 23.2 mEq/L，BE −0.6 mEq/L，SaO_2 89.2％．

胸部X線写真（図1）と胸部単純CT（図2）とを示す．

> この疾患について正しいのはどれか．
> 2つ選べ．

- **A**：自然軽快例がある．
- **B**：悪性腫瘍が最も考えられる．
- **C**：診断に胸腔鏡下肺生検が必要である．
- **D**：ステロイドパルス療法の適応である．
- **E**：GM-CSFによる治療が注目されている．

解答 062

A 自然軽快例がある．

E GM-CSFによる治療が注目されている．

●診断　肺胞蛋白症〈pulmonary alveolar proteinosis：PAP〉

胸部X線写真上は両側肺門部から内側を中心にbutterfly distributionを示す辺縁不鮮明な融合性陰影を認める．胸部CT写真では小葉を中心としたすりガラス状陰影を認め，内部の小葉間隔壁の肥厚像はメロンの皮様陰影，またはcrazy-paving appearanceと表現される．胸膜直下の病変は乏しい．ステロイド治療に反応せず，KL-6の上昇を伴い，特徴的な画像所見からPAPを疑い気管支鏡検査を施行した．気管支肺胞洗浄〈BAL〉では乳白色の洗浄液を認め，経気管支肺生検〈TBLB〉で肺胞腔内にPAS陽性の顆粒状物質の充満像が認められればPAPと診断される．PAPの検査所見ではLDHの上昇やCEAの軽度上昇を認めることがあり，気管支肺胞上皮癌と鑑別を要する．また，KL-6やSP-D値の上昇を認めることがあり，間質性肺炎との鑑別を要する．

治療は肺胞腔内に貯留した物質を肺洗浄により取り除くことが基本である．薬物療法に関しては，副腎皮質ステロイドは無効であり，肺感染症併発の点からも勧められない．血液ガス分析でPaO_2の低下やDLcoの低下がみられ，咳嗽や労作性呼吸困難などの症状を呈するものには，全身麻酔下での全肺洗浄，気管支鏡下肺区域洗浄が行われている．

PAPの臨床経過は自然軽快から重症化して死亡するものまでさまざまである．

PAPは肺胞腔内にサーファクタント蛋白とリン脂質の集積を特徴とする稀な疾患である．肺胞マクロファージによる分解過程が障害され，II型肺胞上皮細胞で合成・分泌されたサーファクタント蛋白とリン脂質が分解されずに集積する疾患である．

大部分は成人期に発症し，30～50歳の喫煙者に多く，男女比は約3：1である．原因は特発性，続発性，先天性に分類される．特発性PAPでは，顆粒球マクロファージ刺激因子〈GM-CSF〉に対する自己抗体（抗GM-CSF自己抗体）が発症に関与していると考えられている[1,2]．GM-CSFは正常肺胞マクロファージの分化を誘導し，サーファクタント蛋白とリン脂質の分解機序に関与するが，抗GM-CSF自己抗体により肺胞マクロファージの分化が障害され分解機序が働かなくなる．近年，GM-CSFによる治療が特発性PAPの約半数で有効であることが報告され，注目されている[2]．続発性PAPは，血液疾患，粉塵吸入曝露，薬物，感染症などの基礎疾患を有するものに発症する．これらには，末梢血単球由来の肺胞マクロファージ数の減少や機能障害が関連している可能性がある．先天性PAPは生後間もなく発症し，重症の呼吸不全を呈する予後不良の疾患で，サーファクタント蛋白遺伝子の変異がみつかっている．

〔武政聡浩〕

参考文献
1) Kitamura T, et al：Idiopathic pulmonary alveolar proteinosis as an autoimmune disease with neutralizing antibody against granulocyte-macrophage colony-stimulating factor. J Exp Med **190**：875-880, 1999
2) Seymour JF, Presnell JJ：Pulmonary alveolar proteinosis. Am J Respir Crit Care Med **166**：215-235, 2002

問題 063

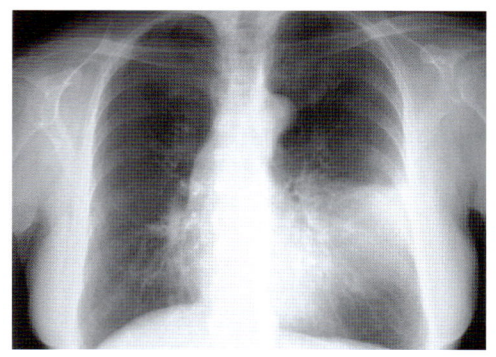

図1 胸部X線写真

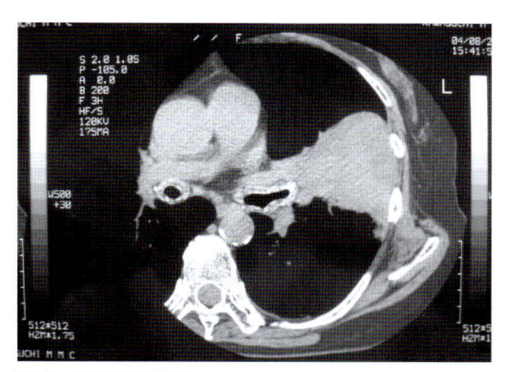

図2 胸部単純CT

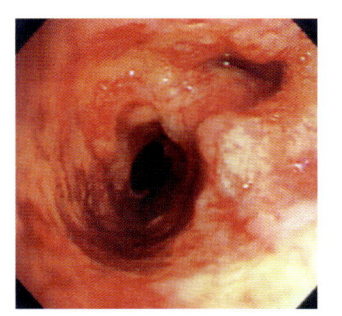

図3 気管支鏡写真

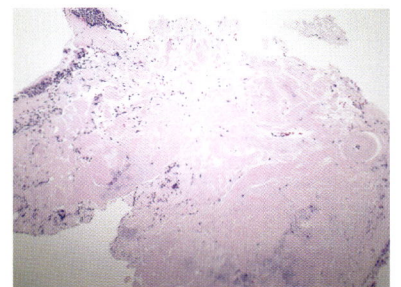

図4 肺生検 H-E 染色標本

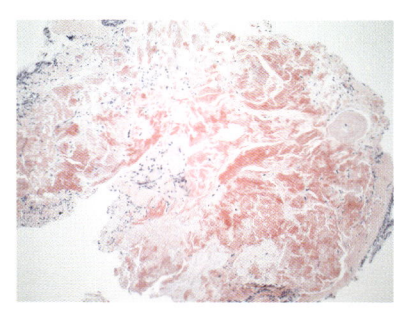

図5 肺生検 Congo-Red 染色標本

- **患者** 72歳の女性．
- **主訴** 労作時呼吸困難．
- **現病歴** 約20年前から嗄声があり，ある喉頭病変を指摘されていた．3か月前から階段歩行時などに労作時呼吸困難を自覚するようになり近医を受診した．胸部X線異常を指摘され，精査目的で当院を紹介され入院した．
- **身体所見** 身長150 cm，体重43 kg．体温36.7℃．脈拍76/分，整．血圧120/76 mmHg．眼瞼結膜に貧血や黄疸はない．頸部リンパ節腫脹はない．胸部聴診上異常はない．腹部と神経学的所見とに異常はない．
- **検査所見** 血液所見：Hb 11.9 g/dL，Ht 34.6%，白血球9,500/μL，血小板21.1万/μL．血液生化学所見：尿素窒素〈UN〉9.6 mg/dL，クレアチニン〈Cr〉0.48 mg/dL，尿酸〈UA〉3.8 mg/dL，AST 40 IU/L，ALT 29 IU/L，LD 201 IU/L（基準115〜245），ALP 258 IU/L（基準115〜359），LAP 54 IU/L（基準50〜180），γ-GTP 22 IU/L（基準30以下）．免疫学所見：CRP 1.2 mg/dL．腫瘍マーカー：ガストリン放出ペプチド前駆体〈proGRP〉9 pg/mL（基準46未満），CYFRA21 1.4ng/mL（基準2.0以下），CEA 2.0 ng/mL（基準5以下）．

胸部X線写真（図1）と胸部単純CT（図2）とを示す．

- **入院後経過** 胸部異常陰影の精査のため気管支鏡検査を施行した．気管支鏡写真（図3），肺生検H-E染色標本（図4）とCongo-Red染色標本（図5）とを示す．

この疾患について正しいのはどれか．2つ選べ．

A：予後不良例が多い．
B：肺癌を合併することが多い．
C：抗癌化学療法が有効である．
D：気道狭窄に対してステントが有効である．
E：レーザー照射が有効であった報告がある．

解答 063

D 気道狭窄に対してステントが有効である．

E レーザー照射が有効であった報告がある．

● 診断　気管・気管支アミロイドーシス

　20年前に他院耳鼻咽喉科で喉頭アミロイドーシスの診断を受け，嗄声はずっと持続していた．今まで胸部X線異常を指摘されたことはなかったが，今回，胸部X線写真（図1），胸部単純CT（図2）で左舌区の無気肺と気管，気管支壁の石灰化を伴う肥厚を認め，肺癌も否定できず，精査のため気管支鏡検査を施行した．

　気管支鏡肉眼所見（図3）では，気管，気管支粘膜はびまん性浮腫，発赤を示し，左右気管支内腔は粘膜肥厚のため狭小化し，全体的に粘膜は易出血性であった．無気肺となっていた左舌区の気管支は粘膜肥厚変化が強く，閉塞していた．右中間気管支幹，右上中葉分岐部気管支粘膜から生検を施行した．肺生検H-E染色（図4）で，粘膜下にエオジン好性の無構造な物質の沈着をみた．その沈着物はCongo-Red染色（図5）陽性で，偏光顕微鏡下で淡緑色を呈した．以上よりアミロイドーシスと診断した．

　アミロイドーシスの基礎疾患となるような，多発性骨髄腫，悪性腫瘍，慢性炎症性疾患は見当たらず，また他臓器でアミロイド蛋白が沈着しやすい皮膚，消化管，舌，心臓，甲状腺などでアミロイドーシスを示唆する所見はなく，本例は原発性びまん性気管・気管支アミロイドーシスと診断した．喉頭病変は気管と連続しており，一連なものと考えられた．

　アミロイドーシスとは，アミロイド蛋白が全身の諸臓器に沈着する原因不明の疾患である．基礎疾患のない原発性と，基礎疾患があって発症する二次性アミロイドーシスがある．また，アミロイド蛋白の沈着が全身性に起こる全身型と，ある臓器に限局して起こる限局型がある．呼吸器系に限局したアミロイドーシスは，①限局性気管・気管支沈着型，②びまん性気管・気管支沈着型，③結節性実質型，④びまん性肺胞型，に病型分類されている．本例は②のびまん性気管・気管支沈着型と考えられる．このタイプの沈着アミロイドはAL型といわれているが，本例では免疫組織染色を行っておらず，不明である．

　気管・気管支アミロイドーシスは予後不良例から未治療でも長期生存する例まであり，さまざまである．アミロイドーシスは易出血性であり，気管支鏡検査後の出血での死亡例の報告もある．

　気管・気管支アミロイドーシスの根本的な治療法はなく，進行性の気道狭窄から無気肺，肺炎，呼吸不全を呈したり，喀血を繰り返す場合には，手術療法，放射線治療，レーザー照射，ステント治療などが行われることがある．レーザー治療はアミロイドに感受性が高く，経気管支鏡的に行われ，出血の合併症も少なく，気道狭窄や閉鎖の改善に有効例が報告されている．気道拡張手段としてステント治療も行われている．薬物療法では副腎皮質ステロイド，免疫抑制薬などがあるが，有効性の評価は確定していない．

　本例は患者からの積極的治療の希望がなく，呼吸困難に対して対症療法として在宅酸素療法を行い，経過観察中である．経過中，肺炎を併発したが，抗菌薬の投与で改善している．

〔羽田憲彦〕

参考文献
1) 上田英之助：気管支アミロイドーシス．日本臨牀別冊：領域別症候群シリーズ4―呼吸器症候群（下巻）．日本臨牀社, pp 906-909, 1999
2) 徳井俊也, 他：原発性びまん性気管・気管支沈着型アミロイドーシスの1例．気管支学 25：427-432, 2003
3) 野中由美, 他：間質性肺炎の経過中に発見された気管限局型アミロイドーシスの1例．日呼吸会誌 41：10-13, 2003

問題 064

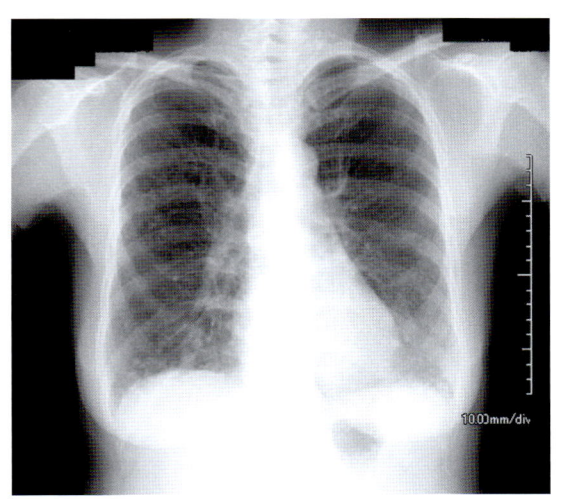

図1 胸部X線写真

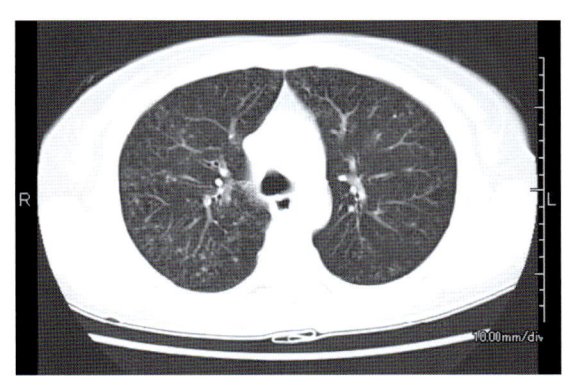

図2 胸部単純CT

- **患者** 52歳の女性．
- **主訴** 呼吸困難．
- **既往歴** 気管支喘息と糖尿病．
- **現病歴** 昨年1月に呼吸困難が出現し，近医に入院して気管支喘息との診断を受けた．その後，吸入ステロイド薬や気管支拡張薬でフォローされていたが，今年の8月22日から呼吸困難が生じ，翌日来院した．胸部X線写真上にびまん性陰影を認め，炎症反応亢進と低酸素血症も認めたため入院した．
- **身体所見** 意識は清明．身長145 cm，体重40.1 kg．体温36.8℃．呼吸数22/分．脈拍112/分，整．血圧162/92 mmHg．眼瞼結膜に貧血や黄疸はない．鼻茸を認める．胸部背側に断続性ラ音を聴取する．腹部は平坦，軟で，下腿浮腫はない．ばち指もない．
- **検査所見** 血液所見：赤血球493万/μL，Hb 12.8 g/dL，白血球8,700/μL（好中球72.4%，好酸球0.3%，好塩基球0.2%，単球5.6%，リンパ球21.5%），血小板43万/μL．血液生化学所見：空腹時血糖154 mg/dL，HbA$_{1c}$ 7.0%，総蛋白〈TP〉8.4 g/dL，アルブミン〈Alb〉4.0 g/dL，尿素窒素〈UN〉12.4 mg/dL，クレアチニン〈Cr〉0.8 mg/dL，AST 18 IU/L，ALT 14 IU/L，LD 376 IU/L（基準 115～245），ALP 306 IU/L（基準 115～359），Na 141 mEq/L，K 4.2 mEq/L，Cl 100 mEq/L．免疫学所見：CRP 4.46 mg/dL，寒冷凝集反応256倍．動脈血ガス分析（自発呼吸，room air）：pH 7.422，PaO$_2$ 55.0 Torr，PaCO$_2$ 45.8 Torr，HCO$_3^-$ 29.2 mEq/L．肺機能検査：VC 1.09 L，%VC 45.4%，FEV$_{1.0}$ 0.83 L，FEV$_{1.0}$% 43.0%．喀痰培養：*P. aeruginosa* 陽性．

胸部X線写真（図1）と胸部単純CT（図2）とを示す．

この疾患について正しいのはどれか．2つ選べ．

- **A**：副鼻腔炎を伴うことが多い．
- **B**：HLA-B 27抗原陽性例が多い．
- **C**：病初期から肺拡散能は低下する．
- **D**：ジョサマイシンが第1選択薬である．
- **E**：病初期の喀痰からは *H. influenzae* が検出されることが多い．

解答 064

A 副鼻腔炎を伴うことが多い．

E 病初期の喀痰からは *H. influenzae* が検出されることが多い．

●**診断** びまん性汎細気管支炎〈diffuse panbronchiolitis：DPB〉

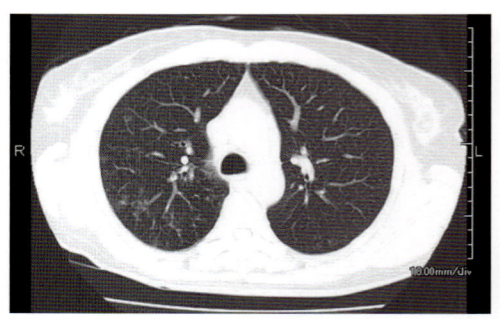

図3　胸部単純CT（約8か月後）

DPBとは，両肺びまん性に存在する呼吸細気管支領域の慢性炎症を特徴とし，呼吸機能障害をきたす疾患である．病理組織学的には呼吸細気管支を中心とした細気管支炎および細気管支周囲炎で，リンパ球，形質細胞など円形細胞浸潤と泡沫細胞集簇がみられる．しばしばリンパ濾胞形成を伴い，肉芽組織や瘢痕巣により呼吸細気管支の閉塞をきたし，進行すると気管支拡張を生じる．

男女差はほとんどなく，発病年齢は40～50歳代をピークとし，若年者から高齢者まで各年代層にわたる．慢性の咳，痰，労作時息切れを主病状とし，高率に慢性副鼻腔炎を合併または既往にもち，HLA抗原との相関などから遺伝性素因の関与が示唆されている．従来，慢性気道感染（病初期では *H. influenzae* や *S. pneumoniae* を多く検出するが，進行すると *P. aeruginosa* への菌交代を高率に認める）のHLA抗原との相関などから遺伝性素因の関与が示唆されている．日本人症例ではHLA-B 54，韓国人症例ではHLA-A 11の保有率が高く，現時点では東アジア地域に集積する人種依存性の高い疾患である．

診断に必要な必須項目は，①臨床症状としての持続性の咳，痰，および労作時の息切れ，②慢性副鼻腔炎の合併または既往がある，③胸部X線上の両肺野びまん性散布性粒状陰影または胸部CT上の両肺野びまん性小葉中心性粒状病変（基本的には小葉中心性病変は樹枝状の分岐構造を示す）の所見がある，の3つがある．参考所見としては胸部聴診上，断続性ラ音を聴取すること．呼吸機能検査で1秒率の低下（70%以下）および血液ガス分析で低酸素血症（80 Torr以下）を認めること，血液所見として寒冷凝集反応高値（ヒト赤血球凝集法で64倍以上）の3つがある．

鑑別診断としてはDPB以外の副鼻腔気管支症候群，気管支拡張症，粟粒結核，転移性肺癌，じん肺などが挙げられる．

治療はマクロライド少量療法が基本であり，第1選択薬はエリスロマイシンである．エリスロマイシンのDPBに対する作用として種々の機序を介した気道分泌抑制，IL-8産生抑制，好中球機能抑制，細菌バイオフィルムの破壊や毒素産生抑制などがある．これらの作用は14員環（エリスロマイシン，クラリスロマイシンなど），15員環（アジスロマイシン）マクロライドのみにみられ，16員環（ジョサマイシン，リカマイシンなど）マクロライドには認められない．1日投与量は400または600 mgを分2または分3で経口投与する．臨床効果は2～3か月以内に認められることが多いが，最低6か月は投与してその臨床効果を確認する．エリスロマイシン無効例ではニューマクロライドの投与（例：クラリスロマイシン200または400 mg）を試みる．本例ではエリスロマイシン療法が奏効した．約8か月後の胸部単純CTを図3に示す．

〔福田耕一〕

参考文献
1) びまん性肺疾患調査研究班班会議：びまん性汎細気管支炎の診断の手引き
2) 厚生省研究班びまん性肺疾患分科会：DPBに対するマクロライド少量療法治療指針
3) 吾妻安良太：マクロライド薬の抗菌薬以外の作用．日内会誌 94：376-385，2005
4) 小林宏行：難治性気道感染症の病態をめぐって．日本醫時新報 4092：1-14，2002

問題 065

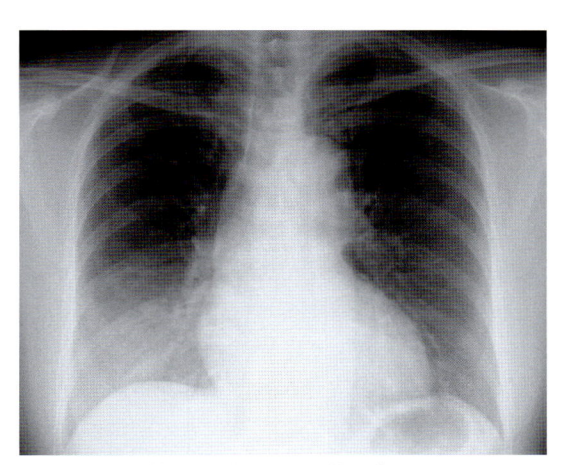

図1 初診時(第7日目)の胸部X線写真

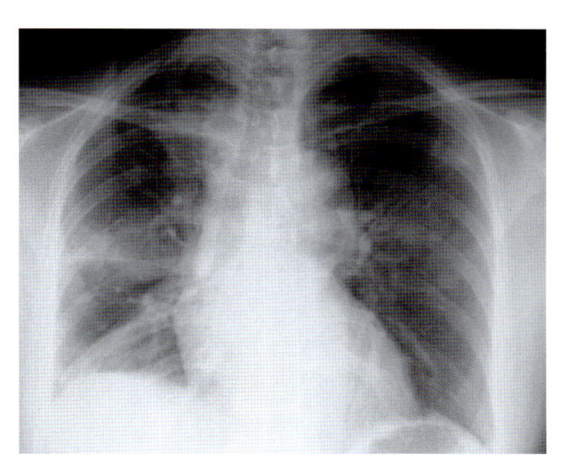

図2 第27日目の胸部X線写真

- ●**患者** 52歳の女性．
- ●**主訴** 発熱と咳嗽．
- ●**既往歴** 右膝関節炎．
- ●**生活歴** 主婦．ペット飼育，屋外での作業，川魚・猪肉などの生食および入泉歴はない．
- ●**現病歴** 1週前からの37℃台の熱と痰が絡む咳とを主訴に来院した．胸部X線写真(図1)で右肺下葉に浸潤影が認められた．抗菌薬(アジスロマイシン〈AZM〉，次いでレボフロキサシン〈LVFX〉)で改善がなく，熱は38℃台に達するようになったため入院した(発症17日目)．
- ●**身体所見** 身長155 cm，体重59 kg．体温36.9℃．呼吸数16/分．脈拍80/分，整．血圧155/88 mmHg．SpO_2(room air)96％．皮膚に異常所見はない．頭部と頸部とに異常はない．心音に異常はない．胸部聴診上，右下肺背側で呼吸音が減弱し，egophonyを認める．腹部と四肢とに異常所見はない．
- ●**検査所見**(第17日目の入院時) 血液所見：赤血球372万/μL，Hb 10.9 g/dL，白血球8,700/μL(好酸球0.1％，リンパ球10.7％)，血小板49.0万/μL．血液生化学所見：尿素窒素〈UN〉6.8 mg/dL，クレアチニン〈Cr〉0.5 mg/dL，AST 20 IU/L，ALT 22 IU/L，LD 172 IU/L(基準115～245)．免疫学所見：マイコプラズマ抗体(CF)4倍未満，*Chlamydophila pneumoniae* 抗体 IgG 0.04，同IgA 0.12，β-Dグルカン5.0 pg/mL未満(基準11.0以下)．

初診時(第7日目，図1)と第27日目(図2)の胸部X線写真を示す．
- ●**入院後経過** CTRXとMINOを併用し，いったんは解熱傾向を示して，画像上，右下肺の浸潤影はわずかに消退傾向にあったが，第27日目に再び発熱がみられた．右肺上葉および左肺上葉にも浸潤影が出現したため，気管支鏡にて経気管支肺生検〈transbronchial lung biopsy：TBLB〉を行った．

この疾患について正しいのはどれか．1つ選べ．

A：女性に多い．
B：喫煙者に多い．
C：自然寛解例がある．
D：寄生虫感染が関連する．
E：副腎皮質ステロイドは無効である．

解答 065

C 自然寛解例がある．

● **診断**　特発性器質化肺炎〈cryptogenic organizing pneumonia：COP〉

胸部X線写真（図1）では右肺下葉に非区域性（S^6，S^8，S^9，S^{10}）にairbronchogramを伴う肺胞充満像を呈している．マクロライド，キノロン，第3世代セフェムによる治療に抵抗性であった．第27病日の胸部X線写真（図2）では，右肺上葉と左肺上葉とに新たな浸潤影が認められる．

気管支鏡では可視範囲には特記すべき所見がなく，右S^8の経気管支肺生検〈TBLB〉では間質への軽度の炎症細胞浸潤，肺胞マクロファージの増加がみられ，気腔内に少量のフィブリンが認められた．好酸球や腫瘍細胞の浸潤は認められなかった．

病歴聴取および身体所見，また血液検査などにおいても特記すべきものがなく，膠原病や他の誘因を示唆する所見が認められなかったことから，COPと診断された．副腎皮質ステロイド（プレドニゾロン）30 mg/日で陰影は消失した．副腎皮質ステロイドは漸減，中止したが，症状や陰影の再燃は認められていない．

COPは1983年にDavidsonらによって報告された．1985年にはEplerらが器質化肺炎を伴う閉塞性細気管支炎〈bronchiolitis obliterans organizing pneumonia：BOOP〉を提唱した．特発性BOOP〈iBOOP〉は同じ病態を指しているとされる．閉塞性機転を伴わない場合も多いため，近年はCOPという用語が好まれる傾向にある．本疾患の病変の主座が肺胞腔であることから，間質性肺炎のカテゴリーには含まれないとする意見もあるが，2002年に公表された米国胸部学会/欧州呼吸器学会合同コンセンサス[1]では，特発性間質性肺炎〈IIPs〉の病理組織学的・臨床的分類の1つに組み込まれている．

病像としては，報告された症例に明確な男女差はなく，非喫煙者に多いとされている．発症年齢の平均は55歳である．臨床所見としては軽度から重度の咳嗽，呼吸困難を呈することが多い．聴診では画像上の病変の分布に一致した部位で吸気時cracklesが聴取される．赤沈促進，CRP上昇，末梢血白血球増多がみられることが多い[2]．

画像検査では両側または片側の浸潤影がみられ，多発する斑状影が特徴的である．10～50％で小粒状影を伴う．CTでは胸膜直下または気管支周囲の分布を呈することが多い．すりガラス状陰影は約60％の症例で認められるとされる[3]．

本疾患の診断には器質化肺炎（パターン）を呈する他の病態，すなわち薬物使用や毒物吸入への曝露，膠原病などの除外が必要であり，症例によっては過敏性肺炎，好酸球性肺炎との鑑別も重要である．病理組織診断が不可欠である．

COPは副腎皮質ステロイドへの反応が良好で，多くは完全に回復する．副腎皮質ステロイド中止後に陰影が再出現したり，当初とは別の領域に出現する場合もあり，"移動する浸潤影"が本疾患の特徴の1つでもあるとされている．また，一部には無治療で寛解する症例もある．

寄生虫感染が関与し，特に末梢血好酸球増多があるものは肺好酸球増加〈pulmonary infiltration with eosinophilia：PIE〉症候群である．喫煙との関連や性差も指摘されていない．

〔松木薗和也〕

参考文献

1) American Thoracic Society：American Thoracic Society/European Respiratory Society International Multidiscipy Consensus Classification of the idiopathic interstitial pneumonias. Am J Respir Crit Care Med 165：277-304, 2002
2) 下条文武, 齋藤 康（監修）：ダイナミックメディシン, 第4巻. 西村書店, pp 16-81, 2003
3) American Thoracic Society： Idiopathic pulmonary fibrosis；Diagnosis and treatment—International Consensus Statement. Am J Respir Crit Care Med 161：646-664, 2000

問題 066

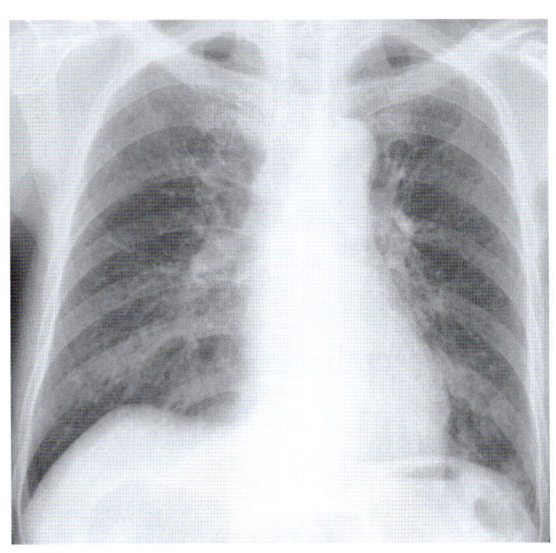

図1 胸部X線写真

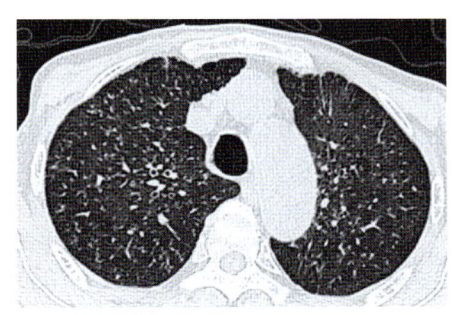

図2 胸部単純CT

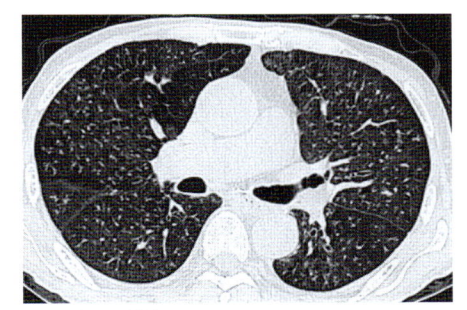

図3 胸部単純CT

- **患者** 74歳の男性.
- **主訴** 発熱と呼吸困難.
- **既往歴** 20歳から統合失調症で治療中である. 63歳時に自己免疫性肝炎の既往がある. ニフラン®でアレルギー反応がある.
- **生活歴** 20～30歳まで10本/日の喫煙歴がある. 飲酒歴, ペットの飼育歴はない.
- **現病歴** 十数年来, 精神科病院に入院している. 入院中の日常生活はほぼ自立しており, 食事や排泄は自力で行うことができていた. 2週間前から38℃台の発熱があり, セフォゾプラン(ファーストシン®)の投与で一時的に改善したが, 1週前から再び発熱をきたした. 経過中, 咳嗽や痰喀出は目立たなかった. カルバペネム, マクロライド系抗菌薬および抗真菌薬が投与されたが, 発熱と呼吸困難(低流量酸素吸入下)とが持続するため入院した.
- **身体所見** 意識は清明. 身長160 cm, 体重44 kg. 体温38.5℃. 呼吸数24/分, 整. 脈拍112/分, 整. 血圧138/90 mmHg. 構音障害と嚥下障害とを認める. 咽頭反射は消失している. 背部左肺下部で吸気終末期のcracklesが聴取される.
- **検査所見** 血液所見:赤血球379万/μL, Hb 13.0 g/dL, 白血球5,780/μL(分画に異常はない), 血小板24.5万/μL. 血液生化学所見:総蛋白〈TP〉5.5 g/dL. 免疫学所見:CRP 0.6 mg/dL. 動脈血ガス分析(O_2 1 L/分):pH 7.43, PaO_2 65 Torr, $PaCO_2$ 50 Torr. 呼吸機能所見:%VC 81%, $FEV_{1.0}$% 84.2%.

胸部X線写真(図1)と胸部単純CT(図2, 3)とを示す.

この疾患について正しいのはどれか.
1つ選べ.

A:病変は両側に及ぶことが多い.
B:呼吸細気管支が病変の主座である.
C:嚥下訓練は無効であることが多い.
D:副腎皮質ステロイドは有効である.
E:マクロライド系抗菌薬は有効である.

解答 066

B 呼吸細気管支が病変の主座である．

●診断　びまん性嚥下性細気管支炎〈diffuse aspiration bronchiolitis：DAB〉

胸部X線写真（図1）では両側全肺野に広がる微細粒状影が認められる．明らかな浸潤影やすりガラス状陰影は認められない．また，胸水貯留も認められない．胸部単純CT（図2，3）では，胸部X線写真で認められた微細粒状影は，大きさは不均一であるが小葉中心性に分布していることがわかる．背景に淡いすりガラス状のattenuation上昇も認められる．

咽頭反射が消失し，嚥下障害も呈していることからDABを疑い，診断確定のために気管支鏡および経気管支生検を行った．

図4，5は病理組織像である．生検を行った複数の部位で，肺胞腔内および細気管支腔内に食物と思われる異物が認められた．異物の一部には石灰化を伴うものもあり，新旧のものが混在していた．なお，異物周囲の肺胞腔内には巨細胞が認められたが，好中球あるいは組織球の浸潤，フィブリン析出は軽微であった．炎症がみられるところでは，炎症細胞浸潤は細気管支よりも肺胞において優位であった．

以上より，臨床像，画像所見，病理組織像を併せ，DABに軽度の肉芽腫性異物反応を併発していると診断し，絶飲食で経過をみた．呼吸状態および画像所見が改善傾向であったため，嚥下訓練を開始し，やがて画像所見も改善，微細粒状影および淡いすりガラス状影も消失した．経過中，抗菌薬は投与しなかった．また，頭部CT，頭部MRIで脳幹部に病変は認められなかったが，ラクナが多数認められた．

DABは脳血管障害その他の中枢神経系疾患に関連した嚥下障害に基づく慢性・反復性の誤嚥，特に不顕性誤嚥〈microaspiration〉による呼吸細気管支領域を中心とした異物巨細胞を伴う炎症細胞浸潤がその病像である[1]．画像所見は微細粒状影が小葉中心性に広範囲に散布することが特徴

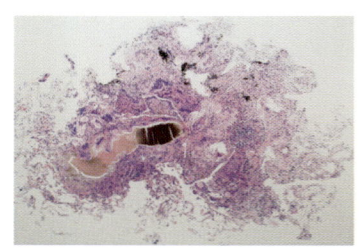

図4　肺生検H-E染色標本（弱拡大）

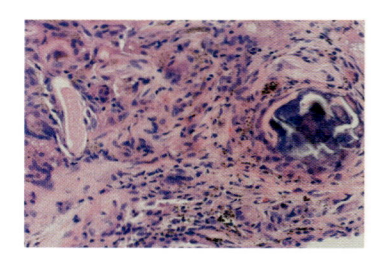

図5　肺生検H-E染色標本（強拡大）

である．主に画像所見からの鑑別疾患として，びまん性汎細気管支炎〈diffuse panbronchiolitis：DPB〉，サルコイドーシス，粟粒結核，過敏性肺炎，マイコプラズマ肺炎，Langerhans細胞性組織球症，腺癌などが挙げられる．画像所見はDPBに酷似するが，DABではDPBと比較した場合に散布の広がりの程度が狭く，下肺に限局する傾向にある．また，両側性のものは少ないとされている[2]．治療は誤嚥性肺炎に準じ，症例によっては酸素吸入，抗菌薬が必要な場合もある．

誤嚥が疑われる場合には，ベッドサイドでの観察で嚥下障害の臨床徴候をみることが重要である．また，videofluoroscopyによる評価を行う．

嚥下訓練は予防の観点から有用であり，また嚥下時の姿勢が重要で，食物の通過時間が短いほど誤嚥が発生しにくいという報告もある．訓練困難な状況では胃管による栄養や胃瘻造設も有用であるとされる．

〔松木薗和也〕

参考文献

1) Matsuse T, et al：Importance of diffuse aspiration bronchiolitis caused by chronic occult aspiration in the elderly. Chest 110：1289-1293, 1996
2) 福地義之助，他：感染―びまん性嚥下性細気管支炎の臨床．日胸疾患会誌 27：571-576, 1989

問題 067

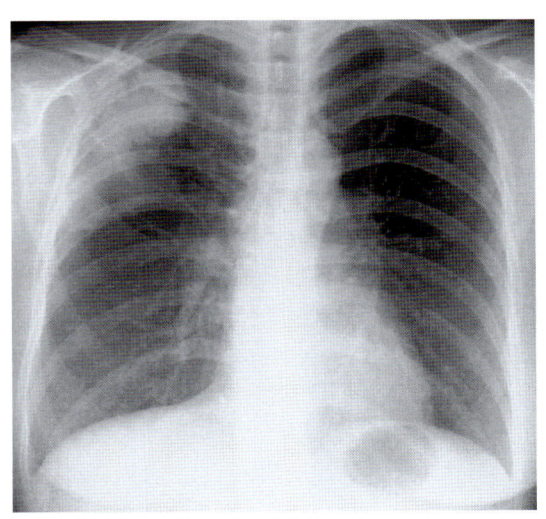

図1　胸部X線写真

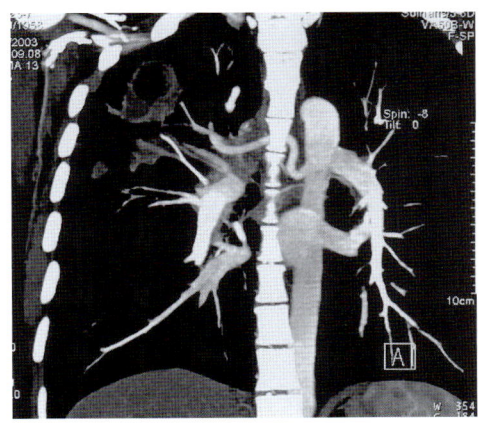

図2　胸部造影MDCT

- ●患者　45歳の女性．
- ●主訴　湿性咳嗽．
- ●既往歴　34歳時に肺炎．
- ●家族歴　父親と兄が肺癌，母親は関節リウマチ，祖父は心筋梗塞．
- ●現病歴　17歳頃から右上肺野に異常陰影を指摘され，19歳時に結核の疑いで近医でストレプトマイシンの投与歴がある．2週前に湿性咳嗽を自覚し，市販の鎮咳薬を使用していったん軽快したが，1週前から再度増悪したため近医を受診した．その際の胸部X線写真で異常陰影を指摘され，精査・加療目的で紹介され入院した．
- ●身体所見　身長157.2 cm，体重53.1 kg．体温37.2℃．脈拍84/分，整．血圧112/68 mmHg．眼球結膜，眼瞼結膜に貧血や黄疸はない．心音や呼吸音に異常はない．腹部は平坦，軟である．ばち指はない．浮腫もない．表在リンパ節は触知しない．皮膚所見はない．
- ●検査所見　赤沈25 mm/1時間．血液所見：白血球6,300/μL（好中球65.7%，好酸球0.4%，単球6.9%，リンパ球25.4%）．血液生化学所見：CRP 0.11 mg/dL．腫瘍マーカー：CEA＜0.5 ng/mL（基準5以下），SCC 0.6 ng/mL（基準1.5以下），NSE 6.0 ng/mL（基準10以下），Pro-GRP 15.5 pg/mL（基準46.0未満），CYFRA＜0.5 ng/mL（基準3.5以下），CA 19-9 6,590 U/mL（基準37以下），CA 125 12 U/mL（基準35以下）．動脈血ガス分析（自発呼吸，room air）：pH 7.433，PaO_2 93.6 Torr，$PaCO_2$ 37.4 Torr，HCO_3^- 24.6 mEq/L，BE 1.0 mEq/L．ツベルクリン反応　0×0/12×14 mm．

胸部X線写真（図1）と胸部造影 multi-detector-row CT〈MDCT〉（図2）とを示す．

この疾患について正しいのはどれか．2つ選べ．

- **A**：無症状でも手術の適応となる．
- **B**：血中腫瘍マーカーは上昇しない．
- **C**：奇異塞栓症による脳膿瘍を合併する．
- **D**：肺化膿症などの感染を契機に発見される．
- **E**：カテーテルによる塞栓療法が有用である．

解答 067

A 無症状でも手術の適応となる．

D 肺化膿症などの感染を契機に発見される．

●診断　肺葉内肺分画症

　肺分画症は気道系と交通のない異常な肺組織（分画肺）と，その肺組織に血液を供給している大循環系からの異常血管の2つを認める比較的稀な肺疾患である．肺分画症は，分画肺が正常肺と同じ肺胸膜に覆われている肺葉内肺分画症，正常肺と異なる独自の胸膜に覆われている肺葉外肺分画症に分けられており，肺葉内肺分画症が全体の3/4を占める．肺葉内肺分画症はさらにPryceの分類により，分画肺を欠き体循環系からの異常動脈が正常肺の一部を灌流するもの（I型），異常動脈が分画肺と隣接する正常肺を灌流するもの（II型），異常動脈が分画肺のみを灌流するもの（III型）に分けられる．発生部位は左下葉に多いとされ，異常動脈は胸部下行大動脈からのものが多く，肺葉内肺分画症では通常肺静脈へ流出する．また，肺葉内肺分画症では肺葉外肺分画症に比べて合併奇形の頻度は低いが，横隔膜異常や漏斗胸，食道気管支瘻，気管支分岐異常などを認めることがある．最終診断には大動脈造影が必須とされていたが，最近ではMRI，MDCTなどの進歩により非侵襲的な検査法による異常動脈の描出が可能となってきている．

　肺葉内肺分画症の1/3は無症状であり，胸部X線写真で偶然に発見されることが多く，その他は咳嗽，喀痰，発熱，血痰などの分画肺への感染症状を契機に発見される．また，肺分画症ではCA 19-9やCEA，CA 125といった粘液産生の腫瘍マーカーが上昇する例が散見され，上記腫瘍マーカー産生の肺悪性腫瘍との鑑別が問題となる例が多い[1]．これらの腫瘍マーカーは正常の気管支上皮細胞からも産生される糖蛋白の一種であり，腫瘍からのモノクローナルな産生亢進による血中値上昇と異なり，肺分画症では分画肺内の気管支上皮細胞より産生された上記マーカーが閉鎖された分画肺内で濃縮され，感染などの嚢胞壁の損傷に伴い血中に漏出するため異常高値を呈すると想定されている[2]．また，肺分画症の治療は反復する呼吸器感染の合併や左右シャントによる心負荷などのため，原則として外科的切除が選択される．

　本例は若年時より認められる胸部陰影と繰り返す気道感染を疑わせる病歴，血中CA 19-9の著明高値より肺分画症の存在が疑われた．胸部造影MDCTにて胸部X線写真で認められる右上葉の腫瘤陰影（図1）が下行大動脈からの流入血管をもつことが判明し，肺分画症の診断で右上葉切除術を施行した．摘出後の病理所見と異常血管からのカニュレーションによる造影検査から，Pryce II型の肺葉内肺分画症と診断した．術前の全身検索で胸部異常陰影以外に明らかな悪性腫瘍を疑わせる所見を認めず，術後は異常高値を呈した血中CA 19-9値は正常化していたことから，肺葉内肺分画症によるCA 19-9上昇と診断した．また，術前の胸部CT，気管支鏡検査で右主気管支の分岐異常が認められており，肺分画症の合併奇形の1つと考えられた．

〔水野史朗〕

参考文献

1) 石井　寛，他：血清CEA，CA 19-9，SLXが高値を呈した肺葉内肺分画症の1例．日胸疾会誌 35：1029-1033，1997
2) Yagyu H, et al：Interlobar pulmonary sequestration presenting increased serum CA19-9 and CA125. Intern Med 41：875-874, 2002

問題 068

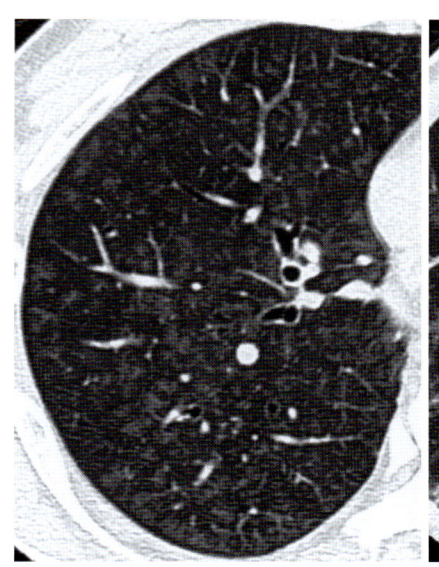

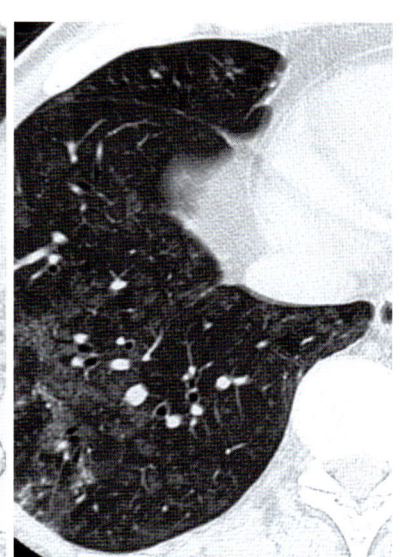

図1 胸部高分解能CT〈HRCT〉

- ●患者　52歳の男性．
- ●主訴　咳嗽と発熱．
- ●既往歴　特記すべきことはない．
- ●生活歴　喫煙歴はない．
- ●職業歴　エノキダケの栽培に28年間従事している．
- ●現病歴　12月末から仕事をすると昼過ぎに咳，痰および発熱があり，夜になって家で寝ると治り，仕事をしない日は何も起こらないということが続いていた．2月になっても改善しないため来院した．胸部X線と単純CTとで両肺にびまん性異常影がみられたため入院した．
- ●身体所見　身長171 cm，体重69 kg．体温37.1℃．呼吸数12/分．脈拍84/分，整．血圧152/90 mmHg．ばち指はない．胸部では広い範囲に捻髪音を聴取する．
- ●検査所見　赤沈37 mm/1時間．血液所見：赤血球475万/μL，Hb 14.3 g/dL，Ht 42.7％，MCV 89.9 fL，白血球5,450/μL（好中球64.9％，好酸球2.2％，好塩基球0.4％％，単球3.3％，リンパ球29.2％），血小板22.6万/μL．血液生化学所見：総蛋白〈TP〉7.9 g/dL，アルブミン〈Alb〉4.0 g/dL，IgE 141 IU/mL（基準173以下），尿素窒素〈UN〉16 mg/dL，クレアチニン〈Cr〉0.5 mg/dL，総ビリルビン0.52 mg/dL，AST 18 IU/L，ALT 16 IU/L，LD 194 IU/L（基準115～245），ALP 220 IU/L（基準115～359），γ-GTP 31 IU/L（基準70以下），Na 137 mEq/L，K 4.1 mEq/L，Cl 107 mEq/L，Ca 8.5 mg/dL．免疫学所見：CRP 0.32 mg/dL．

胸部高分解能CT〈high-resolution computed tomography：HRCT〉（図1）を示す．

診断のために気管支鏡を施行し，中葉で行った気管支肺胞洗浄〈bronchoalveolar lavage：BAL〉では総細胞数 $12×10^5$/mL，細胞分画はマクロファージ8.0％，リンパ球78.0％，好中球13.0％，好酸球1.0％である．

最も考えられる疾患はどれか．1つ選べ．

- A：肺胞蛋白症
- B：過敏性肺炎
- C：特発性間質性肺炎
- D：肺好酸球症〈PIE症候群〉
- E：肺Langerhans細胞性組織球症

解答 068

B 過敏性肺炎

● **診断**　過敏性肺炎

　過敏性肺炎は感作されうる個体が有機粉塵を繰り返し吸入することによって引き起こされる肺胞壁と気道終末の炎症性疾患である．発症する要因は，感作されうるという個体側と，刺激になりうるという物質側の双方にある．診断は臨床，画像，身体，病理，ならびに免疫所見の，それぞれ単独では診断に特異的でない特徴からなされ，治療に最も重要なことは起因物質からの回避である．

　臨床的には抗原に曝露してから6～8時間後に悪寒，発熱，倦怠感，咳嗽および呼吸困難などの症状が現れる．抗原を回避すると症状は消失する．曝露が疑われた抗原に対する沈降抗体が血清中に検出されれば，診断のうえで重要な意味を持つ．しかし，沈降抗体が検出されても臨床的には何ら発症しない人もいるため，沈降抗体の検出が確定診断につながることにはならない．胸部高分解能CT〈HRCT〉では小葉中心性の粒状影とすりガラス影の組み合わせがびまん性にみられる．気管支肺胞洗浄〈bronchoalveolar lavage：BAL〉の所見ではリンパ球分画の著しい高値が特徴である．経気管支肺生検〈transbronchial lung biopsy：TBLB〉ではリンパ球や形質細胞を中心とした胞隔への細胞浸潤と，細気管支周囲に小さくて緩やかな肉芽腫がみられることが多い．まとめると，多くの例での診断は，①病歴，身体所見，画像所見が矛盾しないこと，②既知の抗原への曝露歴，③その抗原に対する沈降抗体の存在によってなされる．

　本例ではエノキダケ栽培作業中に悪化し，帰宅後に軽快するという特徴的な臨床像，画像所見で両肺にびまん性小葉中心性の淡い粒状影とすりガラス影（図1）とがみられること，BALのリンパ球分画が78％と高値であったこと，TBLB所見にリンパ球性の胞隔炎（図2）がみられたことから職業性の過敏性肺炎と診断した．エノキダケ栽培はコーンコブミール（培地）の詰め込み，芽出し，培養，

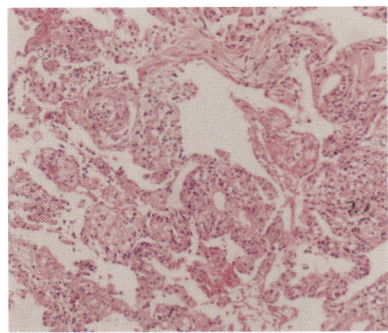

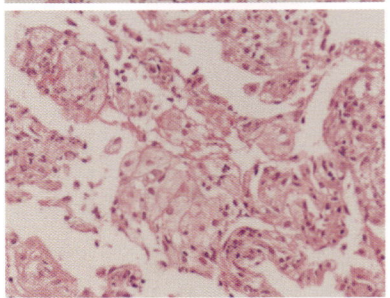

図2　経気管支肺生検〈TBLB〉H-E染色標本

生育，収穫，梱包，（培地の）掻き出しの各過程から成り立っており，再現してもらったところ，「収穫が終わった培地を容器から掻き出す作業」をした日に咳き込んで発熱したので，誘発試験陽性とした．つまり，黴びた培地が誘因であることが確定したので，N95マスクで作業をするよう指導した．この処置により以後の再発は起こっていない．

〔譲尾昌太〕

参考文献
1) Corrin B, et al：Extrinsic allergic alveolitis. Pathology of the Lungs. Churchill Livingstone, London, pp 280-285, 2006
2) Fraser RS, et al：Extrinsic allergic alveolitis. Fraser's and Pare's Diagnosis of Diseases of the Chest. WB Saunders, Philadelphia, pp 2361-2385, 1999
3) Bennet JE：Hypersensitivity pneumonitis. Kasper DL(ed)：Harrison's Principles of Internal Medicine, 16th ed. McGraw-Hill, New York, pp 1516-1520, 2005

問題 069

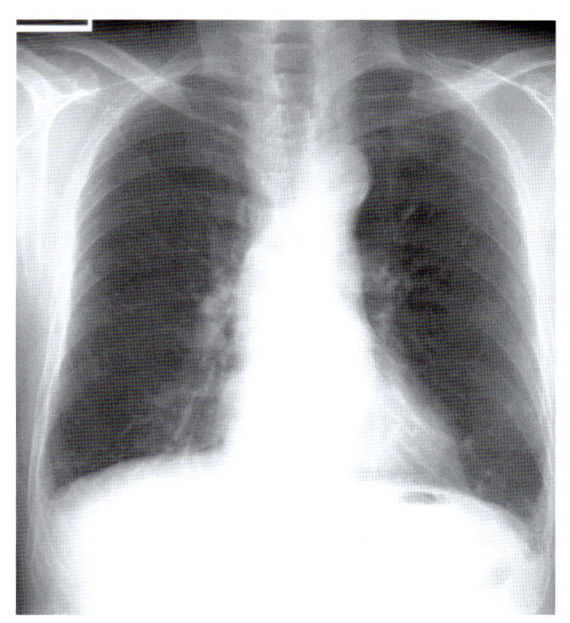

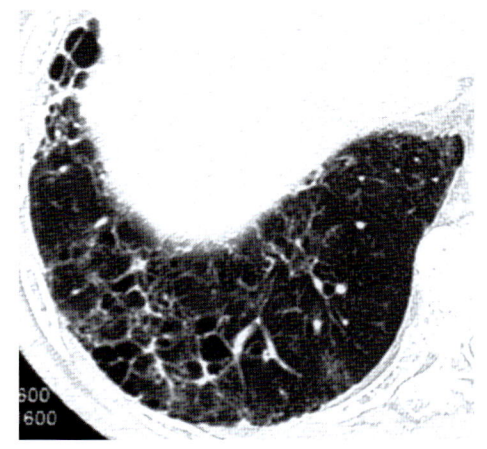

図1 胸部X線写真

図2 胸部高分解能CT〈HRCT〉

- **患者** 77歳の男性．
- **主訴** 6年前からの咳嗽．
- **既往歴** 55歳時にじん肺，76歳時に高血圧症．
- **生活歴** 喫煙歴はない．
- **職業歴** 溶接工を40年間，船の溶接検査に2年間従事．
- **現病歴** 6年前から湿性咳嗽があった．1年前から高血圧症を加療中の近医で，胸部X線写真に異常がみられたため，紹介され来院した．
- **身体所見**：身長154 cm，体重55.6 kg．体温36.0℃．呼吸数12/分．脈拍88/分，整．血圧124/82 mmHg．ばち指はない．前胸下部と背部とに広くベルクロラ音を聴取する．
- **検査所見** 血液所見：赤血球458万/μL，Hb 14.1 g/dL，白血球7,480/μL（好中球64.3％，好酸球4.4％，好塩基球0.4％，単球5.1％，リンパ球25.8％），血小板18.8万/μL．血液生化学所見：総蛋白〈TP〉7.1 g/dL，アルブミン〈Alb〉4.3 g/dL，尿素窒素〈UN〉12 mg/dL，クレアチニン〈Cr〉0.7 mg/dL，総ビリルビン0.53 mg/dL，AST 25 IU/L，ALT 19 IU/L，LD 196 IU/L（基準115〜245），クレアチンキナーゼ〈CK〉59 IU/L（基準57〜197）．Na 139 mEq/L，K 4.4 mEq/L，Cl 103 mEq/L，Ca 9.2 mg/dL．免疫学所見：CRP 1.27 mg/dL，抗核抗体陰性．動脈血ガス分析（自発呼吸，room air）：pH 7.397，PaO_2 87.0 Torr，$PaCO_2$ 40.0 Torr．呼吸機能検査：VC 3.14 L（107.2％），$FEV_{1.0}$ 2.18 L（123.9％），$FEV_{1.0}$％（G）70.3％，DLco 9.68 mL/分/mmHg（79.4％），DLco' 8.57 mL/分/mmHg（75.4％）．

胸部X線写真（図1）と高分解能CT〈high-resolution computed tography：HRCT〉（図2）とを示す．

最も考えられるのはどれか．1つ選べ．

- **A**：石綿肺
- **B**：肺胞蛋白症
- **C**：肺胞微石症
- **D**：過敏性肺炎
- **E**：サルコイドーシス

解答 069

A 石綿肺

● **診断** 石綿肺

　胸部X線写真（図1）には両側肺野にびまん性の不整形線状影，両側下肺野には線状網状影がみられた．HRCT（図2）では全体に軽度の小葉中心性肺気腫があり，両側上葉では小葉中心部の小粒状影・分岐線状影が目立ち，下葉では線状影・小囊胞の集合像がみられた．55歳時にすでにじん肺といわれ，慢性経過で湿性咳嗽を発症した溶接・造船所作業歴のある77歳男性である．気管支肺胞洗浄〈bronchoalveolar lavage：BAL〉，経気管支肺生検〈transbronchial lung biopsy：TBLB〉に石綿小体（図3）がみられ，TBLBには細気管支周囲の線維化病変（図4）が証明されたので，石綿肺と診断した．

　石綿肺とは，石綿線維の吸入に起因するびまん性肺線維症である．chrysotile, amosite, anthophyllite, crocidolite を総称して石綿〈アスベスト〉という．熱と電気を遮断する特性に優れているので，建設現場で幅広く使用されてきた．このため，石綿の鉱山や工場の従業員だけでなく，建設現場で配管やボイラーの仕事に従事する人々にも石綿曝露歴があるといえる．造船所で塗装や電気工事をした人，夫の作業服を洗濯しただけの主婦にも，石綿関連疾患がみられることがある[1]．

　線維化病変は，石綿線維の表面にある遷移元素と反応したマクロファージが産生する活性酸素に起因すると考えられている．石綿が沈着しやすい細気管支と肺胞道から線維化病変が始まると推測されている．しかし，この気道周囲の線維化病変は他の粉塵を吸入している労働者にもみられるので，非特異的なものだという説もある．石綿小体は，石綿線維を中心としてその周囲を鉄と蛋白が覆ったものである．組織では通常マクロファージの中に見つかり，ときには間質や気腔内にもある．胸膜プラークの中にはほとんどない．石綿肺の線維化の程度は，軽度のものから激しい線維化により肺の構造を破壊してしまうものまで，さまざまである．線維化病変における炎症細胞反応は通常弱い．もし炎症が強ければ，他の間質性肺疾患を考慮する．線維化病変は，石綿小体がみられること以外は他の原因による肺線維症の線維化病変と類似のものである．したがって，肺線維症をきたすあらゆる疾患が鑑別疾患に挙がる[2]．

　石綿肺の診断は，石綿への曝露歴と胸部画像所見，肺線維症に矛盾しない胸部聴診からなされる[3]．通常は拘束性肺機能障害を呈する．しかし，多くの患者では石綿による細気管支の線維化と狭窄の結果，または喫煙の影響で閉塞パターンを呈する．曝露歴がはっきりしない症例では石綿小体を証明することが重要になる．〔譲尾昌太〕

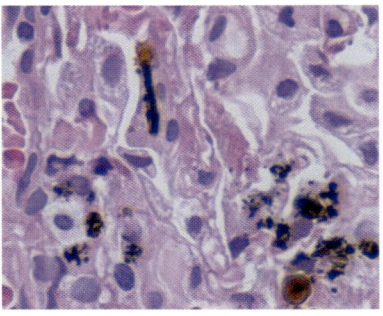

図3　BALおよびTBLBにおける石綿小体像（H-E染色，400倍）

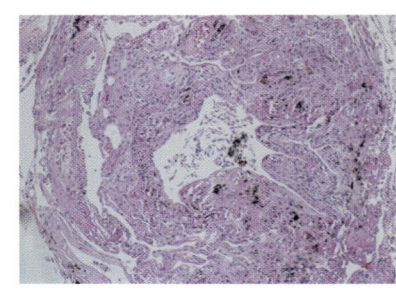

図4　TBLBによる線維化病変像（H-E染色，100倍）

参考文献

1) Speizer FE：Asbestosis. Kasper DL(ed)：Harrison's Principles of Internal Medicine, McGraw-Hill, New York, pp1522-1523, 2005
2) Fraser RS, et al：Asbestos. Fraser(eds)：Fraser and Paré's Diagnosis of Diseases of the Chest. WB Saunders, Philadelphia, pp 2419-2448, 1999
3) Mark PS, et al：Asbestosis and asbestos-induced pleural fibrosis. Marvin IS, Talmadge EK(eds)：Interstitial Lung Disease. BC Decker, Hamilton, pp 418-434, 2003

問題 070

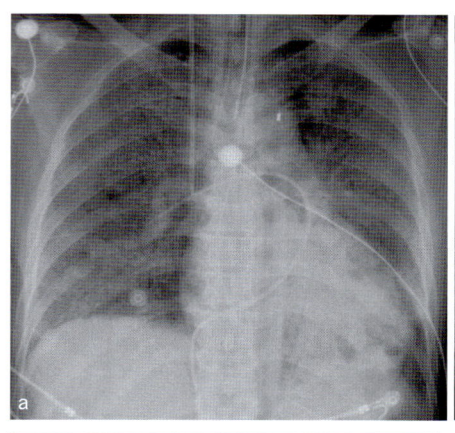

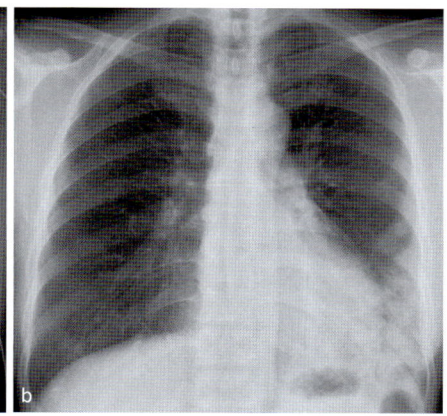

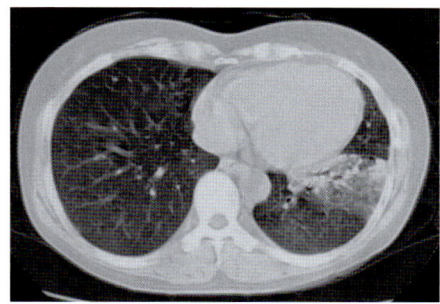

図1 胸部X線
a：入院時(7月下旬)，b：退院後2週間(9月下旬)．

図2 胸部単純CT(9月)

- **患者** 54歳の女性．
- **主訴** 呼吸困難とチアノーゼ．
- **既往歴** 19歳時に虫垂炎，50歳時にMénière病，52歳時に肺炎，54歳で高血圧症．
- **家族歴** 特記すべきことはない．
- **生活歴** 喫煙歴20本/日を30年間．
- **現病歴** 7月23日にシロアリ駆除を行い，翌24日に悪寒・戦慄が出現し，25日近医に入院した．白血球8,900/μL，CRP 18.0 mg/dLで異型肺炎を疑われ，エリスロマイシンを投与されたが，39℃台の発熱が持続した．26日から呼吸困難が出現し，徐々に増強しチアノーゼ出現したため当院へ転院した．
- **身体所見** 努力呼吸でチアノーゼが著明である．両肺にベルクロラ音を聴取する．
- **検査所見** 血液所見：白血球13,400/μL．免疫学所見：CRP 20.7 mg/dL．
- **入院後経過** 著明な低酸素血症を認め，人工呼吸管理となった．心エコー上，駆出率43％と低下．心筋炎として大動脈内バルーンパンピング〈IABP〉下に利尿薬とステロイドパルス療法を併用した．心不全は徐々に軽快し，8月1日には駆出率60％にまで回復し，呼吸状態も改善した．左下葉の心陰影との境界部に淡いすりガラス状の陰影が残存した．聴診では水泡音を聴取した．

当院入院から退院後の胸部X線写真(図1)と胸部単純CT(図2)とを示す．

退院後の外来での方針として適切なのはどれか．1つ選べ．

A：エリスロマイシン長期少量療法を行う．
B：器質化肺炎であり，今後も月1回程度，X線かCTで経過観察する．
C：診断確定のため，直ちに経気管支的肺生検〈TBLB〉などの病理診断を考慮する．
D：肺炎後の陰影が数か月残ることもあり，半年ほど自然消退を期待して経過観察する．
E：炎症による器質的変化が考えられ，自然消退はないが，約3か月毎に経過観察する．

解答 070

C 診断確定のため，直ちに経気管支的肺生検〈TBLB〉などの病理診断を考慮する．

● **診断** 肺胞上皮癌

本例のテーマは，心不全・肺炎後の残存する胸部異常陰影に対するアプローチのしかたである．心不全の陰影であれば，1か月近く陰影が残ることは稀であろう．肺炎の合併があったとしても，少なくとも改善傾向はあるはずである．改善しない肺胞陰影をどうすべきであろうか．

本例は肺胞上皮癌であった．9月に前医へ転院となり，主治医は胸部X線に増悪傾向がないことより，約3か月経過をみた．ところが，その後，胸部陰影が悪化し，2か月後には喀痰と胸痛，大量の水様喀痰，呼吸困難，発熱も出現した．TBLBで図3のように気管支上皮が消化管様の上皮へ化生している所見が認められ，肺胞上皮癌と診断された．

肺胞上皮癌は腺の亜型である．腺癌の10～30％を占めるといわれている．特徴は，肺胞上皮を置き換えるようにがん細胞が進展するため，あたかも肺炎のような画像所見を呈し，気管支に沿う伸展形式をとり，遠隔転移は少ないことである．進行すると多量の水様の喀痰〈bronchorrhea〉を伴い，患者を苦しめる．組織は高分化型で，細胞の異型度も弱く，正常組織に近いものもある．本例の組織は胆嚢上皮に近い形を呈していた．

臨床的に重要なポイントは，肺炎類似のX線像を呈することである．肺炎と誤認されたり，なかなか治らない肺炎として漫然と経過をみられることもある．切除可能な小さいうちは，特に注意深く経過観察しないと見逃してしまう可能性も高い．腫瘤陰影を呈さないため，主治医も悪性疾患を想起しにくい．小さい陰影であっても，消退しない浸潤影では本疾患を鑑別疾患に入れ，TBLBか，それでも陰性の場合，VATS〈ビデオ補助胸腔鏡下肺手術〉や開胸切除も考慮すべきである．さらに異型性が低いため，擦過細胞診では診断困難であることも心得ておく必要がある．ま

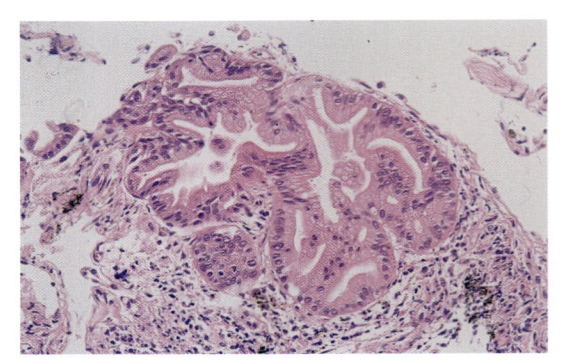

図3 肺生検H-E染色標本

た，本例でも奇妙な水泡音(呼気のcoarse crackles)を聴取したが，これは局所の過剰分泌の傍証でもあり，診断の手がかりになるかもしれない．

さて，本例の異常陰影に対してどうアプローチすべきであったか．心筋炎という重篤な疾患の回復期であったことを考慮しても，約1カ月以上浸潤影が改善していない場合，病理診断をつけるべきであった．腫瘤陰影をとらない悪性疾患も存在するのである．

最近，検診に積極的にヘリカルCTが取り入れられつつある．この結果，腺がんの初期病変が，肺胞上皮がん類似の形をとることが明らかになってきた．この点からも，従来，画像診断で炎症性変化として経過観察していたケースも，積極的な組織診断の必要性が増してきていると思われる．

〔吉嶺厚生〕

参考文献
1) Booton R, Jacob BK：Bronchoalveolar-cell carcinoma. N Engl J Med 346：107, 2002
2) Pelosi G, et al：Bronchioloalveolar carcinoma. N Engl J Med 346：1671-1672, 2002

血液・造血器

血液・造血器

問題
071-087

問題 071

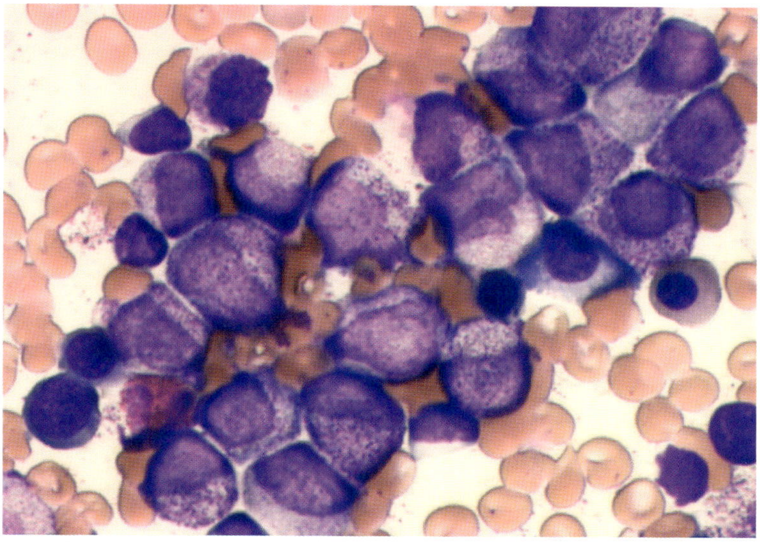

図1 骨髄血塗抹 May-Giemsa 染色標本（400倍）

- ●患者　60歳の男性．
- ●主訴　歯肉出血と四肢・体幹の紫斑．
- ●既往歴・家族歴　特記すべきことはない．
- ●現病歴　昨年健康診断を受け，採血を含め特に異常は認めなかった．2日前から誘因なく歯肉出血がみられ，四肢・腰にも紫斑が出現したため入院した．
- ●身体所見　体温37.2℃．血圧148/90 mmHg．口腔内歯肉出血を認める．心音と呼吸音とに異常はない．腹部では肝・脾を触知しない．両側前腕，両側下肢および腰部に紫斑を認める．
- ●検査所見　血液所見：赤血球369万/μL，Hb 12.6 g/dL，Ht 35.9％，白血球 1,680/μL（前骨髄球2％，骨髄芽球4％，分葉核好中球43％，好酸球1％，リンパ球48％，異型リンパ球1％），赤芽球5/100白血球，血小板 1.1万/μL．凝固・線溶所見：PT 61.0％（基準70〜140），PT-INR 1.28，APTT 34.5秒（基準25〜40），血漿アンチトロンビンIII 89.8％（基準79〜121），血漿フィブリノゲン 38.8 ng/mL（基準150〜400），血清FDP 85.9 μg/mL（基準4以下），Dダイマー 35.0 μg/mL（基準1未満），α_2-PI 74％．血液生化学所見：尿素窒素〈UN〉15 mg/dL，クレアチニン〈Cr〉0.83 mg/dL，尿酸〈UA〉6.6 mg/dL，総ビリルビン 1.5 mg/dL，AST 24 IU/L，ALT 16 IU/L，LD 494 IU/L（基準115〜245），ALP 164 IU/L（基準115〜359）．免疫学所見：CRP 0.26 mg/dL．骨髄血所見：有核細胞数65.6万/μL．

骨髄血塗抹 May-Giemsa 染色標本（図1）を示す．

適切な治療薬はどれか．2つ選べ．

- A：シタラビン（キロサイド®）
- B：イダルビシン（イダマイシン®）
- C：低分子ヘパリン（フラグミン®）
- D：トラネキサム酸（トランサミン®）
- E：ATRA〈all-trans retinoic acid〉（ベサノイド®）

解答 071

C 低分子ヘパリン（フラグミン®）

E ATRA〈all-trans retinoic acid〉（ベサノイド®）

● **診断** 急性前骨髄球性白血病〈acute promyelocytic leukemia：APL〉

図1に示す細胞のほとんどはAzur顆粒が豊富な前骨髄球である．骨髄では骨髄芽球4.8％＋前骨髄球64.0％＝68.8％であり，全有核細胞中の30％以上を占めており，APLと診断される．これら異常細胞は細胞化学染色ではペルオキシダーゼ染色強陽性，非特異的エステラーゼ染色は陰性であった．細胞表面マーカーではCD13⁺，CD33⁺，CD34⁻，HLA-DR⁻であった．染色体検査ではt(15；17)を示し，その融合遺伝子である *PML-RARα* が認められた．FAB分類ではacute myeloid leukemiaのM3であり，新WHO分類では特異的染色体相互転座を有するAPL with t(15；17)に相当する．

本例では出血傾向がみられており，白血病における播種性血管内凝固〈DIC〉スコアでは7点となり，DICと診断された．入院時の白血球＜3,000/μL，かつAPL細胞（骨髄芽球＋前骨髄球）＜1,000/μLであることから，寛解導入療法はATRA単独での治療となる．白血球もしくはAPL細胞が多いときには，ATRAにイダルビシン＋シタラビンを併用する．出血傾向に対しては，DICを合併しており血小板≧$3.0×10^4$/μL（JALSG APL 204プロトコールでは本例はintermediate risk，level 2に相当）に保つ必要があり，濃厚血小板輸血を施行した．フィビリノゲンについても同様に100 mg/dL以上に保つ必要があり，新鮮凍結血漿を輸血した．DICに対してはアンチトロンビンIII≧70％であることから，アンチトロンビンの補充は必要なく低分子ヘパリンのみを投与した．APLでは90％以上にDICを合併し，線溶系優位が特徴である．$α_2$-PI＜50％と線溶系活性が著しく亢進している場合は抗凝固療法併用のもと，トラネキサム酸を投与することもあるが，本例では$α_2$-PI 74％であり，不要である．

ATRAによる寛解導入療法を開始したところ，治療第9病日に高熱が現れた．その後，呼吸苦も訴えSpO₂ 92％となった．そのときの胸部CTを図2（→p324）に示すが，胸水貯留を伴い，右肺優位にびまん性すりガラス状陰影が認められた．肺炎契機のATRA症候群と診断され，ATRAを中止しメチルプレドニゾロン20 mg/kgのパルス療法を3日間投与した．速やかに解熱がみられ，低酸素血症，間質影の改善も認めた．ATRA症候群はATRAにより惹起される呼吸促迫症候群に似た病態である．ATRAにより分化・成熟したAPL細胞がIL-1β，IL-6，TNF-αなどのサイトカインを放出しcapillary leak syndromeを起こし，治療が遅れると致命的になる．

APLはDICを合併しやすく，抗腫瘍化学療法による成績は不良であった．ATRAによる分化誘導療法が登場してから，治療成績は大きく向上した．しかしながら，寛解後もATRA単独では耐性をきたし，再発が高くなる．ATRAは抗腫瘍化学療法と交差耐性がないため，両者の併用により高い無病生存が期待される．欧米では，これらATRAと化学療法との併用により完全寛解率87〜93％，4年無病生存率72〜88％，ATRA症候群合併率6〜15％と良好な成績が報告されている．白血球の多い例ではATRA症候群を合併しやすく，治療関連死が多くなるため，我が国の代表的なプロトコールJALSG APL 97および204では，初発時の白血球に応じた寛解導入療法の層別化治療を実施している．

〔石井一慶〕

参考文献
1）麻生範雄：急性前骨髄球性白血病．大野竜三（編）：白血病・悪性リンパ腫治療プロトコール集改訂版．医薬ジャーナル社，pp 42-53，2003

問題 072

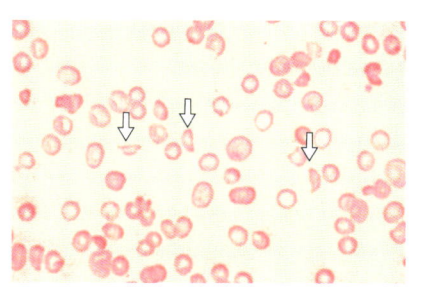

図1　末梢血塗抹 Wright-Giemsa 染色標本

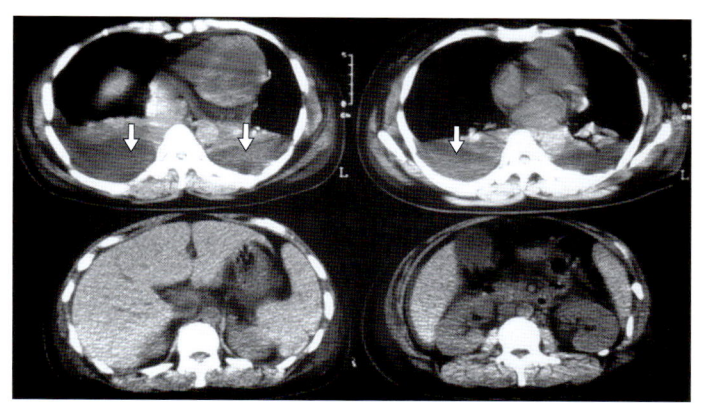

図2　胸部単純 CT

- ●患者　41歳の女性．
- ●主訴　全身浮腫．
- ●既往歴・家族歴　特記すべきことはない．
- ●現病歴　5年前から経口避妊薬を内服していた．2週前から上腹部膨満感と顔面および下肢の浮腫とを認め，次第に増強してきたため入院した．
- ●身体所見　意識は清明．身長 154 cm，体重 56 kg（入院時には平素の 10 kg 増）．体温 37.7℃．血圧 144/90 mmHg．全身に浮腫を認める．心音に異常はなく，両肺にラ音は聴取しない．
- ●検査所見　尿所見：蛋白2＋，潜血2＋．血液所見：赤血球 363万/μL，Hb 11.5 g/dL，Ht 32.9％，白血球 6,000/μL，血小板 9.8万/μL．凝固・線溶所見：PT 77％（基準 70～140），APTT 37.3 秒（基準 25～40）．血液生化学所見：総蛋白〈TP〉5.3 g/dL，尿素窒素〈UN〉13 mg/dL，クレアチニン〈Cr〉0.9 mg/dL，AST 9 IU/L，ALT 8 IU/L，LD 254 IU/L（基準 115～245），γ-GTP 22 IU/L（基準 30以下），クレアチンキナーゼ〈CK〉36 IU/L（基準 32～180）．免疫学所見：CRP 18.7 mg/dL，抗核抗体陰性，P-ANCA 陰性．
- ●入院後経過　入院第19病日には Hb 7.8 g/dL，血小板 2.1万/μL と減少し，LD 4,300 IU/L，Cr 8.3 mg/dL，UN 93 mg/dL と上昇した．総ビリルビン 2.08 mg/dL，間接ビリルビン 1.46 mg/dL であった．

末梢血塗抹 Wright-Giemsa 染色標本（図1）と胸部単純 CT（図2）とを示す．

この疾患について**誤っている**のはどれか．2つ選べ．

- **A**：血漿交換が有効である．
- **B**：経口避妊薬は発症原因になる．
- **C**：血清ハプトグロビンは上昇する．
- **D**：γ-グロブリン製剤が有効である．
- **E**：腎組織では糸球体内皮細胞の腫大がみられる．

解答 072

C 血清ハプトグロビンは上昇する．

D γ-グロブリン製剤が有効である．

●**診断** 溶血性尿毒症症候群〈hemolytic uremic syndrome：HUS〉

血栓性血小板減少性紫斑病〈thrombotic thrombocytopenic purpura：TTP〉とHUSの2疾患は，細胞浸潤などの炎症反応を伴わない血管内の過凝固を基本とする病変を示し，血栓性微小血管症〈thrombotic microangiopathy：TMA〉の代表疾患である[1]．TTPは脳微小血管を含めた全身臓器の広汎な血管内皮細胞障害が生じた結果であり，HUSは腎にほぼ限局して糸球体内皮細胞障害と尿細管障害が生じた病態像である．

本例は入院後，急速な貧血の進行がみられ，末梢血液像ではtear-drop cell, helmet shaped cellといった破砕赤血球が認められた（図1矢印）．間接型ビリルビン，LDの上昇は赤血球溶血に由来する．ハプトグロビンは溶血により遊離されたHbと特異的に結合するため，血中濃度は低下する．血管内皮細胞に存在するトロンボモジュリンは，細小血管壁障害や破壊により血中に遊離し，尿中にも放出される．本例では11.7 FU/mL（基準 4.5 FU/mL以下）と上昇がみられた．

1996年にVon Willebrand因子特異的切断酵素〈ADAMTS 13〉が発見され，HUS，TTPの病態解明と分類に進展がみられた．HUSのヨーロッパ小児リサーチグループと相談の上，HUS，TTPに関し，分類（表1）が提示された[2]．

腎生検所見では傍糸球体細動脈内血栓，糸球体毛細管内血栓の所見がみられた．電子顕微鏡像ではHUSに特徴的な糸球体内皮細胞の腫大，基底膜からの剥離が認められた．第15病日にはBUN 100 mg/dL，Cr 4.6 mg/dLとなり，血液透析を開始した．溶血性貧血には適時濃厚赤血球を投与し，輸血量は計14単位に達した．第19病日より2,800〜3,200 mL/回の血漿にて血漿交換を計6回行った．血清Cr値は第26病日に9.7 mg/dLに達したが，その後徐々に低下し，第50病日で血液透析を離脱した．

HUSの病態としては，第1段階で血管内皮細胞の障害，第2段階としては障害そのものないし修復する機序における微小血栓形成，さらにプロスタグランジン産生異常，サイトカインの局所産生が血管透過性の亢進をきたし，さらなる血管障害へと進展する[3]．本例にみられた著しい全身性の浮腫，両側の胸水には腎不全の関与のみでなく，血管透過性の関与も考えられた（図2，矢印は胸水）．

治療としては，抗血栓物質欠乏に対する補充の観点から新鮮凍結血漿の輸注，血栓形成促進因子除去の観点から血漿交換療法が行われる．抗血小板薬，免疫抑制薬としてビンクリスチン（オンコビン®）の効果例も報告されている．γ-グロブリンの投与効果は否定的な見解が多い．

〔河合盛光〕

表1 溶血性尿毒症症候群と血栓性血小板減少性紫斑病の分類

病因のはっきりしているもの		原因不明のもの	
1-i	感染誘発によるもの	2-i	HIV
a)	ShigaとVerocytotoxin産生菌	2-ii	悪性腫瘍，化学療法，放射線療法
b)	肺炎球菌感染	2-iii	移植
1-ii	補体の統制異常	2-iv	妊娠，経口避妊薬
1-iii	ADAMTS 13の欠乏	2-v	SLEと抗リン脂質抗体症候群
1-iv	コバラミン代謝異常	2-vi	腎症
1-v	キニン誘発性	2-vii	1に分類されない家族的なもの
(1-ii, iiiには先天的なものと後天的なものがある．)		2-viii	分類不能なもの

参考文献

1) 白髪宏司：HUS, TTP. 医学のあゆみ別冊：腎疾患 —state of art. 医歯薬出版，pp 346-349, 2003
2) Besbas N, et al：A classification of homolytic uremic syndrome and thrombotic thrombocytopenic purpura and related disorders. Kidney Int 70：432-431, 2006
3) 香阪隆夫，他：溶血性尿毒症（HUS）．日本臨牀別冊：領域別症候群シリーズ17—腎臓症候群，下巻．日本臨牀社，pp 357-360, 1997

問題 073

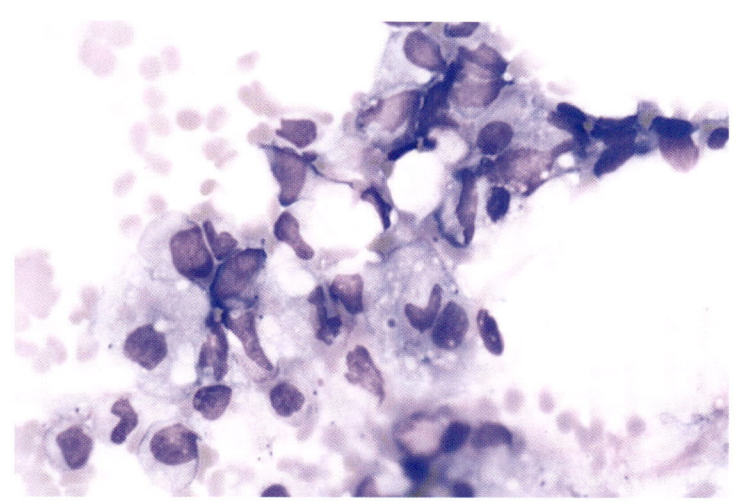

図1 骨髄血塗抹 May-Giemsa 染色標本（1,000倍）

- **患者** 21歳の男性．
- **主訴** 発熱と頸部リンパ節腫脹．
- **既往歴・家族歴** 特記すべきことはない．
- **現病歴** 2か月前から感冒様症状と左頸部リンパ節腫大とが出現した．近医で抗菌薬の処方を受け軽快したが，2週間前から連日39～40℃の発熱が持続し，リンパ節腫大も増悪したため入院した．
- **身体所見** 身長167 cm，体重60 kg．体温38.3℃．脈拍84/分，整．血圧98/58 mmHg．結膜に貧血や黄疸はない．咽頭の発赤と腫脹とはない．左右頸部に最大5×4.5 cmの境界不明瞭で圧痛を伴うリンパ節を数珠状に触知する．胸部聴診上は異常所見を認めず，腹部では右季肋部に肝臓を8 cm，左季肋部に脾臓を6 cm触知する．
- **検査所見** 血液所見：赤血球533万/μL，Hb 15.3 g/dL，白血球3,200/μL（好中球92％，単球3％，リンパ球5％），血小板4.4万/μL．凝固・線溶所見：PT 65％（基準70～140），APTT 42.1秒（基準25～40），血漿フィブリノゲン 413 mg/dL（基準150～400），血清FDP 20 μg/mL（基準4以下）．血液生化学所見：総蛋白〈TP〉6.2 g/dL，アルブミン〈Alb〉3.3 g/dL，総ビリルビン 1.1 mg/dL，AST 70 IU/L，ALT 51 IU/L，LD 676 IU/L（基準115～245），ALP 299 IU/L（基準115～359）．Epstein-Barrウイルス〈EBV〉抗体：VCA-IgG 1,280倍，VCA-IgM 20倍，EA-DR IgG 160倍，EBNA 10倍以下．腫瘍マーカー：可溶性IL-2レセプター〈sIL-2 R〉3,370 U/mL（基準220～530）．骨髄所見：有核細胞数13.1万/μL，巨核球数60/μL．

骨髄血塗抹 May-Giemsa 染色標本（図1）を示す．

> この患者について**誤っている**のはどれか．1つ選べ．

- **A**：血清フェリチンは高値を示す．
- **B**：血清EBV抗体価は既感染パターンである．
- **C**：骨髄像はマクロファージの著増と血球貪食像を示す．
- **D**：難治性では多剤併用抗腫瘍化学療法や造血幹細胞移植が必要になる．
- **E**：末梢血のEBV-DNAの検出は診断と治療効果判定とに有効である．

解答 073

B 血清EBV抗体価は既感染パターンである．

●**診断** Epstein-Barrウイルス〈EBV〉関連血球貪食症候群〈EBV associated hemophagocytic syndrome：EBV-AHS〉

血球貪食症候群〈hemophagocytic syndrome：HPS〉は高熱持続，肝・脾腫などの症状に加え，汎血球減少，肝機能障害，播種性血管内凝固，高フェリチン血症，高トリグリセリド血症などの検査所見を特徴とし，骨髄やリンパ節，肝臓，脾臓などのリンパ網内系組織での血球貪食細胞の存在により診断される症候群である．

その本態はTリンパ球やマクロファージの異常活性化により惹起される高サイトカイン血症とされている．常染色体劣性遺伝を示すprimary HPSと，種々の感染症や自己免疫疾患，悪性リンパ腫などの基礎疾患に併発するsecondary HPSに分類され，成人を含む大半がこのsecondary HPSである．

基礎疾患の診断はHPSの予後診断および治療方針の決定に重要である．本症候群における患者年齢は基礎疾患の鑑別に際し，重要な情報である．一般にEBV関連HPSは若年者に多く，一方，悪性リンパ腫関連HPSは中高年以上に多いとされるが，両者はしばしば急速な病状の進行をきたし，診断が困難な場合がある．リアルタイムPCR法による末梢血中のEBV-DNA量の測定は比較的簡便な検査法であり，EBV-AHSの診断上有意義である．

本例の骨髄像はマクロファージの増加と血球貪食像が特徴的であり，大型で好塩基性の細胞質を有する異型リンパ球も認めた．特徴的な臨床像と併せてHPSと診断した．なお，血清フェリチン高値はHPSの重要な検査所見の1つであるが，本例においても血清フェリチン値は1,000 ng/mL以上であった．また，EBV抗体価はVCA〈ウイルスカプシド抗原〉-IgG，VCA-IgM，EA-DR〈EBウイルス初期抗原〉IgGが陽性，EBV EBNA〈EBV特異的核内抗原〉陰性と初感染パターンを示し，末梢血中EBV DNAは$1.7×10^3$ copy/白血球10^6であった．以上より，EBV初感染後に発症したEBV-AHSと診断した．

EBV-AHSは本例のようにEBV初感染時にみられる場合と潜伏感染状態からの再活性時にみられる場合(慢性活動性EBV感染症)とがある．EBV-AHSはEBVに感染し活性化・増殖したTリンパ球やマクロファージが産生する過剰なサイトカインが病態の中心とされ，その約1/3が急性期に死亡する重篤な疾患である．EBV-AHSが臨床上疑われた場合はウイルス学的検査を速やかに行い，診断ならびに治療を進めることが重要である．

治療は高サイトカイン血症に対する血漿交換，活性化Tリンパ球およびマクロファージの制御(副腎皮質ステロイド・免疫抑制薬など)が試みられるが，しばしば治療抵抗性であり，悪性リンパ腫に準じた多剤併用抗腫瘍化学療法や造血幹細胞移植が必要となる症例も少なくない．末梢血のEBVゲノム量は治療反応性を反映して増減を示すため，本疾患の治療効果判定の指標となりうる．

本例はステロイド治療，多剤併用抗腫瘍化学療法を施行したが，治療抵抗性となったため，HLA一致同胞より同種造血幹細胞移植を施行し，寛解が得られた．

〔酒井リカ〕

参考文献
1) 有岡秀樹：EBウイルス関連血球貪食症候群．血液・腫瘍科 33：446-451, 1996
2) 河 敬世：血液悪性腫瘍と血球貪食症候群．医学のあゆみ 177：673-676, 1996
3) 河 敬世：EBウイルス感染による関連血球貪食症候群．臨床と微生物 26：493-498, 1999

問題 074

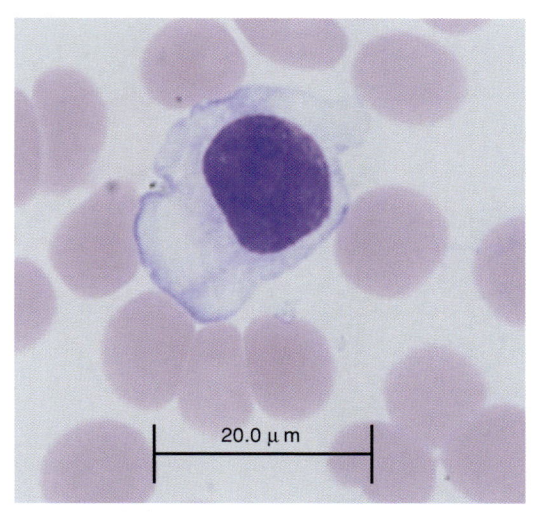

図1 骨髄血塗抹 May-Giemsa 染色標本(風乾標本, 1,000倍)

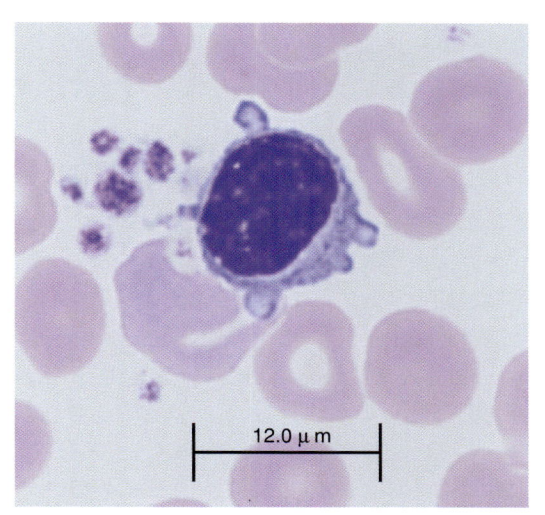

図2 骨髄血塗抹 May-Giemsa 染色標本(自然乾燥標本, 1,000倍)

- **患者** 31歳の男性．
- **主訴** 右膝関節痛．
- **既往歴** 23歳時に右膝靱帯損傷．
- **家族歴** 特記すべきことはない．
- **現病歴** 3日前から右膝関節の腫脹と激痛とが出現し，近医を受診した．汎血球減少を指摘されたため入院した．
- **身体所見** 身長172 cm，体重63 kg．体温37.7℃．脈拍84/分，整．血圧120/74 mmHg．結膜に貧血や黄疸はない．胸部に異常所見を認めない．腹部では肝臓を1 cm，脾臓を5 cm触知する．表在リンパ節は触知しない．右膝関節は腫脹し，疼痛のため伸展不良である．
- **検査所見** 血液所見：赤血球340万/μL，Hb 9.2 g/dL，網赤血球〈Ret〉4万/μL，白血球900/μL(好中球40%，好塩基球1%，単球1%，リンパ球55%，異型細胞5%)，血小板11.2万/μL．凝固・線溶所見：PT 14.3秒，APTT 28.0秒．血液生化学所見：総蛋白〈TP〉7.3 g/dL，尿素窒素〈UN〉10 mg/dL，クレアチニン〈Cr〉0.54 mg/dL，AST 17 IU/L，ALT 10 IU/L，LD 128 IU/L(基準115〜245)．免疫学所見：CRP 15.6 mg/dL．腫瘍マーカー：可溶性IL-2レセプター〈sIL-2 R〉7,680 U/mL(基準220〜530)．右膝関節液所見：白血球200/μL(好中球95%，マクロファージ1.5%，リンパ球3.5%)．細胞診はclass II．骨髄血所見：有核細胞数6万/μL，異常リンパ球(図1)35.8%．これらの細胞は自然乾燥標本で辺縁に絨毛状の突起を認め(図2)，酒石酸抵抗性酸ホスファターゼ反応陽性である．リンパ球表面マーカー分析：CD 5 10.6%，CD 19 88.1%，CD 20 92.7%，CD 25 91.6%，CD 103 86.9%，SmIgK 83.2%．染色体分析：正常核型．骨髄生検所見：細胞成分では脂肪織比2：8で線維化はない．胸・腹部単純CTでは肝・脾腫を認めるが，リンパ節の腫大はない．

骨髄血塗抹 May-Giemsa 染色標本(図1，2)を示す．

最も考えられる疾患はどれか．1つ選べ．

A：再生不良性貧血
B：急性リンパ性白血病
C：慢性リンパ性白血病
D：血管内悪性リンパ腫
E：hairy cell leukemia〈HCL〉

解答 074

E hairy cell leukemia〈HCL〉

●診断　hairy cell leukemia〈HCL〉

　本例の骨髄中の異常リンパ球は胞体が広く淡青色であり，自然乾燥標本では独特の絨毛状の突起を細胞表面に認める．また，酸ホスファターゼ染色で陽性に染まり，酒石酸抵抗性〈tartrate resistant acid phosphatase：TRAP〉陽性を示しており（図3a，b），いずれもHCLに合致する所見である．さらに細胞表面マーカーでCD 19，CD 20，CD 25に加えてCD 103が強陽性，CD 5が陰性であることよりHCLの診断が確定された．

　HCLは成熟B細胞腫瘍の一部に位置づけられ，慢性に経過する比較的稀な白血病である（全白血病の約2％）．汎血球減少症に伴う貧血症状や感染症状，出血傾向を初発症状とすることが多く，それ以外に脾腫に伴う腹部膨満感で気づかれることもある．本例は化膿性膝関節炎を初発症状とし，抗菌薬の投与により膝関節の炎症症状は速やかに改善した．その他，HCLは血管炎，糸球体腎炎，自己免疫性溶血性貧血，特発性血小板減少性紫斑病，関節リウマチ，多発筋炎といった種々の自己免疫性疾患を合併することも知られている．

　HCLの90％は骨髄正ないし過形成であるが，約7％は本例と同様に骨髄低形成であり，ときに再生不良性貧血との鑑別が臨床上問題になる．再生不良性貧血とは治療法がまったく異なるため，骨髄低形成を示す汎血球減少症の鑑別診断として，HCLは稀な疾患ではあるが，常に念頭に置くべきである．肝・脾腫の存在など再生不良性貧血に矛盾する身体所見がみられれば，本疾患も念頭に置き，骨髄検査時にHCLの確定診断に最も有用なCD 103を含むリンパ球表面マーカー解析を積極的に施行すべきである．また，HCL細胞の細胞表面突起は位相差顕微鏡でみられる所見として有名であるが，自然乾燥標本でも本例のように突起が再現されやすい．自然乾燥標本の作製はHCL細胞の形態学的特徴をつかむためのより簡便な方法である．本疾患におけるsIL-2Rの血中レベルはHCLの腫瘍量と相関している．

　本疾患の進行は一般に緩慢であり，汎血球減少に伴う症状や著しい腹部膨満感がある場合に治療を開始する．現在，2-chlorodeoxyadenosine（ロイスタチン®）や2'-deoxycoformycin（コホリン®）などのプリン拮抗体が第1選択薬であり，奏効率は90％前後と良好な成績である．しかし，重篤な有害事象として骨髄抑制に伴う感染症がしばしば経験され，また寛解到達例の約20％に再発がみられたとの報告もある．このほかの治療としてはINF-αの投与や脾摘が行われることもあるが，いずれも第1選択とはならず，再発時にも再度プリン拮抗体が用いられることが多い．　〔酒井リカ〕

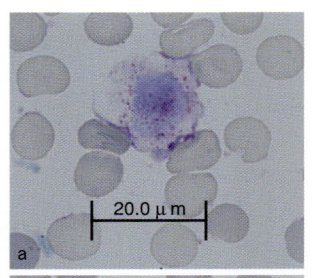

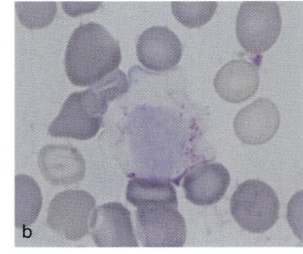

図3　骨髄血塗抹標本
a：酸ホスファターゼ染色
b：酒石酸抵抗性酸ホスファターゼ染色

参考文献

1) 押味和夫：Hairy cell leukemia. 浅野茂隆, 池田康夫, 内山 卓（編）：三輪血液病学. 文光堂, pp 1480-1483, 2006
2) Hoffman MA, et al：Treatment of hairy-cell leukemia with cladribine；Response, toxicity, and long-term follow-up. J Clin Oncol 15：1138-1142, 1997

問題 075

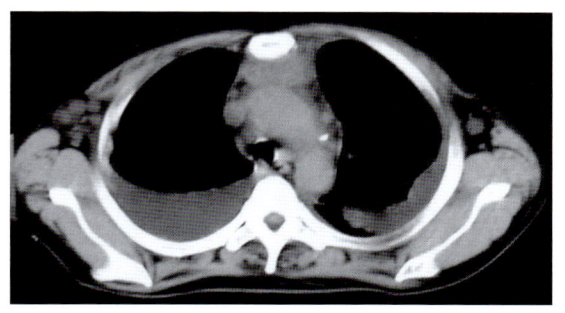

図1　胸部単純CT

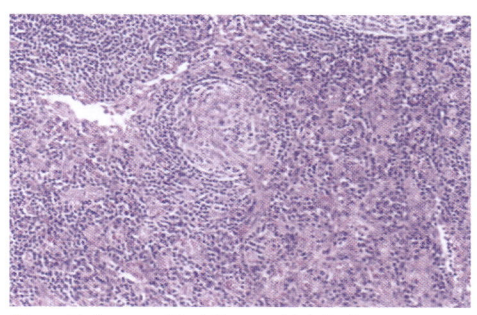

図2　腋窩リンパ節生検H-E染色標本

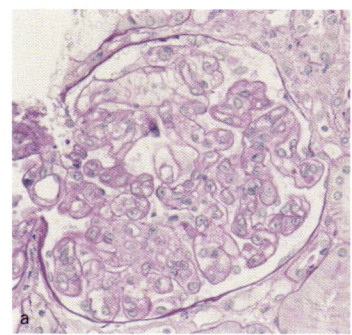

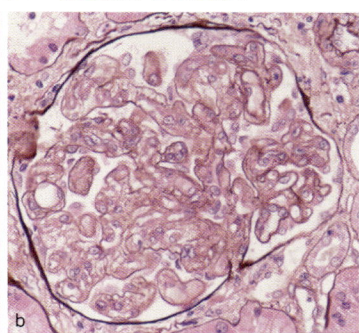

図3　腎生検病理標本　a：PAS染色　b：PAM染色

- **患者**　57歳の女性．
- **主訴**　労作時呼吸困難と浮腫．
- **既往歴・家族歴**　特記すべきことはない．
- **現病歴**　1か月前から感冒症状と労作時呼吸困難とを認め，近医を受診した．胸水と尿蛋白とを指摘され，紹介され来院した．
- **身体所見**　身長143cm，体重50.0kg（8kg増加）．体温36.2℃．血圧144/42mmHg．胸部ではwheezesを認める．両眼瞼と両下腿とに浮腫を認める．リンパ節腫脹はない．
- **検査所見**　尿所見：蛋白1.43g/日．沈渣：赤血球20〜29/1視野，顆粒円柱と赤血球円柱＋．血液所見：赤血球411万/μL，白血球12,200/μL（分葉核好中球78.5％），血小板11.8万/μL．血液生化学所見：総蛋白〈TP〉6.5g/dL，アルブミン〈Alb〉2.8g/dL，IgG 1,949mg/dL（基準870〜1,700），IgA 105mg/dL（基準110〜410），IgM 268mg/dL（基準46〜260），尿素窒素〈UN〉27.5mg/dL，クレアチニン〈Cr〉0.7mg/dL，尿酸〈UA〉7.0mg/dL，総コレステロール〈TC〉108mg/dL，AST 17IU/L，ALT 9IU/L，LD 230IU/L（基準115〜245），ChE 101IU/L（基準200〜459），アミロイドA 33.5μg/mL（基準8以下），クリオグロブリン陰性，尿中NAG 23.9U/L（基準7.0以下）．免疫学所見：CRP 1.92mg/dL，抗核抗体640倍（斑紋型），抗dsDNA抗体5.0U/mL未満（基準15以下），MPO-ANCA 10EU未満（基準20未満），IL-6 15.8pg/mL（基準4.0以下），血清補体価〈CH50〉46.5U/mL（基準25〜48）．腎機能検査：クレアチニンクリアランス〈Ccr〉38.4mL/分．

胸部単純CT（図1），腋窩リンパ節生検H-E染色標本（図2）および腎生検PAS，PAM染色標本（図3）を示す．

この患者について**誤っている**のはどれか．1つ選べ．

- **A**：悪性腫瘍を合併する．
- **B**：図3は膜性増殖性糸球体腎炎の所見である．
- **C**：HIV，HPV-8の感染症を検査する必要がある．
- **D**：抗TNF-αモノクローナル抗体が保険適用である．
- **E**：図2では毛細血管内のヒアリン化と濾胞間隙の毛細血管の増殖を認める．

解答 075

D 抗TNF-αモノクローナル抗体が保険適用である．

● **診断** Castleman 病（hyaline vascular type：HV）

本例は，①胸部 CT にて前縦隔腫瘍を認めたこと（図1），②腋下リンパ節生検所見：濾胞間および濾胞の胚中心に小血管の増生（図2），③腎生検所見：蛍光抗体法はすべて陰性，光顕は糸球体総数9個のうち，全節性硬化1個，残存糸球体8個は，係蹄壁の分葉化，基底膜の二重化，mesangiolysis（内皮の膨化，遊走細胞の浸潤，毛細血管内腔の狭小化）を認めたが，癒着，半月体形成は認めなかった（図3）．尿細管間質は15%に尿細管の萎縮，炎症細胞の浸潤を認めた．電顕は，基底膜内へのメサンギウム細胞の間入を認めたが，高電子密度沈着物の沈着は認めなかった．④膜性増殖性糸球体腎炎，膠原病関連疾患，クリオグリブリン血症性腎炎，TTP/HUS〈血栓性血小板減少性紫斑病/溶血性尿毒症症候群〉は否定できた．以上より，HV の Castleman 病と診断した．プレドニゾロン〈PSL〉30 mg/日より開始し，さらに前縦隔腫瘍を摘出した．蛋白尿，低アルブミン血症（後述）による漏出性胸水は消失し，PSL 10 mg/日まで減量しているが，再発は認めていない．

Castleman 病は1956年に縦隔リンパ節の過形成と血管内皮細胞の増殖による血管新生を伴うリンパ節腫大を特徴とする原因不明の疾患として報告されている．病理学的所見から2つのタイプに分類される．① hyaline vascular type〈HV〉；毛細血管内のヒアリン化と濾胞間隙の毛細血管の増殖を認める，② plasma cell type〈PC〉；濾胞間隙に多クローン性の形質細胞の著しい浸潤を特徴とする．HV，PC の頻度はおのおの80〜90%，10〜20%，また両者の混合型も多い．その後，全身のリンパ節腫大など全身症状を合併する multicentric Castleman's disease〈MCD〉が報告されている[1]．HV は症状が少ないが，PC は限局型あるいは MCD にかかわらず慢性炎症症状を有し，食欲不振，体重減少，倦怠感などの症状に加え，咳嗽，神経症状，皮疹，浮腫，胃腸症状，稀に胸水，腹水を伴う[2]．

Castleman 病は IL-6 の作用が関与し，メサンギウム細胞の増殖を促す．蛋白尿の持続，急性腎不全，慢性腎不全（腎組織は，膜性腎症，膜性増殖性腎炎など）を合併したり，さまざまな臨床経過を呈する．肝臓では，CRP やフィブリノゲンなどの急性期蛋白の産生を促し，逆にアルブミン産生を抑制する．高γグロブリン血症（抗体産生の促進），血小板増加（骨髄巨核球の分化を刺激）も認める．多発性骨髄腫や形質細胞腫，悪性リンパ腫や Kaposi 肉腫の増殖因子であり，高頻度に合併を認める[3]．

治療は，限局型は腫大リンパ節の摘除で完治するが，MCD は副腎皮質ステロイドや免疫抑制薬，抗腫瘍化学療法を併用する[1]．ヒト化抗 IL-6 受容体モノクローナル抗体の有効性も指摘されており，近年保険適用となった．

〔高田浩史・土山芳徳〕

参考文献

1) 菅又泰博・他：ヒト型化抗IL-6レセプター抗体によるCastleman病治療．血液・腫瘍科 42：166-175，2001
2) 西本憲弘：キャッスルマン病の病態とヒト化抗IL-6受容体抗体による治療．リウマチ科 29：301-306，2003
3) 西本憲弘：リンパ腫と反応性病変との境界；Castleman病の新たなる治療．血液フロンティア 11：197-204，2001

問題 076

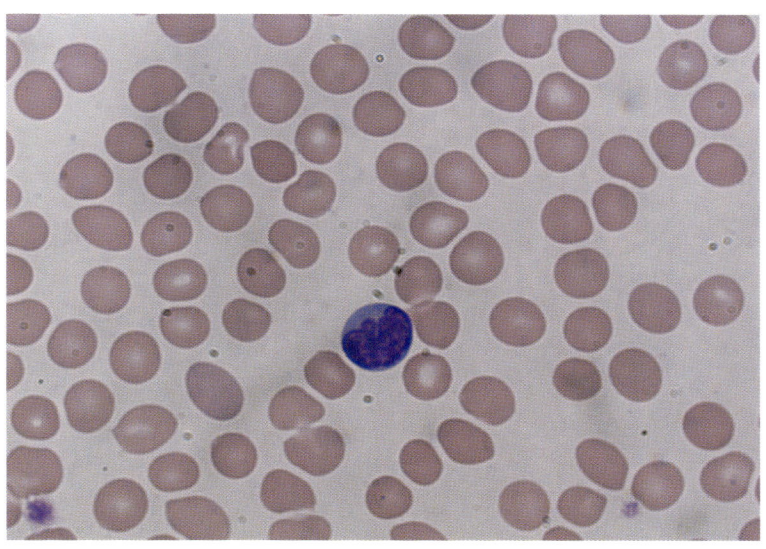

図1 末梢血塗抹 May-Giemsa 染色標本

- ●患者　68歳の男性．
- ●主訴　皮下腫瘤．
- ●既往歴　糖尿病で経口血糖降下薬を内服中．
- ●家族歴　特記すべきことはない．
- ●現病歴　3か月前から左肘部の無痛性皮下腫瘤を自覚し，近医を受診した．径3cm大の皮下腫瘤が認められた．腫瘍生検を施行されたところ，リンパ系腫瘍と診断され，紹介され来院した．
- ●身体所見　身長160cm，体重51kg．体温36.0℃．血圧136/74mmHg．頸部，腹部に痒みを伴う貨幣状の膨隆疹が散在している．左肘部に生検痕を認める．貧血や黄疸はない．心音と呼吸音とに異常は認めない．腹部に異常はなく，肝・脾腫も認められない．表在リンパ節腫大はない．神経学的異常はない．
- ●検査所見　血液所見：赤血球426万/μL，Hb 14.4g/dL，Ht 41.9%，白血球6,600/μL（桿状核好中球2.0%，分葉核好中球34.0%，好酸球1.0%，単球3.0%，リンパ球52.0%，異型リンパ球8.0%），血小板20.3万/μL．血液生化学所見：空腹時血糖152mg/dL，HbA$_{1c}$ 6.9%（基準4.3〜5.8），総蛋白〈TP〉7.0g/dL，アルブミン〈Alb〉4.3g/dL，尿素窒素〈UN〉14mg/dL，クレアチニン〈Cr〉0.6mg/dL，総ビリルビン0.7mg/dL，AST 29IU/L，ALT 31IU/L，LD 159IU/L（基準115〜245），ALP 205IU/L（基準115〜359），Na 142mEq/L，K 4.7mEq/L，Cl 103mEq/L，Ca 9.5mg/dL．免疫学所見：CRP陰性，抗HTLV-1抗体陽性．腫瘍マーカー：可溶性IL-2レセプター〈sIL-2R〉1,630U/mL（基準220〜530）．

全身単純CTに異常はなく，全身ガリウムシンチグラムでも異常集積は認められない．

末梢血塗抹May-Giemsa染色標本（図1）を示す．

この疾患について正しいのはどれか．1つ選べ．

- A：北海道，東北など東日本に多い．
- B：腫瘍細胞の表面マーカーはCD3$^+$CD8$^+$である．
- C：主要な感染経路は性行為を介した水平感染である．
- D：強力な抗腫瘍化学療法により治癒が得られることが多い．
- E：HTLV-1キャリアの生涯ATL発生率は2〜6%である．

解答 076

E HTLV-1キャリアの生涯ATL発生率は2～6％である．

● **診断** 成人T細胞白血病〈adult T-cell leukemia：ATL〉

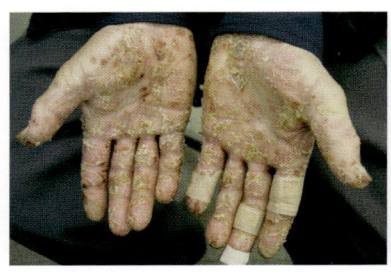

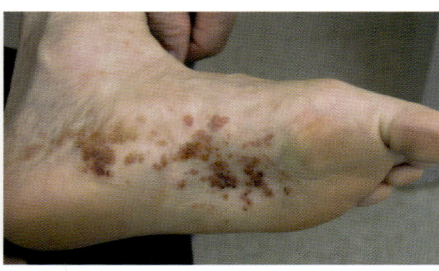

左：図2 患者両手掌
右：図3 患者足底部

　成人T細胞白血病はヒトレトロウイルスの一種であるHTLV-1〈human T lymphotropic virus type 1〉に感染したT細胞が腫瘍化して発症し，多臓器浸潤，皮膚病変，高カルシウム血症など多彩な臨床症状を呈し，かつ細胞性免疫低下に伴う日和見感染症をしばしば合併する疾患である[1]．我が国におけるHTLV-1キャリアは約120万人で，九州，沖縄など西日本に多く，このなかから年間約700人がATLを発症すると推定されている．日本のHTLV-1感染者におけるATLの発生危険度は40歳以上で年間1/1,000～2,000程度となり，推定されるHTLV-1感染者の生涯発生率（70歳まで）は2～6％となる[2]．HTLV-1の最も重要な感染経路は母子感染で，授乳により母乳中の感染リンパ球が移行し感染が成立する．ATLを発症する患者はほとんどすべてが母子感染であり，キャリアの母乳を与えないという感染予防策が一部では実行されている[3]．その他の感染経路には輸血と性行為によるものがあるが，これらの例ではATLを発症したとする報告は一部の特殊な例を除いてはなく，発症の危険性は少ない．
　ATL患者の末梢血中には図1のような花弁状の核をもつ花細胞〈flower cell〉と呼ばれる特徴的な形態を示す異型リンパ球が認められる．ATLは検査所見，腫瘍病変部分からLymphoma Study Group〈LSG〉によりくすぶり型，慢性型，リンパ腫型，急性型の4つの病型に分類されている．それぞれの4年生存率は62.8％，26.9％，5.7％，5.0％と報告されている[4]．本例はくすぶり型と判定され，無治療で2年間全身状態良好であったが，図2，3に示すように手足に搔痒を伴う紅斑，びらんが多発するようになった．ATLに伴う皮膚症状は腫瘍細胞の浸潤による特異疹と腫瘍による異常な免疫学的反応に由来する非特異疹に大別され，特異疹は紅斑性局面，丘疹，結節・腫瘤が多いが，皮下結節，紅皮症，中毒疹様紅斑，脱毛斑，乾癬様角化性紅斑，痒疹様丘疹，毛囊炎様丘疹など多彩な皮膚症状もみられると報告されている．
　ATLの治癒的治療法は現時点でも確立されておらず，くすぶり型，慢性型は経過観察，リンパ腫型，急性型は多剤併用抗腫瘍化学療法が行われているが予後不良である．近年，新たな治療法として造血幹細胞移植療法が注目されており，まだ症例数は少ないものの治癒が期待される治療法であると考えられている[5]．最近は高齢者でも骨髄非破壊的移植療法，いわゆるミニ移植も開発されており[6]，今後治療成績の向上が期待される．

〔高橋　勉〕

参考文献
1) 菊池　博：成人T細胞白血病．斎藤　厚，那須　勝，江崎考行（編）：標準感染症学．医学書院，pp 195-201，2000
2) 田島和雄：成人T細胞性白血病／リンパ腫の疫学．綜合臨牀 53：2038-2045，2004
3) 日野茂男：ATL/L絶滅に向けて―HTLV-1の感染様式とその予防．綜合臨牀 53：2046-2052，2004
4) Shimoyama M：Diagnostic criteria and classification of clinical subtypes of adult T-cell leukemia. Leukemia Res 16：435-441，1992
5) 宮崎泰司：ATL/Lに対する骨髄破壊的造血幹細胞移植．綜合臨牀 53：2060-2066，2004
6) 岡村　純，鵜池直邦：ATL/Lへのミニ移植療法．綜合臨牀 53：2067-2070，2004

問題 077

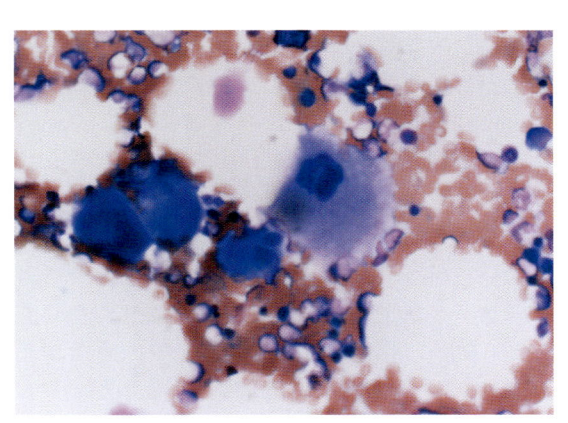

図1　骨髄血塗抹 May-Giemsa 染色標本（400倍）

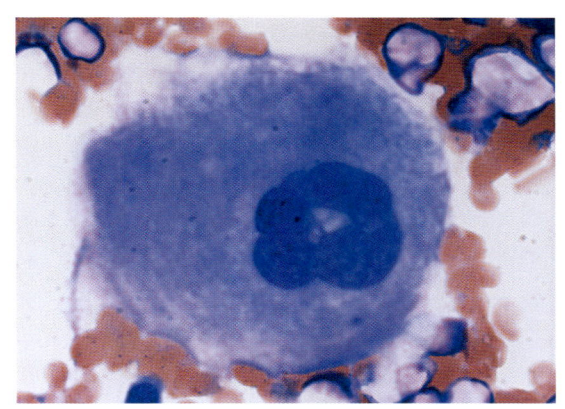

図2　骨髄血塗抹 May-Giemsa 染色標本（1,000倍）

- **患者**　51歳の女性．
- **主訴**　点状出血斑．
- **既往歴**　20歳時に肺結核，43歳時に子宮筋腫．血液検査異常を指摘されたことはない．現在，特に薬物などは服用していない．
- **家族歴**　特記すべきことはない．
- **現病歴**　半年前から四肢の出血斑を自覚していたが放置していた．めまいで近医を受診した際に全身皮下出血斑を認められ，紹介され来院した．
- **身体所見**　身長152 cm，体重47 kg．体温36.7℃．血圧122/70 mmHg．鼻出血がある．四肢に点状出血斑と紫斑を認める．心音と呼吸音とに異常は認めない．腹部では肝・脾腫はない．表在リンパ節腫大はない．神経学的異常はない．
- **検査所見**　血液所見：赤血球483万/μL，Hb 14.7 g/dL，Ht 43.9％，白血球3,900/μL（桿状核好中球5.0％，分葉核好中球58.0％，単球1.0％，リンパ球31.0％，異型リンパ球5.0％），血小板3.3万/μL．凝固・線溶所見：PT 11.9秒（基準70〜140），APTT 30秒（基準25〜40），血漿フィブリノゲン 320 mg/dL（基準150〜400），血清FDP 6.8 μg/mL（基準4以下）．血液生化学所見：尿素窒素〈UN〉13 mg/dL，クレアチニン〈Cr〉0.5 mg/dL，AST 21 IU/L，ALT 20 IU/L，LD 180 IU/L（基準115〜245）．免疫学所見：CRP陰性，PAIgG〈血小板結合性免疫グロブリンG〉77.5 ng/10^7 cells（基準9.0〜25.0）．

骨髄検査所見：有核細胞数13.3万/μL，巨核細胞数156/μL，異型細胞は認めない．各血球系統に異形成は認めない．染色体検査は正常核型である．

腹部超音波検査：肝・脾腫は認めない．

骨髄血塗抹 May-Giemsa 染色400倍標本（図1）と1,000倍標本（図2）とを示す．

この疾患について正しいのはどれか．
1つ選べ．

A：中枢神経症状をきたす．
B：PAIgGの上昇が診断には必須である．
C：造血幹細胞レベルで異常が起こっている．
D：*Helicobacter pylori* 除菌療法が有効である．
E：ステロイド療法で80％以上の例で完全寛解が得られる．

D *Helicobacter pylori* 除菌療法が有効である．

● **診断** 特発性血小板減少性紫斑病〈idiopathic thrombocytopenic purpura：ITP〉

ITPは骨髄巨核球により血小板は産生されるものの，体内で産生された抗血小板抗体が血小板に結合し，その結果，血小板が脾臓をはじめとする網内系に取り込まれ，血小板が減少すると考えられている疾患である．American Society of Hematology〈ASH〉のガイドラインでは，60歳以下の症例では病歴，身体所見，末梢血所見がITPとして矛盾しなければ診断してよいということになっており，必ずしも骨髄検査は必要とはされていない[1]．厚生労働省の診断基準では骨髄検査，血小板結合性免疫グロブリンG〈PAIgG〉の測定が必要とされているが，診断の確定には他の血小板減少をきたす疾患を除外することが重要であり，診断が困難な例もしばしば経験される．骨髄像では骨髄巨核球は正常ないしは増加しており，他系統には異常を認めない[2]．

本例は図1，2に示したように骨髄巨核球は増加傾向であり，骨髄における造血不全はないことが示唆される．また，骨髄巨核球は血小板非生成型(表面に血小板の付着が認められない)である幼若なもの(細胞質が好塩基性で血小板付着像を欠く)が増加している．本例は典型的なITPの骨髄所見である．我が国で頻用されているPAIgGは比較的感度は高いが特異度は低いとされており，ASHのガイドラインでも初診時に行うPAIgGの測定は不要かつ不適切とされている[1]．一般内科医は骨髄検査を行わずにPAIgGの測定をまず行う傾向にあるが，急性白血病などの緊急を要する病態を鑑別するためには骨髄検査を行う必要がある．

旧厚生省の治療ガイドラインでは，ITP治療の第1選択は副腎皮質ステロイド療法とされている．このもととなった前向き研究では，初回ステロイド療法によって完全寛解になった例(治療を中止しても血小板数が10万/μL以上に維持されている例)は33.1％，不完全寛解例(血小板数10万/μL以上であるが維持療法が必要な例)は15.6％と報告されている[3]．多くの例はステロイド減量に伴い血小板数は減少する．難治例ではステロイド依存性となり，耐糖能異常や骨粗鬆症などの合併症でQOLが著しく低下する．1998年，GasbarriniらによってITP患者に*Helicobacter pylori*〈HP〉除菌を行ったところ，除菌後に血小板数が増加したという報告[4]がなされて以来，国内外の多数の施設にて慢性ITPに対してHP除菌療法が盛んに行われている．我が国の多施設アンケート調査によると，解析対象ITP 383例中260例(67.9％)がHP陽性であり，除菌が行われた139例中89例(64％)に血小板増加効果が認められている[5]．当科の検討でも慢性ITP 8例中全例に血液学的反応を認め，ステロイド療法や脾摘に抵抗性の患者にも有効であった．HP除菌療法は低コストで副作用も少なく，今後，慢性ITP治療の第1選択として有望視されている．

本例は出血傾向でステロイド療法を開始したが，血小板数は8万/μL程度しか改善しなかった．HP陽性所見を認め除菌したところ，除菌は成功し血小板は徐々に増加し，ステロイド中止後3年が経過しているが，血小板数は20万/μL前後を推移している．HP除菌による血小板増加の作用機序に関してはまだ明らかではないが，一般内科医でも容易に治療が可能と考えられる．しかし，ITPの診断は除外診断であり，診断は慎重に行い，安易にHP除菌を推進すべきではない．

〔高橋　勉〕

参考文献

1) George BJN, et al：Idiopathic thrombocytopenic purpura；A practice guideline developed by explicit methods for the American Society of Hematology. Blood 88：3-40, 1996
2) 横山健次, 池田康夫：ITPの診断．日本臨牀 61：558-562, 2003
3) 藤村欣吾：ITPの標準的治療法―薬物療法．日本臨牀 61：593-598, 2003
4) Gasbarrini A, et al：Regression of autoimmune thrombocytopenia after eradication of *Helicobacter pylori*. Lancet 352：878, 1998
5) 藤村欣吾, 他：免疫性血小板減少性紫斑病(ITP)におけるヘリコバクターピロリ除菌療法の有用性―全国多施設共同研究．臨床血液 44：694, 2003

問題 078

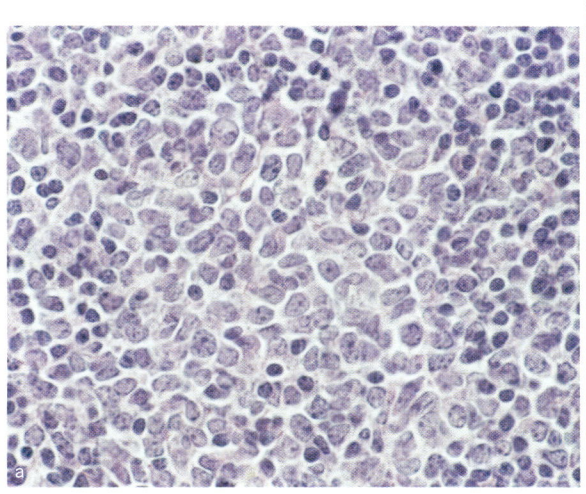

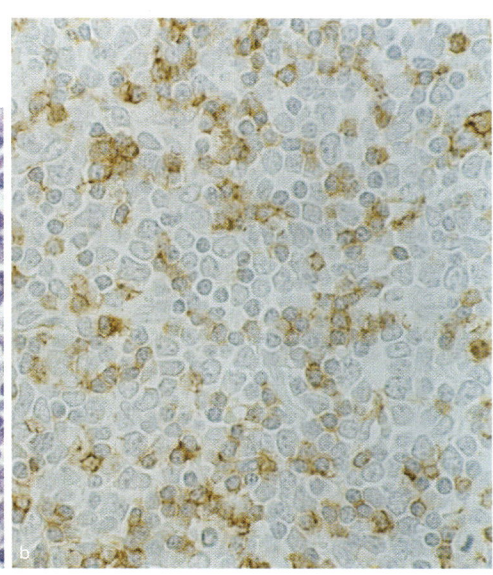

図1 リンパ節生検標本　a：H-E染色，b：L26染色

- **患者**　53歳の女性．
- **主訴**　右頸部リンパ節腫脹．
- **既往歴・家族歴**　特記すべきことはない．
- **現病歴**　1年前に右頸部リンパ節腫脹に気づいた．徐々に増大してきたため来院した．
- **身体所見**　身長157 cm，体重57 kg．体温36.7℃．血圧160/98 mmHg．貧血や黄疸はない．胸部と腹部とに異常所見はない．右頸部から鎖骨上窩に直径2〜3 cm大のリンパ節を数個触知する．
- **検査所見**　血液所見：Hb 14.1 g/dL，白血球4,810/μL（芽球0％，桿状核好中球5.0％，分葉核好中球63.5％，好酸球4.5％，単球4.0％，リンパ球27.5％），血小板21.6万/μL．血液生化学所見：LD 188 IU/L（基準115〜245）．免疫学所見：CRP 0.23 mg/dL．腫瘍マーカー：可溶性IL-2レセプター〈sIL-2 R〉504 IU/mL（基準220〜530）．リンパ節細胞表面マーカー解析：大型の異型細胞はCD 3，CD 10，CD 19，CD 20，CD 56は陰性，CD 33，CD 34は陽性．CTでは右頸部から右鎖骨上窩に数個のリンパ節腫脹を認めた以外に異常所見を認めない．ガリウムシンチグラムでも同部にのみ軽度の集積を認める．骨髄には異常所見を認めない．右頸部リンパ節生検を実施した．リンパ節生検標本（図1）を示す．

> この疾患について正しいのはどれか．
> 1つ選べ．

- **A**：B細胞の腫瘍である．
- **B**：自然治癒が期待できる．
- **C**：放射線治療のみで治癒が期待できる．
- **D**：急性骨髄性白血病に準じた強力な抗腫瘍化学療法が必要である．
- **E**：リツキシマブ〈抗CD 20モノクローナル抗体〉が有効である．

解答 078

D 急性骨髄性白血病に準じた強力な抗腫瘍化学療法が必要である.

● **診断** 緑色腫〈chloroma〉

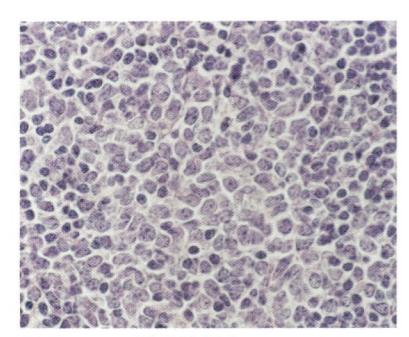

図1 リンパ節生検標本（H-E染色）

緑色腫は幼若な顆粒球系細胞からなる限局性の腫瘍であり，顆粒球性肉腫〈granulocytic sarcoma〉，または骨髄芽細胞腫〈myeloblastoma〉などとも呼ばれる[1]．緑色腫の名称は，腫瘍の新鮮な割面が空気に触れると緑色を呈することから名づけられた．これは腫瘍細胞のミエロペルオキシダーゼの存在によるものといわれている．

緑色腫は病理組織学的には悪性リンパ腫，なかでもびまん性大細胞型との鑑別が必要となる．形態学的には腫瘍細胞は中型〜大型で，核はその分化度により多様である．特殊染色では骨髄球系細胞のため，エステラーゼ染色やミエロペルオキシダーゼ染色などが陽性であり，リンパ球系細胞で陽性となるL 26（CD 20）染色，UCHL-1（CD 45 RO）染色などは陰性となる．

本例ではリンパ節生検標本で核クロマチンが繊細な大型異型細胞の増殖が認められた（図1a，H-E染色）．これらの細胞ではエステラーゼ染色は染色性がはっきりしなかったものの，L 26 染色（図1b），UCHL-1 染色はそれぞれまったく染色されなかった．細胞表面マーカー解析で，この異型細胞はCD 3（T細胞），CD 19（B細胞），CD 56（NK細胞）などが陰性であることからリンパ球由来の細胞であることは否定的で，CD 33陽性であったことから顆粒球系細胞であると考えられた．

緑色腫の発生部位は皮膚，軟部組織，眼窩，骨，リンパ節，消化管，胸膜，性腺，尿路，中枢神経系などさまざまである．病態としては，①急性骨髄性白血病やその他の骨髄増殖性疾患の発症と同時あるいはその経過中に腫瘍を形成するものと，②白血病を伴わず腫瘍だけ形成するもの，に分類される．Yamauchi らは，白血病を伴わない緑色腫74例について文献的検討を行い，報告している[2]．それによると，局所の腫瘍を切除または放射線治療のみを受けた32例では，全例が27か月以内に急性骨髄性白血病を発症しており，腫瘍だけの緑色腫でも急性骨髄性白血病に準じた治療をできるだけ速やかに行うようにしたほうがいいと結論している．

本例でも診断後，直ちに強力な抗白血病化学療法を受けるように勧めたが，自覚症状に乏しかったこともあり，セカンドオピニオンを希望し他院を受診するなどして，約2か月間，治療開始の同意が得られなかった．当院の再受診時にはすでに骨髄中に芽球が多数出現し，急性骨髄性白血病（FAB分類M 2）に移行していた．JALSG-AML 201プロトコールに沿い化学療法を行ったところ，1コースで完全寛解が得られた．地固め療法後に同種骨髄移植を施行したが，移植1年後に再発がみられ，再度同種移植（末梢血幹細胞移植）を施行した． 〔竹村佐千哉〕

参考文献
1) 内田立身, 他：骨髄芽細胞腫（緑色腫）．日本臨牀別冊：領域別症候群シリーズ22—血液症候群 III．日本臨牀社, pp 180-182, 1998
2) Yamauchi T, et al：Comparison in treatment of nonleukemic granulocytic sarcoma. Cancer 94：1739-1746, 2002

問題 079

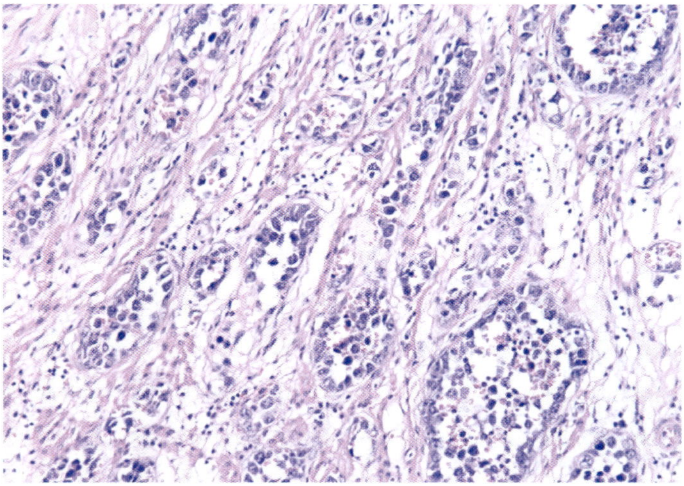

図1 子宮体部病理組織 H-E 染色標本（200倍）
血管内に大型で異型の強いリンパ球の集簇を認める．これらの細胞は B 細胞免疫染色で陽性となった．

- **患者** 65 歳の女性．
- **主訴** 左股関節痛と発熱．
- **既往歴・家族歴** 特記すべきことはない．
- **現病歴** 1 年前から左股関節痛が出現し，他院に通院中であった．1 か月前から徐々に増悪し，発熱を伴ってきたため入院した．
- **身体所見** 身長 147 cm，体重 42 kg．体温 38.2℃．脈拍 76/分，整．血圧 120/66 mmHg．Performance status 1．結膜に貧血や黄疸はない．表在リンパ節は触知しない．胸部と腹部とに異常はない．体動時腰痛と股関節痛とがある．下腿に浮腫はない．
- **検査所見** 血液所見：Hb 10.2 g/dL，白血球 7,250/μL（好中球 77.5％，好酸球 1.5％，好塩基球 2.0％，単球 7.5％，リンパ球 11.5％），血小板 36.0 万/μL．血液生化学所見：総蛋白〈TP〉7.4 g/dL，アルブミン〈Alb〉3.3 g/dL，AST 16 IU/L，ALT 15 IU/L，LD 1,194 IU/L（基準 115～245），ALP 473 IU/L（基準 115～359）．免疫学所見：CRP 13.4 mg/dL．腫瘍マーカー：可溶性 IL-2 レセプター〈sIL-2 R〉629 U/mL（基準 220～530）．骨髄所見：異常はない．
- **臨床経過** 不明熱，高 LD 血症の精査を行った．腹部単純 CT で子宮の軽度腫大と仙骨融解像とを認めた．ガリウムシンチグラムでは仙骨部と左大腿骨とに集積を認めた．開腹子宮摘出術を施行した．

子宮体部病理組織 H-E 染色標本（図1）を示す．

この疾患について正しいのはどれか．
2つ選べ．

A：筋生検は診断に有用である．
B：子宮 adenocarcinoma である．
C：リンパ節腫脹が特徴的である．
D：放射線療法が奏効し，予後は良好である．
E：FDG-PET〈¹⁸F-fluorodeoxyglucose positron emission tomography〉が病巣の評価に有用である．

解答 079

A 筋生検は診断に有用である．

E FDG-PET が病巣の評価に有用である．

●**診断** 血管内大細胞型 B 細胞リンパ腫〈intravascular large B-cell lymphoma：IVL〉

本例は発熱と血清 LD 高値などから悪性リンパ腫が疑われたが，リンパ節腫脹を認めなかった．画像検査を中心に全身検索を行い，子宮の軽度腫大を認めたことから，子宮摘出術を施行した．病理所見上，血管内にリンパ腫細胞の集簇を認めたことから，IVL の確定診断に至った．

IVL はリンパ節腫脹のみられない悪性リンパ腫で，その病理学的特徴から剖検で診断がつくことも珍しくない．遷延する不明熱，原因不明の神経症状，血清 LD 高値などを呈する例では，本疾患を疑ってみることが重要である．

IVL はびまん性大細胞型悪性リンパ腫の一亜型で，リンパ腫細胞が血管内に集簇して認められ，リンパ節が腫脹しないことに特徴づけられる．その頻度は悪性リンパ腫の 1％以下とされる稀な疾患である．中高年に好発し，性差はないとされる．IVL では，リンパ腫細胞が血管内で増殖し，血管内腔を閉塞することによって，脳，皮膚，肺など多くの臓器症状を引き起こす．臨床症状として皮膚症状や神経学的異常が指摘されているが，他にも全身のさまざまな臓器で腫瘍塞栓による症状を呈し，発熱や呼吸困難，意識障害，血液学的異常など多彩である．

リンパ節が腫脹しない悪性リンパ腫であるために，IVL の診断法は困難を極める．CT や MRI でも画像所見に乏しいことが多い．近年，FDG-PET〈^{18}F-fluorodeoxyglucose positron emission tomography〉の普及により，病変の局在や生検部位の確定が行いやすくなってきた（図2）．皮膚症状を認めれば，皮膚生検により簡便に診断できる．中枢神経症状を認めた場合，脳生検が試みられることもあるが，侵襲的となる．このとき，神経生検や筋生検により診断できることもある．また，生検部位が特定できない場合，免疫染色を利用した骨髄生検により診断された例が報告されている．

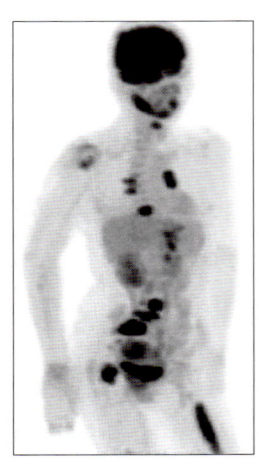

図2 FDG-PET
仙骨，左大腿骨，下顎骨，胸骨，子宮，副腎などに集積を認める．

IVL の治療については一定のコンセンサスは得られていない．一般的には，悪性リンパ腫の標準化学療法である CHOP 療法を第 1 選択とすることが多い．しかし，一度寛解に至った例でも再発することが多く，強力な抗腫瘍化学療法や移植療法の適応を考慮すべきである．診断が困難なこと，診断時には病期が進行していること，治療抵抗性であることなどから，一般に予後不良とされる．

IVL のなかで血球貪食症候群により特徴づけられる一亜群として，Asian variant of intravascular large B-cell lymphoma〈AIVL〉がある．臨床的には，汎血球減少症，肝・脾腫を呈し，IVL の特徴である皮膚症状や神経学的異常に乏しい．AIVL が疑われた場合，臨床的診断基準にてスクリーニングの後，リンパ腫細胞の浸潤が疑われる臓器や組織の生検を試み，早期診断を行うことが重要である． 〔立花崇孝〕

参考文献
1）大島理加：Intravascular large B-cell lymphoma の診断．血液・腫瘍科 50：211-216, 2005
2）藤田浩之：リンパ節腫脹のないリンパ腫（IVL を含む）．Medical Practice 8：1357-1360, 2005

問題 080

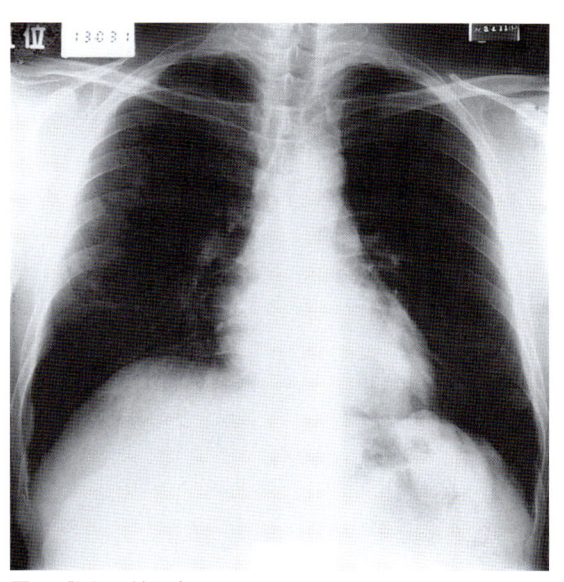

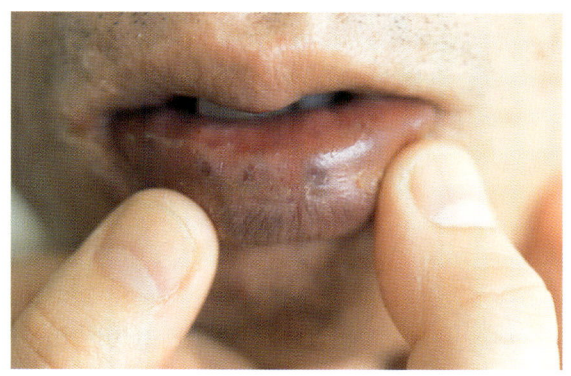

図1 胸部X線写真

図2 口唇の写真

- **患者** 34歳の男性．
- **主訴** 頭重感．
- **既往歴** 特記すべきことはない．
- **家族歴** 父親と父方の叔父とが鼻出血を反復する．
- **現病歴** 中学生時からばち指と口唇のチアノーゼとを認めていたが放置していた．半年前から労作時の易疲労感と頭重感とがあり近医を受診したところ，胸部X線写真異常と多血症とを指摘され，紹介され来院した．
- **身体所見** 左下肺に連続性雑音を聴取する．両手指と両足趾とには著明なばち指を認め，口唇にはチアノーゼと末梢血管の拡張とを認める．
- **検査所見** 血液所見：赤血球 598万/μL，Hb 20.2 g/dL，Ht 56.8%，白血球 8,400/μL（分画正常），血小板 25.1万/μL，網赤血球 18‰．血液生化学所見：血清フェリチン 151.9 ng/mL（基準 27〜320），Fe 79 μg/dL（基準 60〜200），総鉄結合能〈TIBC〉218 μg/dL（基準 253〜365），血漿エリスロポエチン 14.5 mU/mL（基準 8〜36）．動脈血ガス分析（自発呼吸，room air）：pH 7.405，PaO_2 56.1 Torr，$PaCO_2$ 37.3 Torr，HCO_3^- 23.1 mEq/L，BE －1.0 mEq/L．

胸部X線写真（図1）と口唇の写真（図2）とを示す．

この患者について正しいのはどれか．2つ選べ．

A：常染色体劣性遺伝を示す．
B：真性多血症の合併がある．
C：右→左シャントの存在が強く疑われる．
D：慢性反復性の鼻出血や消化管出血を示す．
E：胸部X線の異常陰影は悪性腫瘍が疑われる．

解答 080

C 右→左シャントの存在が強く疑われる．

D 慢性反復性の鼻出血や消化管出血を示す．

●**診断** Osler-Weber-Rendu病〈遺伝性出血性末梢血管拡張症；hereditary hemorrhagic teleangiectasia：HT〉

易出血の家族歴を有すること，特徴的な口唇粘膜の点状末梢血管拡張の所見から，本例はOsler-Weber-Rendu病と診断された[1]．さらに本例では長期にわたる低酸素血症を示唆するばち指と末梢のチアノーゼ，動脈血ガス分析における高二酸化炭素血症を伴わない低酸素血症を認め，二次性多血症が強く疑われた．

Osler-Weber-Rendu病は皮膚・粘膜の多発性末梢血管拡張と同部位からの反復する出血を主症状とする常染色体優性遺伝の疾患である．発症頻度は10万人に1～2人といわれているが，無症状で医療機関を受診しない場合も多いので，実際にはもう少し多いものと推察されている．反復する出血部位は鼻・口腔内出血や消化管出血が多い．本疾患に伴う血液異常は慢性反復性出血による鉄欠乏性貧血のことが多いが，全身性血管形成異常の一分症として肺動静脈瘻が合併することが知られており，そのために二次性の多血症をきたす場合もある．本症の本態はpost-capillary venule部位の脆弱性であり，発症に関与する遺伝子として，第9染色体上のendoglin(HHT 1)[2]，第12染色体上のALK1(activin receptor-like kinase 1：HHT 2)[3]，その他の部位の染色体での遺伝子異常の3つが考えられている．

本例の胸部X線写真で認められた左下肺野の異常陰影は，肺動脈造影で左肺動脈の外側肺底枝ならびに後肺底枝がfeeding arteryで左肺静脈内側肺底枝がdraining veinの8.5×5.0×5.0 cmのAV-malformationが証明され(図3)，心カテーテル検査にて右→左シャント率46.8%であった．多血症の存在とシャント率が大きいことから

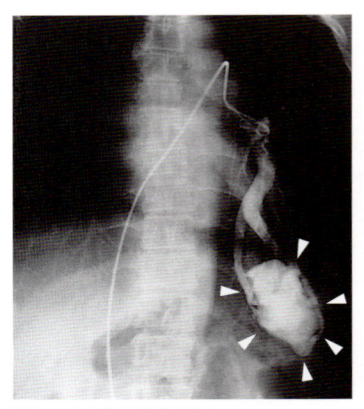

図3 肺動脈造影写真
AV-malformation(白矢頭)が認められる．

左下葉切除術を施行したところ，術直後よりチアノーゼの消失を認め，動脈血ガス分析ではPaO$_2$ 84.6 Torr, PaCO$_2$ 41.8 Torr, SaO$_2$ 96.1%と改善を認めた．

本症は皮膚・粘膜の毛細血管拡張のほかに全身性血管形成異常により肺，肝，脳などに動静脈瘻を合併することが知られている．ことに肺動静脈瘻の頻度が高く，欧米では15～40%，我が国でも20%[4]と報告されている．小動静脈瘻が多発する場合には外科的治療が困難であるが，本例のような単発の大きなものは，手術あるいは塞栓術後より明らかな臨床症状・検査成績の改善を認める．さらに肺動静脈瘻を有する患者では脳梗塞などの脳虚血症状や脳膿瘍を併発したり，喀血・血胸などの致命的な出血をきたすこともあるため，無症候性のものであっても治療の適応があるとされている．

〔玉井佳子〕

参考文献
1) 高見秀樹, 他：肺動静脈瘻により多血症を呈したRendu-Osler-Weber病の1例. 日常診療と血液 3：64-67, 1993
2) McAllister KA, et al：Endoglin, a TGF-beta binding protein of endothelial cells, is the gene for hereditary haemorrhagic teleangiectasia type 1. Nat Genet 8：345-351, 1994
3) Johnson DW, et al：Mutations in the activin receptor-like kinase 1 gene in hereditary haemorrhagic teleangiectasia type 2. Nat Genet 13：189-195, 1996
4) 塩谷隆信, 他：肺動静脈瘻からみたオスラー病. 日胸 48：815, 1989

問題 081

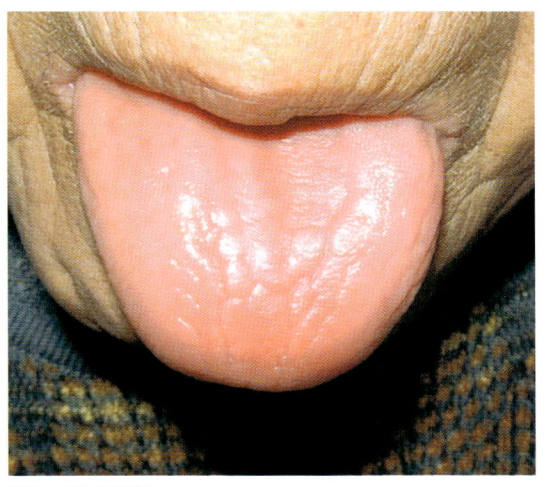

図1 舌の写真

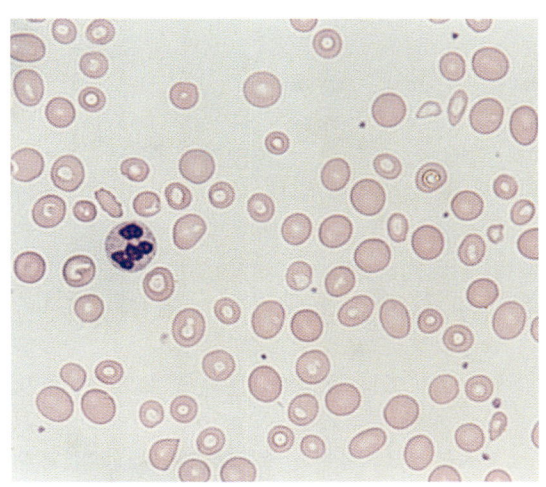

図2 末梢血塗抹 May-Giemsa 染色標本

- ●患者　75歳の女性．
- ●主訴　舌の疼痛．
- ●既往歴・家族歴　特記すべきことはない．
- ●現病歴　3か月前から舌の疼痛を自覚していたが放置していた．しかし，家人に顔色不良を指摘され来院した．以前から軽度の偏食傾向（肉類が嫌い）があった．
- ●身体所見　眼瞼結膜に貧血がある．舌は赤く，舌乳頭の萎縮を認める（図1）．口唇両側に口角炎を認める．胸腹部に異常所見はなく，神経学的異常も認められない．
- ●検査所見　血液所見：赤血球185万/μL，Hb 7.9 g/dL，Ht 24%，白血球 3,800/μL（好中球38%，好酸球1%，好塩基球3%，単球1%，リンパ球57%），血小板14.6万/μL，網赤血球30‰．血液生化学所見：血清フェリチン 55.9 ng/mL（基準27〜320），総ビリルビン 1.8 mg/dL，直接ビリルビン 0.2 mg/dL，LD 720 IU/L（基準115〜245），Fe 65 μg/dL（基準60〜200），総鉄結合能〈TIBC〉217 μg/dL（基準246〜410），ビタミン B_{12} 94 pg/mL（基準233〜914），葉酸 11.1 ng/mL（基準2.4〜9.8）．その他の血液生化学所見には特に異常を認めない．

末梢血塗抹 May-Giemsa 染色標本（図2）を示す．

この疾患について正しいのはどれか．
2つ選べ．

- A：骨髄の無効造血を認める．
- B：骨髄検査で染色体異常を認める．
- C：神経症状は貧血の程度と相関する．
- D：LD アイソザイムでは V 型が増加する．
- E：上部消化管内視鏡検査を施行すべきである．

解答 081

A 骨髄の無効造血を認める。

E 上部消化管内視鏡検査を施行すべきである。

●**診断** 巨赤芽球性貧血

　典型的な舌の所見，大球性貧血(MCV 130 fL)および無効造血(LD高値，間接ビリルビン高値)より巨赤芽球性貧血と診断できる．LDアイソザイムはⅠ型が増加する．大球性貧血の原因はアルコール中毒(36％)，ビタミンB_{12}(以下VB_{12})あるいは葉酸欠乏(21％)，薬物(11％)，赤血球の造血亢進状態(7％)，肝疾患(6％)，骨髄異形成症候群・赤白血病(5％)など[1]であるが，120 fL以上を示す大部分は巨赤芽球性貧血である．鑑別で重要なのは，骨髄異形成症候群と赤白血病であり，芽球の存在や細胞形態異常，染色体異常などを参考にする．

　経口的に摂取されたVB_{12}はR蛋白と結合し，VB_{12}-R蛋白複合体となるが，膵液によりR蛋白が分解されると，胃の壁細胞から分泌された内因子と結合してVB_{12}-内因子複合体となる．VB_{12}は回腸末端の刷子縁にあるVB_{12}-内因子複合体レセプターを介して吸収される．このため，内因子がない場合や回盲部病変を有する場合には吸収障害が生じる．体内貯蔵量は約5 mg，1日必要量は1～5 μgであり，VB_{12}の貯蔵分が枯渇するのに約5年かかる．VB_{12}欠乏の原因は，吸収障害のほかに摂取不足や需要増大があるが，日本人は菜食主義者(VB_{12}は肉類に多く含まれる)が少なく，ほとんどが吸収障害による．

　VB_{12}欠乏による巨赤芽球性貧血のうち，自己免疫機序が関係した萎縮性胃炎・ヒスタミン不応性無酸症を基本病態とし，抗内因子抗体や抗壁細胞抗体を高頻度に認める病態を悪性貧血という．VB_{12}欠乏を認めた場合，原因の精査は重要であるが，Schlling試験は放射性同位元素を使用する点，抗内因子抗体や抗壁細胞抗体検査は保険適用外である点から，一般臨床の現場ではVB_{12}の非経口投与を開始することも多い．ただし，悪性貧血の約5％に胃癌の合併があり[2]，上部消化管内視鏡検査は施行すべきである．

　VB_{12}はDNA合成時の補酵素であるほか，神経組織では髄鞘の保持に必要であり，毛母細胞ではメラニン合成に関与する．このため，VB_{12}欠乏は血液細胞や舌乳頭などの増殖細胞の減少，神経障害，白髪などを生じる．細胞質蛋白合成に関与するRNA合成は正常なので，細胞は大型化し，核・細胞質成熟解離が生じる．骨髄血検査では無効造血を反映した赤芽球系の過形成，巨赤芽球性変化や巨大骨髄球・巨大後骨髄球が特徴的である．末梢血では汎血球減少となることが多い．赤血球は大小不同を伴い，好中球の過分葉も認める．悪性貧血ではHunter舌炎というが，舌は赤くただれて疼痛・味覚障害を訴える．VB_{12}欠乏による神経障害は，亜急性連合性脊髄変性症として，脊髄後索障害(深部知覚障害，脊髄性失調)，脊髄側索障害(錐体路障害)，末梢神経障害(四肢末梢に強いしびれと疼痛)を生じる．神経障害は進行するとVB_{12}を補充しても改善しないため，早期の発見が重要である．また，神経障害と貧血は必ずしも相関しないので，どちらの症状・所見からでもVB_{12}欠乏を疑えるようになる必要がある．

　治療はVB_{12}の非経口投与である．具体的にはVB_{12} 500～1,000 μg筋注を隔日で2～3か月，その後は補充量として2～3か月ごとに1回の筋注でよい．胃切除後の場合には，鉄の吸収も低下しているため潜在的鉄欠乏を合併していることが多く，VB_{12}補充により急激に赤血球造血が生じると，鉄欠乏が顕性化するため，鉄剤の補充が必要である．葉酸の補充を要する場合もある．

〔玉井佳子〕

参考文献
1) Lee GR : Anemia ; A prognostic strategy. Wintrobe's Clinical Hematology, Williams & Wilkins, Baltimore, pp 908-940, 1999
2) Chanarin I : The Megaloblastic Anemias. Blackwell Scientific, Oxford, 1979

問題 082

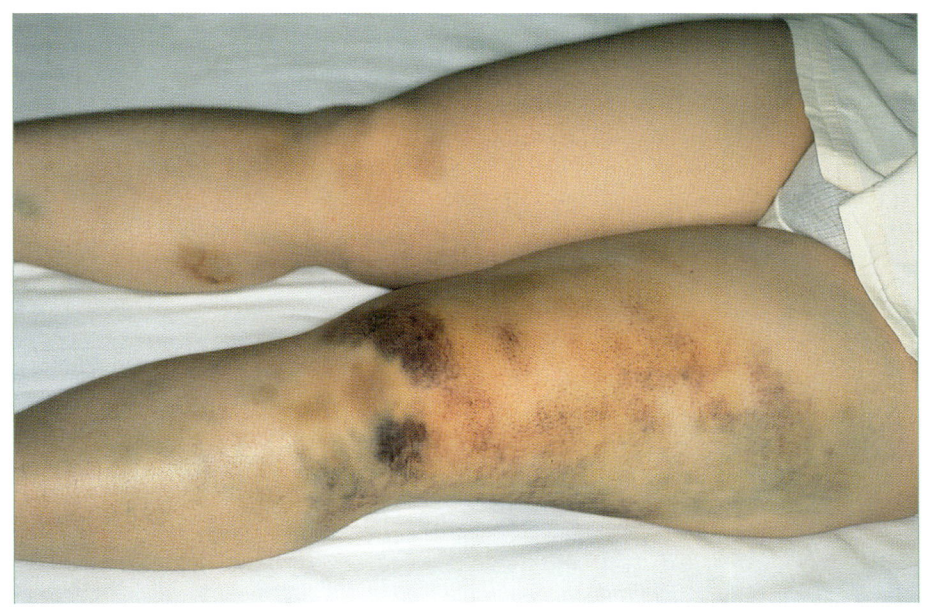

図1 左大腿部の写真

- ●患者　32歳の女性．
- ●主訴　皮下出血．
- ●既往歴　特記すべきことはない．
- ●家族歴　家族に出血性素因は認めない．
- ●現病歴　第1子正常分娩（異常出血認めず）の約3か月後に下腿と腹部とに直径3cm前後の皮下出血が出現した．その2週後には誘因なく左下腿に腫脹と疼痛とを伴う深部出血をきたした．その後も軽度の打撲や圧迫，運動などで広範な皮下出血を生じるため来院した．薬物服用歴はない．
- ●身体所見　左大腿部の写真（図1）を示す．
- ●検査所見　血液所見：赤血球351万/μL，Hb 9.7g/dL，Ht 38.4％，白血球9,200/μL（分画正常），血小板36.2万/μL，網赤血球24‰．凝固・線溶所見：PT 11.1秒（基準11.4秒），APTT 63.8秒（基準25～40秒），血漿フィブリノゲン553mg/dL（基準150～400），第Ⅷ因子活性1.2％（基準60～145），第Ⅸ因子活性84％（基準74～149），von Willebrand因子〈vWF〉活性108％（基準50～150）．血液生化学所見：特に異常はない．

この疾患について**誤っている**のはどれか．2つ選べ．

- A：伴性劣性遺伝を示す．
- B：出血時間は延長する．
- C：循環抗凝血素の存在が疑われる．
- D：関節・筋肉内などの深部出血を生じる．
- E：治療は副腎皮質ステロイドや免疫抑制薬を用いる．

解答 082

A 伴性劣性遺伝を示す．

B 出血時間は延長する．

● **診断** 分娩を契機に発症した後天性第Ⅷ因子インヒビター陽性例

分娩を契機に発症した後天性凝固異常により出血傾向を認めた例である．APTTの延長から内因系凝固因子の異常が疑われ，精査の結果，第Ⅷ因子活性が1.2％と低下していた．患者が女性で，出血傾向の既往がないこと，家族歴がないことから，後天性凝固因子インヒビターの出現を疑った．第Ⅷ因子インヒビター値は5.64 Bethesda Unit（BU）/mLであった．

本例は経過から循環抗凝血素〈circulating anticoagulants：CA〉の存在が疑われたため，cross mixing test を施行した（図2）．これは，患者血漿と正常血漿を種々の割合で混合して凝固時間（本例の場合はAPTT）を測定する試験で，凝固因子産生低下の場合には少量の正常血漿添加で凝固時間が正常化する（下に凸）のに対して，CA存在の場合には正常血漿添加での凝固時間正常化がなかなか認められない（上に凸）．

後天性凝固因子インヒビターとは，CAとも呼ばれる因子で，特定の凝固因子に対して抗体が産生される場合，第Ⅷ因子インヒビターの発生が最も多い．大部分は頻回に凝固因子製剤の補充療法を受けた血友病患者であるが，非血友病者での発生も知られている．他の凝固因子では，第Ⅴ因子やvon Willebrand因子〈vWF〉に対する抗体出現の報告が多い．

我が国における血液凝固後天性インヒビターに関する嶋ら[1]の報告によると，①第Ⅷ因子インヒビターが77％を占めた，②発症年齢のピークは70歳代であった，③基礎疾患を有するものが71％で，自己免疫疾患，リンパ性増殖疾患・腫瘍，妊娠・分娩，糖尿病の順であった，④死亡率は15％で，感染症が最多で，次いで原疾患，出血死であった．

後天性第Ⅷ因子インヒビター陽性例で強い出血症状のある場合，止血方法はインヒビターの力価によって異なる．低力価（5 BU/mL以下）の場合には，大量の第Ⅷ因子製剤輸注により止血が得られるが，高力価の場合にはバイパス療法として活性化第Ⅶ因子製剤や活性化プロトロンビン複合体製剤〈APCC〉が使用される．インヒビターの消失を目的とした治療は，副腎皮質ステロイドやシクロホスファミド，アザチオプリンなどの免疫抑制薬を用いる．

多くの非血友病者の後天性第Ⅷ因子インヒビター陽性例は出血傾向が強く，予後不良であるが，分娩後の例は比較的予後良好であり，無治療あるいは副腎皮質ステロイド治療で約半数がインヒビターの消失をみる．免疫抑制薬併用例も加えると，8割以上の例でインヒビターが消失している．本例もプレドニゾロンと免疫抑制薬との併用でインヒビターが消失し，現在は無治療で健康に過ごしている．

〔玉井佳子〕

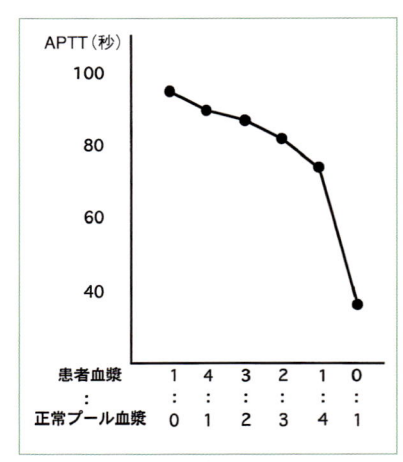

図2 APTTによる補正試験

参考文献

1) 嶋 緑倫，他：本邦における血液凝固後天性インヒビターの実態．血栓止血誌 14：107-121, 2003

問題 083

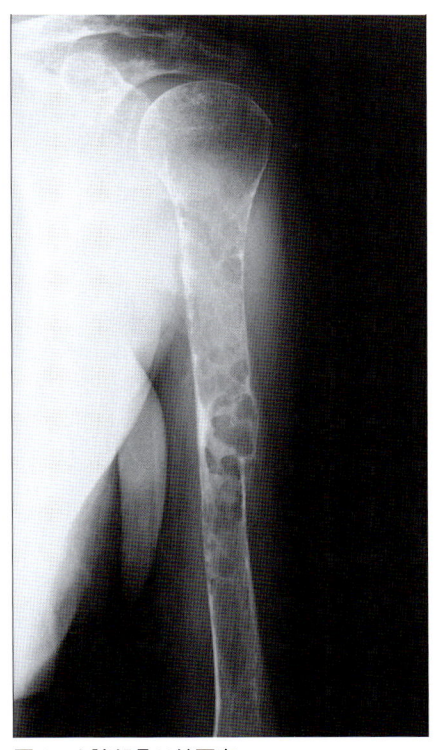

図1 上腕部骨X線写真

- ●患者　59歳の女性．
- ●主訴　左上腕痛．
- ●現病歴　4か月前から左上腕部の疼痛を自覚していた．3日前に打撲を契機に疼痛の増強を認め，整形外科を受診して内科に紹介された．
- ●身体所見　身長151 cm，体重48 kg．体温36.6℃．血圧126/76 mmHg．貧血や黄疸はない．心雑音は聴取しない．肝・脾は触知しない．
- ●検査所見　血液所見：赤血球392万/μL，Hb 11.8 g/dL，白血球5,530/μL（好中球50.8％，好酸球0.4％，単球3.8％，リンパ球44.3％），血小板21.1万/μL．血液生化学所見：総蛋白〈TP〉11.2 g/dL，アルブミン〈Alb〉3.3 g/dL，尿素窒素〈UN〉16.2 mg/dL，クレアチニン〈Cr〉0.7 mg/dL，IgG 6,663 mg/dL（基準870〜1,700），IgA 83 mg/dL（基準110〜410），IgM 52.6 mg/dL（基準46〜260），AST 16 IU/L，ALT 12 IU/L，LD 133 IU/L（基準115〜245）．免疫学所見：CRP 0.18 mg/dL，血清蛋白免疫電気泳動でIgG-λのM蛋白を認める．骨髄穿刺所見：形質細胞が17％認められる．

上腕部骨X線写真（図1）を示す．

この患者に対して**適切でない**治療はどれか．1つ選べ．

- **A**：サリドマイド投与
- **B**：乳酸カルシウム製剤投与
- **C**：ビスホスホネート製剤投与
- **D**：自家末梢血幹細胞移植併用大量化学療法
- **E**：メルファラン・プレドニゾロン〈MP〉療法

解答 083

B 乳酸カルシウム製剤投与

● **診断**　多発性骨髄腫（IgG-λ型）

　上腕部骨X線写真（図1）では囊胞状の骨融解像と病的骨折が確認される．IgGの増加とその他の免疫グロブリンの低下，M蛋白，形質細胞の増加を認める．本例では頭蓋骨，右上腕，骨盤にも骨融解像を認め，腎機能はほぼ正常であり，Durie & Salmonの臨床病期分類ではstage IIIAと診断された．高齢化に伴い，多発性骨髄腫は増加傾向にあり，本例のように整形外科を受診し，病的骨折より内科紹介されるケースが多い．貧血，腎機能，血清蛋白免疫電気泳動，免疫グロブリン定量，尿中Bence-Jones蛋白〈BJP〉，血清 $β_2$-ミクログロブリン〈$β_2$-MG〉，血清カルシウム，MRI，PETなどの検査で診断，病期を決定し，治療法を選択することになる．

　多発性骨髄腫は骨髄腫細胞による骨破壊により高カルシウム血症を伴って発症することがある．その場合，急速に進行することがあるため，初診時の血清カルシウム値の測定は必須で，病態に応じた速やかな対応が必要となる．よって，選択肢Bは誤りである．

　骨吸収抑制薬であるビスホスホネート製剤は高カルシウム血症や骨粗鬆症に対する治療薬であるが，骨髄腫による病的骨折や骨痛に対しての効果だけでなく，骨髄腫そのものに対する効果も報告されており，患者のQOL向上が期待されている．よって，選択肢Cは正しい．

　骨髄腫は高齢者に多い疾患であり，他の造血器腫瘍に比べ進行が緩徐なことから，治療としてはメルファランとプレドニゾロンの経口投与であるMP療法が広く行われていた．しかし，最近になり，造血幹細胞移植を併用した大量化学療法のほうが従来の標準的化学療法よりも生存期間が延長することが知られている．メルファランなどのアルキル化薬を投与することによって，末梢血からの幹細胞採取の収量を低下させることがある．治療法の選択は，年齢や心肺機能，肝腎機能などを

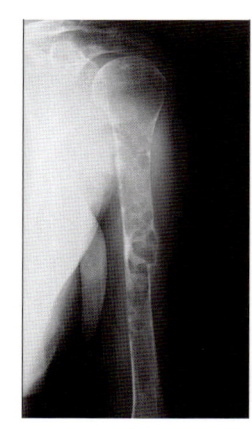

図1　上腕部骨X線写真

総合的に判断したうえで，患者への十分な説明・同意が必要となる．よって，選択肢Eは正しい．

　本例は59歳であったが，他臓器合併症がなかったため，多剤併用抗腫瘍化学療法後，早期に末梢血幹細胞を採取し，メルファラン注射薬による大量化学療法，自家末梢血幹細胞移植を行い，移植関連合併症もなく完全寛解となっている．しかし，多発性骨髄腫は高齢者に多く，こうした大量化学療法に耐えられる例は限られており，難治性疾患であることは現在でも変わりはない．1999年，Singhalらにより，サリドマイドが骨髄腫に対して有効であることが報告されて以来，多発性骨髄腫におけるサリドマイド単独療法や化学療法との併用，初回治療などが試みられ，優れた使用成績が報告されている．作用機序としては，サリドマイドの血管新生抑制作用が骨髄腫に効果的であると考えられている．しかし，サリドマイドは過去に妊婦の服用による催奇形性が社会問題となった薬物であり，適正使用のためのガイドラインが発表されている（http://www.rinketsu.jp/）．

〔西村　進〕

参考文献
1）池田康夫（編）：血液疾患のとらえかた，第1版．文光堂，pp 178-186，2001
2）Singhal S, et al：Antitumor activity of thalidomide in refractory multiple myeloma. N Engl J Med **341**：1565-1571, 1999

問題 084

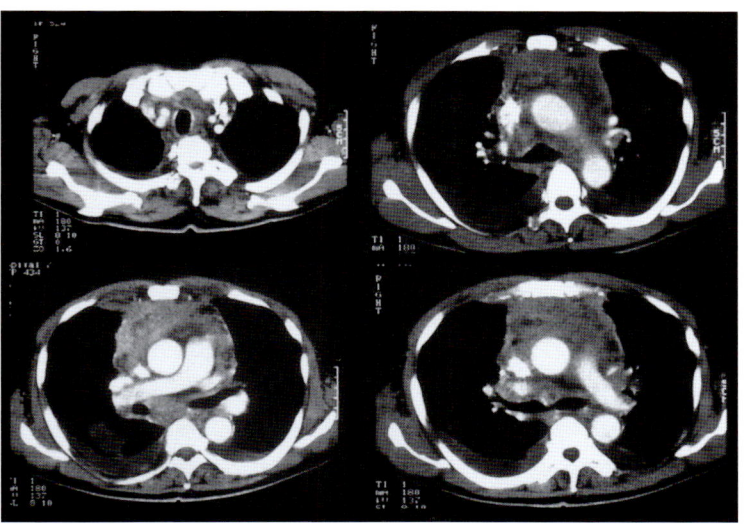

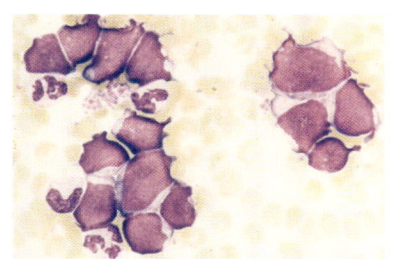

図1 胸部造影CT

図2 骨髄血塗抹 May-Giemsa 染色標本

- **患者** 53歳の男性．
- **主訴** 咳．
- **現病歴** 2か月前から咳が出現した．次第に増強するため近医を受診した．胸部X線検査で異常を指摘され，紹介され来院した．
- **身体所見** 身長173 cm，体重70 kg（2か月で5 kgの減少）．体温36.6℃．血圧124/68 mmHg．貧血や黄疸はない．肝・脾は触知しない．右鎖骨上窩に腫瘤を触知する．頸部，腋窩および鼠径リンパ節は触知しない．
- **検査所見** 血液所見：赤血球459万/μL，Hb 12.9 g/dL，白血球5,200/μL（分葉核好中球60.0%，好酸球4.0%，リンパ球32%），血小板38.6万/μL．血液生化学所見：総蛋白〈TP〉7.2 g/dL，アルブミン〈Alb〉3.4 g/dL，尿素窒素〈UN〉13 mg/dL，クレアチニン〈Cr〉0.5 mg/dL，AST 16 IU/L，ALT 11 IU/L，LD 516 IU/L（基準115〜245）．免疫学所見：CRP 5.32 mg/dL．骨髄中の異常細胞はペルオキシダーゼ染色陰性である．細胞表面マーカーではCD 3，CD 7，terminal deoxynucleotidyl transferase〈TdT〉が陽性であり，胸水中にも同様な異常細胞が増加している．

胸部造影CT（図1）と骨髄血塗抹 May-Giemsa 染色標本（図2）とを示す．

この疾患について正しいのはどれか．
1つ選べ．

- **A**：B細胞系の腫瘍である．
- **B**：高齢のため同種造血幹細胞移植の適応はない．
- **C**：急性リンパ性白血病に準じた治療が必要である．
- **D**：CHOP療法で70〜80%の5年生存率が期待できる．
- **E**：リツキシマブ〈抗CD 20モノクローナル抗体〉が奏効する可能性が高い．

解答 084

C 急性リンパ性白血病に準じた治療が必要である．

●**診断** リンパ芽球型悪性リンパ腫〈lymphoblastic lymphoma：LBL〉

胸部造影CT写真（図1）では巨大な前縦隔腫瘤および胸水貯留が認められる．前縦隔の腫瘍としては胸腺腫，奇形腫，胚細胞腫などが鑑別として挙げられるが，成人の縦隔腫瘍としては悪性リンパ腫の頻度が高い．確定診断には生検による病理診断が基本である．しかし，縦隔腫瘍を高頻度に認めるLBLはWorking Formulation分類やNCI分類でも高度悪性群に属する悪性リンパ腫であり，無治療の場合，急速に進行し，死に至るため迅速な診断・治療が要求される．

縦隔腫瘍をみた場合，こうした進行の速い予後不良の疾患を念頭に置きながら，必要な検査を迅速に進めていくことが重要となる．LBLの症状としては，前縦隔腫瘍を認めることが多いため，咳，呼吸困難，喘息様発作などがみられる．上大静脈症候群での発症も報告されている[2]．その他，全身症状としては全身倦怠感，発熱，体重減少などを認める．

検査所見としては，腫瘍量を反映してLDの上昇や，骨髄浸潤がある場合には貧血，白血球の上昇または低下，血小板減少などが認められる．本例では軽度の貧血を認めるのみであったが，骨髄像では図2に示すような中〜大型のN/Cの高い芽球が多数認められた．ペルオキシダーゼ陰性，表面マーカーより，T細胞系の芽球であることがわかる．

LBLの腫瘍細胞はほとんどがT細胞系幹細胞の腫瘍化したものであり，腫瘍細胞の発生由来を基盤としたリンパ系腫瘍分類であるREAL分類や新WHO分類では，precursor T-cell lymphoblastic leukemia/lymphomaに分類される．骨髄に浸潤を認める本例は，T細胞性の急性リンパ性白血病〈T-ALL〉の病態と本質的に同じであると考えられる．入院後，LDの増加，胸水増加が急速に進行するため，縦隔腫瘍の生検を待たず，骨髄，胸水中の腫瘍細胞が同定された時点で，急性リンパ性白血病の抗腫瘍化学療法を開始し，胸水減少，縦隔腫瘍の縮小を認め，地固め療法，自家造血幹細胞移植，放射線療法を施行し，寛解に至った．

成人のLBLに対しては，CHOP療法などの化学療法では治療成績が不良であるため，中枢神経系浸潤に対する予防も含めたALLに準じた治療戦略が用いられている．高度悪性群であるが，強力な抗腫瘍化学療法，自家あるいは同種造血幹細胞移植を併用することで，長期生存が期待される疾患である．同種造血幹細胞移植の実施に関しては慎重に検討しなければならないが，最近では前処置を弱くした骨髄非破壊性同種移植（ミニ移植）も注目されている．高齢者でも同種造血幹細胞移植が受けられるようになってきており，高齢であるという理由だけで適応がないとはいえない．同胞がいればHLAタイピングは行う必要があると考えられる．

選択肢Dは中高度悪性リンパ腫のlow-risk群の成績である．Eのリツキシマブはヒ細胞抗原であるCD20に対するマウス，ヒトのキメラ抗体であり，CD20を発現するB細胞系悪性リンパ腫の治療薬として使用されている．

〔西村　進〕

参考文献
1) 谷　慶彦，日下部博：リンパ芽球性悪性リンパ腫．日本臨牀別冊：領域別症候群 22．日本臨牀社，pp 259-261，1998
2) Robert E, et al：Case 33-2000：Case records of Massachusetts General Hospital. N Engl J Med 343：1249-1257, 2000
3) 堀田知光：悪性リンパ腫の標準的治療．日内会誌 90：997-1002, 2001

問題 085

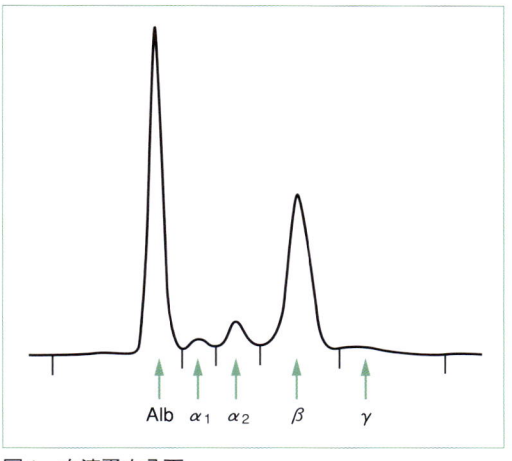

図1 血清蛋白分画

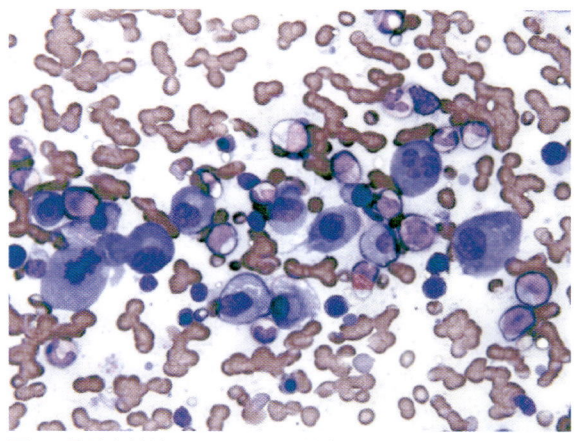

図2 骨髄血塗抹 May-Giemsa 染色標本

- ●患者　61歳の男性．
- ●主訴　複視．
- ●既往歴・家族歴　特記すべきことはない．
- ●現病歴　複視が出現したため当院脳外科に入院した．下垂体腫瘍を指摘され，摘出術が施行された．手術後，腎機能の悪化を認めたため内科に転科した．
- ●身体所見　身長 173 cm，体重 64.5 kg．脈拍 88/分，整．血圧 140/70 mmHg．眼瞼，四肢に浮腫はない．左眼球はまったく動かない．
- ●検査所見　尿所見：蛋白±，潜血＋．血液所見：Hb 8.3 g/dL，白血球 5,400/μL，血小板 36.5万/μL．血液生化学所見：総蛋白〈TP〉 8.6 g/dL，IgG 295 mg/dL（基準 870〜1,700），IgA 5 mg/dL（基準 100〜410），IgM 17 mg/dL（基準 33〜190），尿素窒素〈UN〉 42 mg/dL，クレアチニン〈Cr〉 5.5 mg/dL，AST 19 IU/L，ALT 10 IU/L，LD 245 IU/L（基準 115〜245），β_2-ミクログロブリン〈β_2-MG〉 22.3 mg/L（基準 0.8〜1.8），Na 139 mEq/L，K 3.9 mEq/L．胸部X線所見：異常はない．

血清蛋白分画(図1)と骨髄血塗抹 May-Giemsa 染色標本(図2)とを示す．

多発性骨髄腫で考えられる蛋白型はどれか．1つ選べ．

A：IgA 型
B：IgG 型
C：IgM 型
D：IgD 型
E：Bence-Jones 型

解答 085

D IgD 型

●診断　IgD 型多発性骨髄腫

血清蛋白分画上，β 領域（厳密には θ 領域という）に M 蛋白を認める．この領域に M 蛋白を認める場合は，IgA 型の一部，IgD 型および IgE 型の骨髄腫の存在が疑われる[1]．この患者の IgD は 4,960 mg/dL（正常 19 以下）と異常高値を示していた．

骨髄像では，強く好塩基性に染まる細胞質をもち，核が偏在し周囲に明るくみえる部分が広がる（核周明庭）形質細胞の特徴を備え，なかには核小体 1 個ないしそれ以上をもつ細胞や多核の細胞が認められることから，骨髄腫であることが容易に診断できる．

IgD 型骨髄腫は，比較的稀な疾患とされている．我が国における多発性骨髄腫の蛋白型による頻度を示すと，IgG 54.6％，IgA 16.6％，IgD 6.7％，IgE 0.3％，Bence-Jones〈BJ〉型 19.2％，無 M 成分型 1％，複 M 成分型 1.6％である．しかし，これを欧米の IgD 型の発症頻度 1％前後と比べると明らかに高い[2]．

一般に IgD 骨髄腫は，IgG や IgA 骨髄腫と若干異なり，M 蛋白量は少なく，本例のように電気泳動上に高いピークを示す例は少ない．これに対して，尿中 Bence-Jones 蛋白〈BJP〉が大量に排出されており，λ 鎖が大部分で λ 型の BJP 骨髄腫に似ている．また，他の型の骨髄腫に比べ腎不全の合併率が高く，予後不良で生存期間は短い[3]．一般に，骨髄腫に合併する腎不全は腫瘍の直接浸潤とアミロイドーシスがその原因と考えられている．したがって，急速に進行する腎不全の鑑別診断には多発性骨髄腫もその原因疾患の 1 つに挙げなければならない．

治療に関しては本例が 61 歳と高齢であり，骨髄移植は適応外である．また，同種移植と自家移植の成績を比較した retrospective study では，平均生存期間でみると自家移植群がむしろ良好な成績を示す[4]．自家移植は移植片対宿主病〈GVHD〉の発症がないため，70 歳未満の比較的高齢者でも施行可能である．近年，自家移植を 2 回繰り返すという tandem transplantation が提唱され，平均生存期間は 5.7 年とこれまでの移植治療の中で最も良好な治療成績を上げている[5]．本例も抗腫瘍化学療法（VAD 療法）施行後，腎不全が軽快し，tandem transplantation を施行し完全寛解を維持している．

さらに付け加えると，同種移植について本例の場合，骨髄移植は適応外であったが，近年，前処置の強度を減弱した nonmyeloablative allogeneic stem cell transplantation（ミニ移植）が注目されてきた[6]．高齢者にも応用可能で，治療選択の 1 つになりつつある．

〔直川匡晴〕

参考文献

1) 大谷英樹：血清蛋白とその分画．臨床検査ガイド '97．文光堂，pp 159-165, 1997
2) 今村幸夫：日本の多発性骨髄腫．高月　清（編）：血液科学シリーズ—B 細胞腫瘍．西村書店，pp 22-66, 1991
3) Fibbe WE, Jansen J：Prognostic factors in IgD myeloma；A study of 21 cases. Scand J Haematol 33：471-475, 1984
4) 尾崎修治，小阪昌明：多発性骨髄腫—治療の現状と問題点；新しい分子標的療法の開発．臨床血液 41：421-425, 2000
5) Barlogie B, et al：Total therapy with tandem transplants for newly diagnosed multiple myeloma. Blood 93：55-65, 1999
6) Badros A, et al：High response rate in refractory and poor-risk multiple myeloma after allotransplantation using a nonmyeloablative conditioning regimen and donor lymphocyte infusion. Blood 97：2574-2579, 2001

問題 086

図1 骨髄血塗抹 May-Giemsa 染色標本

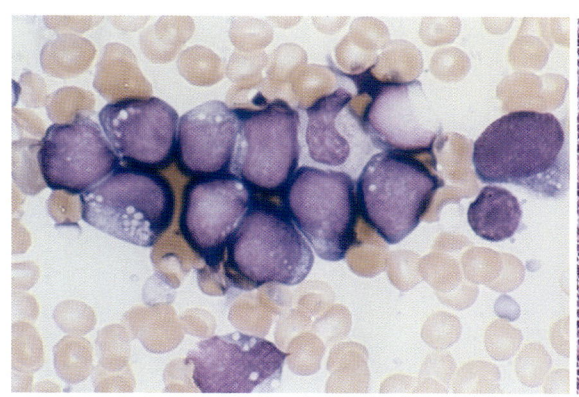

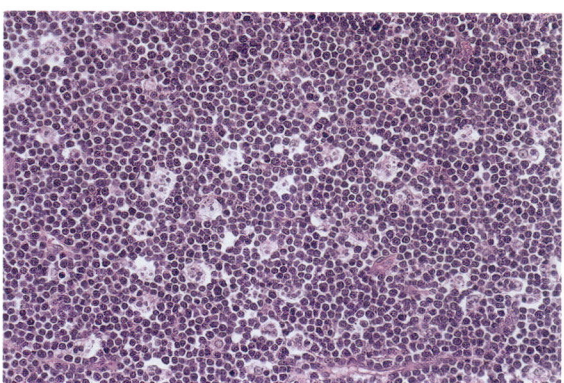

図2 右腋窩リンパ節生検 H-E 染色標本

● **患者** 55歳の女性．
● **主訴** 右腋窩腫瘤．
● **現病歴** 右腋窩の"しこり"を自覚したため来院した．触診で3 cm のリンパ節腫大を認めた．急激な増大傾向があり，疼痛も伴うようになったため10日後に入院した．寝汗，体重減少および発熱などは認めなかった．
● **身体所見** 身長156 cm，体重54 kg．体温36.1℃．眼瞼結膜に貧血や黄疸はない．表在リンパ節として，右腋窩に直径6 cm の腫瘤と鎖骨上窩に直径1～2 cm の腫瘤を数個触知した．胸部，腹部および四肢に異常所見はない．神経学的異常所見もみられない．
● **検査所見** 血液所見：Hb 12.7 g/dL，白血球13,560/μL（芽球0％，好中球71％，好酸球1.5％，単球6.5％，リンパ球18.5％，異型細胞2.5％），血小板10.2万/μL．血液生化学所見：尿素窒素〈UN〉21 mg/dL，クレアチニン〈Cr〉0.5 mg/dL，尿酸〈UA〉7.0 mg/dL，AST 40 IU/L，ALT 16 IU/L，LD 769 IU/L（基準115～245），ALP 198 IU/L（基準115～359）．免疫学所見：CRP 0.3 mg/dL．腫瘍マーカー：可溶性IL-2レセプター〈sIL-2 R〉1,210 U/mL（基準220～530）．骨髄所見：hypercellular marrow，異型細胞90.7％．骨髄染色体検査：47, XX, t(8；14), +12 2/20．骨髄遺伝子再構成検査：c-myc 陽性．

骨髄血塗抹 May-Giemsa 染色標本（図1）と右腋窩リンパ節生検 H-E 染色標本（図2）とを示す．

この疾患について**誤っている**のはどれか．1つ選べ．

A：B細胞型リンパ腫である．
B：高悪性度群リンパ腫に分類される．
C：リンパ節組織に starry sky 像がみられる．
D：標準的治療の1つは CODOX-M/IVAC 交替療法である．
E：HLA 一致の血縁ドナーがいた場合には積極的に同種骨髄移植を行う．

解答 086

E HLA 一致の血縁ドナーがいた場合には積極的に同種骨髄移植を行う．

● 診断　Burkitt リンパ腫

　Burkitt リンパ腫は成人悪性リンパ腫の約 2％ を占め，急速に増大する腫瘤として発症し，多発性で広範囲な浸潤傾向を示すことから，高悪性度群に分類される．本例も初診時に直径 3 cm の腫瘤であったものが，10 日後には直径 6 cm と急速に増大した．

　Burkitt 細胞の doubling time はわずか 24 時間といわれているが，一方でその 70％ の細胞が細胞死を起こしているといわれ[1]，組織内にはアポトーシスを起こした腫瘍細胞を貪食するマクロファージが観察される．このマクロファージは，密に存在する腫瘍細胞を背景にして明るく光る星のようにみえるところから starry sky 像といわれ，Burkitt リンパ腫のリンパ節病理組織所見として特徴的であり，本例でも図 2 のように典型的な像が観察された．また，骨髄染色体検査では特徴的な(8；14)転座がみられ，サザンブロット法でも特徴的な c-myc の遺伝子再構成が観察された．

　Burkitt リンパ腫に対する治療の第 1 選択は抗腫瘍化学療法である．従来の抗腫瘍化学療法では平均生存期間は 6 か月，2 年生存率は 15〜20％ といわれてきたが，近年，大量の抗がん薬投与に中枢神経浸潤の予防を加えた治療方針により，長期生存率は 80％ を超えると報告されている[2]．Magrath らは，小児と同一のレジメン(CODOX-M/IVAC 交替療法)を用いて成人 20 例の Burkitt リンパ腫を治療したところ，全員が完全寛解に至り，2 年の Event Free Survival は 100％，平均観察期間 32 か月で全員が生存中という驚異的な治療成績を得た[3]．このレジメンは，シクロホスファミド，ドキソルビシン，ビンクリスチンおよびメトトレキサートの大量療法からなる CODOX-M 療法とイホスファミド，エトポシド，大量シタラビンからなる IVAC 療法の 2 つのアームからなり，交替で計 4 コースを施行し，髄注を併用するものである．我が国ではイホスファミドに対して悪性リンパ腫の保険適用がないが，その治療成績から Burkitt リンパ腫に対する標準的治療法となっている．今日では初回寛解時に同種移植を施行する適応は基本的にない．

　本例でもこの CODOX-M/IVAC 交替療法を施行した結果完全寛解が得られ，5 年たった現在でも無病生存を維持している．

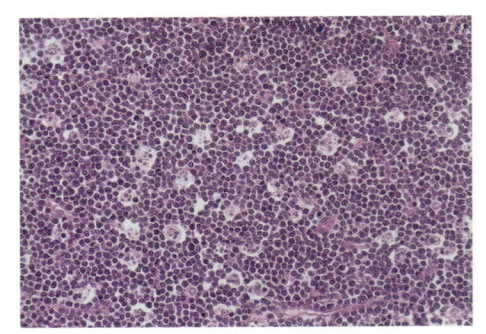

〔藤田浩之〕

図 2　右腋窩リンパ節生検 H-E 染色標本

参考文献

1) Iverse OH, et al：Cell kinetics in Burkitt's lymphoma. Eur J Cancer 10：155-163, 1974
2) Philip T, et al：Effective multiagent chemotherapy in children with advanced B-cell lymphoma；Who remains the high risk patient？ Br J Haematol 65：159-164, 1987
3) Magrath I, et al：Adults and children with small non-cleaved-cell lymphoma have a similar excellent outcome when treated with the same chemotherapy regimen. J Clin Oncol 14：925-934, 1996

問題 087

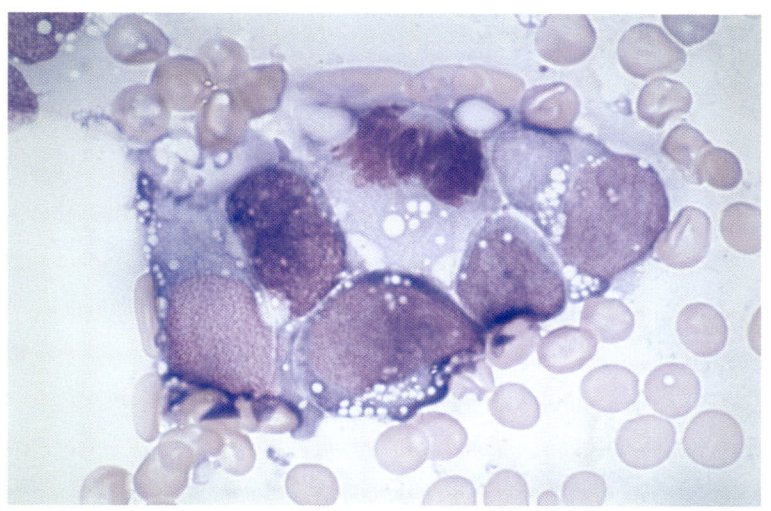

図1 骨髄血塗抹 May-Giemsa 染色標本

- **患者** 54歳の女性．
- **主訴** 紫斑と出血斑．
- **既往歴** 2年前に膀胱癌に対して経尿道的切除〈TUR-B〉を施行．その後，再発はない．半年前に子宮体癌(stage III adenocarcinoma)に対して子宮全摘術を施行された．
- **現病歴** 子宮体癌に対してCAP療法(シクロホスファミド・アドリアマイシン・シスプラチン)を3クール施行したが，骨盤内リンパ節の腫大が残存していたため，同所に放射線治療を施行していた．全身に紫斑と出血斑とが出現したため入院した．
- **身体所見** 身長156 cm，体重53 kg．体温36.2℃．血圧134/80 mmHg．貧血や黄疸はない．四肢と体幹に紫斑と出血斑とを認める．
- **検査所見** 血液所見：赤血球353万/μL，Hb 10.8 g/dL，白血球5,080/μL(芽球0%，骨髄球4%，後骨髄球4%，桿状核好中球20%，分葉核好中球62%，好塩基球1%，単球1%，リンパ球8%，赤芽球3/100白血球)，血小板1.9万/μL．凝固・線溶所見：PT ratio 1.33，APTT 33秒(基準25～40)，血漿フィブリノゲン83 mg/dL(基準150～400)，FDP-E 4,351 ng/mL(基準60以下)．血液生化学所見：尿素窒素〈UN〉10 mg/dL，クレアチニン〈Cr〉0.9 mg/dL，尿酸〈UA〉5.5 mg/dL，AST 59 IU/L，ALT 17 IU/L，LD 21,484 IU/L(基準115～245)，ALP 116 IU/L(基準115～359)．骨髄穿刺を施行したところ，約80％の細胞が図1に示す異常細胞で占められている．特殊染色所見：POX－，Esterase－，LCA－，EMA－，CEA－，PAS－，Acid-P 2+．

最も考えられるのはどれか．1つ選べ．

A：赤白血病
B：骨髄癌腫症
C：急性単球性白血病
D：急性リンパ性白血病
E：急性前骨髄球性白血病

解答 087

B 骨髄癌腫症

●診断　骨髄癌腫症

　固形癌の骨髄転移を骨髄癌腫症と呼ぶ．骨髄癌腫症の診断には骨髄検査が必須であるが，骨髄穿刺では dry tap に終わることが多く，また転移癌細胞が吸引されてこないこともあり，骨髄生検のほうが診断的価値は高い．本例でも同時に骨髄生検を行い，転移癌細胞の敷石状配列・増生が観察された（図2）．

　骨髄中の転移癌細胞は，一般に大型で塩基性が強く，核小体が明瞭で，造血細胞とは形態的に異なる．多くは集塊をなし，細胞境界が不鮮明である．本例はいわゆる二重がんであったが，この異型細胞の特殊染色で，上皮由来の細胞が染まる EMA は陰性であり，膀胱癌ではなく子宮体癌の骨髄転移と考えられた．藤森らは，我が国で報告され，転帰が記載されている骨髄癌腫症 91 例の原発臓器と予後について検討し，症例数の多い順に胃癌（66例），前立腺癌（9例），大腸癌（4例）であり，発症からの平均生存期間は約3か月であったと報告している[1]．そのほとんどが播種性血管内凝固〈DIC〉を併発し死亡しているが，抗癌化学療法やホルモン療法などで効果があった5例では6か月以上の生存がみられている．

　骨髄癌腫症では種々の程度の血液学的異常がみられる[2]．本例でも末梢血液中に赤芽球や骨髄球の出現をみた．このように末梢血液中に幼若球が出現することを白赤芽球症〈leukoerythroblastosis〉と呼ぶ．Chernow らは，骨髄癌腫症 98 例中 35 例でこの白赤芽球症が認められたと報告している[3]．白赤芽球症の発症機序は必ずしも明らかではないが，一般的には骨髄中で転移癌細胞が正常造血細胞を"crowding out"させることによって生ずると考えられている[2]．

　また，DIC の発現頻度が高いこともよく知られている．これは，転移癌細胞中に形成された組織因子が細胞の破壊に伴って血中に入り，凝固系を活性化させることによって生じるとされる．特

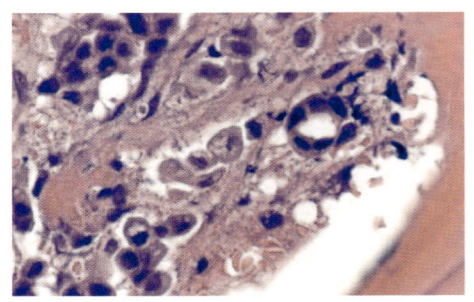

図2　骨髄生検 H-E 染色標本
骨髄癌腫症（胃癌骨髄転移）造血細胞とは形態的に異なる異常細胞が集塊をなし，一部は腺管構造もみられる．（神奈川県立がんセンター・金森平和先生より借用）

に胃癌によくみられるムチン産生腺癌では，癌細胞中の組織因子の含量が多いことが知られている．本例でも出血傾向を認めるとともに，凝固検査でも PT の延長，フィブリノゲン値の低下，FDP-E 値の増加を認め，DIC の像を呈していた．本例は入院後抗凝固療法を施行したが，DIC は沈静化せず，約1か月後に脳出血のため死亡した．

〔藤田浩之〕

参考文献
1) 藤森雅博，他：抗男性ホルモン療法にて貧血の著明な改善を得た前立腺癌による骨髄癌腫症．泌尿器外科 15：771-774, 2002
2) Papac RJ：Bone marrow metastasis；A review. Cancer 74：2403-2413, 1994
3) Chernow B, Wallner SF：Variables predictive of bone marrow metastases. Cancer 42：2373-2378, 1978

神経

問題
088-110
神経

問題 088

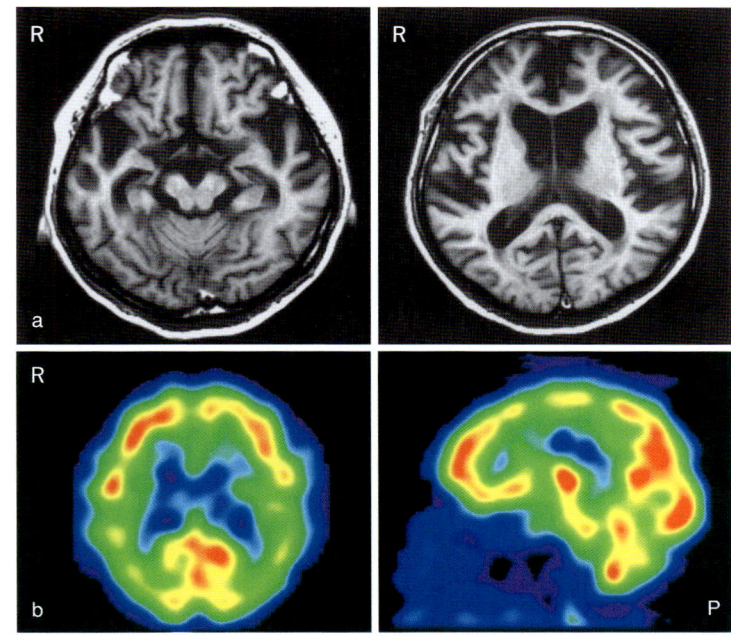

図1 頭部単純MRI画像（水平断，T₁強調画像）
a：中脳レベルのスライス，b：基底核レベルのスライス，R：右側

図2 脳血流シンチグラム（¹²³I-IMP SPECT）
a：水平断，b：矢状断，R：右側，P：背側

- **患者** 72歳の女性．
- **主訴** 物忘れ．
- **既往歴** 特記すべきことはない．精神神経疾患の既往はない．
- **家族歴** 特記すべきことはない．
- **生活歴** 機会飲酒．
- **現病歴** 3年前から物を置いた場所や約束を忘れることが多くなった．2年前から同じ話や同じ質問を繰り返すようになってきた．1年前から服の前後を間違えることが多くなり，物事に対する関心もなくなってきた．3日前に食料品店の商品を無断で持ち帰り，警備員に捕まったが，「後で支払うつもりだった」といっていた．心配した家族に連れられて来院した．
- **身体所見** 一般内科所見に異常はない．
- **神経学的所見** 「どこも悪いところはないが，健康診断を勧められたのできた」といっている．物忘れについての自覚はなく，やや多幸的である．礼節はよく保たれ，診察には協力的である．構音障害や失語はなく，脳・神経に異常は認められない．深部腱反射は正常で，病的反射はない．筋固縮はなく，パーキンソニズムは認められない．改訂長谷川式簡易知能スケールは16/30点，Mini-Mental State Examinationは15/30点で，見当識の障害，記銘力の低下が目立つ．
- **検査所見** 血液生化学所見に特記すべき異常はない．血清梅毒反応は陰性で，甲状腺機能も正常である．頭部単純MRI画像（図1）と脳血流シンチグラム（図2）とを示す．脳波では7Hzの徐波が出現している．

最も考えられる疾患はどれか．1つ選べ．

A：Pick病
B：正常圧水頭症
C：脳血管性認知症
D：Lewy小体型認知症
E：Alzheimer型認知症

解答 088

E Alzheimer 型認知症

● **診断**　Alzheimer 型認知症

　Alzheimer 型認知症の患者には病識がないことが多いため，家族や介護者からの詳細な病歴聴取が診断に重要である．職場でのミスや，同じ話を繰り返すことにより気づかれることが多い．臨床症状の中心は進行性の記銘力障害であり，理解の障害，判断力の障害，性格変化などの高次機能障害が加わる．記銘力障害は現時点に近い出来事から忘れることが特徴で，次第に場所や時間に関する見当識障害を示す．さらに進行すると換語障害や失語などの言語面での障害がみられる．構成失行，着衣失行，観念失行や視空間失認，相貌失認，左右失認などの高次機能障害が加わり，計算力の低下もみられる．無関心，うつ状態，自発性低下，不安，徘徊，不穏，妄想，幻視，幻聴，暴力，脱抑制，不潔行為，昼夜逆転などの症状がみられることも多い．反響言語や語間代，全身痙攣がみられることもある．末期には失外套症候群，屈曲肢位を呈し，摂食や排泄も困難となり寝たきりになる．

　画像的には頭部 CT，MRI で前頭葉，側頭葉，頭頂葉の脳溝拡大や萎縮，海馬の萎縮を反映した側脳室下角の拡大，側頭葉内側部の萎縮が重要である(図1)．SPECT では側頭頭頂葉の血流低下がみられ，進行すると前頭葉に及ぶ(図2)．脳波では徐波化が認められる．血液生化学検査では異常は認められないが，髄液検査ではタウ蛋白の上昇が認められ，診断を支持することがある．鑑別すべき疾患として脳血管性認知症，老人性うつ病，Lewy 小体型認知症，嗜銀性顆粒型認知症，進行性核上性麻痺，Pick 病，慢性硬膜下血腫，正常圧水頭症，甲状腺機能低下症，神経梅毒，Creutzfeldt-Jakob 病などが挙げられ，治療可能な疾患を鑑別することが重要である．各疾患に特徴的な神経学的所見，画像所見，血液検査所見などを参考に鑑別を進めることが必要であるが，Alzheimer 型認知症の確定診断には神経病理学

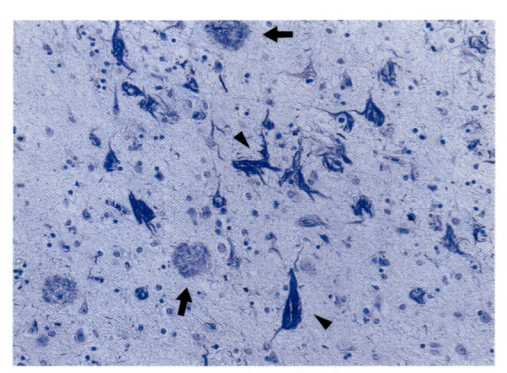

図3：Alzheimer 型認知症患者の海馬における多数の老人斑(矢印)，神経原線維変化(矢頭)の出現(Gallius 染色，10倍)

的検索が必要である．神経病理学的には多数の老人斑，神経原線維変化の出現が特徴である(図3)．老人斑を構成する主要な成分はアミロイド β 蛋白であり，神経原線維変化は異常にリン酸化されたタウ蛋白が主な構成成分である．

　Alzheimer 型認知症は進行性で，疾患自体の本質的な治療法はない．Alzheimer 型認知症患者脳において選択的に減少するアセチルコリンの補充をねらって，アセチルコリンエステラーゼ阻害薬である塩酸ドネペジル(アリセプト®)が治療薬として我が国でも認可されている．一定の有効性は認められているが，効果が臨床経過の一時期に限られる傾向や，消化器症状，精神症状などの副作用の問題もある．β 蛋白に対するワクチン療法の研究も動物実験レベルで進められ，真の予防薬，治療薬として期待されている．　〔岩崎　靖〕

参考文献
1) 柳澤勝彦：Alzheimer 型老年痴呆．日本臨牀別冊：領域別症候群シリーズ 27―神経症候群 II．日本臨牀社，pp 395-397，1999
2) 難波吉雄：孤発性 Alzheimer 病．日本臨牀別冊：痴呆症学 2．日本臨牀社，pp 61-65，2004

問題 089

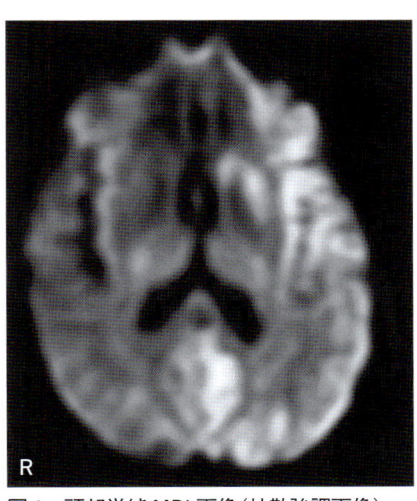

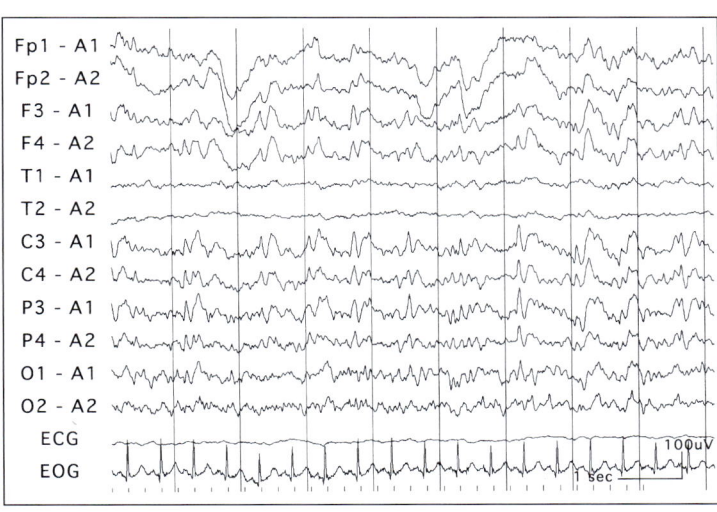

図1 頭部単純MRI画像（拡散強調画像）　図2 脳波

- **患者**　62歳の女性．
- **主訴**　自発性低下と意欲低下．
- **既往歴**　10歳時に虫垂炎の手術．脂質異常症，高血圧症，糖尿病で加療中．
- **家族歴**　母親が脳梗塞，父親が胃癌．
- **生活歴**　海外での居住歴はない．元来，几帳面な性格で，飲酒，喫煙はしない．
- **現病歴**　2か月前から自発性低下と意欲低下とが出現した．次第に自発語が少なくなり，食欲も低下した．精神科を受診し，うつ病の疑いで投薬・加療されたが，症状が進行するため入院した．
- **身体所見**　体温36.7℃．脈拍116/分，整．血圧174/100 mmHg．一般内科所見に特記すべき異常はみられない．
- **神経学的所見**　対光反射と眼球運動とは正常で，眼振は認めない．仮面様顔貌で，瞬目の減少，動作緩慢，失語および上肢の運動失行を認める．筋固縮や不随意運動はなく，深部腱反射も正常であるが，両側のBabinski徴候が陽性である．明らかな運動麻痺はないが，歩行は不安定である．
- **検査所見**　甲状腺機能正常，血清梅毒反応は陰性である．頭部単純MRI拡散強調画像（図1）と脳波所見（図2）とを示す．髄液所見：水様透明．細胞数5/μL，蛋白200 mg/dL，糖30 mg/dL．
- **臨床経過**：入院2週後には無動無言状態となり，3週後に全経過3か月で死亡した．

この疾患について正しいのはどれか．
2つ選べ．

A：第1類感染症に指定されている．
B：有病率は100万人に約1人である．
C：多くは死に至るが，稀に回復する例もある．
D：一部の例は遺伝性であり，常染色体優性遺伝を示す．
E：二次感染予防のため，患者は厳重な隔離，面会制限が必要である．

解答 089

B 有病率は100万人に約1人である．

D 一部の例は遺伝性であり，常染色体優性遺伝を示す．

●診断　Creutzfeldt-Jakob 病

　Creutzfeldt-Jakob 病は異常プリオン蛋白（PrP^{sc}）が中枢神経系に蓄積する致死性疾患である．根本的な治療法はなく，発症すれば必ず死に至り，回復することはない．原因不明の孤発性〈特発性〉Creutzfeldt-Jakob 病が全体の約8〜9割を占め，プリオン蛋白遺伝子異常が原因で常染色体優性遺伝を示す遺伝性〈家族性〉Creutzfeldt-Jakob 病が約1割存在する．世界各地の疫学調査で孤発性 Creutzfeldt-Jakob 病の有病率はほぼ人口100万対1であり，地域分布には大差がない．遺伝性 Creutzfeldt-Jakob 病の鑑別には白血球または未固定脳組織からプリオン蛋白遺伝子解析を施行し，異常がないことを証明する．本例にはプリオン蛋白遺伝子変異はなく，多型部位のコドン129はメチオニンのホモ接合であった．また PrP^{sc} の感染が原因の感染性〈医原性〉Creutzfeldt-Jakob 病もあり，我が国で社会問題となった硬膜移植後 Creutzfeldt-Jakob 病や英国で多発している新変異型 Creutzfeldt-Jakob 病は感染性 Creutzfeldt-Jakob 病に含まれる．Creutzfeldt-Jakob 病の二次感染予防は重要であるが，患者との通常の接触で感染することはないので患者の隔離や面会制限は必要ない．しかしながら，通常の煮沸消毒やガス滅菌では PrP^{sc} は不活化されないので，汚染材料の消毒法，剖検時の対応などについては厚生省のマニュアルを参照されたい[3]．Creutzfeldt-Jakob 病は第5類感染症に指定されており，医師は診断確定後7日以内に最寄りの保健所長を経由して都道府県知事に届けなくてはならない（1999年4月施行，感染症の予防及び感染症の患者に対する医療に関する法律）．
　Creutzfeldt-Jakob 病と鑑別を要する疾患として，Alzheimer 型認知症，Pick 病，Lewy 小体型認知症，認知症を伴う筋萎縮性側索硬化症，単純ヘルペス脳炎，進行性多巣性白質脳症，脳原発悪性リンパ腫などが挙げられるが，臨床経過，画像所見を参考にすれば鑑別は通常難しくはない．Creutzfeldt-Jakob 病の初発症状は記憶障害，視覚障害，うつ，失見当識，自発性低下，行動異常，性格変化，不眠，不随意運動，片麻痺，歩行障害，めまいなど多彩であるが，その後の経過は比較的均一であり，以下のようにまとめることができる．①初老期に発症する，②急速に痴呆が進行し，半年以内に無動性無言となり，1年以内に死亡することが多い，③発症早期に四肢に一定周期で繰り返すミオクローヌスが出現する，④脳波で鋭波ないし棘波が約1Hzの頻度で反復して出現し，周期性同期性放電〈periodic synchronous discharge：PSD〉と呼ばれる（図2）．これらの所見があれば臨床的に診断が可能であるが，確定診断のためには病理学的に疾患特徴的な脳の海綿状変性を確認するか，免疫学的手法で脳における PrP^{sc} の蓄積を証明することが必要である．血液，尿，髄液の一般検査では特徴的な異常はみられないが，髄液中の蛋白や neuron specific enolase〈NSE〉が高値を示すことが多い．また近年，髄液中の14-3-3蛋白，Tau 蛋白が感度・特異度ともに高く，本症の診断に有効であることが報告されている．CT，MRI では初期には萎縮は明らかでなく，無動無言・失外套状態になってから急速に脳萎縮が進行する．近年，拡散強調画像〈diffusion-weighted image〉の有用性が報告され，本例のように，多くの例で初期より大脳皮質や基底核の一部が高信号を呈する（図1）．この高信号域は臨床症候と対応していることが多く，経過とともに皮質，基底核の他部位へ移動・拡大・消退していく．

〔岩崎　靖〕

参考文献
1) 黒田康夫：特発性 Creutzfeldt-Jakob 病．日本臨牀別冊：領域別症候群シリーズ 26―神経症候群Ⅰ，日本臨牀社，pp 687-689，1999
2) 宇高不可思：Creutzfeldt-Jakob 病．日本臨牀別冊：領域別症候群シリーズ 26―神経症候群Ⅱ，日本臨牀社，pp 184-187，1999
3) 厚生省保健医療局疾病対策課（監修）：クロイツフェルト・ヤコブ病診療マニュアル．新企画出版社，1997

問題 090

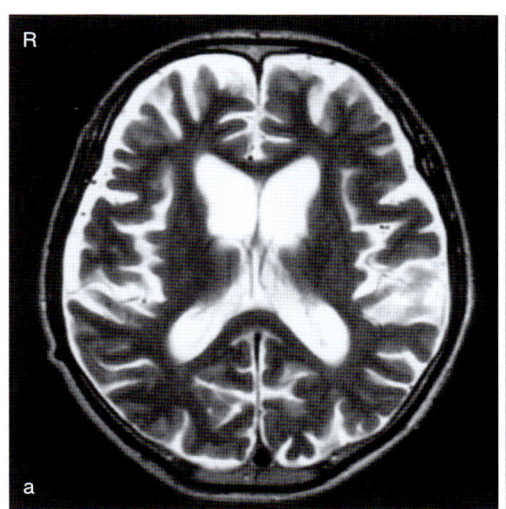

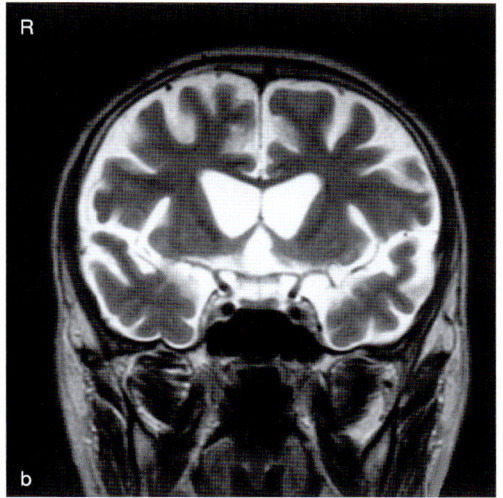

図1 頭部単純 MRI T₂強調画像　a：水平断像，b：冠状断像，R：右

● 患者　34歳の男性．
● 主訴　不随意運動と性格変化．
● 既往歴　特記すべきことはない．
● 家族歴　父親，弟，甥に同様の不随意運動がある．
● 現病歴　3年前から四肢の先端部が不随意に動くようになった．物を持つ動作がおかしくなり，歩行時に転倒することが多くなった．次第に性格変化と自発性低下とが出現したため，家族に連れられて来院した．
● 身体所見　一般内科所見に異常はない．
● 神経学的所見　意識清明．顔面をしかめるような不随意運動と軽度の構音障害とを認める．四肢先端部の舞踏様運動に加えて，肩をすくめたり，腰をゆするような動きが目立つ．四肢に明らかな筋力低下や筋固縮はなく，筋トーヌスは低下している．深部腱反射は正常で，病的反射はない．小脳症状や感覚障害はない．
● 検査所見　血液と血液生化学所見とに特記すべき異常は認めない．末梢血白血球を用いた遺伝子検査でIT 15遺伝子のCAGリピート（3塩基配列の繰り返し．C：シトシン，A：アデニン，G：グアニン）の伸長が認められる．

頭部単純MRI画像（図1）を示す．

この疾患について正しいのはどれか．
2つ選べ．

A：男性にのみ発症する．
B：認知機能は障害されない．
C：我が国での有病率は欧米に比べて低い．
D：不随意運動にはL-dopaが有効である．
E：表現促進現象〈anticipation〉がみられる．

解答 090

C 我が国での有病率は欧米に比べて低い．

E 表現促進現象〈anticipation〉がみられる．

● 診断　Huntington 舞踏病

　Huntington 舞踏病は舞踏運動と人格変化，精神症状，進行性の認知機能障害を特徴とする常染色体優性遺伝性疾患である．神経病理学的には大脳基底核，特に線条体における小型神経細胞の変性・脱落が特徴的で，不随意運動の責任病巣と考えられている．欧米では人口 100 万人あたり 60〜80 人の頻度であるが，日本，アジアでは 2〜5 人程度と少ない．発病は 30〜40 歳代に多く，男女差はほとんどない．本症の原因遺伝子が同定され，いわゆるトリプレット・リピート病であることが明らかとなり，遺伝子診断が可能となっている．

　Huntington 舞踏病の多くは舞踏運動，性格変化，精神障害で発症し「古典型」と呼ばれる．舞踏運動は四肢先端部に強く，安静臥床時よりも歩行時や動作時に増悪する傾向があり，睡眠中は消失する．症例によって落ち着きがないと思われる程度の随意運動様のものから，バリズム様の激しい運動を示すものまである．舌打ち，口すぼめ，頻回の瞬目，しかめ面，肩すくめ，腕振り，腰ゆすりなどさまざまな不随意運動も認められる．進行するに従い持続的で明らかな舞踏運動を呈し，出現部位も全身に広がる．易怒性，易爆発性と表現される性格変化や，集中力の低下，判断力の低下，無関心などの精神症状がみられ，幻覚や妄想が加わる例もある．家族内に自殺者が多いことも注目されている．進行性の認知機能低下は Huntington 舞踏病では必発で，見当識，計算力，記銘力の障害が認められる．20 歳以下で発症する「若年型」やパーキンソニズムを呈する「固縮型」，65 歳以上で発病する「高齢型」もある．

　Huntington 舞踏病は第 4 染色体短腕に存在する IT15 遺伝子内の 3 塩基配列の繰り返し（CAG リピート；C：シトシン，A：アデニン，G：グアニン）が正常では 35 リピート以下であるのに対して，36 リピート以上に伸長して発病することが明らかとなった．若年発病者では長い CAG リピートを持ち，高齢発症では比較的短い伸長にとどまる．父親から遺伝子を受け継いだ例では，発症年齢が著しく早くなる表現促進現象〈anticipation〉がみられる．この現象は精子形成過程での CAG リピートの伸長によることが明らかとなっている．

　Huntington 舞踏病の頭部 MRI 画像では図1に示したように線条体，特に尾状核の萎縮と側脳室前角の拡大が特徴的である．MRI 所見，家族歴，舞踏運動を含めた神経所見から本症を疑い，遺伝子検査で診断は確定する．鑑別すべき疾患としては有棘赤血球舞踏病〈chorea-acanthocytosis〉，Wilson 病，老人性舞踏病，薬物性パーキンソニズム，脳血管障害，高血糖状態などがある．また本症と類似の病態を呈する神経変性疾患として，我が国に多い歯状核赤核淡蒼球 Luys 体萎縮症の鑑別が重要である．

　Huntington 舞踏病の根治的治療は現時点では存在しない．ペルフェナジン，ハロペリドール，クロルプロマジンなどのドパミン受容体拮抗薬が舞踏運動に有効であり，易怒性，易興奮性，幻覚，妄想を抑制することもできる．L-dopa，抗コリン薬は舞踏運動を増悪させる．緩徐進行性の経過をとり，末期には高度認知症，動作困難，嚥下困難となり呼吸器感染などの合併症で死亡する．平均 15 年以上生存するが経過は多様であり，QOL を重視した療養計画，生活療法を行う必要がある．

〔岩崎　靖〕

参考文献
1) 金澤一郎：Huntington 病．日本臨牀別冊：領域別症候群シリーズ 27―神経症候群 II．日本臨牀社，pp 86-88，1999
2) 土井　宏，貫名信行，黒岩義之：Huntington 病．日本臨牀増刊号：痴呆症学 2．日本臨牀社，pp 102-107，2004

問題 091

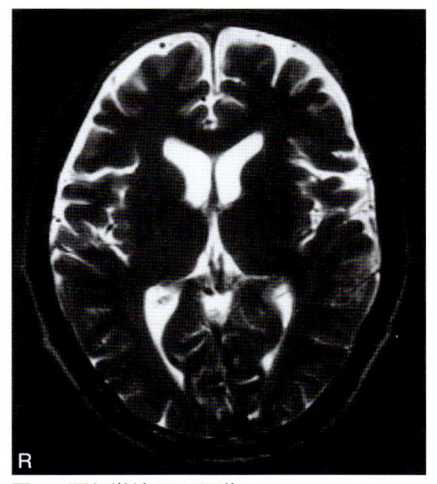

図1 頭部単純MRI画像
T₂強調画像．基底核レベルの水平断．
R：右側

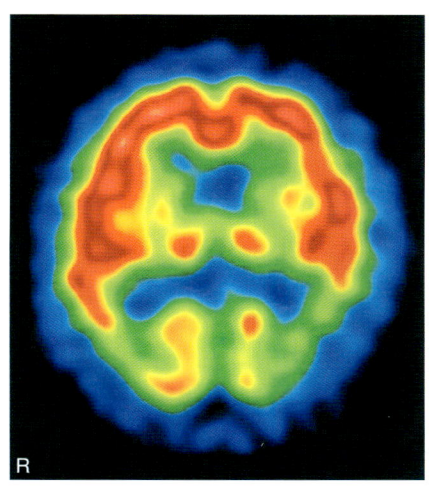

図2 脳血流シンチグラム
IMP-SPECT．基底核レベルの水平断．
R：右側

- **患者** 65歳の男性．
- **主訴** 物忘れ，歩行障害および失神．
- **既往歴** 特記すべきことはない．
- **家族歴・生活歴** 特記すべきことはない．
- **現病歴** 1年前から物忘れが目立つようになり，歩行が小刻みになってきた．3か月前から「どろぼうが部屋にはいってきた」，「屋根裏で子どもが遊んでうるさい」などの幻視，幻聴および妄想が出現してきた．起立時に突然意識消失したため搬入された．
- **身体所見** 脈拍72/分，整．血圧134/78 mmHg．一般内科所見に異常はない．
- **神経学的所見** 意識は清明で，脳神経に明らかな異常は認めない．自発語は少なく，小声で単調な話し方である．表情は乏しく，仮面様の顔貌である．深部腱反射は正常で，病的反射はない．四肢，体幹に筋固縮を認めるが振戦はない．歩行は小刻みで，前傾姿勢が目立ち，姿勢反射障害がみられる．
- **検査所見** 血液生化学所見では特記すべき異常はない．血清梅毒反応は陰性で，甲状腺機能検査も正常である．心電図所見は正常である．頭部単純MRI画像（図1），脳血流シンチグラム（図2）および心筋・交感神経シンチグラム（図3）を示す．改訂長谷川式簡易知能スケールは24/30点，Mini-Mental State Examinationは24/30点で，見当識の障害や記銘力の低下は高度ではない．Tilt試験では30 mmHg以上の著明な起立性低血圧を認め，途中で中止となった．

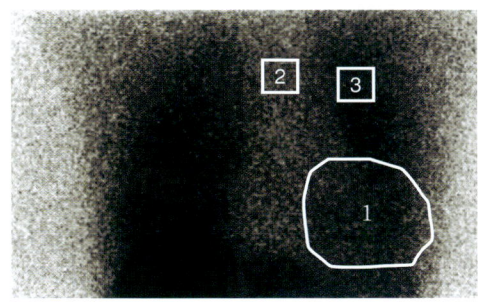

図3 心筋・交感神経シンチグラム
MIBG．H/M比は早期像1.28，後期像1.06

最も考えられる疾患はどれか．1つ選べ．

A：Pick病
B：正常圧水頭症
C：進行性核上性麻痺
D：Lewy小体型認知症
E：Alzheimer型認知症

解答 091

D Lewy小体型認知症

● **診断** Lewy小体型認知症〈dementia with Lewy bodies：DLB〉

DLBはParkinson症状や進行性の認知機能障害を主症状とし，病理学的には脳幹・間脳諸核に加えて大脳皮質や扁桃核に多数のLewy小体が出現することが特徴である(図4)[1]．初老期から老年期に発病し，Alzheimer型認知症と同様に物忘れで始まり，徐々に認知機能障害が進行する[1]．病初期には幻覚や妄想を伴い，ときにうつ状態を示す．しばしば認知機能の著明な変動がみられ，せん妄を示すことも少なくない．経過とともに筋固縮，無動を主体とするParkinson症状が加わってくることが多いが，Parkinson症状が目立たない症例や，Parkinson症状で発症し，経過中に認知機能障害を示してくる症例もある．DLBの臨床診断基準では失神，一過性の意識障害が特徴的症候に挙げられ，多系統萎縮症に類似した自律神経障害が目立つ症例がある[2]．

頭部CTやMRIでは，図1に示すようにAlzheimer型認知症ほど脳萎縮は高度でなく，側脳室下角の拡大もそれほど目立たないことが多い．脳血流シンチグラフィでは，図2に示したように後頭葉の血流低下がみられることが多い．また自律神経障害を反映して，図3に示したようにMIBG心筋・交感神経シンチグラフィにおける心筋への著明な集積低下が特徴的である．

DLBの臨床診断は必ずしも容易ではないが，神経学的所見や画像所見を注意深く観察すれば可能である．鑑別診断としてはAlzheimer型認知症が特に重要であるが，進行性核上性麻痺，皮質基底核変性症や多系統萎縮症，Pick病，正常圧水頭症，脳血管性認知症との鑑別が問題となることもある．Alzheimer型認知症では運動障害，パーキンソニズムを認めることは稀で，進行性核上性麻痺では垂直性眼球運動障害が多くみられる．多系統萎縮症では高度の認知機能障害は稀である．Pick病，正常圧水頭症，脳血管性認知症

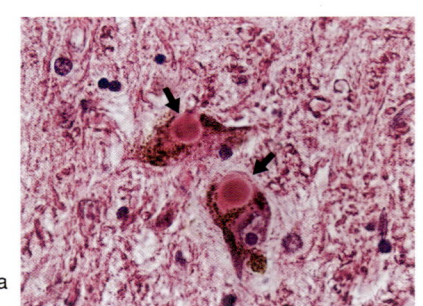

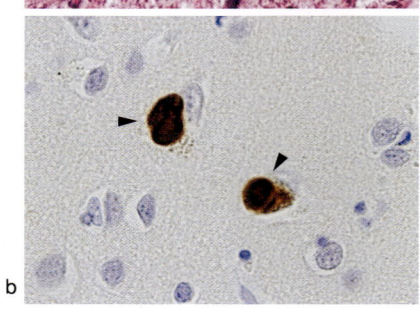

図4　Lewy小体
a：典型的なLewy小体(矢印)．黒質のH-E染色，40倍．
b：皮質型Lewy小体(矢印)．大脳皮質の抗α-シヌクレイン抗体を用いた免疫染色，40倍．

との鑑別はMRI所見が参考となる．しかしながら，DLBの確定診断には病理学的検索が必要であり，大脳皮質において一定量の皮質型Lewy小体の存在を証明することが必要である[2]．

DLBの予後は不良で，Parkinson症状がある点でAlzheimer型認知症よりも寝たきりになるまでの経過が早い．治療はL-dopaなどの抗Parkinson病薬が試みられ，パーキンソニズムに対しては一応の効果は得られるが，認知機能障害を含めた精神症状には効果がない．一方で，抗精神病薬には過敏に反応し，少量でも副作用のため中止せざるをえない場合が少なくない．

〔岩崎　靖〕

参考文献
1) 小阪憲司：びまん性レビー小体病．日本臨牀別冊：領域別症候群シリーズ 27 ―神経症候群 II．日本臨牀社，pp 82-85, 1999
2) McKeith IG, et al：Consensus guidelines for the clinical and pathologic diagnosis of dementia with Lewy bodies(DLB)；Report of the consortium on DLB international workshop. Neurology 47：1113-1124, 1996

問題 092

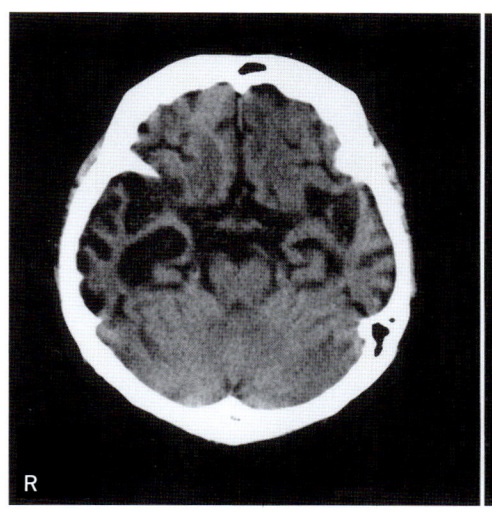

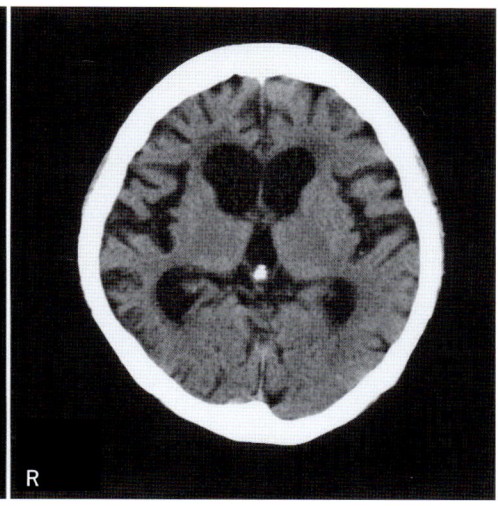

図1 初診時の頭部単純CT（R：右）

●**患者** 60歳の女性．
●**主訴** 異常行動．
●**既往歴・生活歴** 特記すべきことはない．
●**現病歴** 4年前から家人と口論することが多くなり，自己中心的な行動が目立ってきた．毎日同じ店に行ったり，同じ献立ばかりつくるようになった．近医を受診し，"認知症"といわれて加療されていたが，店頭の食べ物を勝手に持ち去ったり，反社会的な行動が目立つようになり来院した．
●**身体所見** 一般内科所見に異常はない．
●**神経学的所見** 診察中は不機嫌，非協力的な態度で，「痛いからやめて」，「何をするの」と拒否的である．質問は無視して返答はなく，自発語は少ない．急に椅子から立ち上がって帰ろうとしたり，診察室内を歩き回ったりして落ち着きがない．「遠くの雲がよく見える」と一方的に話した後，「あぱぱぱ」という意味不明の発語を繰り返している．診察中，ズボンの側面をたたき続けている．深部腱反射は正常で，筋固縮や痙性，不随意運動は認められない．
●**検査所見** 血液生化学所見に特記すべき異常はなく，血清梅毒反応は陰性である．初診時の頭部単純CT（図1）を示す．

最も考えられる疾患はどれか．1つ選べ．

A：Pick病
B：統合失調症
C：正常圧水頭症
D：Alzheimer型認知症
E：Lewy小体型認知症

解答 092

A Pick病

●**診断** Pick病

　Pick病は近年提唱されている「前頭側頭型認知症〈fronto-temporal dementia〉」という概念の中心となる疾患であるが，今のところ世界共通の診断基準がない．前頭側頭型認知症は前頭葉変性型，Pick型，運動ニューロン疾患型の3型に分類することが提唱されているが，前2者を臨床的に区別することは困難で，Pick型の分類にも不明確な点が残されている．我が国では前頭・側頭葉の限局性萎縮を示し，以下に述べる特有の症状がみられる例をPick病としてきたが，近年，その概念・定義に混乱がみられる．ここでは広義のPick病について述べる．

　Pick病は初老期に発症する認知症の代表的疾患であるが，30歳代の発症や70歳代の発症もある．頻度はAlzheimer型認知症の1/10～1/15程度と考えられ，原因不明の稀な疾患である．限局性の脳萎縮が特徴であり，萎縮部位は前頭葉，側頭葉，あるいはその合併で，頭頂葉が萎縮することは稀である．前頭葉の萎縮が目立つ場合は人格変化を初発とすることが多く，側頭葉萎縮が目立つ症例では言語障害で発症することが多い．萎縮の著しい部位の脳回は"knife-edge atrophy〈ナイフの刃様萎縮〉"を示す．病理学的には萎縮部位の神経細胞は変性・消失し，グリオーシスがみられる．Pick細胞(神経細胞の胞体が膨らみ，Nissl小体が不明瞭)や，Pick小体(嗜銀性の神経細胞内封入体)が認められることがあるが，疾患特異的ではない．Alzheimer型認知症にみられるAlzheimer神経原線維変化や老人斑はPick病では出現しない．

　Pick病では通常，初期から特徴的な認知症症状がみられる．人格変化，非常識的な行動異常，落ち着きのなさ，多動，不機嫌状態が初期より目立つが，記憶や知識，計算は病初期には比較的保たれる．単純な行動を反復する常同行動や，日常生活で決まった時間にある行為をする時刻表的生活，前後の脈絡とは無関係に決まった文章や単語を繰り返す滞続言語，発語が努力性で喚語困難や音韻性錯語が目立つ非流暢性失語，意味記憶が選択的に障害される語義失語が目立つ例もある．礼節や人格が保たれ，人のよいAlzheimer型認知症初期と比べ，Pick病は対照的である．反倫理的・反社会的行動も目立ち，初期には統合失調症との鑑別が問題となるが，CT・MRI画像により限局性の脳萎縮が認められれば，鑑別は比較的容易である．また，Pick病では側脳室前角と側角も画像上，著明に拡大する．また，固縮やパーキンソニズムはPick病では通常，末期まで出現せず，Lewy小体型認知症や進行性核上性麻痺，皮質基底核変性症，Huntington病とは臨床的に鑑別できる．慢性硬膜下血腫，正常圧水頭症，脳血管性認知症，神経梅毒も鑑別の必要があるが，頭部CT・MRIや血清梅毒反応検査により鑑別できる．

　Pick病に有効な治療法はなく，問題行動に対しては抗精神病薬などによる対症療法や精神病院への入院が必要となる．問題行動が目立たない時期ではデイケアなどを利用しながら残存能力の利用・活用が試みられるが，病状は進行性で8～10年の経過で失外套症候群の状態となる．

〔岩崎　靖〕

参考文献
1) 藤本　直，池田　学，田辺敬貴：Pick病．日本臨牀別冊：領域別症候群シリーズ27―神経症候群II．日本臨牀社，pp 398-401，1999
2) 石津秀樹，寺田整司，黒田重利：Pick病．日本臨牀別冊：領域別症候群シリーズ40―精神医学症候群III．日本臨牀社，pp 248-252，2003
3) 鎌田豪介，天野直二：Pick病．Clin Neurosci 23：283-286，2005

問題 093

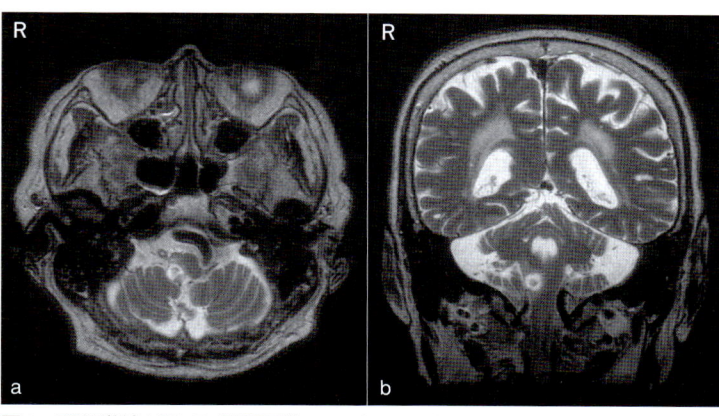

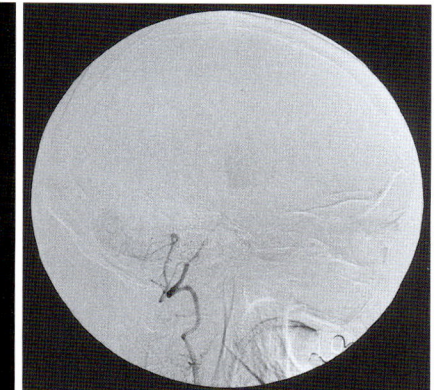

図1 頭部単純 MRI T_2 強調画像　a：水平断画像，b：冠状断画像

図2 右椎骨動脈造影（側面像）写真

- **患者**　78歳の男性．
- **主訴**　めまいと歩行障害．
- **既往歴**　高血圧症で内服治療中．
- **現病歴**　朝，起床時からめまいとふらつきとを自覚したため来院した．
- **身体所見**　身長165 cm，体重60 kg．呼吸数20/分，整．脈拍76/分，整．血圧186/100 mmHg．呼吸音は正常である．その他，一般内科所見に異常はない．
- **神経学的所見**　意識清明．嚥下障害と嗄声とを認める．瞳孔は右2.0 mm，左3.0 mmで，右眼裂の狭小を認める．対光反射，輻輳反射は両側正常で眼球運動に障害はないが，左注視方向性の水平回旋性眼振を認める．右軟口蓋は低位で咽頭挙上は左へ偏位し，咽頭反射は消失している．舌の偏位や萎縮はない．四肢の筋力は正常である．左顔面と左上下肢を含む左半身の温痛覚の低下を認めるが，触覚は四肢・顔面ともに両側でよく保たれている．指鼻試験，踵膝試験で右上下肢の失調が認められる．深部腱反射は四肢で軽度に亢進しているが，左右差や病的反射はない．喉頭ファイバー所見で右声帯麻痺を認める．
- **検査所見**　尿所見：蛋白±，糖2+，ケトン体−．血液所見：正常．血液生化学所見：空腹時血糖138 mg/dL，HbA_{1c} 6.7％，総コレステロール〈TC〉256 mg/dL．免疫学所見：抗核抗体，抗カルジオリピン抗体およびループスアンチコアグラントは陰性．頭部単純 MRI T_2 強調画像（図1）と右椎骨動脈造影（側面像）写真（図2）とを示す．
- **臨床経過**　オザグレルナトリウム（カタクロット®）の点滴治療を開始した．しかし次第に呼吸不全，意識障害が出現し，CO_2 ナルコーシスとなったため，気管挿管，人工呼吸管理となった．

この疾患について**誤っている**のはどれか．2つ選べ．

A：瞳孔不同は動眼神経の障害による．
B：呼吸不全は呼吸中枢の障害による．
C：右上下肢の失調は錐体路の障害による．
D：左上下肢の温痛覚障害は脊髄視床路の障害による．
E：嚥下障害・咽頭反射消失は舌咽・迷走神経線維の障害による．

解答 093

A 瞳孔不同は動眼神経の障害による．

C 右上下肢の失調は錐体路の障害による．

●診断　Wallenberg症候群〈延髄外側症候群〉

本例は特徴的な臨床所見からWallenberg症候群と考えられる．本例のやや非定型的な所見として，顔面の温痛覚が病変の対側で障害されている点があるが，これは三叉神経路が延髄・橋移行部より吻側で，右脊髄視床路になる部位での腹側三叉神経視床路の障害と考えられる．また，本例における嚥下障害・嗄声・声帯麻痺・咽頭反射消失の責任病巣は舌咽・迷走神経起始部線維の障害，右縮瞳・眼裂狭小は右Horner症候群と考えられ，右交感神経下行路の障害，右上下肢の失調は右下小脳脚の障害，左体幹・上下肢の温痛覚低下は脊髄視床路の障害と考えられる．

頭部MRI所見(図1)では右延髄外側部に明瞭な高信号域がみられるが，一部は背内側部にも広がりをみせている．また，左椎骨動脈は全体に拡張している．右椎骨動脈造影像(図2)では右椎骨動脈は全体に細く，動脈硬化性病変による広狭不整が目立つ．右後下小脳動脈がわずかに描出され，その分岐部末梢で右椎骨動脈は閉塞している．

Wallenberg症候群は主に後下小脳動脈の閉塞によると考えられていたが，最近では椎骨動脈の閉塞によることが多いと指摘されている．後下小脳動脈は前下小脳動脈と吻合をもつなどvariationが多く，そのためWallenberg症候群の臨床像も多彩である．Wallenberg症候群では，典型的な例では三叉神経脊髄路および核と外側脊髄視床路が障害されるので，病巣と同側顔面の温痛覚障害と反対側体幹・上下肢の温痛覚障害が認められる．しかし，本例のように三叉神経脊髄路および核が障害されず，腹側三叉神経視床路と外側脊髄視床路だけが障害されると，病側と反対側の顔面・体幹・上下肢の温痛覚障害がみられる．さらには三叉神経脊髄路および核，腹側三叉神経視床路の両者と外側脊髄視床路が障害されれば，両側の顔面と，病側と反対側の体幹・上下肢の温痛覚障害をきたす．外側脊髄視床路のみが障害される場合もあり，この際には反対側の体幹・上下肢の温痛覚障害のみがみられ，顔面の感覚障害はみられない．

本例では慢性閉塞性肺疾患がないにもかかわらず，発症まもなくCO_2ナルコーシスを呈し，気管挿管，人工呼吸器管理を必要とした．Cheyne-Stokes様，ときに失調性の呼吸を呈し，意識的に過呼吸を行うことができ，それにより$PaCO_2$の低下，PaO_2の改善がみられ，いわゆる「オンディーヌの呪い」様の状態であり，呼吸困難感の訴えはなかった．人工呼吸器接続後は動脈血ガス所見は速やかに改善し，それに伴い意識レベルも清明となった．呼吸不全の原因は脳幹部，特に延髄における広範な血流低下に伴う呼吸中枢の機能低下による中枢性肺胞低換気症候群と考えられた．呼吸中枢は橋と延髄に局在する機能系とされるが，その知見は十分ではない．橋上部には持続性吸息を抑制し，規則性のある呼吸を司る呼吸調節中枢があり，橋下部には持続的な吸息を司る持続吸息中枢があると想定されているが，いまだその神経機構は十分には解明されてはいない．

本例は約3か月の治療により呼吸不全，ふらつきは改善し，歩行可能となった．しかしながら，嚥下障害・嗄声は改善がなく，胃瘻造設術を施行して他院へ転院した．

〔岩崎　靖〕

参考文献

1) 若山吉弘：Wallenberg症候群．日本臨牀別冊：領域別症候群シリーズ 26—神経症候群 I．日本臨牀社，pp88-89，1999
2) 早川俊明：脳橋，延髄障害の臨床的研究．名古屋医学 76：381-403，1958
3) 谷浦晴二郎，他：延髄梗塞．日本臨牀増刊号上巻：CT・MRI時代の脳卒中学．日本臨牀社，pp760-764，1993
4) Kim JS, et al：Pattern of sensory dysfunction in lateral medullary infarction；Clinical-MRI correlation. Neurology 49：1557-1563, 1997

問題 094

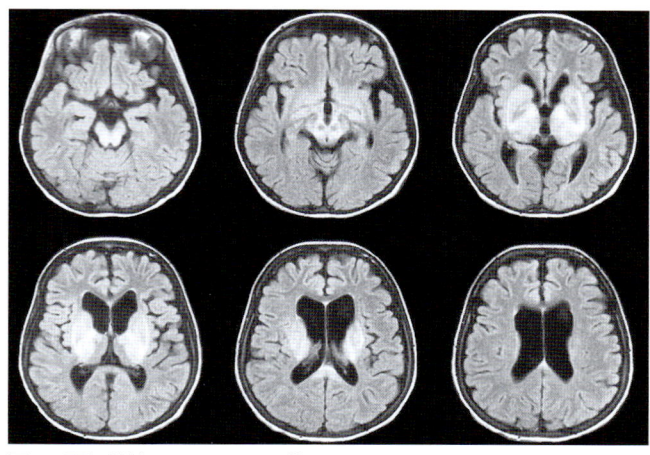

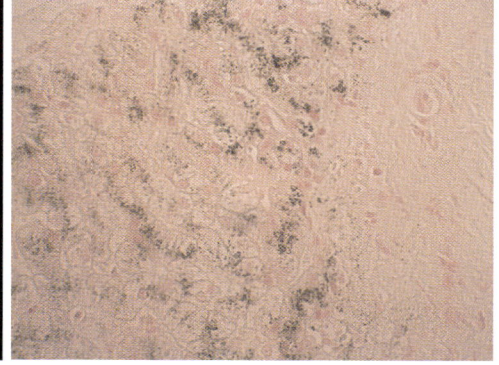

図1 頭部単純 MRI FLAIR 画像

図2 肝生検ロダニン銅染色標本

- ●患者　18歳の女子.
- ●主訴　歩行障害.
- ●既往歴・家族歴　特記すべきことはない.
- ●現病歴　17歳時から歩行障害が出現した. その後, 次第に構音障害, 嚥下障害および四肢の筋緊張亢進も出現し, 精査のため入院した.
- ●身体所見　肝・脾およびリンパ節は触知しない. 一般内科所見に異常はない.
- ●神経学的所見　瞳孔は正円同大, 対光反射は正常である. 眼球運動は正常で, 眼振は認めない. 舌のジスキネジア, 構音障害および嚥下障害を認める. 四肢および体幹の筋緊張は亢進し, 下肢優位に固縮を認める. 深部腱反射は全般に亢進し, Wartenberg 反射, Babinski 反射が両側で陽性である. 両下肢は膝関節, 足関節とも伸展・内反したジストニー様の肢位で, 歩行は困難である. 膀胱直腸反射は認めない. 入院時に施行した Wechsler 成人知能評価尺度改訂版〈WAIS-R〉では言語性 IQ 49, 動作性 IQ 施行不能である.
- ●検査所見　尿所見:蛋白+. 血液所見は正常で, 凝固・線溶所見に異常はない. 血液生化学所見:尿酸〈UA〉1.8 mg/dL, AST 14 IU/L, ALT 7 IU/L, LD 246 IU/L(基準 115〜245), ALP 211 IU/L(基準 115〜359), ChE 138 IU/L(基準 200〜459), アンモニア 71 μg/dL(基準 30〜160), ICG 停滞率 10%. Cu 45 μg/dL(基準 66〜130), 尿中 Cu 427 μg/L(基準 36 以下), セルロプラスミン 3.9 mg/dL(基準 21〜37), 血中 $β_2$-ミクログロブリン〈S-$β_2$-MG〉3.0 mg/L(基準 0.9〜1.9), 尿中 $β_2$-ミクログロブリン〈U-$β_2$-MG〉9,368 μg/L(基準 230 以下).

入院時の神経伝導速度検査, 短潜時体性感覚誘発電位〈SEP〉, 聴性脳幹反応は正常で, 脳波は 6〜7 Hz の徐波が主体である. 髄液所見は正常, 脳血流シンチグラムでは前頭葉, 基底核および視床に広範な血流低下を認める. 腹部 CT, 肝臓 MRI, 腹部超音波, 肝アシアロシンチグラムでは異常所見はない.

頭部単純 MRI FLAIR 画像(図1)と肝生検ロダニン銅染色標本(図2)とを示す.

この疾患について**誤っている**のはどれか. 2つ選べ.

- A：常染色体優性遺伝疾患である.
- B：キレート薬の投与が有効である.
- C：精神症状で発症する例が最も多い.
- D：肝レンズ核変性症〈Westphal-Strümpell 病〉とも呼ばれる.
- E：固縮に対しては L-dopa 合剤, トリヘキシフェニジルの投与が試みられる.

解答 094

A 常染色体優性遺伝疾患である．

C 精神症状で発症する例が最も多い．

●**診断** Wilson病

　Wilson病は肝レンズ核変性症〈Westphal-Strümpell病〉とも呼ばれ，肝硬変と大脳基底核の変性を伴う銅代謝の先天性異常であり，その責任遺伝子は第13番染色体長腕上に位置する常染色体劣性遺伝疾患である．Wilson病の有病率は100万人当たり約30人と稀であるが，診断・治療法はほぼ確立され，早期診断に至れば十分な治療効果が期待できる．

　本例では血清銅低値，血清セルロプラスミン低値，尿中銅排泄量増加，肝内銅沈着，Kayser-Fleischer輪など，Wilson病に特徴的な所見がみられた．Wilson病の臨床病型は肝型，肝神経型，神経型，劇症肝炎型，発症前型があり，本例は神経型Wilson病と診断された．本例の治療としては，銅排泄促進のためキレート薬であるD-ペニシラミン（メタルカプターゼ®）の投与，消化管における銅吸収抑制のため硫酸亜鉛の投与，固縮に対しL-dopa合剤（マドパー®），トリヘキシフェニジル（アーテン®），クロナゼパム（リボトリール®）の投与と，低銅食による銅摂取制限を行った．固縮，ジストニー，歩行障害，構音障害，嚥下障害に改善を認め，歩行可能となり退院した．頭部MRI・CT所見，WAIS-Rに著変はなかったが，脳血流シンチグラム，脳波所見は改善がみられた．

　本例の肝生検ではグリソン鞘の軽度拡大と小円形細胞の浸潤がみられ，肝細胞内に褐色の微細顆粒がみられた．ロダニン銅染色（図2）で肝細胞内に陽性所見を示し，銅沈着と考えられた．また，頭部単純CTでは被殻，淡蒼球が低信号を呈し，前頭葉優位に萎縮がみられ，側脳室，第三脳室，脳溝は拡大していた．頭部MRI T_1強調画像でも同様の所見がみられ，T_2強調画像，FLAIR像（図1）では被殻，淡蒼球は高信号域を呈し，病変は視床下核，中脳，橋被蓋にまでみられた．拡散強調画像では視床が著明に高信号を呈していた．一般にWilson病の頭部MRIではT_2強調画像で基底核，大脳深部白質，中脳に高信号域を認めるが，これは神経細胞の脱落，海綿状変性，空胞化，グリオーシス，浮腫，脱髄などによる．また，経過に伴って鉄や銅の沈着が増加すると，T_2強調画像で低信号を呈する．T_1強調画像では大脳皮質，脳幹，小脳の萎縮と脳室拡大，基底核の低吸収域を認める．拡散強調画像は細胞数減少，細胞外液の増加などの実質障害を反映するとされ，Wilson病での有用性が報告されている．

　Wilson病の初発症状としては，肝臓・血液の異常が35％，行動異常が25％，神経症状が40％とされる．これらの臨床症状の多型性とWilson病遺伝子異常の部位，パターンとの関連が検討されているが，いまだ明確な結論はない．すでにWilsonが最初に報告した12例中1例に，神経症状が出現する以前に精神病様症状で発症した例があり，神経型のWilson病では半数以上の例で何らかの精神症状がみられる．精神面の障害で頻度の高いものは感情障害，知能低下，性格変化，精神運動性興奮，意欲減退などで，稀には統合失調症様症状，躁うつ病様症状もみられる．これらの精神症状は多彩であり，すべての精神疾患で血清セルロプラスミンを測定するべきであるとの提唱がされている．

　Wilson病は稀な疾患であるが，治療可能な精神神経疾患であり，早期診断，早期治療が重要である．多彩な神経精神症状を呈する本症は精神神経疾患の鑑別診断の際には常に念頭に置くべき疾患の1つである．

〔岩崎　靖〕

参考文献

1) Menkes JH：Disorders of mental metabolism；Hepatolenticular degeneration(Wilson's disease). Rowland LP (ed)：Merritt's Textbook of Neurology, 9th ed. Williams & Wilkins, Baltimore, pp 584-589, 1995
2) 石井　厚，福田一彦：Wilson病．内村裕之，他（編）：現代精神医学大系13巻B，中山書店，pp 3-22，1975
3) 青木継稔：ウイルソン病．神経精神疾患モノグラフシリーズ9，星和書店，1984

問題 095

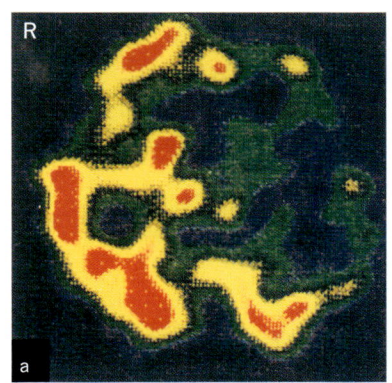

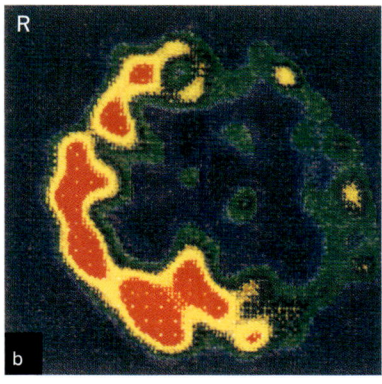

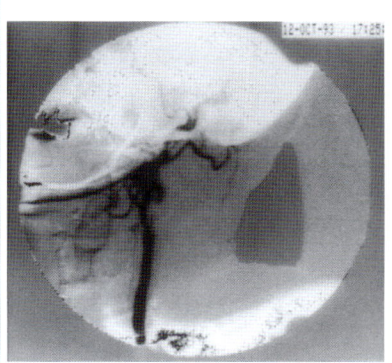

図1 脳血流シンチグラム〈IMP-SPECT〉

図2 左総頸動脈造影側面写真

- **患者** 74歳の男性．
- **主訴** 右上下肢の脱力とろれつ不全．
- **既往歴** 高血圧症で近医に通院加療中．通常は降圧薬の内服で収縮期血圧160 mmHg前後，拡張期血圧100 mmHg前後で安定していた．
- **現病歴** 朝，起床時から全身倦怠感を自覚していた．昼頃からろれつ不全が出現し，その後，次第に右上下肢の脱力が出現してきたため入院した．
- **身体所見** 体温36.0℃．脈拍60/分，整．血圧120/86 mmHg．貧血や黄疸はない．呼吸音は正常で心雑音はない．その他，一般内科所見に異常はない．
- **神経学的所見** 意識清明も構音障害がある．軽度の運動失語を認めるが，言語理解は良好である．失行や失認は認められない．右上下肢に軽度の麻痺を認め，徒手筋力テスト〈MMT〉は4/5程度である．感覚障害はない．四肢の深部腱反射は正常で，病的反射は認められない．
- **検査所見** 血液生化学所見に特記すべき異常は認められない．心電図では左室肥大が疑われるものの，虚血性変化や不整脈は認められない．入院後の脳血流シンチグラム〈IMP-SPECT〉（図1）を示す．
- **臨床経過** 入院後，安静，補液およびオザグレルナトリウムの点滴により症状は次第に改善し，約5時間で完全に消失した．その際の血圧は168/100 mmHgであった．神経症候消退後に施行した頭部MRIでは前頭側頭葉に軽度の脳萎縮を認めたが，虚血性の変化はみられなかった．後日施行した左総頸動脈造影側面写真（図2）を示す．

この疾患について**誤っている**のはどれか．
2つ選べ．

A：再発予防には抗血小板療法が有効である．
B：一過性黒内障〈amaurosis fugax〉を伴う．
C：原因として脳血管の攣縮によるものが多い．
D：頭部単純CTで責任病巣が明らかになることが多い．
E：発作時の脳血流シンチグラフィ〈SPECT〉は診断に有用である．

解答 095

C 原因として脳血管の攣縮によるものが多い．

D 頭部単純CTで責任病巣が明らかになることが多い．

●**診断** 一過性脳虚血発作〈transient ischemic attack：TIA〉

TIAは脳虚血によって局所神経症候が生じ，これが24時間以内に完全に消失するものと定義される．発症機序により微小塞栓性〈microembolic〉TIA，血行動態性〈hemodynamic〉TIAに分類されるが，稀に心原性塞栓，解離性動脈瘤，fibromuscular dysplasiaによりTIAが発症することもある．脳血管攣縮によるTIA説は現在では否定的となっている．微小塞栓性TIAは脳血管のアテローム斑による動脈硬化に関連して形成された血小板フィブリン血栓や，これに赤血球を含んだ凝集物が微小栓子として遊離し，末梢の分岐部などに定着し，断片化して流れ去るまで脳血流を遮断するために発症するとされる．血行動態性TIAでは脳血管に動脈硬化などの器質的病変があり，通常は側副血行の発達により神経症候を示さないが，血圧低下が起こると代償不全となって神経症候が出現し，血圧回復により神経症候も消失する．

本例のような内頸動脈系TIAの特徴は，片麻痺，片側の感覚障害，失語・失行・失認などの大脳皮質巣症状，一過性黒内障〈amaurosis fugax〉などがあり，同一の症候を繰り返し，将来脳梗塞を発症する危険性が高い．一過性黒内障は眼動脈の虚血・血流不全による片眼の一過性視力消失であり，内頸動脈系TIAの重要な症候である．椎骨動脈系TIAでは神経症候が複雑，多彩で，身体両側に出現することもある．脳幹諸核の障害により，めまい，複視，構音障害，顔面の運動・感覚障害，運動失調などがさまざまな組合せで生じる．椎骨動脈系TIAは反復することが多く，発作ごとに症状が変動することも多いが，将来脳梗塞を発症する危険は比較的低い．

TIAではCT上異常を認めないことが原則であるが，偶発的に器質的病変が認められても，臨床症候と無関係と判断できればTIAと診断することの妨げにはならない．MRI T_2 強調像では微小高信号病変を認めることがあるが，TIAの神経症候と一致しているかどうかを慎重に検討しなければならない．SPECTによる局所脳血流低下の検出率はTIA後24時間以内で60%，1週間以内で40%とされ，早期診断・治療のために有用性は高い．また，脳循環予備能の検討にはダイアモックス負荷SPECTが有用である．微小塞栓源を検索するうえでは脳血管造影が有用であるが，近年ではMRAをスクリーニングとして施行する機会が増えている．頸動脈エコー検査やドプラ法による血管壁や血流の情報も有用である．

本例のSPECT(図1)では左大脳半球に広範な血流低下を認めた．頭部MRIでは明らかな虚血性変化はなかった．脳血管造影では，左総頸動脈造影(図2)で左外頸動脈分岐部直後の左内頸動脈に高度狭窄を認めた．おそらく発症当日の血圧低下により脳血流不全が起こり，脳血管拡張予備力低下と左内頸動脈狭窄を基盤として血行動態性TIAが発症したと考えた．このような例では，内頸動脈内膜剝離術や浅側頭動脈-中大脳動脈吻合術の適応もあるが，患者が高齢であり，脳血管造影でWillis輪を介して左大脳半球への血流が比較的保たれていたため，アスピリンとチクロピジンとの内服投与と，脳血流増加作用を期待してカルシウム拮抗薬を投与し，過度の降圧は控え，外来で経過観察となった．

〔岩崎　靖〕

参考文献

1) 田中　真：一過性脳虚血発作(TIA)．日本臨牀別冊：領域別症候群シリーズ26―神経症候群 I．日本臨牀社，pp167-171，1999
2) 福内靖男：TIAの概念の変遷と診断基準―NINDS, NIH分類(1990)を中心に．CT・MRI時代の脳卒中学(日本臨牀増刊号上巻)，日本臨牀社，pp915-921，1993
3) 西村裕之，他：一過性脳虚血発作．脳血管障害のすべて(神経内科特別増刊号)，科学評論社，pp89-95，2003

問題 096

図1 頭部単純MRI画像（脳幹部の水平断像） a：T₁強調画像，b：T₂強調画像

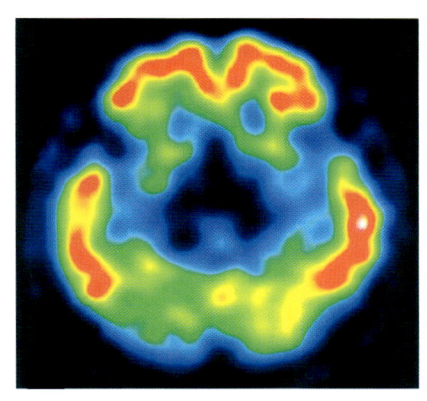

図2 脳血流シンチグラム（IMP-SPECT，脳幹部の水平断像）
R：右側を示す．

- **患者** 52歳の男性．
- **主訴** 歩行障害．
- **既往歴・家族歴** 特記すべきことはない．
- **現病歴** 3か月前から歩行時のふらつきを自覚していた．次第にしゃべりにくさを自覚し，周囲から話し方が「酔っぱらっているみたい」といわれることがあった．歩行障害が進行してきたため来院した．
- **身体所見** 脈拍76/分，整．血圧118/70 mmHg．心肺系と腹部とに異常はない．
- **神経学的所見** 意識は清明．認知機能障害は認めないが，失調性の構音障害がみられる．眼球運動に制限はないが，軽度の眼振がみられる．筋力低下や感覚障害は認めない．深部腱反射は正常で病的反射はないが，筋緊張は低下している．下肢優位の四肢の失調を認めるが，左右差はない．振戦や不随意運動はみられない．歩行は開脚位で失調性である．
- **検査所見** 血液生化学検査では特記すべき異常はなく，甲状腺機能所見も正常である．

頭部単純MRI画像（図1）と脳血流シンチグラム（図2）とを示す．

最も考えられる疾患はどれか．1つ選べ．

A：Parkinson病
B：正常圧水頭症
C：進行性核上性麻痺
D：脳血管性パーキンソニズム病
E：オリーブ橋小脳萎縮症〈多系統萎縮症〉

解答 096

E オリーブ橋小脳萎縮症〈多系統萎縮症〉

●**診断** オリーブ橋小脳萎縮症〈多系統萎縮症〉

　オリーブ橋小脳萎縮症は脊髄小脳変性症の代表的疾患の1つである。有病率は人口10万対1.59で，全国の推計患者数は2,000人程度である[1]。発症年齢は40～60歳代（平均52.0±10.9歳）で，若干男性に多い傾向がある[1]。小脳性運動失調で発症することが多く，初発症状としては歩行障害が80％で，次いで構音障害が多い。運動失調は下肢に強く，次第に四肢および体幹に拡大していくが，左右差は目立たないことが多い。眼振は約50％，振戦は約20％の例でみられる。小脳症状が発症してから2～5年後に，筋固縮や動作緩慢などのパーキンソニズムが加わってくる。筋緊張は発病初期には小脳症候として低下しているが，次第に亢進してくる。発症後1～4年で起立性低血圧，便秘，排尿障害などの自律神経症候が加わる。発症初期には他の脊髄小脳変性症，特に晩発性小脳皮質萎縮症や歯状核赤核淡蒼球ルイ〈Luys〉体萎縮症との鑑別に注意が必要である。また，アルコール中毒，フェニトイン中毒，甲状腺機能低下症などによる症候性小脳萎縮症との鑑別も重要である。画像所見では小脳半球・虫部の萎縮，橋底部の萎縮，第四脳室の拡大がみられ（図1），脳血流シンチグラフィでは小脳の血流低下がみられる（図2）。

　オリーブ橋小脳萎縮症と線条体黒質変性症，Shy-Drager症候群の3神経変性疾患は多系統萎縮症として，病理学的観点からは一括して考えられている。多系統萎縮症では橋核小脳を中心とする小脳求心系，線条体黒質を中心とする錐体外路系，脊髄中間質外側核を中心とする自律神経系に，病理学的に程度の差はあるものの，共通して萎縮と変性とを呈する。しかしながら，これらの3疾患は異なる臨床像を持ち，病初期にはそれぞれの臨床症状は著しく異なる。オリーブ橋小脳萎縮症の病理学的所見では，特に下オリーブ核の神経細胞脱落とグリオーシス，橋底部の変性と橋核の神経細胞脱落（図3a），小脳皮質の萎縮と神経細胞

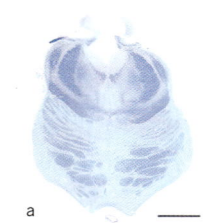

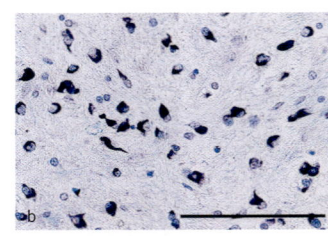

図3 オリーブ橋小脳萎縮症の病理所見
a：橋の水平断．Klüver-Barrera染色．スケールバーは5mm．橋底部の萎縮と横走線維の変性がみられる．
b：橋核の拡大像．Gallius染色．スケールバーは100μm．オリゴデンドログリア内に嗜銀性封入体〈GCI〉が多数みられる．

脱落が強い．また，多系統萎縮症では共通してオリゴデンドログリアの胞体内に特徴的な烏帽子様の嗜銀性封入体〈glial cytoplasmic inclusion：GCI〉が形成される（図3）．この封入体は抗α-シヌクレイン抗体陽性を示す．

　運動失調のみを呈する病初期には独立歩行が可能であるが，パーキンソニズムが加わると転倒傾向が強くなる．小脳性運動失調にはサイロトロピン放出ホルモン（セレジスト®）がある程度有効である．パーキンソニズムに対してはL-dopaやドロキシドパが使われるが，その効果は弱い．自律神経障害に対しては交感神経作動薬などが使われる．リハビリテーション，生活指導に加え，特定疾患認定や身体障害者認定などの社会医療補助制度の取得指導が重要である．　　　〔岩崎　靖〕

参考文献
1) 北　耕平：オリーブ橋小脳萎縮症．日本臨牀別冊：領域別症候群シリーズ 27─神経症候群II．日本臨牀社，pp 251-253, 1999
2) 飯嶋　睦，岩田　誠：多系統萎縮症の概念と臨床．神経内科 50：1-7, 1999

問題 097

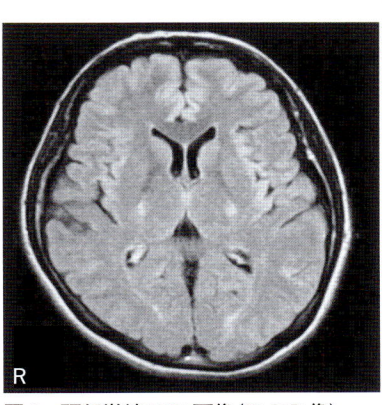

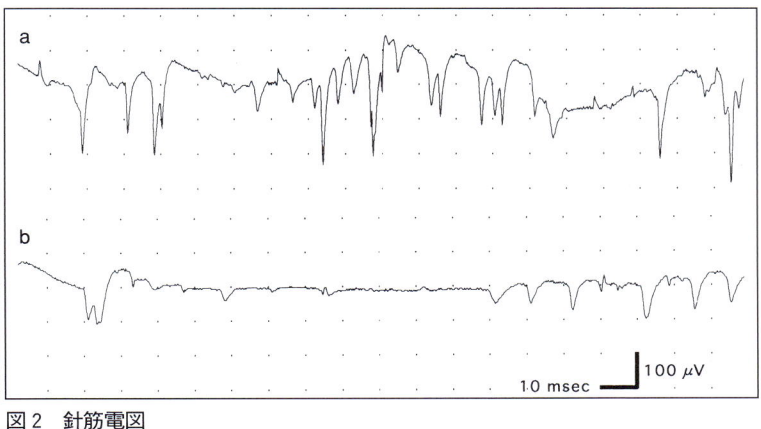

図1 頭部単純MRI画像（FLAIR像）

図2 針筋電図
a：左第1背側骨間筋，b：左大腿四頭筋．いずれも安静時記録

●**患者** 44歳の女性．
●**主訴** 左下肢脱力と構音障害．
●**既往歴・家族歴・生活歴** 特記すべきことはない．
●**現病歴** 5か月前から左下肢の脱力を自覚し，歩行時に左下肢に履いたスリッパが脱げるようになった．1か月前から全身の筋肉がぴくぴくする感じを自覚し，両上肢と右下肢とにも筋力低下が出現した．次第に歩行障害が進行し，しゃべりにくさが出現したため入院した．
●**身体所見** 身長160 cm，体重40 kg．体温37.0℃．脈拍96/分，整．血圧120/76 mmHg．他の一般内科所見に異常はない．
●**神経学的所見** 意識清明で，認知症はない．瞳孔は正円同大で，対光反射，眼球運動はいずれも正常である．構音障害があり，舌に萎縮と線維束性収縮とを認める．四肢では筋力低下がみられるが，特に左下肢で高度である．歩行は不安定で，痙性歩行を呈している．両上肢，右下肢で軽度，左下腿に高度の筋萎縮を認める．深部腱反射は上肢は正常，下肢は著明に亢進し，Babinski徴候は陰性である．両下肢に線維束性収縮を認める．感覚障害や膀胱直腸障害はない．
●**検査所見** 尿所見，血液生化学所見に特記すべき異常はない．血清クリアチンキナーゼ〈CK〉は76 IU/L（基準32〜180）で，HTLV-1抗体は陰性である．髄液所見：細胞数1/μL，蛋白21 mg/dL，糖62 mg/dL．頭部単純MRI画像（FLAIR像）（図1）を示す．頸髄MRIでは軽度の頸椎症の所見を認める．神経伝導速度検査は正常で，伝導ブロックの所見は認めない．針筋電図（図2）を示す．

この疾患について正しいのはどれか．
2つ選べ．

A：家族性の例がある．
B：認知症を伴う一群がある．
C：感覚障害を認めることが多い．
D：有病率1万人に約5人である．
E：原因はウイルス感染と推定されている．

解答 097

A 家族性の例がある．

B 認知症を伴う一群がある．

● 診断　筋萎縮性側索硬化症〈amyotrophic lateral sclerosis：ALS〉

筋萎縮性側索硬化症は上位運動ニューロンと下位運動ニューロンの両者が選択的に侵される原因不明の変性疾患である．臨床症候としては上位運動ニューロンの障害による痙縮，深部腱反射亢進，Babinski 徴候の出現と，下位運動ニューロンの障害による筋萎縮，線維束性収縮がみられ，両者のいずれの障害でも筋力低下が生じる．一般的に感覚障害，眼球運動障害，膀胱直腸障害，褥瘡はみられず，4 大陰性症状といわれるが，長期経過例では眼球運動障害を呈する例もある．初発症状は筋力低下，筋萎縮が一側上肢の遠位部から始まることが多いが，約 25％は球症状で発症し，約 20％は本例のように下肢の脱力で始まる．臨床的には前述のように筋萎縮が一側上肢から始まって，次第に全身に及ぶ古典型〈普通型〉が最も多く，嚥下・構音障害が強い球麻痺型，偽多発神経炎型に分類される．近年，認知症を伴ったALS の一群が存在することが注目されており，特に球麻痺型の場合，認知症の有無には十分留意すべきである[2]．ALS の有病率は人口 10 万人当たり 4～6 人で，男女比はやや男性に多い傾向がある．発症年齢は 10 歳代後半から 80 歳代に及ぶが，50 歳代半ばが最も多い．診断は臨床症状および神経学的所見，検査所見を総合的に判定する必要があり，十分な鑑別診断を行うことが重要である．鑑別疾患としては，頸椎症，多巣性運動性ニューロパチー，若年性一側上肢筋萎縮症，後縦靱帯骨化症などがあり，これらの鑑別のためには神経伝導速度検査，髄液検査，脊椎 MRI なども必要である．ALS の原因はウイルス説，免疫説，中毒説，遺伝子異常説，神経栄養因子欠乏説，環境因子，外傷などが指摘されているが，現在まで明確なものはない．大部分は孤発性であるが，一部の例は家族性（遺伝性）に発症し，Cu/Zn 遺伝子変異が常染色体優性遺伝を示す家族性 ALS 患者の約 20％で認められている．

ALS は進行性の経過をとり，平均 3～4 年で死亡する．治療は対症療法が主体であるが，興奮性アミノ酸の抑制を目的にグルタミン酸塩の拮抗薬であるリルゾール（リルテック®）が我が国でも認可され，臨床試験でも延命効果が示されている．近年，ALS に対する研究は目覚ましいものがあり，有効な治療法の開発が期待されている．呼吸不全に対しての人工呼吸器の使用は個々の患者で慎重に対応する必要があり，インフォームドコンセントが重要である．

ALS の針筋電図では線維束性収縮〈fasciculation〉，線維性収縮〈fibrillation〉や陽性鋭波〈positive sharp wave〉などの脱神経所見や，持続時間が長く，かつ高振幅波形および多相性波形を呈する神経再支配所見などの神経原性変化がみられる．図 2 に示した筋電図所見では上下肢で陽性鋭波がみられ，active な脱神経が本例で生じていることが推定される．頭部 MRI では，図 1 のように内包後脚，大脳脚が錐体路に沿って T_2 強調画像，プロトン強調画像で高信号域にみられることがあり，錐体路の変性を反映している．病理学的には，Betz 巨細胞を中心とする上位運動ニューロンと，舌下神経核，脊髄前角細胞を中心とする下位運動ニューロンの変性・脱落が特徴である．神経細胞質内封入体である Bunina 小体，抗ユビキチン抗体に陽性である Lewy 小体様封入体および糸束様封入体〈skein-like inclusion〉が ALS に特徴的な病理学的指標として注目されている．

〔岩崎　靖〕

参考文献
1) 真邊泰宏, 阿部康二：孤発性 ALS. 日本臨牀別冊：領域別症候群シリーズ 27―神経症候群 II, 日本臨牀社, pp 316-319, 1999
2) 吉田眞理, 他：痴呆を伴う運動ニューロン疾患 13 例の臨床病理学的検討. 臨床神経 32：1193-1202, 1992

問題 098

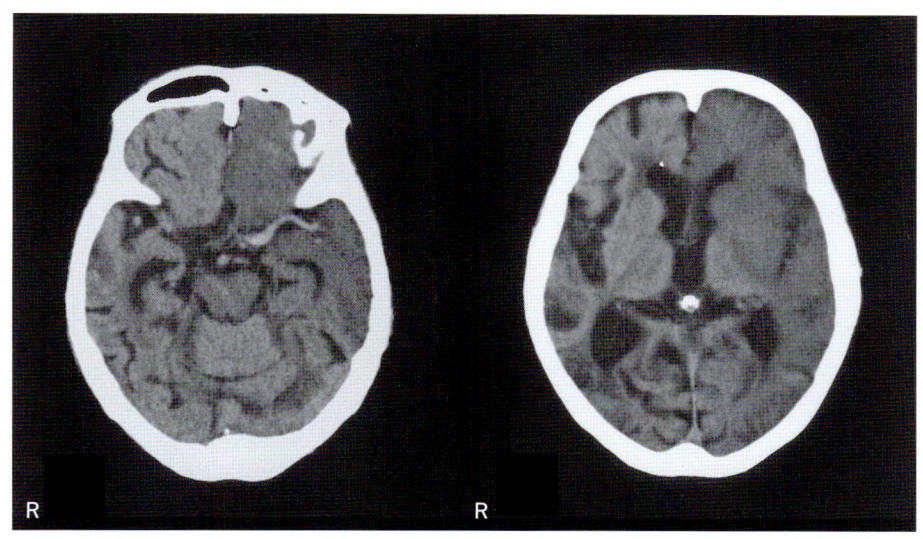

図1 頭部単純CT

●**患者** 97歳の女性．
●**主訴** 意識レベルの低下と右上下肢麻痺．
●**既往歴** 慢性心不全，心房細動で内服加療中．
●**家族歴・生活歴** 特記すべきことはない．
●**現病歴** 老人保健施設に入所中で，前日までは通常に生活していた．朝，職員が訪室して呼びかけても反応がなく，右上下肢を動かさないため搬入された．
●**身体所見** 脈拍80/分，不整．血圧134/80 mmHg．心雑音（拡張期雑音）を聴取する．浮腫やチアノーゼはない．
●**神経学的所見** 開眼しているが発語はなく，口頭指示に従うことはできず，全失語と推定される．両眼球は左に偏位しているが，瞳孔に左右差はなく，対光反射は正常である．右上下肢は弛緩性麻痺を呈し，右Babinski反射が陽性である．

●**検査所見** 血液生化学所見には特記すべき異常はみられない．心電図では心房細動を認める．頭部単純CT（図1）を示す．

このCT所見について正しいのはどれか．
2つ選べ．

A：鉤ヘルニアを起こしている．
B：Midline shift を呈している．
C：Fogging effect のため病変が不明瞭となっている．
D：左前頭葉の脳溝とシルビウス裂とが狭小化している．
E：Hyperdense middle cerebral artery sign〈HMCAS〉がみられる．

解答 098

D 左前頭葉の脳溝とシルビウス裂とが狭小化している．

E Hyperdense middle cerebral artery sign〈HMCAS〉がみられる．

● **診断** 心原性脳塞栓症〈cardioembolic stroke〉

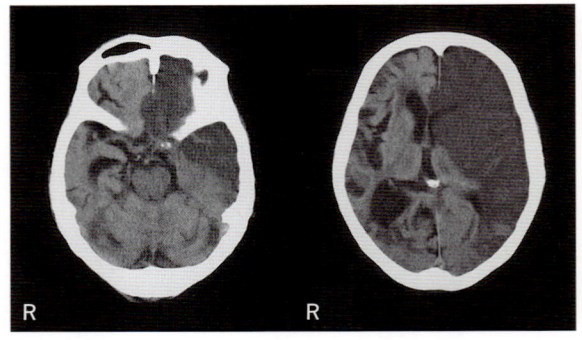

図2 発症翌日の頭部単純 CT

心原性脳塞栓症は，塞栓子が脳動脈を突然閉塞するため局所神経症状が急に発症することが特徴である．病因としては心臓弁膜症（リウマチ性弁膜症，人工弁置換術後，感染性心内膜炎など），心内血栓（心房細動，洞不全症候群，心筋症など），奇異性塞栓（心房中隔欠損症，心室中隔欠損症，卵円孔開存など）がある．心臓弁膜症では，弁膜上に形成された血栓や疣贅が遊離して塞栓子となり脳塞栓を生じる．心内血栓では左心房や左心室内に血液がうっ滞して血栓を形成し，これが塞栓子となって脳塞栓を生じる．左心房内の粘液腫が遊離して腫瘍脳塞栓となることもある．奇異性塞栓では，下肢や骨盤内の深部静脈血栓などが右左短絡を経由して塞栓源となる．心原性脳塞栓が疑われる例では，心電図で不整脈を発見できなくても，発作性不整脈の可能性を考えて Holter 心電図を施行するべきである．左房内血栓や塞栓源の検索には，経胸壁心エコーよりも経食道心エコーのほうが優れている．

心原性脳塞栓の頭部CTでは，血管の支配領域に一致した広範な低吸収域が経過に伴って境界明瞭に出現することが多い．高度の虚血を生じやすいため，発症後数時間で図1のような脳溝の消失やシルビウス裂の狭小化がみられたり，大脳皮髄境界や基底核構造の不明瞭化といった早期虚血所見を認めることが多い．本例のように頭部CTで塞栓子が中大脳動脈の基幹部に索状の高吸収域として認められることがあり，hyperdense middle cerebral artery sign〈HMCAS〉と呼ばれている．HMCAS陽性例は大梗塞となる例が多く，予後不良とする報告が多い．本例でも発症翌日の頭部CTで左前頭側頭葉に広範な低吸収域が出現し，脳浮腫の進行がみられた（図2）．図2では midline shift や側脳室の非対称（梗塞側の側脳室の圧排・狭小化），帯状回ヘルニアがみられており，脳浮腫がさらに進行すれば鉤回ヘルニアが生じる可能性がある．発症から約1〜2週間が経過すると，頭部CT上，病変の低吸収が不明瞭となる時期があり，fogging effect と呼ばれている．

心原性脳塞栓の原因の過半数は非弁膜症性の心房細動である．76歳以上，血栓塞栓症の既往，160 mmHg以上の収縮期高血圧，左心不全のいずれかを有する非弁膜症性心房細動患者では，アスピリンによる再発予防効果は期待できないのでワーファリン®を投与する必要がある．ワーファリン®療法の指標としては International Normalized Ratio〈INR〉で2.0〜3.0が標準的治療域である．上記のいずれにも該当しない非弁膜症性心房細動患者では，アスピリンでもよいと考えられている．人工弁置換，僧帽弁狭窄，拡張型心筋症など塞栓リスクが高い患者では，強力なワーファリン®療法（INR 2.5〜3.5）に抗血小板療法を併用する必要がある．

〔岩崎　靖〕

参考文献
1) 亀井徹正：脳塞栓症のCT画像の特徴．日本臨牀 51（増刊号上巻）：pp 587-592, 1993
2) 内山真一郎：心原性脳塞栓．日本臨牀別冊：領域別症候群シリーズ 26—神経症候群 I．日本臨牀社, pp 158-161, 1999

問題 099

図1 頭部造影 MRI 画像

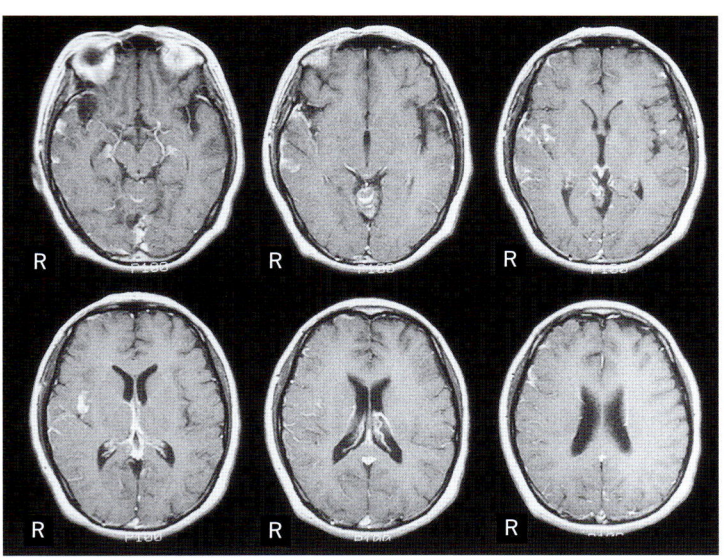

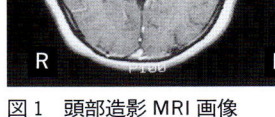

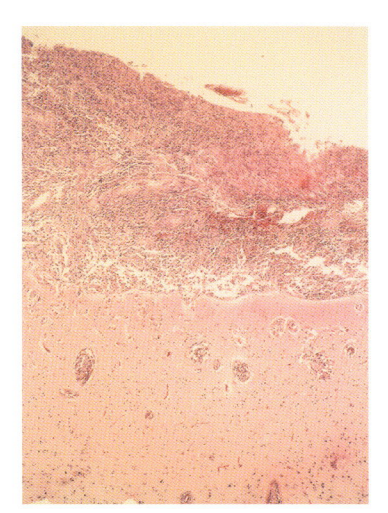

図2 脳生検 H-E 染色標本

- **患者** 33歳の女性．
- **主訴** 頭痛と悪心．
- **既往歴・家族歴** 特記すべきことはない．
- **現病歴** 頭痛，悪心が次第に出現し，約1か月持続するため近医を受診した．頭部単純CTを施行したが異常所見はなく，鎮痛薬などを投与されていた．その後も症状が改善しないため，紹介され入院した．
- **身体所見** 身長161 cm，体重73 kg．体温36.5℃．脈拍60/分，整．血圧134/90 mmHg．肝・脾腫やリンパ節腫脹はない．一般内科所見に異常はない．眼底に異常所見は認めない．
- **神経学的所見** 意識は清明．脳神経系に異常はない．軽度の髄膜刺激徴候を認めるが，筋力，知覚および深部腱反射はいずれも正常である．
- **検査所見** 尿所見と血液生化学所見とは正常である．免疫学所見：血清梅毒反応陰性，HIV抗体陰性．腫瘍マーカー：CA 19-9 55.2 U/mL（基準40未満）．髄液所見：初圧160 mmH$_2$O，終圧55 mmH$_2$O．細胞数27/μL（単核球96%），蛋白60 mg/dL，糖61 mg/dL．髄液のGram染色，墨汁染色，細菌培養，真菌培養，抗酸菌検査はすべて陰性．細胞診で陽性悪性細胞はみられない．髄液中のAFP，CEA，CA 19-9は陰性である．血清，髄液のウイルス抗体価に有意な変動を示すものはない．頭部単純CTおよびMRIで明らかな異常所見はない．頭部造影MRI画像（図1）を示す．その後も症状の改善はなく，両視神経乳頭炎，視力低下が急速に進行したため，診断確定のために右側頭葉付近の髄膜と脳実質の生検を施行した．脳生検 H-E 染色標本（図2）を示す．

この疾患について正しいのはどれか．
2つ選べ．

A：胃癌に伴うものが最も多い．
B：原発巣の発見より先に出現しうる．
C：初発症状としては脳神経麻痺が最も多い．
D：通常は髄液細胞診で高率に陽性細胞が検出される．
E：放射線療法と抗癌化学療法との併用で予後は比較的良好である．

解答 099

A 胃癌に伴うものが最も多い．

B 原発巣の発見より先に出現しうる．

●**診断** 髄膜癌腫症〈meningeal carcinomatosis〉

本例は頭痛で発症した髄膜癌腫症の若年女性例である．頭部造影 MRI 画像では右側頭葉付近の Sylvius 裂を中心に造影所見がみられる（図1）．脳生検時の所見では，硬膜は肉眼的に正常所見であったが，くも膜は白く変色し，脳実質は暗赤色で易出血性であった．光顕所見では軟膜周囲と皮質内の血管周囲腔にびまん性増殖する異型，多形に富む腫瘍細胞浸潤が認められ，浸潤細胞は好酸性の細胞質と明瞭な核小体がみられ，低分化腺がんの髄膜転移と病理診断された（図2）．生検所見，頭部造影 MRI 所見より髄膜癌腫症と診断し全身検索を行ったが，胸部・腹部・骨盤部単純 CT，造影 CT，胃内視鏡，注腸透視，腹部超音波，乳腺超音波，甲状腺超音波，婦人科的内診所見，腟スメアなどはすべて陰性または異常所見なしで，原発巣は発見できなかった．

頭痛，悪心には対症療法を行い，当初はウイルス性，細菌性髄膜炎も疑い，抗ウイルス薬や抗菌薬も投与し，頭蓋内圧亢進に対してグリセリン，副腎皮質ステロイドの投与を行ったが，症状の改善はなかった．経過中に計5回の髄液細胞診を行ったが，末期の5回目のみ陽性の悪性細胞が検出された．髄膜癌腫症の予後はきわめて不良で，本例では脊髄腔ドレナージ挿入，頭部放射線照射，抗癌化学療法を施行したが改善はなく，入院から75日目に呼吸不全で死亡した．剖検の同意は得られず，原発巣は特定できなかった．

悪性腫瘍がびまん性に髄膜浸潤し，中枢神経症状，髄膜刺激徴候を呈する例は髄膜癌腫症と呼ばれ，我が国でも多数の症例報告がされている．非定型的な神経症状が前景に出る場合，原発巣が不明な場合，髄液の細胞診で陽性悪性細胞が検出されない場合には診断に苦慮することが多い．がん種は腺癌が多く，本邦報告例では原発巣は胃癌が最も多く，肺癌がそれに続き，乳癌，大腸癌，膵臓癌，膀胱癌，甲状腺癌，食道癌でも報告されている．通常，髄膜癌腫症は原発腫瘍の診断確定後，約6か月から3年の間に発生するとされ，本例のように髄膜癌腫症が初発症状となる患者は稀で，約6％とされている．

髄膜癌腫症の初発症状としては頭痛が76％と最多で，次いで悪心・嘔吐が47％である．うっ血乳頭，眼球運動障害，顔面神経麻痺，聴神経障害，球麻痺，意識障害など多彩な神経症状が臨床経過とともに出現する．髄膜癌腫症の確定診断は髄液の細胞診で陽性細胞を検出することであるが，初回検査で悪性細胞の出現をみるのは約54％とされ，診断には本例のように繰り返し髄液検査を施行する必要がある．しかしながら，頭蓋内圧亢進が疑われる患者では腰椎穿刺で脳ヘルニアを起こす可能性があるため，安易な腰椎穿刺は危険である．一方，髄膜癌腫症の造影 MRI では70％に異常がみられ，画像診断上は造影 MRI が最も有用であるとされている．頭部 MRI では水頭症を呈したり，本例のように脳室壁，脳槽，脳溝への腫瘍細胞浸潤を表す造影効果を示すとされる．本例では原発腫瘍は不明であったが，高橋らの報告では，我が国での髄膜癌腫症 162 例で原発巣が不明であった例はわずかに3例であるとされている[1]．

激しい頭痛や慢性頭痛を訴える患者では，他臓器の悪性腫瘍が明らかでなくても，本症を積極的に疑い，造影 MRI と繰り返し髄液の細胞診を行う必要があると考えられる．

〔岩崎 靖〕

参考文献
1) 高橋 昭，山本正彦，祖父江逸郎：髄膜癌腫症．臨床成人病 10：149-158，1980
2) Fetal MR：Metastatic tumors. Rowland LP (ed)：Merritt's Textbook of Neurology, 9th ed. Williams & Wilkins, New York, pp 395-405, 1995
3) Chamberlain MC, Sandy AD, Press GA：Leptomeningeal metastasis；A comparison of gadolinium-enhanced MR and contrast-enhanced CT of the brain. Neurology 40：435-438, 1990

問題 100

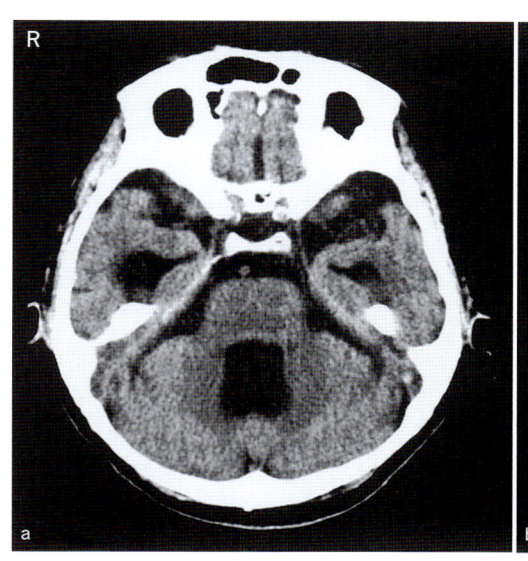

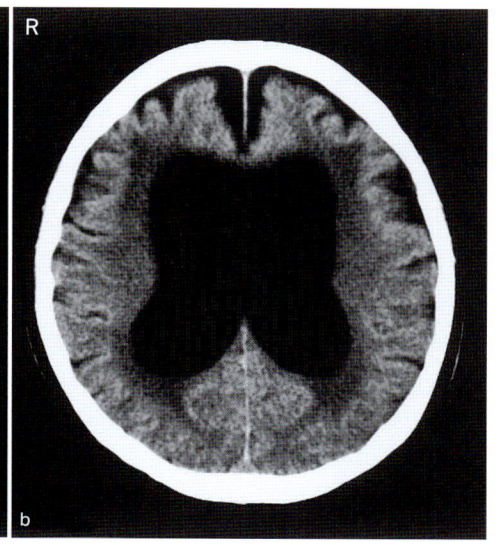

図1 頭部単純CT a：脳幹レベル，b：放線冠レベル

- ●**症例** 68歳の男性．
- ●**主訴** 歩行障害，動作緩慢および尿失禁．
- ●**既往歴** 64歳時に脳梗塞の既往があるが，特に後遺症はなかった．現在は高血圧症で内服治療中．
- ●**家族歴・生活歴** 特記すべきことはない．
- ●**現病歴** 半年前から歩きにくいことを自覚し，3か月前からしばしば転倒するようになった．次第に物忘れや動作緩慢が目立つようになり，尿失禁も出現したため，家族に連れられて来院した．
- ●**身体所見** 脈拍64/分，整．血圧158/80 mmHg．一般内科所見に異常はない．
- ●**神経学的所見** 意識は清明で構音障害はない．言語理解は良好で診察には協力的であるが，動作や質問に対する反応は全体に緩慢である．対光反射は正常で，眼球運動に制限はない．筋力低下や感覚障害は認めない．深部腱反射は正常でBabinski徴候は認めない．歩行は開脚位で，不安定な小刻み歩行である．筋固縮や振戦はなく，項部硬直や髄膜刺激徴候は認めない．
- ●**検査所見** 血液生化学検査では特記すべき異常は認められない．甲状腺機能は正常で，血清梅毒反応検査も陰性である．髄液検査では初圧160 mmH$_2$O，流出は良好で髄液細胞数は1/mm^3（単核球），蛋白35 mg/dL，糖40 mg/dLである．

頭部単純CT（図1）を示す．

最も考えられる疾患はどれか．1つ選べ．

- A：Pick病
- B：正常圧水頭症
- C：進行性核上性麻痺
- D：Lewy小体型認知症
- E：線条体黒質変性症〈多系統萎縮症〉

B 正常圧水頭症

● **診断** 正常圧水頭症〈normal pressure hydrocephalus：NPH〉

正常圧水頭症は，脳脊髄液が脳室系からくも膜下腔に流出して吸収されるまでの過程に障害があり，脳室拡大を呈する交通性水頭症である．中年以降（特に60歳以降）に発症することが多く，臨床的には精神症状（認知症），歩行障害，尿失禁を3主徴とする．精神症状は記銘力障害から始まることが多く，判断力や見当識の低下を示すが，妄想や異常行動を示すことは少ない．自発性が乏しくなり周囲への関心，興味を示さず，思考や動作の緩慢化が目立つのが特徴である．歩行は小刻みで，左右の足幅の広い不安定性歩行が特徴であるが，小脳失調とは異なる．尿失禁は比較的遅れて出現する．頭蓋内圧は正常（180 mmH$_2$O以下）であり，頭痛・悪心などの頭蓋内圧亢進症状は伴わない．

正常圧水頭症は単一の原因で生じるのではなく，種々の疾患が原因で生じる症候群である．くも膜下出血，頭部外傷，髄膜炎，脳手術後などに脳脊髄液の循環路の障害が起こり，正常圧水頭症を生ずる場合を続発性〈secondary〉NPH，本症例のように原因疾患が明らかでない場合を特発性〈idiopathic〉NPHとして区別する．特発性正常圧水頭症は脳卒中の既往があり，高血圧症を合併する患者に発病しやすい傾向がある．

正常圧水頭症の診断は臨床症状に加えてCT，MRIなどの画像診断が有用である．正常圧水頭症では内部から脳室系が圧迫されるため，CTおよびMRIでは丸みを帯びた脳室拡大を呈する．側脳室だけでなく第3脳室，中脳水道，第4脳室も拡大する（図1）．約半数の症例でCT上，側脳室周囲の低吸収域を呈する．脳底槽やSylvius裂の拡大，高位円蓋部くも膜下腔の狭小化もしばしばみられる．水溶性造影剤を用いたCTシステルノグラフィや持続頭蓋内圧測定法も診断に有用である．腰椎穿刺で20〜40 mLの脳脊髄液を排除，あるいはドレナージチューブから脳脊髄液を持続的に排除する髄液排除試験を施行して臨床症状の改善度をみることも診断の補助となり，シャント術の適否決定にも有用である．

正常圧水頭症の治療はシャント術が行われる．シャント経路は脳室−腹腔（V−P），脳室−心房（V−A），腰椎くも膜腔−腹腔（L−P）から選択されるが，我が国ではV−Pシャントが主流である．過剰排液により硬膜下水腫や血腫を併発することがあるため，シャントバルブは術後にも設定圧変更が可能な圧可変式が有用である．続発性正常圧水頭症ではシャント術による改善率は高いが，特発性正常圧水頭症では改善率が低いといわれている．また，3主徴が揃った症例や，歩行障害を初発症状とした患者ほど，シャント術の有効度が高いといわれている．典型的症候を示さない症例では手術適応の判断に窮することも多いため，CTで定期的に経過観察をする場合もある．正常圧水頭症は治療可能，回復可能な認知症〈treatable dementia〉であり，特に高齢者において適切な診断・治療が重要である．

〔岩崎　靖〕

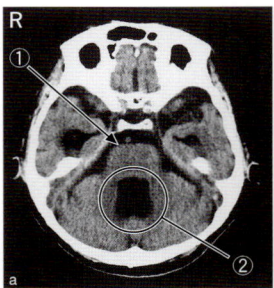

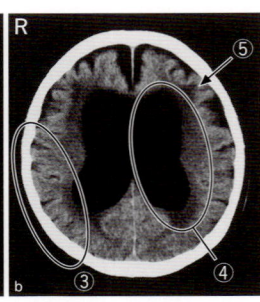

図1　頭部単純CT
a：脳幹レベル，b：放線冠レベル
①脳底槽の拡大，②第4脳室の拡大，③高位円蓋部のくも膜下腔の狭小化，④丸みを帯びた側脳室の拡大，⑤側脳室周囲の低吸収域

参考文献
1) 千葉康洋：正常圧水頭症．日本臨牀（別冊）：神経症候群V，領域別症候群シリーズ30．日本臨牀社，pp 542-545，2000
2) 石川正恒：特発性正常圧水頭症．日本臨牀 62（増刊）：痴呆症学2．日本臨牀社，pp 290-294，2004

問題 101

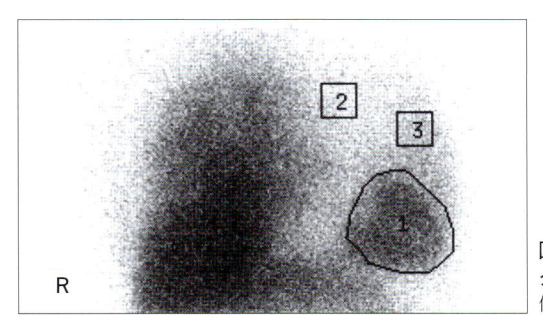

図1　頭部単純 MRI 画像（基底核レベルの水平断像）　a：T₁強調画像，b：FLAIR 画像

図2　ミオ MIBG-¹²³I 心筋交感神経シンチグラム早期像　（H/M 比は早期像 2.22，晩期像 2.41）

- ●患者　55歳の女性．
- ●主訴　歩行障害．
- ●既往歴　特記すべきことはない．
- ●家族歴・生活歴　特記すべきことはない．
- ●現病歴　1年前から歩行困難を自覚していた．次第に症状が進行し，立ちくらみや排尿困難も自覚するようになった．上肢の使いにくさも出現してきたため来院した．
- ●身体所見　脈拍 80/分，整．血圧 122/76 mmHg．
- ●神経学的所見　意識は清明であるが，軽度の構音障害を認める．失語，失行および失認はなく，認知機能も正常である．対光反射は正常で，眼球運動に制限はない．筋力低下や感覚障害は認めない．深部腱反射は正常で，病的反射はない．四肢に筋固縮を認め，左側に強い傾向がある．振戦や不随意運動はみられない．歩行は小刻みで，すくみ足や姿勢反射障害がみられる．
- ●検査所見　血液と血液生化学所見とに特記すべき異常所見はない．頭部単純 MRI 画像（図1）と心筋交感神経シンチグラム早期像（図2）とを示す．

最も考えられる疾患はどれか．1つ選べ．

- A：Parkinson 病
- B：正常圧水頭症
- C：進行性核上性麻痺
- D：皮質基底核変性症
- E：線条体黒質変性症〈多系統萎縮症〉

解答 101

E 線条体黒質変性症〈多系統萎縮症〉

●**診断** 線条体黒質変性症〈多系統萎縮症〉

　線条体黒質変性症〈striatonigral degeneration：SND〉はパーキンソニズムを主症候とし，病理学的に線条体と黒質に主病変を有する疾患である．近年，病理学的類似性から線条体黒質変性症，オリーブ橋小脳萎縮症，Shy-Drager症候群の3疾患は多系統萎縮症として一括されるようになった．しかしながら，臨床的にはそれぞれの疾患で経過，予後，および画像所見などにかなりの相違があり，現在でも臨床上は異なる疾患単位として区別されることが多い．

　SNDは中高年に発症する神経変性疾患である．家族性，遺伝性はなく，性差もない．パーキンソニズムが初発症状となることが多く，初期にはParkinson病との鑑別がしばしば困難である．SNDでは初期から筋固縮が強く，症状は両側性にみられる傾向があり，安静時振戦が目立たないことがParkinson病との鑑別に有用である．動作緩慢，無動や姿勢反射障害もParkinson病よりも早期から目立つ傾向がある．排尿障害，起立性低血圧などの自律神経症状も比較的早期から現れる．深部腱反射亢進などの錐体路徴候や小脳性運動失調がみられることもある．他に鑑別すべき疾患としては薬物性パーキンソニズム，脳血管性パーキンソニズム，進行性核上性麻痺，皮質基底核変性症，正常圧水頭症などが挙げられる．

　SNDに特徴的な頭部単純MRI所見として，被殻外縁のスリット状高信号域がT_2強調画像やFLAIR画像で認められる（図1b）．この所見は病理学的には被殻の変性および萎縮による組織間隙の拡大を反映しており，Parkinson病との鑑別にも有用である．小脳萎縮がみられることも多い．Parkinson病との鑑別には心筋交感神経シンチグラフィも有用で，SNDでは心筋への集積低下はみられない（図2）．

　SNDの病理所見としては被殻の著しい神経細胞脱落とグリオーシス，萎縮が特徴である（図3

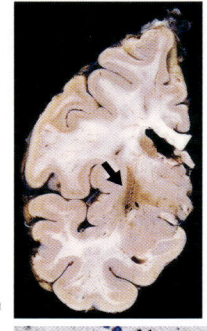

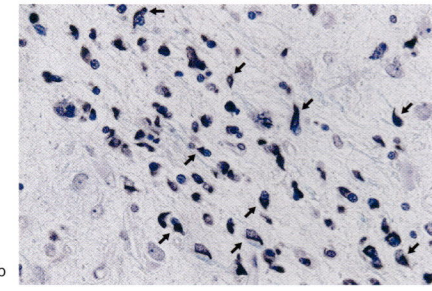

図3　線条体黒質変性症の病理所見
a：大脳の冠状断像．被殻の褐色調萎縮が著明である（矢印）．
b：被殻の拡大像．Gallius銀染色．オリゴデンドログリア内に烏帽子様の嗜銀性封入体〈GCI〉が多数みられる（矢印）．

a）．また，多系統萎縮症に特異的な病理所見としてオリゴデンドログリアの胞体内に特徴的な烏帽子様の嗜銀性封入体〈glial cytoplasmic inclusion：GCI〉が認められ（図3b），この封入体は抗α-シヌクレイン抗体陽性を示す．

　現在，本疾患に対する根本的な治療法はない．パーキンソニズムに対してL-dopaなどの各種抗Parkinson病薬が投与されるが，軽度または一時的な効果しか示さない．平均すると，発症から約5年で自立歩行困難となり，生命予後はおよそ7〜10年である．　　　　　　　〔岩崎　靖〕

参考文献
1) 小山主夫，黒岩義之：線条体黒質変性症．日本臨牀別冊：領域別症候群シリーズ27－神経症候群Ⅱ．日本臨牀社，pp 49-51，1999
2) 北　耕平：線条体黒質変性症．日本臨牀別冊：領域別症候群シリーズ27－神経症候群Ⅱ．日本臨牀社，pp 254-256，1999

問題 102

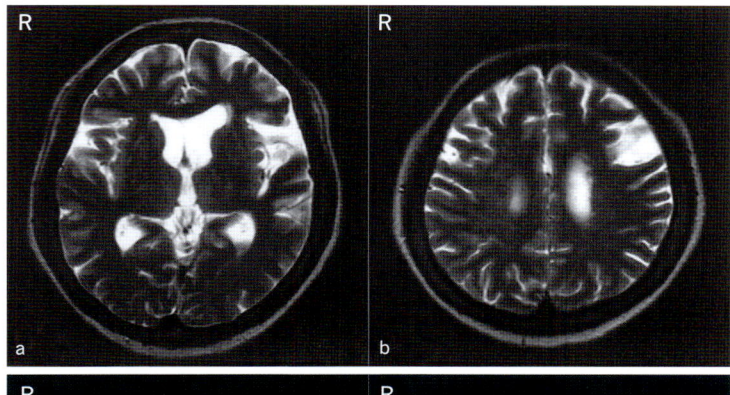

図1 頭部単純 MRI T₂強調画像（水平断）
a：基底核レベル，b：放線冠レベル

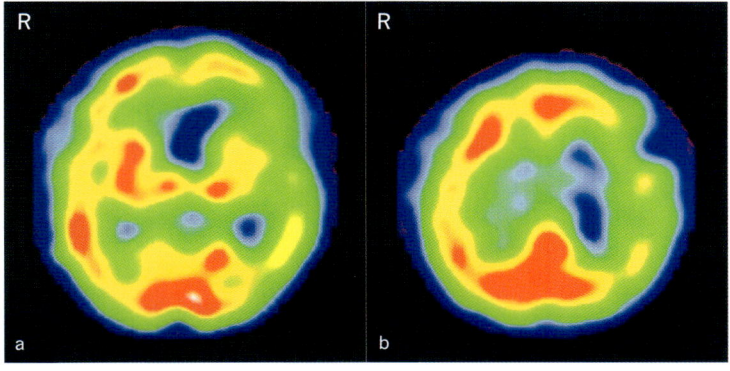

図2 脳血流シンチグラム（IMP-SPECT，水平断）
a：基底核レベル，b：放線冠レベル
R：右側を示す．

- **患者** 60歳の女性．
- **主訴** 右上肢が使いにくい．
- **既往歴** 特記すべきことはない．
- **家族歴・生活歴** 特記すべきことはない．右利き．
- **現病歴** 1年前から右上肢が使いにくいことを自覚していた．ボタンの留めはずし，箸の使用および書字などの巧緻運動が次第に困難になり，右上肢は意思のとおりに動かなくなった．歩行時に右下肢が出にくくなり，しばしば転倒するようになったため来院した．
- **身体所見** 脈拍 76/分，整．血圧 138/78 mmHg．胸部と腹部とに異常所見を認めない．
- **神経学的所見** 意識は清明．言語理解は良好で，診察には協力的である．対光反射は正常で，眼球運動は垂直方向に軽度の制限を認める．筋力低下や感覚障害は認めない．深部腱反射は正常で，Babinski 徴候はない．歩行はやや前傾姿勢，小刻みで，姿勢反射障害がみられる．右上肢は肘および手指が屈曲位を示し，ときに不随意に無目的な動きがみられる．じゃんけんのチョキの手指位や，パントマイム動作や物品使用を命じても，右手では上手くできない．右上肢に筋固縮を認め，軽度の振戦がみられる．
- **検査所見** 血液検査所見には特記すべき異常所見は認めない．頭部単純 MRI 画像（図1）と脳血流シンチグラム（図2）とを示す．頭部 MRA では異常所見は認めない．

最も考えられる疾患はどれか．1つ選べ．

A：Pick 病
B：皮質基底核変性症
C：進行性核上性麻痺
D：Lewy 小体型認知症
E：線条体黒質変性症〈多系統萎縮症〉

解答 102

B 皮質基底核変性症

●診断　皮質基底核変性症〈corticobasal degeneration：CBD〉

皮質基底核変性症は，臨床的には失行とパーキンソニズムを特徴とし，多彩な症状を呈する神経変性疾患である．無動，固縮，alien hand 徴候（一側上肢が不随意に無目的な動きをする），拮抗失行（対側の手の行為を妨害する），ジストニアなどの錐体外路症状や不随意運動などの運動症状と，失語，失行，前頭葉徴候，皮質性感覚障害などの大脳皮質症状がみられる．初発症状としては一側上肢の運動障害，巧緻運動障害が多く，特に肢節運動失行の頻度が最も高い．症状はしばしば非対称性を示し，下肢よりも上肢に顕著なことが多い．経過とともに言語障害，歩行障害，易転倒性，核上性眼球運動障害，仮性球麻痺（構音障害，嚥下障害）が出現し，末期には無動無言状態となる．腱反射亢進や Babinski 徴候などの錐体路徴候がみられることもある．稀に認知症，異常行動，注意障害，失語が早期から目立つ症例もある．

CBD の臨床診断は神経学的所見，画像所見からなされ，定型例であれば比較的容易である．しかしながら臨床像の多様性が指摘され，非定型例では診断に苦慮することも多く，特に進行性核上性麻痺との鑑別が問題となる．他に鑑別すべき疾患としては線条体黒質変性症〈多系統萎縮症〉，Parkinson 病，Lewy 小体型認知症，Pick 病などが挙げられる．CBD の場合，血液検査や髄液検査では異常がみられない．頭部 MRI や CT では前頭葉後部から頭頂葉皮質に左右差をもって萎縮がみられる場合が多く（図1），進行とともに萎縮の範囲が拡大する．脳波では非特異的徐波が萎縮部位に一致して局在性にみられ，経過とともに全般徐波化する．脳血流シンチグラムでは萎縮皮質を中心に視床や線条体に血流低下がみられる（図2）．

CBD の確定診断には病理学的検索が必要である．病理学的には前頭側頭葉に目立つ大脳皮質萎縮が認められ，黒質の神経細胞は減少している．大脳皮質や皮質下核の神経細胞脱落とグリオーシスに加えて，ballooned neuron と呼ばれる腫大した神経細胞（図3a）や，リン酸化タウ蛋白の蓄積よりなる特徴的な嗜銀性構造物（astrocytic plaque）がみられる（図3b）．

好発年齢は 50～70 歳で，男女差はなく，通常は孤発性である．根本的な治療法はなく，抗うつ薬，ドロキシドパ，経頭蓋磁気刺激などが試みられているが，効果はあっても一時的である．錐体外路症状に対して L-dopa やドパミン受容体作動薬などの投与が行われるが効果は乏しく，リハビリテーションや対症療法が主体となる．進行は緩徐で，全経過は約6年である．　　〔岩崎　靖〕

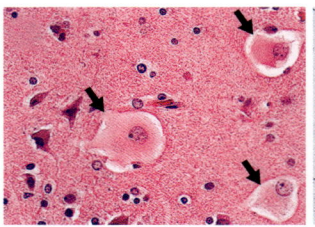

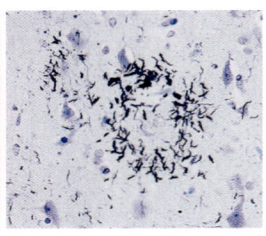

図3　皮質基底核変性症の病理所見　　a|b
a：ballooned neuron（運動前野，H-E 染色，40 倍）
achromatic neuron とも呼ばれる Nissl 顆粒が崩壊し，染色性の低い膨大した細胞質をもち，核が周辺に偏在する細胞がみられる（矢印）．
b：astrocytic plaque（前頭前野，Gallius 染色，40 倍）
アストロサイトの突起遠位部にリン酸化タウ蛋白が異常蓄積したもので，斑状，花冠状にみえる．CBD に特徴的な構造物である．

●参考文献
1) 井関栄三：皮質基底核変性症．日本臨牀別冊：領域別症候群シリーズ 40―精神医学症候群III．日本臨牀社，pp269-271, 2003
2) 相馬芳明：大脳皮質基底核変性症．日本臨牀別冊：領域別症候群シリーズ 27―神経症候群II．日本臨牀社，pp52-54, 1999

問題 103

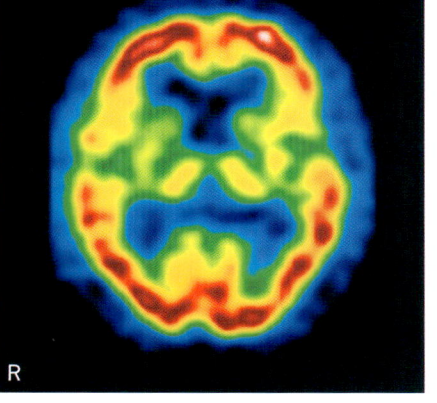

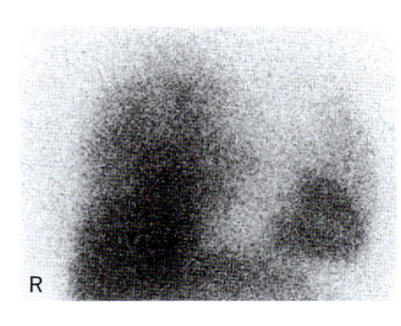

図1 頭部MRI画像
T₂強調画像，基底核レベルの水平断
図2 脳血流シンチグラム
IMP-SPECT，基底核レベルの水平断
図3 心筋・交感神経シンチグラム
MIBG，H/M比は早期像2.08，後期像1.96
R：右側

- **患者** 78歳の女性．
- **主訴** 歩行障害．
- **既往歴** 半年前から慢性胃炎で消化器科に通院中である．食欲不振に対してスルピリド，悪心に対してメトクロプラミドを継続して処方されている．
- **家族歴** 特記すべきことはない．
- **現病歴** 2か月前から歩行時に下肢が前に出にくいことを自覚していた．1か月前からしばしば転倒するようになってきた．歩行障害が進行したため来院した．
- **身体所見** 脈拍72/分，整．血圧128/70 mmHg．一般内科所見に異常はない．
- **神経学的所見** 意識清明．小声で単調な話し方である．表情は乏しく，仮面様顔貌で，口部ジスキネジアがみられる．深部腱反射は正常からやや減弱しているが，左右差や病的反射はない．四肢と体幹とに筋固縮を認めるが，左右差はない．安静時振戦はみられないが，軽度の姿勢時振戦を認める．歩行は小刻みで前傾姿勢，すくみ足が目立ち，姿勢反射障害がみられる．
- **検査所見** 血液生化学所見では特記すべき異常はない．血清梅毒反応は陰性で，甲状腺機能検査も正常である．頭部単純MRI画像（図1），脳血流シンチグラム（図2）および心筋・交感神経シンチグラム（図3）を示す．改訂長谷川式簡易知能スケール，Mini-Mental State Examinationはともに30/30点で，認知機能障害は認めない．Tilt試験で起立性低血圧は認めない．

最も考えられる疾患はどれか．1つ選べ．

A：正常圧水頭症
B：Parkinson病
C：薬物性Parkinson症候群
D：脳血管性Parkinson症候群
E：線条体黒質変性症〈多系統萎縮症〉

解答 103

C 薬物性 Parkinson 症候群

●診断　薬物性 Parkinson 症候群

　薬物性 Parkinson 症候群はさまざまな疾患の治療薬によって出現するパーキンソニズムであり，医原性疾患である．原因薬物には精神・神経疾患の分野に限らず，消化器科や循環器科，老年科の分野で広範に使用される薬物が含まれているため，臨床の場では常に注意を払う必要がある．原因薬物としては，線条体ドパミン受容体遮断作用のある抗精神病薬〔ブチロフェノン誘導体：ハロペリドール(セレネース®)，フェノチアジン誘導体：クロルプロマジン(ウインタミン®)〕，抗うつ薬〔スルピリド(ドグマチール®)〕，胃腸機能調整薬(メトクロプラミド(プリンペラン®))が代表的である．また，線条体の神経終末におけるドパミン枯渇作用のあるレセルピン(アポプロン®)もパーキンソニズムを出現させる．高齢者では比較的少量投与であってもパーキンソニズムが出現し，長期投与ではより出現頻度が高率になるため，少量投与，短期投与，間欠投与とするほうが安全である．原因薬の服用開始から症状出現までの期間は症例によって異なり，早い場合は 1 週間程度で，遅い場合は数年後に出現することもあるが，数か月程度で出現する例が多い．

　高齢化社会を迎えて薬物性 Parkinson 症候群を理解することは臨床医にとって重要である．薬物性 Parkinson 症候群は臨床症状が振戦，動作緩慢，無動，筋固縮など Parkinson 病に類似しているため，しばしば Parkinson 病と誤診されている．しかしながら，Parkinson 病と比べて薬物性 Parkinson 症候群は初期から無動が目立ち，振戦は姿勢時に強く，症状は両側性にみられ，進行が速く，レボドパ(L-ドーパ®)などの抗 Parkinson 病薬が無効である．抑うつ気分や焦燥感，静坐不能のような精神症状を伴うこともある．また，高齢の女性に発症しやすい傾向がある．口部ジスキネジアは舌や口唇の異常運動を呈する錐体外路症状で，多くは薬物性のものであり，口部ジスキネジアと四肢のパーキンソニズムを呈した場合には薬物性 Parkinson 症候群を疑う重要な根拠となる．

　薬物性 Parkinson 症候群では血液検査，髄液検査，頭部 MRI，脳血流シンチグラフィ，心筋・交感神経シンチグラフィなど，諸検査に異常を認めない(図 1〜3)．診断のうえで最も重要なことは，既往歴と神経学的所見から薬物性 Parkinson 症候群を疑って原因薬物を確認することであり，パーキンソニズム出現までに服用していた薬物はすべて検討する必要がある．除外診断も重要であり，鑑別すべき疾患としては Parkinson 病のほかに，脳血管性 Parkinson 症候群，正常圧水頭症，進行性核上性麻痺，線条体黒質変性症〈多系統萎縮症〉，脳腫瘍などが挙げられる．Parkinson 病との鑑別には神経学的所見に加え心筋・交感神経シンチグラフィが有用であり，前述の他疾患との鑑別には頭部 MRI 検査や脳血流シンチグラフィが有用である．

　薬物性 Parkinson 症候群の治療は原因薬の中止が第 1 であり，可能であれば疑わしい薬物はすべて中止することが望ましい．中止数週間後から徐々に症状改善がみられ，数か月で完全に回復することが多いが，パーキンソニズムが残存することもある．抗 Parkinson 病薬の投与は原則として必要ないが，重症例ではドパミン受容体刺激薬，アマンタジン，抗コリン薬を使用することもある．

〔岩崎　靖〕

参考文献
1) 葛原茂樹：薬物性パーキンソン症候群．日本臨牀別冊：領域別症候群シリーズ 27—神経症候群 II．日本臨牀社，pp 29-31, 1999
2) 葛原茂樹：薬剤性パーキンソニズム．診断と治療 92：755-758, 2004

問題 104

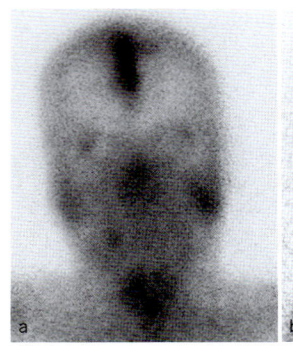

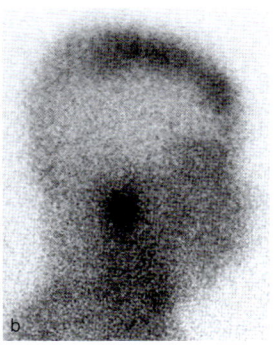

図1 ガリウムシンチグラム
a：正面像，b：側面像

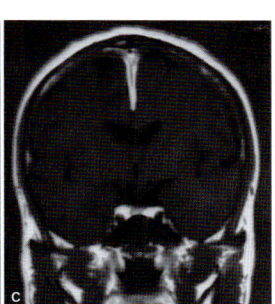

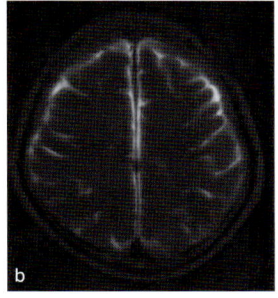

図2 頭部MRI画像
a：T_2強調画像，b：T_1強調画像，c：造影像

- **患者** 52歳の男性．
- **主訴** 頭痛と発熱．
- **既往歴・家族歴** 特記すべきことはない．
- **現病歴** 昨年の12月初旬から特に誘因なく頭部全体の頭痛と発熱とが出現し，12月27日に来院した．上気道炎として経過をみたが，症状，炎症反応が増悪したため，今年の1月23日に精査・加療目的に入院した．
- **身体所見** 身長163.8cm，体重63kg．体温36.2℃．脈拍88/分，整．血圧132/78mmHg．頭部全体の自発痛を認める．咽頭発赤はない．表在リンパ節は触知しない．胸部と腹部とに異常は認めない．神経学的には項部硬直やKernig徴候はなく，脳・神経を含め異常はない．
- **検査所見** 尿所見：異常はない．赤沈117mm/1時間．血液所見：赤血球376万/μL，Hb 11.3g/dL，Ht 35.8%，白血球11,500/μL（好中球77%，好酸球1%，好塩基球0%，単球6%，リンパ球16%），血小板69.2万/μL．血液生化学所見：総蛋白〈TP〉6.5g/dL，アルブミン〈Alb〉3.2g/dL，尿素窒素〈UN〉21mg/dL，クレアチニン〈Cr〉0.8mg/dL，総ビリルビン0.4mg/dL，AST 17IU/L，ALT 27IU/L，LD 109IU/L（基準115〜245），ALP 315IU/L（基準115〜359），γ-GTP 81IU/L（基準70以下），Na 139mEq/L，K 4.8mEq/L．免疫学所見：CRP 10.9mg/dL，抗核抗体陰性，HTLV-I抗体陰性，リウマトイド因子〈RF〉39.7IU/mL（基準：免疫比濁法35以下），P-ANCA陰性，C-ANCA陰性，血清補体価〈CH50〉57.8U/mL（基準25〜48），C3 166.2mg/dL（基準86〜160），C4 60.3mg/dL（基準17〜45）．STS陰性，TPHA陰性．髄液所見：初圧17cmH₂O，細胞数47/3μL，蛋白29mg/dL，糖80mg/dL，細菌培養陰性．細胞診：classⅠ．胸部X線所見：異常はない．ツベルクリン反応陽性．

ガリウムシンチグラム（図1）と頭部MRI画像（図2）とを示す．

> この疾患について正しいのはどれか．
> 1つ選べ．

- **A**：続発性が多い．
- **B**：外科的切除が治療の主体である．
- **C**：副腎皮質ステロイドは無効である．
- **D**：病変部位は大脳鎌後半部や小脳テントに多い．
- **E**：病理組織上，肉芽腫性血管炎が特徴的である．

解答 104

D 病変部位は大脳鎌後半部や小脳テントに多い．

● **診断**　肥厚性硬膜炎

本例では入院時のガリウムシンチグラム，MRI画像所見より，肥厚性硬膜炎が考えられた．

肥厚性硬膜炎は，脊髄，頭蓋内硬膜が肥厚してさまざまな神経症状をきたす比較的稀な疾患である．近年，CTやMRIの普及に伴いその報告が増加している．

肥厚性硬膜炎の原因としては，結核，梅毒，真菌などの感染によるもの，サルコイドーシス，Wegener肉芽腫やリンパ腫などの腫瘍性によるもののほか，関節リウマチ，全身性エリテマトーデス，ANCA関連血管炎などの自己免疫疾患に伴うものが報告されているが，実際は多くが特発性である．本例でも諸検査，臨床所見より原因がはっきりせず，特発性と考えた．確定診断のためには病理組織が必要であり，本例でも大脳鎌の生検を検討したが，開頭術が必要となるため，本人の同意が得られず行われなかった．病理組織上は非特異的な肉芽腫性変化を認め，ときに線維組織を含み，炎症細胞の浸潤を認める．

一般には大脳鎌後半部や小脳テントを中心に認められることが多く，頭痛のほか，炎症部位に応じて脳・神経症状を伴うことが多い．本例では病変部位が大脳鎌前半に限局していたため，頭痛のみで脳・神経症状は呈さなかったと考えられた．

診断に際しては，MRIが有用であり，これまでの報告の通り，病変部は T_1 強調画像でlow〜iso intensityを示し，造影を行うとほぼ均一に増強効果を受け，T_2 強調画像ではlow intensityを示した．ガリウムシンチグラムも病変部をよく表しており，興味深かった．血液検査所見では炎症所見を認め，髄液所見では軽度細胞数の増加および蛋白の増加を認めることが多く，本例でも合致した所見を認めた．

特発性肥厚性硬膜炎も，何らかの免疫学的異常の関与が考えられており，治療としては，副腎皮質ステロイドの内服，ステロイドパルス療法が最

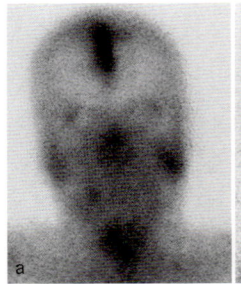

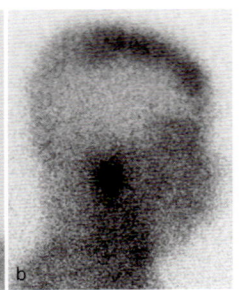

図1　ガリウムシンチグラム
a：正面像，b：側面像

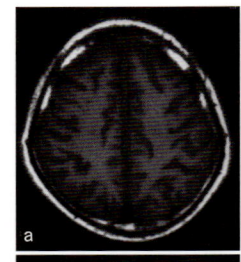

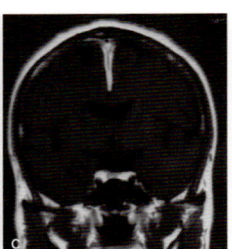

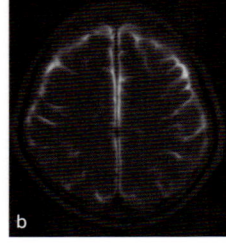

図2　頭部MRI画像
a：T_2 強調画像，b：T_1 強調画像，c：造影像

も行われている治療法であり，多くの症例で有効である．ただし，ステロイド依存性となり，減量や中止で再燃し，長期にわたって増悪，寛解を繰り返すという報告例もあり，ステロイド反応性が乏しい場合は，アザチオプリンやシクロホスファミドなどの免疫抑制薬が考慮される．幸い，本例では中等量副腎皮質ステロイド内服が著効し，減量，中止後も寛解状態である．　〔金本素子〕

参考文献
1) 西川　節，坂本博昭：リウマチ因子陽性の肥厚性硬膜炎の1例．脳と神経 48：735-739，1996
2) 宗宮　真，田中　真：慢性肥厚性脳硬膜炎．日本臨牀別冊：免疫症候群（上巻）．日本臨牀社，pp 77-80，2000
3) Berger JR, et al：Multifocal fibrosclerosis with hypertrophic intracranial pachymeningitis. Neurology 39：1345-1349, 1989

問題 105

図1 胸部単純CT（縦隔条件）

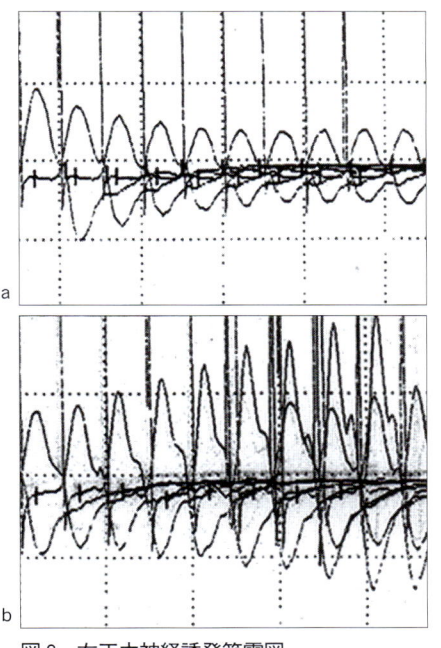

図2 右正中神経誘発筋電図
a：低頻度刺激（3 Hz），b：高頻度刺激（30 Hz）

- **患者** 68歳の男性．
- **主訴** 四肢の筋力低下と歩行障害．
- **既往歴** 62歳時に十二指腸潰瘍と糖尿病．
- **家族歴** 特記すべきことはない．
- **生活歴** 喫煙20本/日を40年間．
- **現病歴** 四肢の筋力低下が出現し，徐々に進行して歩行が困難になった．近医を受診したところ，低ナトリウム血症を指摘され，精査目的に紹介され入院した．
- **身体所見** 意識は清明．身長152.3 cm，体重58.5 kg．体温36.5℃．脈拍64/分，整．血圧124/92 mmHg．表在リンパ節は触知しない．胸部聴診上，異常音は認めない．神経学的所見では眼瞼下垂はない．深部腱反射は上下肢とも消失し，四肢の筋力は徒手筋力テスト〈MMT〉で3/5程度である．
- **検査所見** 血液所見：赤血球368万/μL，Hb 12.5 g/dL，白血球4,470/μL，血小板24.6万/μL．血清生化学所見：総蛋白〈TP〉7.2 g/dL，尿素窒素〈UN〉11.0 mg/dL，クレアチニン〈Cr〉0.5 mg/dL，AST 31 IU/L，ALT 29 IU/L，LD 189 IU/L（基準115〜245），クレアチンキナーゼ〈CK〉94 IU/L（基準57〜197），Na 122 mEq/L，K 4.6 mEq/L，Cl 86 mEq/L．免疫学所見：CRP 0.6 mg/dL．腫瘍マーカー：CEA 2.3 ng/mL（基準5以下），NSE 14.1 ng/mL（基準10以下）．胸部X線写真上，右肺門部の腫脹を認める．

胸部単純CTの縦隔条件（図1）と右正中神経での誘発筋電図（図2）とを示す．

適切でない治療はどれか．1つ選べ．

- **A**：拡大胸腺摘除術
- **B**：縦隔への放射線療法
- **C**：副腎皮質ステロイドの投与
- **D**：抗癌化学療法（CDDP＋VP-16）
- **E**：抗コリンエステラーゼ阻害薬〈臭化ピリドスチグミン〉の投与

解答 105

A 拡大胸腺摘除術

● **診断** 肺小細胞癌(Lambert-Eaton 筋無力症候群，ADH 不適合分泌症候群合併)

本例はCTで#3の縦隔リンパ節腫脹を認めている(図1)。肺小細胞癌は悪性腫瘍の直接浸潤や転移によらず，腫瘍の遠隔作用によって生じる多彩な症状(傍腫瘍性神経症候群〈paraneoplastic neurological syndrome：PNS〉)を引き起こすことが知られている。Lambert-Eaton 筋無力症候群〈Lambert-Eaton myasthenic syndrome：LEMS〉はPNSの1つで，肺小細胞癌の2〜3％に合併する。一方，ADH 不適合分泌症候群〈syndrome of inappropriate secretion of antidiuretic hormone：SIADH〉は腫瘍細胞からの異所性ホルモン産生によるもので，肺小細胞癌の5〜15％に合併すると報告されている。

LEMSは下肢筋力低下による歩行障害を初発症状とすることが多い。次いで易疲労感と上肢筋力低下が多く，口渇，便秘，インポテンツなどの自律神経障害もみられる。呼吸不全を呈することもある。

LEMSは神経筋接合部障害に起因する筋力低下を主症状とし，重症筋無力症に類似するが，重症筋無力症がアセチルコリン〈ACh〉の放出に異常がないことに対し，LEMSはAChの放出が障害される。肺小細胞癌に発現したP/Q型電位依存性カルシウムチャネル〈voltage-gated Ca^{2+} channel：VGCC〉に対してIgG抗体が産生され，神経筋接合部の神経終末に存在するVGCCに免疫学的交差反応を起こし，Ca^{2+}イオンの流入が阻害される。これによりAChの放出が妨げられ，筋力低下を生じると考えられている。したがって，血清抗P/Q型VGCC抗体が陽性を示す。本例でも190 pmol/Lと高値を示した。誘発筋電図検査では特徴的な所見を示す。低頻度刺激(5 Hz以下)で振幅の漸減〈waning〉を，高頻度刺激(10 Hz以上)で振幅の漸増〈waxing〉を認める(図2)。

治療としては神経終末からのAChの放出を促進させる3,4-diaminopyridineが有効であるが，我が国では発売されていない。抗ChE阻害薬も，遊離されたAChの分解を抑制し有効である。また，血漿交換や免疫グロブリン大量静注が急性期には即効性を期待できる。副腎皮質ステロイドや免疫抑制薬も用いられるが，がんの進行を促進させる可能性や感染症が問題になる。悪性腫瘍の治療はLEMSにも有効であることから，優先すべきであるとされている。本例では肺小細胞癌に対する抗癌化学療法と放射線療法を施行し，LEMSによる筋力低下に対しても良好な効果が得られた。同じく，肺小細胞癌に合併するPNSで抗Hu抗体が関与する亜急性小脳変性症や亜急性感覚性ニューロパチーでは，不可逆的な神経組織の変性を伴い，治療に抵抗を示す。

LEMSを合併した肺小細胞癌の患者の生命予後は，LEMSを合併しない肺小細胞癌の患者と比較し有意に良好であったとする報告もある。LEMSなどのPNSでは，抗体による免疫反応ががんの進行を抑制する可能性が示唆されている。

〔河岸由紀男〕

参考文献

1) 本村政勝，他：Lambert-Eaton 筋無力症候群—本邦例からみたカルシウムチャネル抗体陽性例と陰性例の比較．神経内科 53：207-211，2000
2) Sutton I, et al：The immunopathogenesis of paraneoplastic neurological syndromes. Clin Science 102：475-486，2002
3) 朴木久恵，他：肺小細胞癌の治療によりLambert-Eaton 筋無力症候群の著明な改善を得た1例．日呼吸会誌 41：331-335，2003

問題 106

図1 脊髄MRI画像
a：T₁強調画像矢状断，b：ガドリニウム造影T₁強調画像
c：T₂強調画像矢状断
d：ガドリニウム造影T₁強調画像軸位断

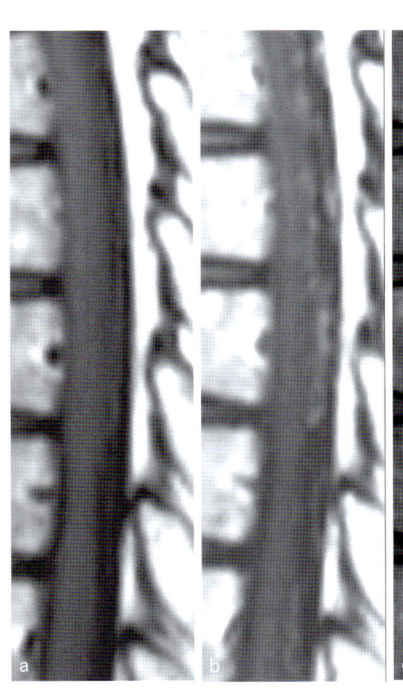

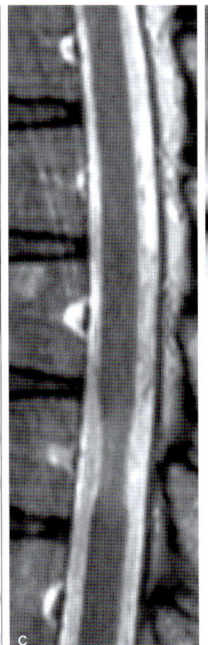

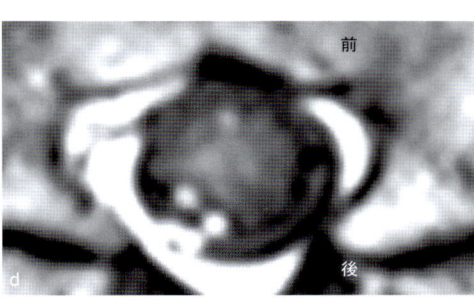

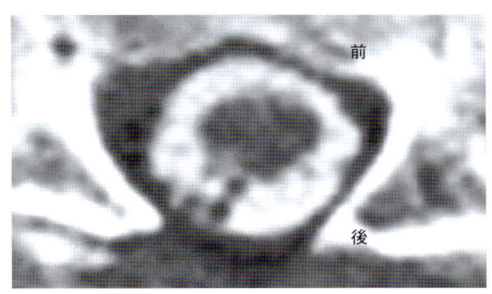

図2 脊髄造影CT

- **患者** 67歳の男性．
- **主訴** 両下肢のしびれと歩行障害．
- **既往歴** 特記すべきことはない．
- **現病歴** 3年前から両下肢の感覚低下，しびれおよび歩行障害があった．近医でMRI検査を施行され，胸髄に異常を指摘されたので紹介され入院した．
- **身体所見** 両下肢近位部に軽度の筋力低下がある．四肢深部腱反射は正常である．両側下肢に遠位部優位の表在覚低下を認める．下肢深部知覚は保たれている．Romberg徴候は陽性である．
- **検査所見** 血液生化学所見に異常はない．髄液所見：蛋白53 mg/dL，糖67 mg/dL．脊髄MRI画像（図1）と脊髄造影CT（図2）とを示す．

診断はどれか．1つ選べ．

- A：脊髄腫瘍
- B：脊柱管狭窄症
- C：後縦靱帯骨化症
- D：椎間板ヘルニア
- E：脊髄硬膜動静脈瘻

E 脊髄硬膜動静脈瘻

●診断　脊髄硬膜動静脈瘻

脊髄動静脈奇形・動静脈瘻は稀な疾患とされてきたが，MRIが一般的な検査法となり，選択的脊髄血管造影の技術が進歩したことに伴って報告例も多くなってきている．短絡部に異常血管網〈nidus〉をもつ動静脈奇形と，nidusを欠き動脈から直接静脈系に血液が流入する動静脈瘻に区別され，最近は治療の面から病変の灌流様式を重要視する分類[1]が実用的となっている．初期に確定診断に至ることは少なく，病変部位と症候学的高位診断にずれを生じることもよくある[2]．臨床症状は髄内またはくも膜下出血などによる急性発症と，静脈瘤形成による脊髄の圧排症状や静脈圧の上昇による静脈灌流障害などの慢性発症がある．慢性の症状は中高年の男性，下部胸髄から脊髄円錐レベルに多く，緩徐に発症して寛解と増悪を繰り返しながら慢性的に進行し，しばしば急性増悪をきたす．放置すれば，重度の対麻痺，膀胱直腸障害を呈する亜急性壊死性脊髄炎〈Foix-Alajouanine症候群〉となることもある．

治療は，動静脈の短絡を遮断することを目的とする．以前は観血的治療が主であったが，最近では侵襲の少ない血管内治療法を選択することが多くなってきた．いずれにしても短絡部位が確定しなければ治療は困難であるが，脊髄血管造影を行っても動静脈瘻を描出することができず，術中に確認された報告もある[3]．

本例のMRI所見では第9胸椎レベルで脊髄の萎縮がみられ，T₂強調画像では高信号を呈している（図3c矢印）．ガドリニウム造影T₁強調画像および脊髄造影後CTでは脊髄後方に拡張した異常血管と考えられる所見（図3b, d, 図4矢頭）も認められるが，4回に及ぶ脊髄血管造影を施行したにもかかわらず流出静脈を確認することはできなかった．そこで，血管造影中に右第8肋間動脈にカテーテルを留置したまま造影剤を注入しCTを施行したところ，第8～9胸椎レベル後方に増強される血管構造が描出され，ここを流入動脈と考え手術を行った．術中，第9胸椎レベル右側に流入動脈を確認し，凝固結紮し切断した．術後症状は残存しているものの，感覚障害の範囲は縮小，術前にできなかった片脚立ちが可能となっている．

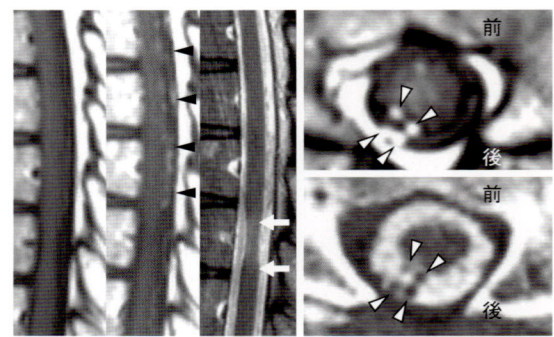

図3　図1の所見
T₂強調画像における高信号（c矢印），および異常血管（b, d矢頭）が認められる．

図4　図2の所見　異常血管（矢頭）が認められる．

謝辞：本稿執筆にあたりご助言をいただいた秋田赤十字病院放射線科・宮内孝治先生，整形外科・石河紀之先生，神経内科・石黒英明先生に深謝申し上げます．

〔小出隆司〕

参考文献

1) 宮坂和男：脊髄動静脈奇形の焦点—脊髄動静脈奇形その分類と診断．脊椎脊髄 6：479-485, 1993
2) 木村彰宏, 他：脊髄硬膜動静脈瘻 (Spinal dural arteriovenous fistula) の臨床的検討—神経症候とMRI所見について．臨床神経学 40：993-998, 2000
3) Alleyne CH Jr, et al：Surgical management of angiographically occult spinal dural arteriovenous fistulae (type I spinal arteriovenous malformations); Three technical case reports. Neurosurgery 44：891-894, 1999

問題 107

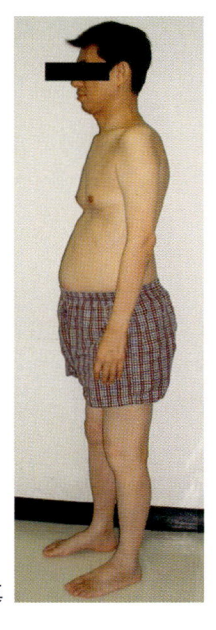

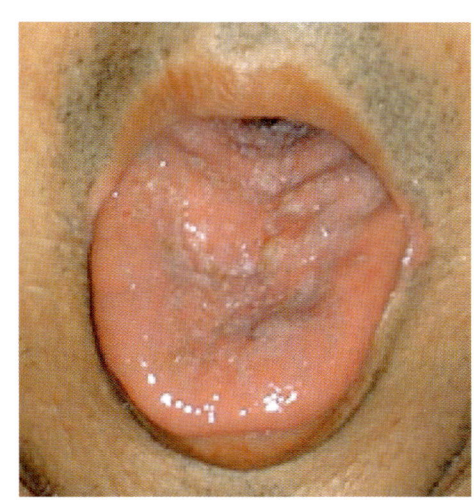

図1 全身の写真

図2 舌の写真

- **患者** 42歳の男性．
- **主訴** 手のふるえと下肢の筋力低下．
- **既往歴** 脂質異常症．
- **家族歴** 特記すべきことはない．
- **現病歴** 高校生の頃から手のふるえを指摘されていたが，脱力はなく放置していた．5年前から足に力が入りにくく，歩きにくさを感じていたが，運動不足だと思っていた．2年前から階段を上りにくくなってきた．また，和式のトイレでしゃがむと，立ち上がるのが困難になってきた．筋力低下が徐々に進行するため来院した．
- **身体所見** 身長168cm，体重70kg．体温36.2℃．脈拍72/分，整．血圧132/76mmHg．胸部聴診上，異常はない．腹部は平坦，軟である．両手指に細かい振戦を認める．全身の写真（図1）を示す．
- **神経学的所見** 意識は清明．瞳孔は左右同大で，対光反射は両側迅速である．眼球運動障害はない．顔面は左右対称，鼻に抜けるような構音障害がある．舌の写真（図2）を示す．四肢の筋力は近位筋優位に低下しているが，遠位筋も低下している．左右差はみられない．深部腱反射は全般に低下しており，Babinski徴候は両側陰性である．両下肢で軽度の振動覚低下を認める．排尿および排便障害はない．
- **検査所見** 尿所見：異常はない．血液所見：Hb 14.1g/dL，白血球7,900/μL，血小板27.7万/μL．血液生化学所見：HbA$_{1c}$ 4.4%，総蛋白〈TP〉7.0g/dL，アルブミン〈Alb〉4.3g/dL，尿素窒素〈UN〉14mg/dL，クレアチニン〈Cr〉0.6mg/dL，総コレステロール〈TC〉243mg/dL，トリグリセリド〈TG〉220mg/dL，AST 48IU/L，ALT 73IU/L，LD 280IU/L（基準115〜245），ALP 167IU/L（基準115〜359），γ-GTP 25IU/L（基準70以下），クレアチンキナーゼ〈CK〉1,446IU/L（基準57〜197）．免疫学所見：CRP 0.06mg/dL，抗核抗体陰性，Jo-1抗体陰性．頭部単純CT所見：異常はない．

最も考えられる疾患は何か．1つ選べ．

- **A**：多発筋炎
- **B**：Parkinson病
- **C**：球脊髄性筋萎縮症
- **D**：筋萎縮性側索硬化症
- **E**：慢性炎症性脱髄性多発根神経炎

解答 107

C 球脊髄性筋萎縮症

●診断　球脊髄性筋萎縮症〈spinal and bulbar muscular atrophy：SBMA〉

本例では緩徐に進行する近位筋優位の筋力低下があり，一般身体所見で四肢の筋萎縮と女性化乳房を認めた（図1）．神経学的所見では構音障害を認めるほか，舌の萎縮が著明であった（図2）．また，血液検査でクレアチンキナーゼ〈CK〉の著明な上昇および軽度の肝機能障害，脂質異常症を認めた．

SBMA は成人発症の遺伝性下位運動ニューロン疾患である．兄弟や母方のおじ・従兄弟などに家族歴を認めることも多いが，家族歴が明確でない例もあり注意を要する．主症状は緩徐進行性の筋力低下・筋萎縮と球麻痺である．また顔面や頸部などに筋収縮により増強する筋線維性収縮〈contraction fasciculation〉を認めることが多い．筋力低下は30〜50歳代に始まることが多く，手指の振戦が筋力低下に先行することも多い．深部腱反射は全般に低下し，Babinski 徴候は一般に陰性である．筋萎縮性側索硬化症とは異なり，軽度の感覚障害を伴うことがある．随伴症状として女性化乳房が高率にみられる．血液検査では血清 CK が異常高値を示すことが多く，肝機能障害，耐糖能異常，脂質異常症などの合併がしばしばみられる．筋電図では高振幅電位，interference の減少など，神経原性変化を認める．病理学的には脊髄の前角細胞および脳幹の神経核の神経細胞が変性・脱落し，残存する神経細胞には核内封入体を認める．進行に伴い球麻痺が高度となり，誤嚥性肺炎などの呼吸器感染が死因の大半を占める．現在のところ有効な治療法はなく，耐糖能異常や脂質異常症などの合併症に対する対症療法が中心である．かつて男性ホルモンの補充療法も行われたが，有効性は確認されていない．

鑑別診断として筋萎縮性側索硬化症や Kugelberg-Welander 病，多発筋炎などが挙げられる．本疾患に特徴的な身体所見や検査所見に注目すれば，鑑別はそれほど困難ではないが，診断に迷う症例では後述する遺伝子検査が有用である．

SBMA の原因は X 染色体上のアンドロゲン受容体遺伝子で，CAG リピートが異常延長することである．同様の遺伝子変異は Huntington 舞踏病や脊髄小脳変性症などの疾患でも認められ，CAG はグルタミンに翻訳されることから，今日これらの疾患はポリグルタミン病と総称される．病理所見でみられる核内封入体こそ，CAG リピートの延長で生じた異常蛋白である．正常では11〜35の CAG リピート数に対し，SBMA 患者では38以上となり，リピート数が多いほど発症が早くなる傾向がある．遺伝子検査で CAG リピートの延長が確認されれば，確定診断に至る．

SBMA は男性のみが発症し，女性は通常無症状である．これは男性ホルモンの存在下でのみ異常蛋白が神経細胞の核内へ移行・蓄積するためである．すでに前立腺癌などの治療で用いられているリュープロレリン酢酸塩（リュープリン®）は，LH-RH アナログ作用により血液中の男性ホルモンを去勢レベルにまで低下させ，SBMA モデルマウスの症状を劇的に改善させることが明らかとなっている．50名の SBMA 患者を対象とした第 II 相臨床試験でも，嚥下障害などの病勢の進行がリュープロレリン酢酸塩によって抑制される可能性が示されている．さらに現在，名古屋大学が中心となって，多施設共同による全国規模の医師主導治験を実施しており，リュープロレリン酢酸塩の承認申請を目指している．

〔鈴木啓介〕

参考文献

1) 田中章景，祖父江元：球脊髄性筋萎縮症（Kennedy-Alter-Sung 病）．日本臨牀別冊：領域別症候群シリーズ 27―神経症候群 II．日本臨牀社，pp 375-378, 1999
2) 勝野雅央，他：医学と医療の最前線―球脊髄性筋萎縮症の治療法開発．日内会誌 93：1466-1472, 2004
3) Banno H, et al：Mutant androgen receptor accumulation in SBMA scrotal skin；A pathogenic marker. Ann Neurol 59：520-526, 2006
4) Suzuki K, et al：CAG repeat size correlates to electrophysiological motor and sensory phenotypes in SBMA. Brain 131：229-239, 2008

問題 108

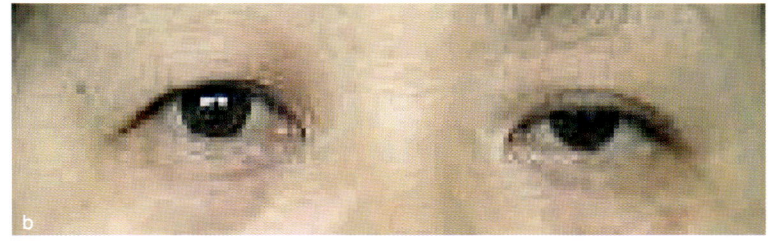

図1 アンチレクス®静脈投与前後の眼瞼変化　a：投与前，b：投与後

- **患者**　38歳の女性．
- **主訴**　眼瞼下垂，全身倦怠感および複視．
- **既往歴**　4年前から関節リウマチで内服加療中．
- **生活歴**　喫煙20本/日を10年間．
- **現病歴**　特に誘因なく眼瞼が下がって物が見えにくくなり，全身倦怠感とともに複視が出現したため来院した．
- **身体所見**　身長161.9 cm，体重74.1 kg．体温36.6℃．脈拍68/分，整．血圧102/74 mmHg．貧血や黄疸はない．胸腹部に異常はない．浮腫もない．神経学的には左優位の眼瞼下垂を認め，眼球運動は他覚的には正常であるが，ときに複視を認める．四肢筋力は正常であるが，倦怠感の自覚がある．
- **検査所見**　赤沈17 mm/1時間．血液所見：赤血球425万/μL，Hb 13.3 g/dL，白血球10,400/μL，血小板21.4万/μL．血液生化学所見：空腹時血糖131 mg/dL，総蛋白〈TP〉7.3 g/dL，アルブミン〈Alb〉4.3 g/dL，尿素窒素〈UN〉12.0 mg/dL，クレアチニン〈Cr〉0.6 mg/dL，総コレステロール〈TC〉175 mg/dL，トリグリセリド〈TG〉96 mg/dL，AST 20 IU/L，ALT 31 IU/L，LD 345 IU/L（基準115〜245），ALP 214 IU/L（基準115〜359），γ-GTP 30 IU/L（基準30以下），ChE 275 IU/L（基準200〜459），Na 140.1 mEq/L，K 4.1 mEq/L，Cl 104.6 mEq/L，Ca 8.9 mg/dL．免疫学所見：抗核抗体160倍（均質型），抗Jo-1抗体陰性，抗RNP抗体陰性，抗SS-Aおよび抗SS-B抗体陰性．LE細胞は認められない．甲状腺機能は正常．

アンチレクス®を静脈投与した前後の写真（図1）を示す．

この患者について**誤っている**のはどれか．1つ選べ．

- **A**：胸部CTを施行する必要がある．
- **B**：治療の第1選択は血漿交換療法である．
- **C**：抗リウマチ薬の関与を考慮すべきである．
- **D**：血清抗アセチルコリン受容体抗体を測定すべきである．
- **E**：外科治療を行う場合，拡大胸腺摘除術が一般的である．

解答 108

B 治療の第1選択は血漿交換療法である．

●診断　重症筋無力症（Osserman分類IIA型）

本例は眼瞼下垂と複視により発症した重症筋無力症〈myasthenia gravis：MG〉であり，軽度の倦怠感を伴うことからOsserman分類のIIA型に該当する．本例はアンチレクス®テスト（テンシロンテスト）が陽性（＝改善が認められること）であり，抗アセチルコリン受容体抗体（AchR抗体）も2.9 nmol/Lと陽性だったため確定診断に至った．

MGは中年期の女性を中心に認められる自己免疫疾患であり，神経筋接合部に存在するAchRに対する抗体により，神経由来の伝達物質であるアセチルコリンを筋肉側が受けることができないために筋無力症状が出現する．関節リウマチやSjögren症候群などの自己免疫疾患を合併することもしばしばある．

その際，注意すべき点は，リウマチ治療薬であるペニシラミンがMGを誘発あるいは増悪させることがある点である．リウマチ治療歴のある患者には十分な注意が必要である．本例はD-ペニシラミン（メタルカプターゼ®）を内服していたため中止とした．その他，キニーネ，プロカインアミド，リドカイン，アミノグリコシド系抗菌薬，ポリペプチド系抗菌薬，モルヒネ，バルビツール，睡眠導入薬や筋弛緩系薬物の使用にも注意を要する．

MGは胸腺腫を合併することがあり，胸部CTは不可欠である．また，悪性疾患，ことに肺小細胞癌に関連する筋無力症候群〈Eaton-Lambert症候群〉を鑑別するうえでも有用である．

AchR抗体は70〜80％のMG患者で陽性であるが，陰性のこともしばしば認められる．抗muscle specific tyrosine kinase〈MuSK〉抗体などの関連も報告されているが，ごく一部のものに過ぎない．

MGに伴う外科治療は周辺組織の切除も含めた拡大胸腺摘出術が一般的である．本例は胸腺腫を認めなかったが，拡大胸腺摘除術を施行した．内科的治療はコリンエステラーゼ阻害薬，副腎皮質ステロイド内服のほか，ステロイドパルス療法，免疫抑制薬の効果も認められている[1,2]．血漿交換療法は免疫吸着などが保険適用であり，非常に有力な治療法であるが，一般的には急性増悪期を中心に行われ，第1選択とはいいがたい．

〔中曽一裕〕

参考文献
1) 高守正治：重症筋無力症. 日内会誌 91：2354-2361, 2002
2) Cafaloni E, et al：Retrospective analysis of the use of cyclosporine in myasthenia gravis. Neurology 55：448-450, 2000

問題 109

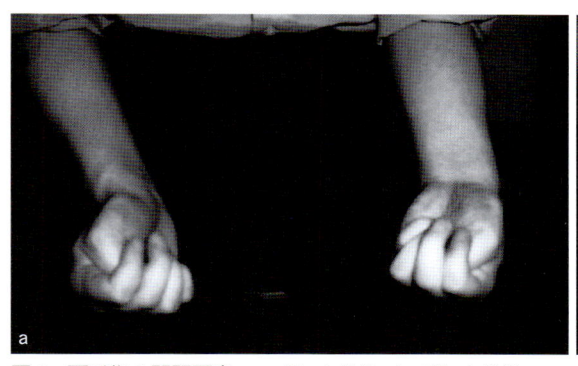

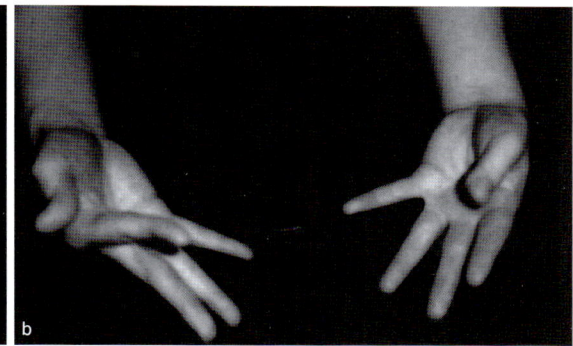

図1 両手指の開閉写真　a：握った状態，b：開いた状態

- **患者**　41歳の男性．
- **主訴**　歩行障害と手が開きにくい．
- **既往歴**　40歳時に白内障の手術．
- **家族歴**　兄に同様の症状がある．
- **現病歴**　出生時は正常であった．学生時代，スポーツや勉強はやや苦手であった．22歳時に歩行中につまずき，転倒するようになった．26歳時から抜け毛が多くなった．29歳頃から両手に力が入りにくくなり，握った手が開きにくくなった．31歳時に白内障を指摘された．上下肢の脱力が徐々に増強するため入院した．
- **身体所見**　身長175 cm，体重80.5 kg．体温35.8℃．脈拍84/分，整．血圧110/78 mmHg．胸腹部に異常を認めない．両眼は白内障術後で前頭部に禿頭がみられる．
- **神経学的所見**　意識は清明．顔面筋力は両側で低下している．両側胸鎖乳突筋の萎縮と脱力とが著明である．握力低下（右6 kg，左7 kg）を認める．患者の両手指を握ったあと，ぱっと開くように命じたときの写真を示す（図1）．深部腱反射は四肢で減弱し，Babinski徴候は陰性である．小脳系と感覚系とに異常は認めない．

この疾患について**誤っている**のはどれか．
1つ選べ．

- **A**：常染色体優性遺伝を示す．
- **B**：耐糖能異常がみられる．
- **C**：心伝導障害がみられる．
- **D**：四肢近位筋優位の脱力がみられる．
- **E**：ミオトニアに対してフェニトインが有効である．

解答 109

D 四肢近位筋優位の脱力がみられる．

●**診断** 筋強直性ジストロフィー〈myotonic dystrophy, dystrophia myotonica：DM〉

図1は握った手指，特に母指がすぐには完全に開けない把握ミオトニアを示したものである．ミオトニア，胸鎖乳突筋の著明な萎縮を認め，白内障，前頭部禿頭がみられ，兄に同様の症状があるという家族歴より，筋強直性ジストロフィーと診断した．

DMは常染色体優性遺伝形式をとり，筋ジストロフィのなかでは最も頻度が高い疾患である．顔貌は顔面の下半分が細い斧様顔貌としてよく知られている．筋萎縮，脱力は胸鎖乳突筋で顕著であり，四肢では遠位筋優位である．上肢でより脱力が強いが，下腿筋萎縮による垂れ足もしばしばみられる．遺伝子異常は19番染色体長腕のmyotonin protein kinase〈DMPK〉遺伝子の3′側非翻訳領域のCTG反復配列の異常な延長（50～5,000，正常は5～37）である．この異常に由来する疾患は，現在myotonic dystrophy type 1〈DM1〉と分類される．母親より遺伝した場合は，症状が重くなる表現促進現象〈anticipation〉がみられるが，父親由来の場合にはこの現象ははっきりしないことが多い．CTG反復配列数に応じて症状の軽重はさまざまであり，より高度のCTG反復配列の延長を示すものは胎動低下，哺乳力低下，幼少時からの知能発達障害，逆V字形の口唇などを示し，先天性筋強直性ジストロフィと呼ばれる．この場合はほぼ全例母系遺伝である．なお，DM1では筋症状以外に白内障，心伝導障害，認知機能障害，および精巣萎縮，耐糖能異常，下垂体機能異常をはじめとする内分泌学的異常など，多岐にわたる症状を示す．DM1では高インスリン血症が高頻度にみられる．その機序としてインスリン受容体の機能低下が推察されている．その他，血液検査ではクレアチンキナーゼ〈CK〉の軽度の上昇，IgGの低下が認められる．また，本症では日中過眠がしばしばみられるが，睡眠時無呼吸など中枢性の呼吸障害が心伝導障害以外の突然死の原因として注目されている．筋電図所見では刺入時の急降下爆撃音が有名である．頭部MRIでは，脳室の拡大，大脳白質にT_2強調画像で高信号域を多発性に認める（図2→p324）．これは血管支配には一致しておらず，梗塞巣とは考えられていない．筋病理所見では中心核の増加，輪状線維，筋線維の大小不同，間質の増生がみられ，壊死再生像が乏しい．タイプⅠ線維の萎縮とタイプⅡ線維の肥大がみられる．

鑑別診断としては，ミオトニアを呈するものとして先天性ミオトニア，パラミオトニア，また遠位筋優位の筋萎縮を呈するものとして遠位型ミオパチー，Charcot-Marie-Tooth病などが挙げられる．さらに本症と類似の顔貌は，顔面・肩甲・上腕型筋ジストロフィー，眼筋型ミオパチーでみられる．しかし，DM1では筋症状以外に種々の特徴的所見を有するため，遺伝子診断を行わなくても通常は鑑別は困難ではない．

治療法としては，脱力に対する治療法は現在のところないが，ミオトニアに対してはフェニトイン（アレビアチン®），塩酸メキシレチン（メキシチール®），アミノエチルスルホン酸（タウリン®）などが有効である．しかし，筋力低下が進行すると，患者にとってのミオトニアは治療するほどの問題にはならなくなる．また，垂れ足による骨折も時折みられるため，下肢装具の装着も考慮すべきである．心伝導障害に対するペースメーカーの装着も必要に応じて行われる．また，睡眠時無呼吸に対して経鼻的持続陽圧呼吸〈nasal CPAP〉が有用である．

※なお，3番染色体長腕のZNF9遺伝子のイントロン1のCCTG反復配列の異常な延長により生ずるmyotonic dystrophy type2（DM2）は，近位筋優位の脱力を示すとされるが，我が国では2007年現在，筆者の知りうる範囲で1家系の論文報告例を認めるのみであり，極めて稀と考えられる．

〔濱野忠則〕

参考文献
1) Brook JD, et al：Molecular basis of myotonic dystrophy：expansion of a trinucleotide (CTG) repeat at the 3′ end of a transcript encoding a protein kinase family member. Cell 68：799-808, 1992

問題 110

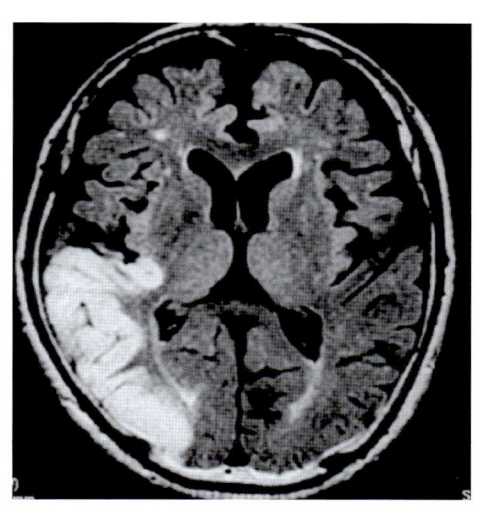

図1 頭部単純MRI画像(第3病日)
右中大脳動脈後枝領域に梗塞巣を認める．

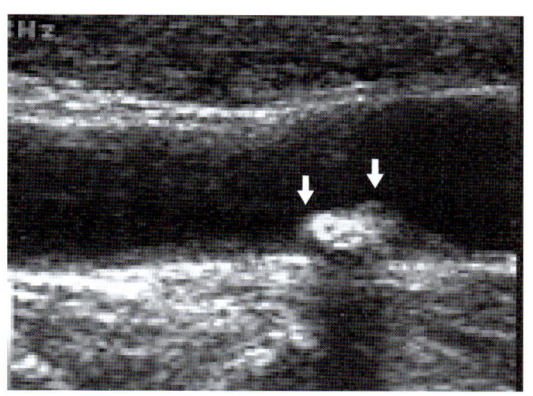

図2 頸動脈エコー写真(第6病日)
右側総頸動脈から内頸動脈移行部に破裂プラーク(矢印)を認める．

- ●**患者** 74歳の男性．
- ●**主訴** 車をまっすぐに止められない．
- ●**既往歴** 68歳時から気管支喘息，70歳時に発作性心房細動があり，ワルファリン，ベラパミルおよびピルジカイニドの投与を開始．
- ●**現病歴** 4年前から立ちくらみやめまいをときどき自覚していた．ずっと洞調律で，動悸はなく，外来収縮期血圧100〜120 mmHgであった．3週前から頻回に生あくびが出現するようになり，車をまっすぐに止められなくなった．今朝から頭痛と悪心とが出現した．左同名半盲と頭部単純CTで右中大脳動脈後枝領域の梗塞を認めたため入院した．
- ●**身体所見** 身長153 cm，体重51 kg．ふらついて起立不能である．左同名半盲を認める．眼球運動は正常である．心音は整で雑音はない．両肺でラ音は聴取しない．麻痺や筋力低下は認めない．
- ●**検査所見** 血液所見：Hb 14.0 g/dL，白血球8,100/μL，血小板18.7万/μL．血液生化学所見：総蛋白〈TP〉7.1 g/dL，尿素窒素〈UN〉14.7 mg/dL，クレアチニン〈Cr〉0.96 mg/dL，AST 24 IU/L，ALT 26 IU/L，LD 224 IU/L（基準115〜245），クレアチンキナーゼ〈CK〉93 IU/L（基準57〜197）．免疫学所見：CRP＜0.3 mg/dL．心電図所見：正常洞調律，心拍数64/分，整．胸部X線所見：心胸郭比〈CTR〉48%，肺うっ血はない．
- ●**入院後経過** 入院当日の夜間に収縮期血圧＜120 mmHgが明らかとなり，フェニレフリンの投与を開始，増量したが，めまいは頻回であった．第3病日にA-lineを左前腕に留置し，持続モニターした．収縮期血圧60 mmHgへの低下時にめまいと生あくびとが確認された．その後，ドパミン，ノルアドレナリンの追加投与で収縮期血圧100 mmHg以上に維持できるようになり，症状が安定した．

第3病日の頭部単純MRI画像(図1)と第6病日の頸動脈エコー写真(図2)とを示す．

この患者の病態生理について正しいのはどれか．2つ選べ．

- **A**：脳梗塞は心原性梗塞の可能性が高い．
- **B**：脳梗塞は頸動脈の狭窄が原因で発生した．
- **C**：頸動脈のプラークデブリスが飛んだ可能性が高い．
- **D**：夜間の起立性低血圧は脳梗塞発症前から存在した．
- **E**：収縮期血圧は発症当日から120 mmHg以下に保つべきである．

C 頸動脈のプラークデブリスが飛んだ可能性が高い．

D 夜間の起立性低血圧は脳梗塞発症前から存在した．

表1 大脳の血管支配と皮質枝系，穿通枝系梗塞の概念

領域	支配血管	亀山の分類	NINDSの分類	
大脳皮質	皮質枝	皮質枝系梗塞	アテローム血栓性脳梗塞	塞栓性
皮質下白質	表在穿通枝			血栓性
深部白質	境界領域			血行力学性
基底核，内包	深部穿通枝	穿通枝系梗塞	ラクナ梗塞	細小動脈硬化 / 微小塞栓 / 血行力学性

血行力学性梗塞はアテローム血栓性脳梗塞でもラクナ梗塞でも起こりうる（文献1より一部改変して引用）．

●**診断** 血行力学性脳梗塞

本例は発症から増悪まで長い経過をとった脳梗塞例である．脳梗塞は臨床的にはラクナ梗塞，アテローム硬化性梗塞，心原性梗塞などと区別されることが多いが，梗塞領域の支配血管を考慮すると心原性梗塞はアテローム硬化性梗塞と同じ分類となる[1]（**表1**，アテローム血栓性脳梗塞）．

他方，血圧が低下する際に神経症状が悪化する脳梗塞の一群があることが明らかであり，血行力学性梗塞と呼ばれている．典型例は頸動脈にアテローム硬化があり，有意な狭窄をきたしている例で，収縮期血圧が100 mmHg以下で神経症状が出現するとの報告が複数ある[2]．また，ラクナ梗塞でも皮質枝と穿通枝との境界域に梗塞が出現することがあり，心房細動の合併が多く，塞栓機序の関与が強調されている[3]．

本例は中大脳動脈後枝の梗塞であるが，1999年の発症初期から発作性心房細動にワーファリゼーションされており，さらに薬物療法で洞調律がずっと維持されていたので心原性梗塞の可能性は薄いと思われた．頸動脈エコーで病側の総頸動脈から内頸動脈移行部に表面不整な破裂プラークを認めた（**図2**）．本例は視野障害出現時に脳梗塞が発症したと考えられるが，トリガーとしてはプラークデブリスの塞栓の可能性が高い．

来院時には主訴出現より2週間以上経過していたが，入院後も夜間にめまい，悪心があり，収縮期血圧が60～100 mmHgに低下していた．血圧の維持が困難でフェニレフリン0.3 μg/kg/分，ドパミン20 μg/kg/分でも維持できなかったが，ノルアドレナリン0.05 μg/kg/分追加により血圧が維持できるようになり，症状は著明に改善した．欧米ではフェニレフリン0.4～6 μg/kg/分を投与して，収縮期血圧を120～190 mmHgとして

33%の患者で神経症状が改善したとの報告[4]があるが，本例では血圧の上昇が乏しかったため他剤を併用した．

通常，脳梗塞の急性期には脳血流を維持しようとするため血圧は上昇することが多いが，本例のようにもともと血圧が低めで，立ちくらみなどがある例は血圧が上がらないことがある．本例では塞栓による脳虚血が現れたところに，夜間や起立時の低血圧が持続的に追い打ちをかけ，壊死が進行していったものと考える．

当科では夜間血圧を何回かチェックし，120 mmHg以下になった場合は昇圧薬を投与するという方法をとっている．血圧低下が認められた場合は，動脈圧ラインをとったほうが円滑かつ迅速に対応できる．脳梗塞全例にこうした対応をするのは現実的には困難であるが，すべての脳梗塞の急性期では，夜間や起立時の血圧低下を増悪因子として常に注意する必要がある．〔渡辺慎太郎〕

参考文献

1) 武田克彦：皮質枝系粥状硬化性脳梗塞．日本臨牀別冊：領域別症候群シリーズ26―神経症候群Ⅰ．日本臨牀社，pp 105-108，1999

2) Niehaus L, et al：Hemodynamically-induced transitory ischemic attacks. Nevenarzt **69**：91-94, 1998

3) 田中耕太郎：境界領域梗塞．日本臨牀別冊：領域別症候群シリーズ26―神経症候群Ⅰ．日本臨牀社，pp133-137，1999

4) Rodorf G, et al：Pharmacological elevation of blood pressure in acute stroke；Clinical effects and safety. Stroke **28**：2133-2138, 1887

アレルギー・膠原病

アレルギー・膠原病

問題
111-128

問題 111

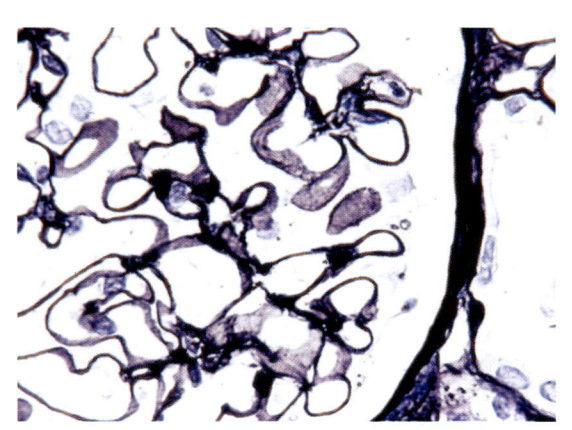

図1 腎生検 PAM 染色標本

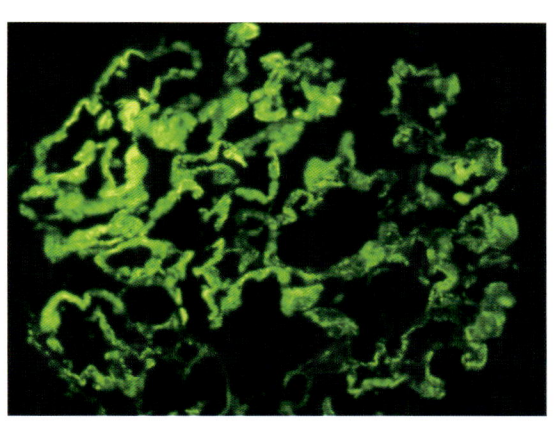

図2 腎生検蛍光抗体法・IgG 標本

- **患者** 65歳の男性．
- **主訴** 浮腫．
- **既往歴** 高血圧症にて内服治療中である．
- **家族歴** 同胞5人のうち2人が糖尿病．
- **現病歴** 7年前に両手指の疼痛を自覚して近医を受診し，関節リウマチと診断され加療されていた．約1年前からブシラミンが開始された．今年の健康診断で尿蛋白3+を指摘されたため来院した．ネフローゼ症候群を認めたため，精査目的で入院した．
- **身体所見** 身長 166.8 cm，体重 69.7 kg，体温 36.4℃．脈拍 76/分，整．血圧 128/78 mmHg．胸部に異常はない．腹部は平坦，軟で，肝・脾腫は認めない．肋骨脊柱角の圧痛はない．下腿に浮腫を認める．両手指関節に変形がある．皮膚に異常はない．
- **検査所見** 尿所見：比重≧1.030，蛋白3+，糖－，ケトン体－，潜血2+，尿蛋白3.4 g/日．沈渣：白血球－/1視野．血液所見：赤血球 454万/μL，Hb 14.6 g/dL，Ht 42.7%，白血球 11,100/μL（好中球 73.5%，好酸球 1.7%，好塩基球 0.3%，単球 7.2%，リンパ球 17.3%），血小板 24.7万/μL．血液生化学所見：総蛋白〈TP〉5.7 g/dL，アルブミン〈Alb〉2.7 g/dL，IgG 819.0 mg/dL（基準 870～1,700），IgA 229.0 mg/dL（基準 110～410），IgM 126.0 mg/dL（基準 33～190），尿素窒素〈UN〉16 mg/dL，クレアチニン〈Cr〉0.8 mg/dL，尿酸〈UA〉5.8 mg/dL，AST 16 IU/L，ALT 13 IU/L，LD 384 IU/L（基準 115～245），Na 141 mEq/L，K 3.9 mEq/L，Cl 108 mEq/L，Ca 8.5 mg/dL，P 2.5 mg/dL．免疫学所見：CRP 2.12 mg/dL，C3 128.1 mg/dL（基準 86～160），C4 22.5 mg/dL（基準 17～45）．

関節リウマチの評価は stage III，class II で，活動性は強い．

腎生検 PAM 染色標本（図1）と蛍光抗体法・IgG 標本（図2）とを示す．

この患者について正しいのはどれか．1つ選べ．

- **A**：薬物性が考えられる．
- **B**：腎予後は不良である．
- **C**：皮膚や消化管の生検でも診断できる．
- **D**：関節リウマチに伴う腎病変が考えられる．
- **E**：早急に副腎皮質ステロイドを投与する．

解答 111

A 薬物性が考えられる.

● **診断** ブシラミンによる二次性膜性腎症

組織所見(図1)では，糸球体毛細血管基底膜の肥厚を認める．一部の基底膜に bubble appearance を認める．図2では，びまん性・全節性に糸球体毛細血管基底膜に fine granular pattern を示す IgG の沈着を認める．図3では，上皮下に electron dense deposit(矢印)が散見され，足細胞の foot process fusion を伴う．膜性腎症の所見である．

以上より膜性腎症〈membranous nephropathy：MN〉と診断した．本例は全身検索を行ったが悪性腫瘍を認めず，約1年前から内服したブシラミンによる膜性腎症が考えられた．ブシラミンを中止し，1年後に尿蛋白は消失した．

関節リウマチ〈rheumatoid arthritis：RA〉患者における尿所見異常の出現頻度は，報告により異なるが20〜40%にみられる．RA に伴う腎障害には，RA 自体によるもの(血尿が主体とされる)，薬物によるもの，続発性アミロイドーシスに分けられるが，そのなかでも最も頻度が高いのは薬物性腎障害である[1,2](表1).薬物性の MN は，服薬中止後半年から1年で尿蛋白は消失することが多く，一般的に予後良好である．大量の蛋白尿を認めたり，薬物中止後も改善しない場合，副腎皮質ステロイド投与を要することもある．

設問について，選択肢B，Cは続発性アミロイドーシスの特徴である．E はまず薬物中止が原則である(A，D については本文参照)．

〔石田真実子〕

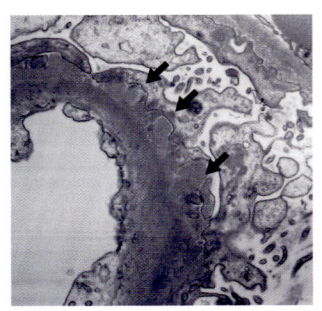

図3　腎生検電顕写真

表1　ネフローゼ症候群を起こす代表的薬物

1）非ステロイド性抗炎症薬〈non-steroidal anti-inflammatory drugs：NSAIDs〉
NSAIDs は間質性腎炎，急性腎不全，微小変化型ネフローゼ症候群を起こす．
2）抗リウマチ薬〈disease modifying antirheumatic drugs：DMARD〉
いずれも MN を呈することが多く，そのほかには微小変化型ネフローゼ症候群や急速進行性糸球体腎炎なども報告されている． ①金製剤：注射用金製剤使用患者における蛋白尿の出現頻度は約10%とされている．金腎症の尿蛋白は3.5g/日以下のことが多いが，ネフローゼ症候群を呈する症例もある． ②ペニシラミン：蛋白尿単独またはネフローゼ症候群を呈することが多く，出現頻度は7〜30%と報告されている．ペニシラミン治療はいろいろな自己免疫現象と関連することが知られており，ヒトにおいても本剤は抗核抗体産生や重症筋無力症，全身性エリテマトーデスなどの自己免疫疾患を引き起こすことがある． ③ブシラミン：ブシラミンはペニシラミンに構造が類似しており，発症機序・腎病変はペニシラミンの腎障害と同様と考えられている．すなわち，ブシラミンがハプテンとして作用することによる自己抗体産生，またはブシラミンに障害された尿細管に由来する尿細管上皮抗原に対する抗体産生が起こり，これらによる免疫複合体形成が糸球体障害を起こすと考えられている．腎障害の出現頻度は4.5〜34.2%とされている．ブシラミン，ペニシラミンとも，蛋白尿出現は薬物使用後1年以内が多い．

(文献3，4より引用，一部改変)

参考文献

1) 内田啓子：関節リウマチに伴う腎障害．長澤俊彦，二瓶　宏，湯村和子(編)：膠原病・血管炎の腎障害 Up to Date．東京医学社，pp 131-137，2002
2) 湯村和子：関節リウマチの腎障害の病態と治療への展開．腎と透析 51：54-59，2001
3) 大野岩男：薬物(二次性ネフローゼ症候群―原因病態別考察)．日本臨牀 62：1919-1924，2004
4) Nagahama K, et al：Bucillamine induces membranous glomerulonephritis. Am J Kidney Dis 39：706-712, 2002

問題 112

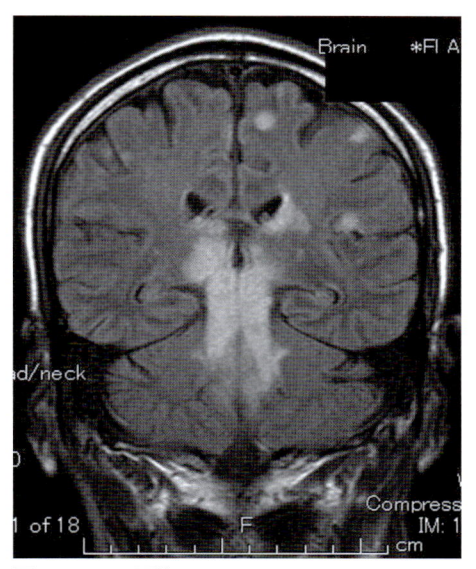

図1　FLAIR画像

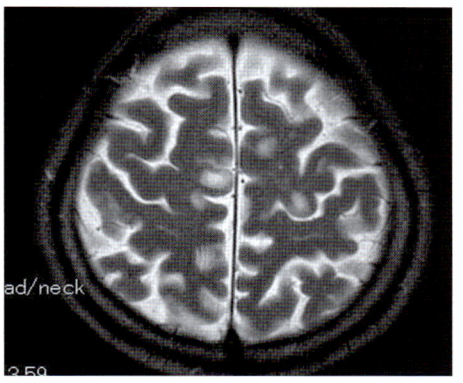

図2　T₂強調画像

- ●**患者**　53歳の男性．
- ●**主訴**　発熱と嘔吐．
- ●**既往歴・家族歴・生活歴**　特記すべきことはない．
- ●**現病歴**　2か月前から悪心と食欲低下とが出現した．37℃台の発熱が持続していたためHIV抗体を測定したところ，EIA法で陽性であったため，紹介され来院した．嘔吐をたびたび繰り返すようになり，歩行困難も認められたため入院した．
- ●**身体所見**　体温37.3℃．脈拍80/分，整．血圧120/70 mmHg．リンパ節は触知しない．咽頭に発赤はなく，口腔内潰瘍もない．胸部は心音純，肺音清，腹部は平坦，軟で，浮腫はない．神経学的所見では左外転神経麻痺と項部硬直とを認める．皮膚には前胸部と頬部とに径1～2 mmの小紅斑が散在している．
- ●**検査所見**　尿所見：蛋白2＋，糖－，潜血－，尿蛋白2.8 g/dL．脳脊髄液所見：細胞数 2/3（単核球），総蛋白〈TP〉107 mg/dL，アルブミン〈Alb〉59.3 mg/dL，IgG 34.0 mg/dL．血液所見：Hb 9.7 g/dL，白血球2,600/μL（好中球84.7％，リンパ球7.7％），血小板 18.6万/μL．血液生化学所見：総蛋白〈TP〉6.5 g/dL，アルブミン〈Alb〉2.4 g/dL，尿素窒素〈UN〉11 mg/dL，クレアチニン〈Cr〉0.47 mg/dL，総ビリルビン1.0 mg/dL，IgG 1,850 mg/dL（基準870～1,700），AST 270 IU/L，ALT 141 IU/L，LD 744 IU/L（基準115～245），ALP 325 IU/L（基準115～359），Na 118 mEq/L，K 3.7 mEq/L，Cl 86 mEq/L．免疫学所見：CRP 1.9 mg/dL，HIV抗体（ウエスタンブロット法）陰性，HIV-1 RNA陰性，抗核抗体160倍（均質型，斑紋型），抗dsDNA抗体42 U/mL（基準15以下），血清補体価〈CH 50〉＜15 U/mL（基準25～48），C3 24 mg/dL（86～160），C4 4 mg/dL（17～45）．

頭部単純MRIのFLAIR画像（図1）とT₂強調画像（図2）とを示す．

- ●**入院後経過**　入院後，複視が出現した．意識状態は急激に悪化し，JCS III-300となり，呼吸抑制も出現した．気管挿管・人工呼吸器装着となった．

診断はどれか．1つ選べ．

- A：HIV脳症
- B：無菌性髄膜炎
- C：進行性多巣性白質脳症〈PML〉
- D：neuropsychiatric lupus〈NPSLE〉
- E：reversible posterior leukoencephalopathy syndrome〈RPLS〉

解答 112

D neuropsychiatric lupus〈NPSLE〉

●**診断** neuropsychiatric lupus〈NPSLE〉

本例は抗核抗体陽性，抗dsDNA抗体陽性，白血球減少，蛋白尿が認められたため，全身性エリテマトーデス〈SLE〉と診断した．前胸部と頬部との皮疹は生検の結果，SLEの皮疹と考えられた．本例では急速に進行する意識障害が認められ，補体の低値，MRI上では延髄から橋，中脳および両側の視床，両側放線冠，両側前頭葉，頭頂葉，後頭葉などの皮質から皮質下などのT_2延長病変が多発してみられている（図1，2）．また，髄液では細胞数は増加していないものの，蛋白，アルブミン，IgGの増加を認めた．以上より，NPSLEによる意識障害と考え，ステロイドパルス療法を施行した．

SLEは多彩な精神神経症状を合併することが知られている．しかし，その症状および病態があまりにも多彩なため，病態の把握や臨床的な対応に苦慮することが多い．ただし，本例のように昏睡に至るような重篤な意識障害を呈する場合には，できるだけ早く治療を開始する必要がある．我が国における多施設共同研究でも，中枢神経症状発現後28日以上経過してから治療を開始した場合には症状の消失までに20日以上が必要とされており，10日以内に800mgのメチルプレドニゾロン投与を開始した例では10日以内の症状消失が報告[1]されている．更に，近年，NPSLEに対するシクロホスファミド点滴療法の有効性が報告されてきている．ステロイド抵抗性の難治例に対して投与した結果，60％以上に改善，30％に悪化阻止が認められたという報告[2]もある．

A：HIV脳症はHIV感染症末期に発症する脳症であり，主に脳萎縮と白質中心の広範な病変が認められることが多い．また，その症状は主に認知，運動，行動障害を中心とした進行性の認知障害が特徴とされており，本例とは病歴，画像所見，症状が異なる．本例ではHIV抗体（EIA法）の陽性が認められたが，これは病歴や生活歴，続く検査と矛盾する結果で，偽陽性と考えられた．一般に，EIA法は特異度が高くないため，確定診断にはウエスタンブロット法での抗体の検出やウイルスRNAの検出が必要である．

B：無菌性髄膜炎は発熱，頭痛，嘔吐を主訴とすることが多く，皮疹を伴うこともある．しかし，髄液所見として単核球増多および蛋白量が正常なことが多く，画像で明らかな脳炎をきたすことは稀である．

C：進行性多巣性白質脳症〈PML〉はヒト脳の脱髄性疾患であり，潜伏感染していたJCウイルスが免疫不全状態にある患者の脳内で活性化されて初めて病原性を示す．初発症状としては大脳症状が中心で，髄膜刺激症状や発熱などの炎症症状はなく，小脳，脳幹症状は比較的少ない．また，髄液所見では軽度の蛋白増量をみるのみである．MRIの典型的な所見は，T_2強調画像で大脳白質に境界鮮明な巣状高信号域がみられることである．以上より本例をPMLと考えると，症状，検査所見，画像所見が矛盾する．

E：reversible posterior leukoencephalopathy syndrome〈RPLS〉は1996年にHincheyらが後頭葉皮質下白質の可逆性病変を認める例に対して唱えた概念[3]であり，基礎疾患として高血圧を合併することが多く，低ナトリウム血症を起こす病態，子癇，シクロスポリンに代表される免疫抑制薬の投与などが挙げられる．また，血管内皮細胞傷害や血管透過性亢進も病態に関与している可能性がある．MRIでは，後頭葉中心の対称性の白質病変がみられ，浮腫を主体とする病変である．治療は降圧療法および電解質の補正が中心となる．本例では高血圧もなく，画像所見はRPLSと異なる．

〔井畑　淳〕

参考文献

1) 市川陽一，他：全身性エリテマトーデス中枢神経障害に対するメチルプレドニゾロンパルス療法．リウマチ 34：733，1994
2) Neuwelt CM, et al：Role of intravenous cyclophosphamide in the treatment of severe neuropsychiatric systemic lupus erythematosus. Am J Med 98：32, 1995
3) Hinchey J, et al：A reversible posterior leukoencephalopathy syndrome. N Engl J Med 344：494-500, 1996

問題 113

図1 両手背から前腕部の写真

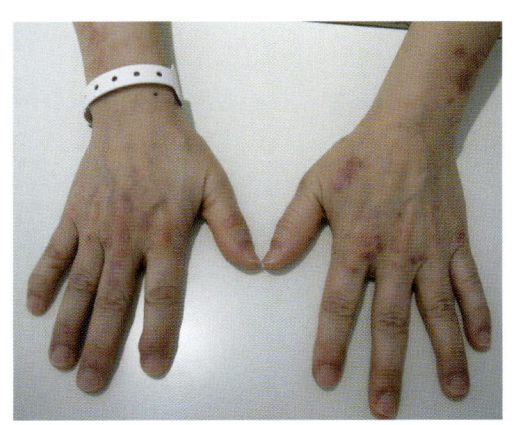

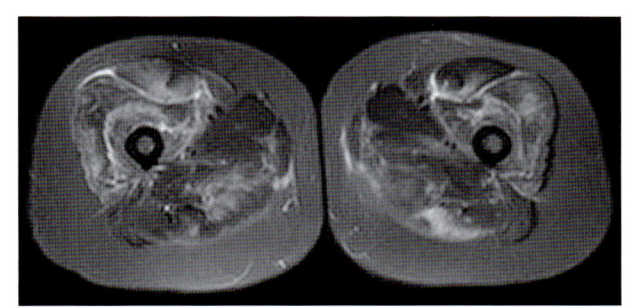

図2 大腿の単純MRI画像

- ●患者　58歳の女性．
- ●主訴　筋力低下と皮疹．
- ●既往歴・家族歴・生活歴　特記すべきことはない．
- ●現病歴　5か月前から前額部に紅斑が出現した．1か月前から両上下肢近位筋の筋力低下と筋痛とが出現した．筋原性酵素の上昇が認められたため，精査を目的に入院した．
- ●身体所見　身長147 cm，体重49.7 kg，体温36.8℃，脈拍92/分，整．血圧154/76 mmHg．SpO₂（room air）98％．眼瞼結膜に軽度の貧血があるが，眼球結膜に黄疸はない．心音と呼吸音とに異常は認めない．腹部は平坦，軟で，圧痛はない．四肢では両上下肢近位筋に把握痛がある．徒手筋力テスト〈MMT〉は上肢で4である．関節痛はない．下腿に浮腫はない．前額部を中心に顔面に紅斑を認める．

両手背から前腕部の写真（図1）を示す．

- ●検査所見　血液所見：Hb 12.8 g/dL，白血球4,900/μL，血小板24.9万/μL．血液生化学所見：総蛋白〈TP〉7.2 g/dL，尿素窒素〈UN〉12 mg/dL，クレアチニン〈Cr〉0.36 mg/dL，総ビリルビン0.5 mg/dL，AST 123 IU/L，ALT 82 IU/L，LD 631 IU/L（基準115～245），ALP 175 IU/L（基準115～359），クレアチンキナーゼ〈CK〉1,923 IU/L（基準32～180），アルドラーゼ23.7 IU/L（基準0.5～5.0），Na 142 mEq/L，K 4.3 mEq/L．免疫学所見：CRP 0.1 mg/dL，抗Jo-1抗体陰性．

大腿の単純MRI画像（図2）を示す．

この疾患について正しいのはどれか．2つ選べ．

A：筋症状の乏しい患者は予後がよい．
B：間質性肺炎は30～70％に認められる．
C：悪性腫瘍の合併は約20％に認められる．
D：嚥下障害は治療によく反応し，改善する．
E：筋生検では筋組織にリンパ球やマクロファージの浸潤がみられ，細胞性免疫による筋細胞障害が主体と考えられる．

B 間質性肺炎は30〜70％に認められる．

C 悪性腫瘍の合併は約20％に認められる．

●診断　皮膚筋炎

　図1では暗紫色の隆起性の皮疹が認められ，図2では両側の大腿部を中心に境界の不明瞭なT_2延長病変が認められている．

　本例は皮膚症状，筋力低下，筋痛，血清中筋原性酵素の上昇，筋電図の筋原性変化，筋生検にて筋炎の病理所見を認めたため，1992年の皮膚筋炎・多発筋炎〈dermatomyositis/polymyositis：DM/PM〉の改定診断基準をふまえ，DMと診断した．

　DMは炎症性ミオパチーの一群として考えられている全身性の疾患である．同疾患において特異性の高い抗Jo-1抗体は陽性頻度が10〜20％しかないため，これが陰性であるからといってDM/PMは否定できない．好発年齢層は5〜15歳と40〜60歳の二峰性であり，成人では女性に比較的多い．50〜60歳代の患者には悪性腫瘍の合併が多く，DMでは20％前後に認められる．これは正常人の5〜7倍高率である．合併する悪性腫瘍の割合は一般の発生頻度に準ずる[1]．

　臨床的には皮膚症状を伴うものをDM，伴わないものをPMとして扱う．しかし，DMの筋生検では筋組織内の血管周囲の炎症が著明で，血管壁に免疫グロブリンと補体の沈着が認められ，免疫複合体による筋と皮膚の微小血管の炎症が病因と考えられているが，PMでは筋組織にリンパ球やマクロファージが浸潤し，細胞性免疫による筋細胞障害が主体であることから，両者の病態形成に異なる機序が関与している可能性が示唆されている．また，浸潤するリンパ球においても異なるプロファイルであるとの報告もみられる．

　症状としては徐々に進行する四肢近位筋の対称性の筋力低下が特徴的であり，階段昇降，しゃがみ立ちが困難となる．頭を枕から上げられないなどの症状もこの疾患ではよくみられる．咽頭筋障害や食道蠕動運動低下に伴う嚥下困難は難治であり，ステロイドパルス療法などの通常より強い治療が必要となることが多い．

　DM/PMでは筋力低下が明らかでなくても，MRIの脂肪吸収画像，T_2強調画像で炎症所見が認められることがあるため，非侵襲的に筋炎の評価が可能である[2]．また，MRIは筋生検部位を決定するためにも有用な検査である．DMでは間質性肺炎が30〜70％に認められ，予後に強い影響を及ぼすため，胸部CTによる肺の評価が必要とされる．

　特に皮膚症状のみで筋炎症状のない症例（amyopathic dermatomyositis）は，急速進行性の間質性肺炎をしばしば伴い治療に難渋することが多い．針谷らは全国の急性発症型間質性肺炎に対する治療の実態調査を行ったが，CK，アルドラーゼ低値例でステロイド無効例が多かったと報告している[3]．

　DM/PMにおける急性間質性肺炎，特にamyopathic dermatomyositisの間質性肺炎に対しては可能な限り早期にシクロスポリンやタクロリムスの投与を行い，注意深く経過を観察することが予後の改善につながるものと考えられる．

〔井畑　淳〕

参考文献

1) 原まさ子：多発性筋炎・皮膚筋炎．日本リウマチ学会生涯教育委員（編集協力）：リウマチ基本テキスト．日本リウマチ財団教育研修委員会，pp 279-286, 2002
2) May DA, et al：Abnormal signal intensity in skeltal muscle at MR imaging；Patterns, pearls, and pitfalls. Radiographics 20：295-315, 2000
3) 針谷正祥：多発筋炎・皮膚筋炎のステロイド抵抗性間質性肺炎に対するシクロスポリンA療法．日臨免疫会誌 20：10-413, 1999

問題 114

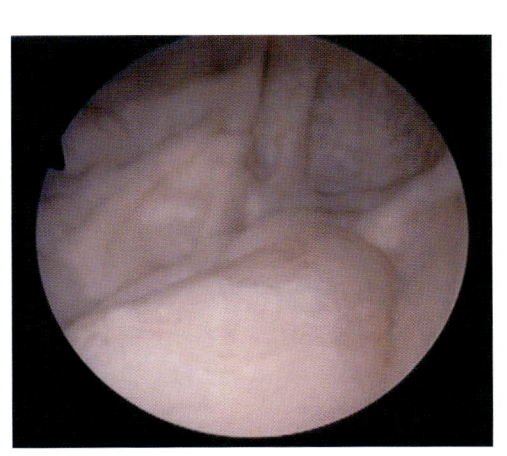

図1 膀胱鏡写真

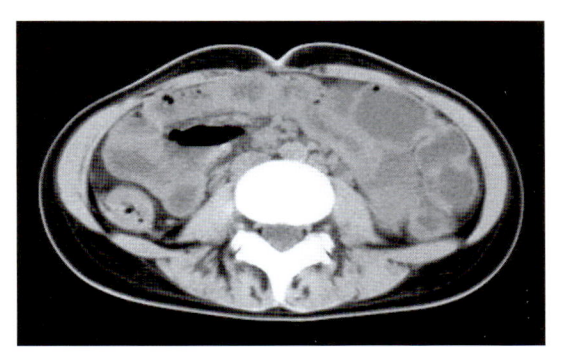

図2 腹部単純CT

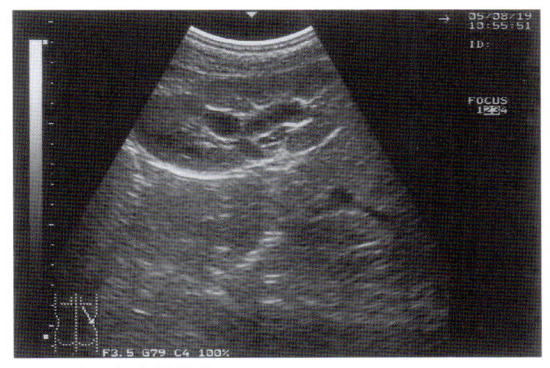

図3 腹部超音波写真

- ●患者　17歳の女子．
- ●主訴　腹痛と下痢．
- ●既往歴・家族歴・嗜好歴　特記すべきことはない．
- ●現病歴　2か月前から39℃台の発熱が出現した．熱は1週間ほどで治まったが，腹痛，下痢および食欲低下が続き，体重減少も認められたため入院した．
- ●身体所見　身長 159 cm，体重 38.5 kg．体温 36.9℃．脈拍136/分，整．血圧106/60 mmHg．SpO_2(room air) 98%．眼瞼結膜に軽度の貧血がある．眼球結膜に黄疸はない．心音と呼吸音とに異常は認めない．腹部は平坦，軟で，圧痛はない．四肢では関節痛や下腿浮腫はない．
- ●検査所見　尿所見：蛋白3+，糖−，潜血−．沈渣：白血球−，上皮円柱3〜5/1視野．血液所見：Hb 12.8 mg/dL，白血球 1,400/μL（好中球32.1%，リンパ球34%），血小板26.5万/μL．血液生化学所見：尿素窒素〈UN〉19 mg/dL，クレアチニン〈Cr〉0.65 mg/dL，AST 25 IU/L，ALT 32 IU/L，LD 315 IU/L（基準115〜245）．免疫学所見：CRP 0.9 mg/dL，抗核抗体1,280倍（均質型，斑紋型），抗dsDNA抗体40 U/mL（基準15以下），抗Sm抗体232 U/mL（基準10以下），血清補体価〈CH 50〉32.7 U/mL（基準25〜48），C3 71 mg/dL（基準86〜160），C4 8 mg/dL（基準17〜45）．腹部超音波所見：両側の腎盂および尿管の拡張と水腎症とを認める．

膀胱鏡写真（図1），腹部単純CT（図2）および腹部超音波写真（図3）とを示す．

この疾患について正しいのはどれか．2つ選べ．

- **A**：閉塞性イレウスを起こす．
- **B**：消化器症状を示すことは稀である．
- **C**：副腎皮質ステロイドは有効である．
- **D**：水腎症は尿管周囲の線維性変化で生じる．
- **E**：膀胱病変の血管壁にIgGの沈着を認める．

解答 114

C 副腎皮質ステロイドは有効である．

E 膀胱病変の血管壁にIgGの沈着を認める．

● 診断　ループス膀胱炎

　図1では膀胱粘膜の蒼白化と浮腫とが認められ，図2では腸管壁の肥厚が認められる．

　ループス膀胱炎は1983年，Orthらにより報告された，間質性膀胱炎を主体とした全身性エリテマトーデス〈SLE〉の病態の1つである[1]．SLEにおけるループス膀胱炎の発症頻度は1%前後と考えられており，男女比は疾患全体の男女比とほぼ同様である．

　臨床症状としては消化器症状と膀胱症状とが同時に認められることが多い[2]．消化器症状は悪心，下痢，腹痛，嘔吐で始まり，進行すると麻痺性イレウス，蛋白漏出性胃腸症，消化管穿孔をきたすことがある．膀胱症状としては頻尿，排尿痛，残尿感などが認められる．ループス膀胱炎の病理所見としては，粘膜下への炎症性細胞浸潤と浮腫が主体であり，小血管の増生，血管周囲への細胞浸潤も認められる．また，蛍光抗体法で血管壁に免疫グロブリンや補体の沈着が報告されている．水腎症は膀胱三角部に間質性膀胱炎に伴う粘膜浮腫が生じ，尿管開口部が狭窄することが原因と考えられている．消化管粘膜には浮腫性肥厚が生じることが多いが，粘膜生検では非特異的炎症所見を呈することが多い．症例によっては消化管粘膜下組織の血管に補体成分の沈着を認めることがあり，膀胱と腸管の障害機序が類似していることが示唆されている[3]．腹水貯留は50%にみられており，腹膜炎によるものが示唆されている（図4）．腹膜炎・膀胱炎は合併例が多く，何らかの関連が示唆されている．

　治療は一般に大量ステロイド療法が有効であり，特に早期に治療が開始された例では良好な予後が期待できる．しかし，ステロイド抵抗性の例や再発を繰り返す例も認められており，それらの例に対してシクロホスファミドパルス療法が有効であったとの報告がある．本例はステロイドパルス療法により消化器症状・膀胱炎症状・水腎症の改善を認め，予後は良好であった．

　ループス膀胱炎の問題点としては，初期には不定愁訴的な腹部症状で受診することが多く，SLEと診断されていない例では診断までに時間がかかることが多いということである．本例も他院にてウイルス性腸炎として治療されており，水腎症を認めたため当科へ紹介受診となっている．本疾患は治療までの時間が予後に影響を与えるので，内科医としては知っておくべき疾患の1つと考えられる．

〔井畑　淳〕

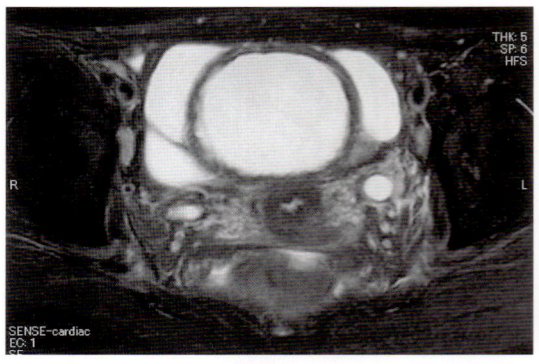

図4　骨盤部MRI T₂強調画像

参考文献
1) Orth RW, et al：Lupus cystitis；Primary bladder manifestations of systemic lupus erythematosus. Ann Intern Med 98：323-236, 1983
2) 髙林克日己：ループス膀胱炎．医学のあゆみ 191：975-978, 1999
3) 中野正明：ループス膀胱炎．日内会誌 90：1446-1451, 2001

問題 115

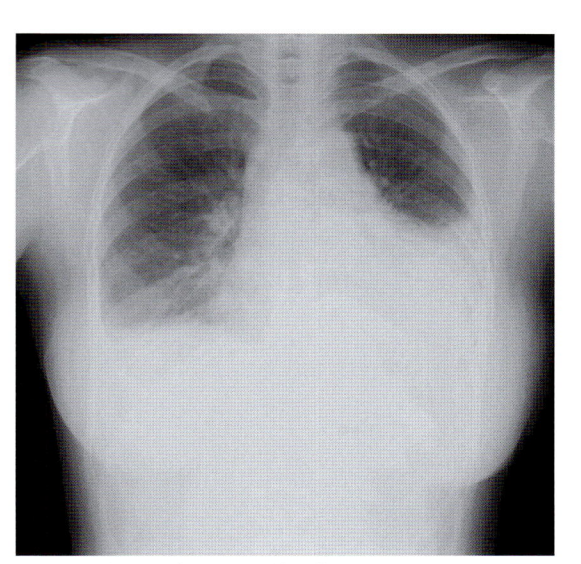

図1 来院10日前の胸部X線写真

図2 来院時の胸部X線写真

- **患者** 20歳の女性．
- **主訴** 発熱．
- **既往歴** アトピー性皮膚炎．
- **現病歴** 2週前から39℃の発熱と咳とがあった．数日後，呼吸困難が出現し，近医を受診したところ，感冒薬を処方された．その後も呼吸困難が持続し，臥床できなくなり，眠前には動悸も出現するようになった．10日前の胸部X線写真(図1)上，肺炎と診断され，抗菌薬(セフタジジム，ミノサイクリン)を投与されたが，発熱が持続し，改善がないため紹介され来院した．
- **身体所見** 身長160 cm，体重54 kg．体温39℃．呼吸数18/分．脈拍104/分，整．血圧142/70 mmHg．SpO₂(room air) 96%．眼瞼結膜に貧血はない．咽頭発赤や頸部リンパ節腫脹はない．胸部では明らかなwheezesやcracklesは聴取しない．心雑音はない．腹部は平坦，軟で，圧痛はない．腫瘤は触知しない．下腿浮腫や発疹は認めない．
- **検査所見** 尿所見：pH 6.5，蛋白2+，糖－，ウロビリノゲン±，ケトン体－，潜血2+．赤沈49 mm/1時間．血液所見：赤血球460万/μL，Hb 11.9 g/dL，Ht 38.4%，白血球3,100/μL(桿状核好中球4%，分葉核好中球79%，好酸球0%，好塩基球0%，単球3%，リンパ球14%)，血小板23.0万/μL．血液生化学所見：空腹時血糖86 mg/dL，総蛋白〈TP〉7.3 g/dL，アルブミン〈Alb〉3.3 g/dL，尿素窒素〈UN〉14.2 mg/dL，クレアチニン〈Cr〉0.51 mg/dL，AST 151 IU/L，ALT 44 IU/L，LD 652 IU/L(基準115〜245)，ALP 167 IU/L(基準115〜359)，Na 136 mEq/L，K 4.4 mEq/L，Cl 101 mEq/L．免疫学所見：CRP 0.58 mg/dL，抗核抗体20,480倍．心電図所見：洞性頻脈以外に特に所見はない．

来院時の胸部X線写真(図2)を示す．

最も適切な治療薬はどれか．1つ選べ．

- **A**：利尿薬
- **B**：免疫抑制薬
- **C**：副腎皮質ステロイド
- **D**：カルバペネム系抗菌薬
- **E**：非ステロイド性抗炎症薬

解答 115

C 副腎皮質ステロイド

●診断　全身性エリテマトーデス〈systemic lupus erythematosus：SLE〉

　若い女性で抗菌薬に反応のない発熱を主訴とする例である．若い女性で発熱というと感染症も考えなければならないが，膠原病を鑑別することを忘れてはならない．胸部 X 線写真(図1，2)上，左胸水を認め，胸膜炎を起こしているものと考えられた．腎障害(蛋白尿)，漿膜炎(胸膜炎)，白血球減少，抗核抗体高値と SLE が強く疑われ，その後の追加検査で抗 ds-DNA 抗体陽性(114.2 IU/mL)，低補体血症(C3 44 mg/dL，C4 3.0 mg/dL，CH50 5 U/mL 以下)と判明した．後からわかったことであるが，1年前から脱毛，Raynaud 症状があったという．

　入院当初発疹はなかったが，入院後しばらくしてから両手指先に発疹，潰瘍を認めた(図3)．蝶形紅斑も出現した．手指の潰瘍は SLE に伴う血管炎が原因と考えられた．腎障害，漿膜炎と臓器障害を認めたため，副腎皮質ステロイド投与の適応であり，メチルプレドニゾロン 1,000 mg 点滴を 3 日間行い，その後副腎皮質ステロイドの経口薬へ切り替えた．また，指先の潰瘍についてはプロスタグランジン E_1〈PGE_1〉であるアルプロスタジル(プリンク®)を投与した．PGE_1 投与開始後も一時悪化し，爪周囲の一部に紅斑と膿瘍まで形成したが，2 週間で改善したため退院した．

　SLE は原因不明の皮膚，関節，腎，肺，中枢神経，漿膜，その他の臓器に波及する慢性炎症性疾患で多様な臨床経過をたどり，再燃と寛解を繰り返すことを特徴とする．分類基準を表1に示した．治療としては，重要な臓器障害のない軽症の場合プレドニゾロンの経口投与が行われるが，経口薬の効果が低い重症の場合，ステロイドパルス療法や免疫抑制薬の投与が行われる．5 年生存率は 90%以上であるが，死因としては心血管疾患死，感染症死，腎不全死が挙げられる[2]．

〔小田口尚幸〕

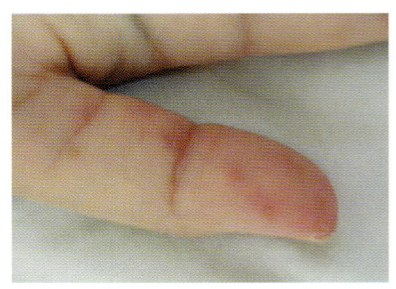

図3　指先の発疹・潰瘍

表1　SLE 分類のための 1997 年改訂基準

1. 頬部紅斑
2. ディスコイド疹
3. 光線過敏症
4. 口腔内潰瘍
5. 非びらん性関節炎
6. 漿膜炎　a) 胸膜炎，または b) 心膜液
7. 腎障害　a) 0.5 g/日以上または 3+ 以上の持続性蛋白尿，または，b) 細胞性円柱
8. 神経障害　a) 痙攣，または b) 精神障害
9. 血液異常
　　a) 溶血性貧血，または b) 白血球減少(<4,000/μL)，または c) リンパ球減少症(<1,500/μL)，または d) 血小板減少症(<10.0万/μL)
10. 免疫異常
　　a) 抗二本鎖 DNA 抗体陽性，または
　　b) 抗 Sm 抗体陽性，または，
　　c) 抗リン脂質抗体陽性
　　　1) IgG または IgM 抗カルジオリピン抗体の異常値，2) ループス抗凝固因子陽性，3) 梅毒血清反応生物学的偽陽性，のいずれかによる
11. 抗核抗体陽性

同時あるいは経時的に 11 項目中 4 項目以上で診断．

(文献1 より引用)

参考文献

1) Hochberg MC：Updating the American College of Rheumatology reviced criteria for the classification of systemic lupus erythematosus. Arthritis Rheum 40：1725, 1997
2) 宮坂信之(監修・編集)：わかりやすい免疫疾患．日本医師会，pp 172-175, 2004

問題 116

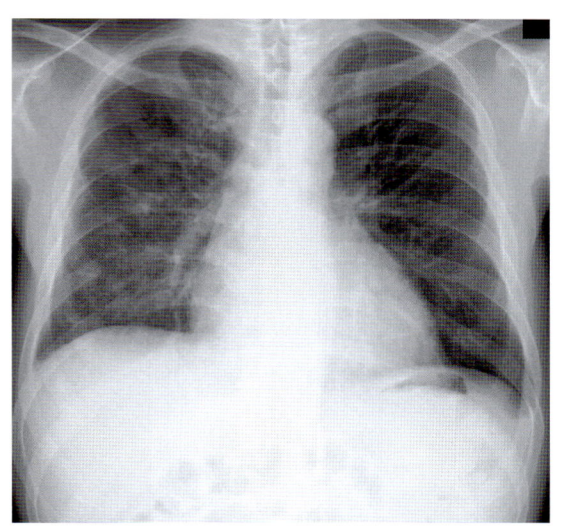

図1 胸部X線写真（第32病日）

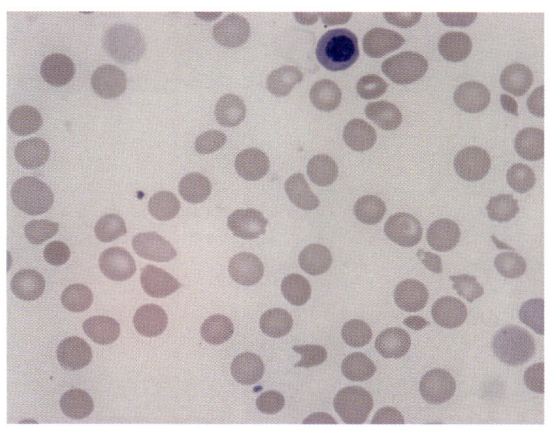

図2 末梢血塗抹 May-Giemsa 染色標本（第38病日）

- **患者** 50歳の男性．
- **主訴** 微熱と倦怠感．
- **現病歴** 3年前の2月からRaynaud現象が出現，同年4月には発熱，肝障害，心膜炎および胸膜炎があり，同年10月には下肢筋力低下および皮膚硬化が出現した．皮膚生検で強皮症と診断され，筋症状などに対してプレドニゾロン〈PSL〉が投与され，漸減・中止されていた．今年の8月から微熱と倦怠感とが出現したため，PSL 30 mg/日が再開され入院した．
- **身体所見** 血圧 130/82 mmHg．皮膚硬化を認める．
- **検査所見** 入院時は尿蛋白＋，血液生化学所見ではAST 40 IU/L，クレアチンキナーゼ〈CK〉518 IU/Lと高値である以外は異常はなく，Hb 14.0 g/dL，血小板 31.2万/μL，クレアチニン〈Cr〉1.0 mg/dL，CRP陰性，抗核抗体陰性，抗Scl-70抗体陰性，抗RNP抗体陰性，抗セントロメア抗体陰性である．入院後，症状は消失し，PSL 30 mg/日の投与を続けたところ，血小板は第15病日17万/μL，第23病日12.5万/μLと低下，第32病日には一過性の発熱があり，胸部X線上，右肺に浸潤影を認め（図1），血小板は5万/μL，第34病日には2万/μLと血小板減少が進行した．第38病日の検査所見は，尿所見：蛋白2＋，潜血3＋，血液所見：Hb 9.4 g/dL，網赤血球 205‰，血小板 2.1万/μL，凝固・線溶所見：PT 11.6秒（基準10〜13），APTT 23.2秒（基準25〜40），フィブリノゲン 274 mg/dL（基準150〜400），FDP 33.6 μg/mL（基準4以下），Dダイマー 1.0 μg/mL（基準1未満），アンチトロンビンⅢ 110%（基準79〜121），血液生化学所見：尿素窒素〈UN〉104 mg/dL，クレアチニン〈Cr〉4.0 mg/dL，総ビリルビン 1.4 mg/dL，直接ビリルビン 0.3 mg/dL，AST 59 IU/L，ALT 42 IU/L，LD 4,024 IU/L（基準115〜245），CK 571 IU/L（基準57〜197）．免疫学所見：CRP 0.5 mg/dL，MPO-ANCA陰性．経過中，血圧は正常で，身体所見に著変はなかった．

末梢血塗抹 May-Giemsa 染色標本（図2）を示す．

この患者について正しいのはどれか．
2つ選べ．

- **A**：肺出血が考えられる．
- **B**：血漿交換が有効である．
- **C**：血清ハプトグロビンが増加する．
- **D**：自己免疫性溶血性貧血が考えられる．
- **E**：播種性血管内血液凝固〈DIC〉が考えられる．

解答 116

A 肺出血が考えられる．

B 血漿交換が有効である．

● **診断** 正常血圧腎クリーゼ，強皮症

　末梢血塗抹標本（図2）は赤血球の大小不同が目立ち，赤血球断片や分裂赤血球，球状赤血球がみられ，多染性赤芽球も認められる．網赤血球数の増加，LD，間接ビリルビンの増加は溶血を示し，破砕赤血球が多数みられることから，血管の障害により赤血球が破砕され，血管内溶血をきたす赤血球破砕症候群の病態である．

　赤血球破砕症候群は障害部位の血管の大きさにより細血管障害性溶血性貧血と大血管障害性溶血性貧血に大きく分けられる（前者の分類を表1→p325に示す[1]）．自己免疫性溶血性貧血は赤血球膜上に抗体や補体成分が付着し，直接Coombs試験が陽性で，脾マクロファージにより貪食崩壊される血管外溶血を主とし，破砕赤血球はみられない．血管内溶血により血漿内にヘモグロビンが放出されると，血漿ハプトグロビンと結合して速やかに肝で分解されるため，ハプトグロビンは著減し，本例でも 10 mg/dL 未満（正常値：45～320 mg/dL）であった．また本例では PT，APTT の延長はみられず，フィブリノゲンは正常で，FDP，Dダイマーも著増しておらず，アンチトロンビンIIIも正常であることから，凝固・線溶系の活性化は明らかではなく，播種性血管内血液凝固〈DIC〉とはいえない．

　強皮症腎クリーゼは全身性強皮症の経過中に急激に発症し，急速に進行する高血圧および腎不全とされ，アンジオテンシン変換酵素阻害薬〈ACEI〉が有効である．しかし，1989年，Helfrich らは高血圧をきたすことなく急速に腎不全を呈し，血小板減少，細血管障害性溶血性貧血，肺出血を高率に合併する予後不良の例を正常血圧腎クリーゼとして報告し，副腎皮質ステロイド投与により誘発される可能性を示唆した[2]．

　本例の胸部X線でみられた肺浸潤影は，CTでも右肺広範囲に気管支炎，肺炎の像を呈していたが，呼吸器症状，炎症反応はなく，気管支鏡下に回収した気管支肺胞洗浄液〈BALF〉は血性であったことから肺出血が疑われた．本例は終始血圧は正常であり，この正常血圧腎クリーゼであると考えられる．血栓性血小板減少性紫斑病/溶血性尿毒症症候群に似た病態で，我が国でも報告例があり[3]，まず血小板減少が現れ，血漿交換が有効である．正常血圧を呈する腎クリーゼには経過中に MPO-ANCA が陽性となり，ANCA 関連腎炎に類似した病態を示すものの報告もある[4]．強皮症を経過観察するにあたっては，腎クリーゼの発症を念頭に置き，新たな高血圧の出現に加え，血小板減少や MPO-ANCA の出現にも厳重に注意を払う必要がある．

　なお，本例は第39病日より血漿交換を開始したところ，血小板は増加し，病態は改善した．第53病日に行った腎生検では，糸球体15個中7個が硝子化し，残る8個は係蹄壁が浮腫状に肥厚し，約50％の尿細管に萎縮がみられた．小～細動脈内膜の浮腫状の著明な肥厚と内腔の狭窄がみられ，一部フィブリン様物質が沈着し，蛍光抗体法で糸球体は陰性であった．第49病日には完全房室ブロックが出現し，第67病日に永久ペースメーカー植え込みを行った．第82病日より再び血小板が減少し，血漿交換を再開したが効果は一時的で，ペースメーカー植込み術創の感染が増悪し，第101病日に感染症による多臓器不全で死亡した（図3→p325）．

〔香川礼香〕

参考文献

1) 織田 進：物理的な赤血球障害による溶血性貧血．三輪史郎，青木延雄，柴田 昭（編）：血液病学，第2版．文光堂，pp 757-766, 1995
2) Helfrich DJ, et al : Normotensive renal failure in systemic sclerosis. Arthritis Rheum 32：1128-1134, 1989
3) 三森明夫，他：微小血管傷害性溶血と血小板減少を示した全身性強皮症の3例．日臨免疫会誌 23：57-63, 2000
4) 遠藤平仁：強皮症腎クリーゼ（SRC）―高血圧性，非高血圧性．日臨免疫会誌 23：656-660, 2000

問題 117

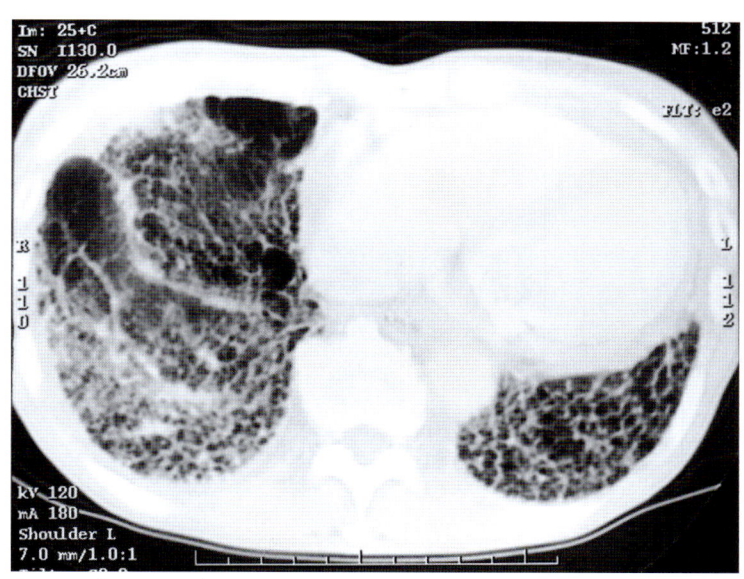

図1 下肺野の胸部単純CT

- **患者** 69歳の女性．
- **主訴** 乾性咳嗽と呼吸困難．
- **既往歴** 14歳時に肺結核．
- **生活歴** 喫煙歴はない．
- **現病歴** 9年前から手指から前腕に至る両側対称性皮膚硬化とRaynaud現象とが出現した．4年前から乾性咳嗽と呼吸困難とが認められるようになった．呼吸器症状が次第に増強したため来院した．
- **身体所見** 身長141 cm，体重34.2 kg．体温36.9℃．呼吸数22/分．脈拍88/分，整．血圧126/70 mmHg．心雑音はない．両側下肺で捻髪音を聴取する．チアノーゼはない．四肢近位筋群の筋力低下はない．顔面，上肢および前胸部に対称性の皮膚硬化が存在し，手指末梢にRaynaud現象を認める．
- **検査所見** 血液所見で赤沈47 mm/1時間と白血球増多（9,800/μL）とがあり，抗核抗体と抗トポイソメラーゼⅠ抗体〈抗Scl-70抗体〉は陽性である．動脈血ガス分析（経鼻カニューラでO_2 2 L/分投与下）：PaO_2 57.9 Torr，$PaCO_2$ 56.5 Torr，SaO_2 93.8％．肺機能検査所見：拘束性障害が認められる．胸部X線所見：両側肺の容積は減少し，両側下肺野に網状粒状陰影が認められる．

下肺野の胸部単純CT（図1）を示す．

この患者について**誤っている**のはどれか．1つ選べ．

- **A**：肺癌の合併に注意が必要である．
- **B**：肺高血圧症の合併に注意が必要である．
- **C**：肺病変には副腎皮質ステロイドが著効を示す．
- **D**：肺病変はnonspecific interstitial pneumonia〈NSIP〉である可能性が高い．
- **E**：抗トポイソメラーゼⅠ抗体が陽性であることから，予後は不良と予想される．

解答 117

C 肺病変には副腎皮質ステロイド薬が著効を示す．

●**診断** 間質性肺炎を合併した強皮症

本例は強皮症〈systemic sclerosis〉の間質性肺炎合併例である．強皮症の診断には米国リウマチ協会の分類基準と旧厚生省特定疾患調査研究班の診断基準が用いられる．両基準とも近位皮膚硬化所見が重視されている．本例では皮膚硬化をはじめとする特徴的な身体所見が前記の分類および診断基準を満たしており，強皮症と診断した．

抗トポイソメラーゼⅠ抗体〈抗 Scl-70 抗体〉は強皮症の疾患標識抗体で，感度は 28～30％であるが，疾患特異度はほぼ 100％と非常に優れ，予後とも関連があり，本抗体陽性例の予後は陰性例よりも悪い．したがって，すでに強皮症と診断されている例でも本抗体を測定する必要がある．さらに強皮症以外の膠原病で本抗体が陽性の場合は，将来，強皮症を発症してオーバーラップ症候群となる可能性が高い．

強皮症に合併する重要な肺病変としては間質性肺炎，肺癌，肺高血圧症などが知られている．本例では呼吸器症状，胸部聴診所見，肺機能検査所見，胸部 X 線所見から間質性肺炎を疑い，胸部 CT 検査を施行した．図1に示したように，両側下肺野に輪状影が密であり，蜂巣肺を形成していたため，臨床的に間質性肺炎と診断した．間質性肺炎の組織学的な確定診断には外科的肺生検（開胸肺生検あるいは胸腔鏡下肺生検）による十分な大きさの肺組織が必要とされている．しかし，胸部 CT 検査で蜂巣肺が存在すれば間質性肺炎の診断が可能との意見が多い．間質性肺炎は膠原病の重要な合併症で，特に強皮症と多発筋炎／皮膚筋炎に合併する頻度が高く，約 40％に認められる．強皮症では，剖検例に限れば 80％以上に認められる．また，抗トポイソメラーゼⅠ抗体陽性の強皮症患者は間質性肺炎を合併することが多い．以前は，病理組織学的には強皮症に合併する間質性肺炎は UIP〈usual interstitial pneumonia：通常型間質性肺炎〉であるとされていたが，近年

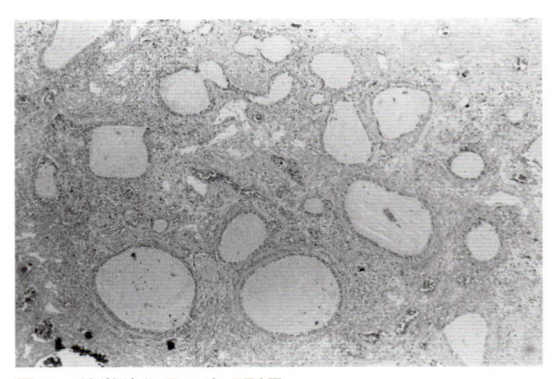

図2 蜂巣肺部分の病理所見

NSIP〈nonspecific interstitial pneumonia：非特異的間質性肺炎〉が多数を占めるとの報告が多い．副腎皮質ステロイドの効果は単独では不十分であり，他の免疫抑制薬（シクロホスファミドなど）の有効例が報告されている．

本例は後日剖検が行われ，蜂巣肺部分の組織学的検査で残存気腔内に滲出液が存在し，その気腔内面は扁平上皮化生および腺様化生した上皮で覆われていたため，UIP と診断された（図2）．間質性肺炎合併の早期発見には DLco の測定が有用で，胸部 X 線に異常所見が出現する前から低下し始める．強皮症の肺癌合併率は 3～4％で，組織型としては腺癌と肺胞上皮癌が多い．一方，特発性肺線維症では約 20％に肺癌が合併し，小細胞癌が多い．我が国の疫学調査では，肺高血圧症は強皮症の 2.6％に合併していた．スクリーニングには心エコー検査が有効で，肺高血圧症を疑う症状がない場合でも，毎年心エコー検査を行うことが推奨されている．　　　　　　　　〔桂　隆志〕

参考文献
1) Toews GB：Interstitial lung disease. Bennett JC, Plum F (eds)：Cecil Textbook of Medicine, 20th ed. WB Saunders, Philadelphia, pp390-399, 1996
2) D'Angelo WA, et al：Pathologic observations in systemic sclerosis (scleroderma)；A study of fifty-eight autopsy cases and fifty-eight matched controls. Am J Med 46：428-440, 1969
3) 杉山幸比古：間質性肺炎．内科 83：101-104, 1999
4) 田中良明，他：間質性肺炎（薬剤性を含む）．日内会誌 94：2112-2118, 2005

問題 118

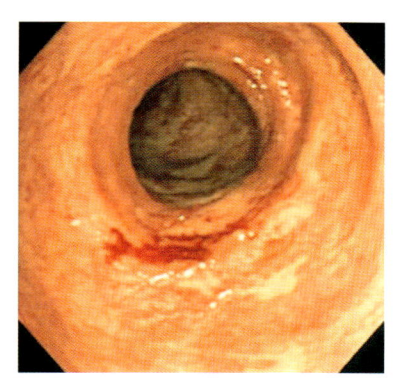

図1 大腸内視鏡写真

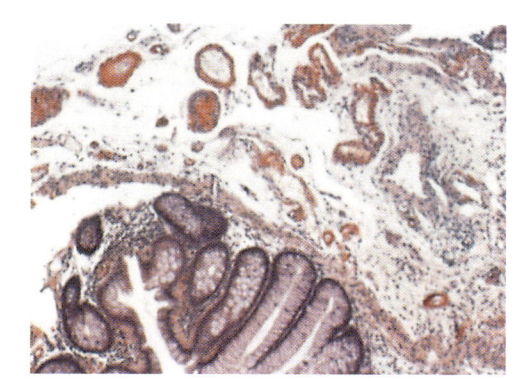

図2 大腸生検 Congo-Red 染色標本

- **患者** 66歳の男性．
- **主訴** 腹痛と下痢．
- **既往歴・家族歴** 特記すべきことはない．
- **現病歴** 8年前に関節リウマチ〈rheumatoid arthritis：RA〉が発症し，他の各種抗リウマチ薬は無効もしくは副作用のため使用できず，当科外来でブシラミン（リマチル®）100 mg/日などの投与を受けていたが，RAの活動性は高い状態であった．2日前から腹痛と下痢とが出現したため入院した．
- **身体所見** 身長166 cm，体重48 kg．体温36.4℃．脈拍84/分，整．血圧126/70 mmHg．眼瞼結膜に貧血はない．舌腫大はなく，表在リンパ節は触知しない．胸部に異常所見はない．腹部は平坦，軟で，腹部全体に自発痛を認める．やや亢進した腸蠕動音を聴取する．肩，肘，手，手指PIP関節に腫脹，疼痛および変形を認める．
- **検査所見** 尿所見：異常はない．便所見：潜血陽性，培養陰性．血液所見：赤血球478万/μL，Hb 13.3 g/dL，Ht 41.6％，白血球18,100/μL（好中球92％，好酸球0％，好塩基球0％，単球3％，リンパ球5％），血小板41.9万/μL．血液生化学所見：総蛋白〈TP〉3.8 g/dL，アルブミン〈Alb〉1.5 g/dL，尿素窒素〈UN〉60 mg/dL，クレアチニン〈Cr〉1.5 mg/dL，総ビリルビン0.5 mg/dL，AST 139 IU/L，ALT 151 IU/L，LD 646 IU/L（基準115〜245），ALP 247 IU/L（基準115〜359），γ-GTP 36 IU/L（基準70以下），Na 136 mEq/L，K 4.1 mEq/L，Cl 106 mEq/L．免疫学所見：CRP 25.0 mg/dL，リウマトイド因子〈RF〉871 IU/mL（基準：免疫比濁法35以下）．手部X線所見：両側手根骨の強直を認め，stage IVと考えられる．

入院時の大腸内視鏡写真（図1）と大腸生検Congo-Red染色標本（図2）とを示す．

この疾患について正しいのはどれか．2つ選べ．

A：予後は良好である．
B：RA罹病期間の長期例に合併しやすい．
C：生検部位として直腸が最も感度が高い．
D：発症に遺伝子多型の関与が報告されている．
E：副腎皮質ステロイドの有効性が確立されている．

B RA罹病期間の長期例に合併しやすい．

D 発症に遺伝子多型の関与が報告されている．

●**診断** 関節リウマチ〈RA〉に伴う続発性消化管アミロイドーシス

本例は入院時に施行した大腸内視鏡写真(図1)上，主に上行結腸に著明な浮腫と発赤を認めた．生検組織では粘膜下層に強い浮腫と炎症細胞の浸潤があり，Congo-Red染色(図2)では主に血管壁とその周囲にアミロイドの沈着を認めた．入院後，絶食，高カロリー輸液を行い，約2か月の長期入院を経て，いったんは経口摂取可能の状態となり退院したが，その後症状が再燃し，1年後の8月に再入院，多臓器不全のため死亡された．

RAに伴う続発性アミロイドーシスは，RA罹病期間が長期例で，かつ活動性の高い場合が多いといわれている．我が国では消化管生検診断によって約10％のRA患者にアミロイドA〈AA〉の沈着が証明されている．一般に腸管アミロイドーシスはさまざまな粘膜パターンをとりうるが，アミロイド沈着そのものの変化より，血管壁に沈着したアミロイドによる二次的な虚血による粘膜傷害が主体である．生検部位としては十二指腸が最も感度が高く，特に十二指腸第2部ではAA陽性例の85％の感度で証明される．本例は消化管症状が重篤であり，高カロリー輸液にもかかわらず低蛋白血症が遷延し，腸管からの大量の蛋白漏出を伴っていたものと推測された．アミロイドーシスでは，消化管障害による低栄養のほか，腎障害，心不全が重大な問題となりうる．

アミロイドーシスに対する有効な治療法は確立されておらず，副腎皮質ステロイドや免疫抑制薬，DMSO〈dimethyl sulfoxide〉の使用についても議論が残されており，発症するとその管理に難渋することが多い．一方で，RAに続発するアミロイドーシスの根本的な治療はRAの炎症を抑えることであり，従来の疾患修飾性抗リウマチ薬〈disease-modifying anti-rheumatoid drugs：DMARDs〉ではコントロールが不十分であったRAも，メトトレキサート〈methotrexate：MTX〉の普及や生物学的製剤の使用によりコントロール可能となる例が増え，今後積極的にRAの炎症を抑えていくことでアミロイドーシスの発症も減少することが期待される．

ただし，アミロイドーシスはRAの炎症が持続した全例には発症せず，他の疾患感受性を規定する要因の1つとして遺伝的要因が挙げられる．急性炎症蛋白の血清アミロイドA〈SAA〉にはSAA1とSAA2があり，アミロイド組織から分離されるAAは90％がSAA1由来で，こちらのほうが病的意義が高いとされている．*SAA1*遺伝子にはN末端から52番目および57番目のアミノ酸置換により，$SAA1\alpha, \beta, \gamma$の3種類のアイソタイプがある．健常日本人，およびアミロイドーシス非合併RA患者におけるα, β, γの比が1：1：1に近いのに対し，アミロイドーシス合併RA患者では圧倒的にγの頻度が高くαの頻度が低い．つまり，*SAA1*遺伝子のγ alleleがアミロイドーシス発症の重要な危険因子と考えられている．

〔金本素子〕

参考文献

1) 徳田道昭，土橋浩章：関節リウマチの成因と病態生理―消化器病変．日本臨牀 63(増1)：257-260，2005
2) 小関由美，後藤 眞：関節リウマチの成因と病態生理―二次性アミロイドーシス．日本臨牀 63(増1)：278-282，2005
3) Baba S, et al：A novel allelic variant serum amyloid A, SAA1γ genomic evidence, evolusion, frequency, and implications as a risk factor for reactive systemic AA-amyloidosis. Hum Mol Genet 4：1083-1087, 1995

問題 119

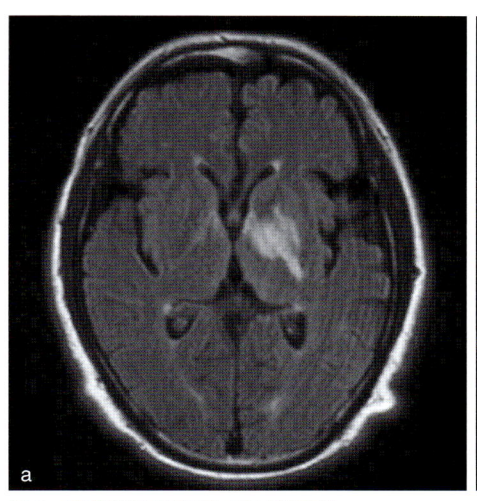

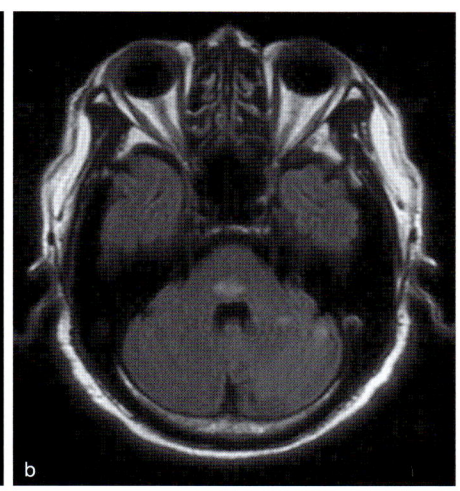

図1 頭部単純MRI（FLAIR像）画像

- **患者** 56歳の男性．
- **主訴** 手のふるえと歩行時のふらつき．
- **既往歴** 7年前から高血圧症で加療中．
- **家族歴** 特記すべきことはない．
- **現病歴** 5年前から口腔内アフタ，毛囊炎様皮疹，関節炎およびぶどう膜炎があり，Behçet病の診断で当院眼科と内科とに通院中であった．コルヒチン，点眼ステロイドおよび非ステロイド性抗炎症薬で加療していたが，眼発作を繰り返し，視力の低下が進んでいた．2か月前からシクロスポリンの投与が開始された．3週前から歩行時のふらつきを，1週前から手のふるえを自覚したため来院した．頭部単純CT所見上，脳梗塞が疑われたため入院した．
- **身体所見** 意識は清明．体温36.5°C．脈拍80/分，整．血圧140/60 mmHg．口腔内アフタがある．心音，呼吸音に異常を認めない．神経学的所見では脳神経系に異常はないが，左上肢の軽度筋力低下と振戦とを認める．深部腱反射に異常はない．右Babinski徴候が陽性である．
- **検査所見** 血液所見：Hb 11.9 g/dL，白血球6,100/μL（好中球70％，好酸球2％，単球7％，リンパ球21％），血小板32.3万/μL．血液生化学所見：空腹時血糖 164 mg/dL，総蛋白〈TP〉5.9 g/dL，アルブミン〈Alb〉3.2 g/dL，尿素窒素〈UN〉21 mg/dL，クレアチニン〈Cr〉0.75 mg/dL，総コレステロール〈TC〉162 mg/dL，トリグリセリド〈TG〉95 mg/dL，AST 8 IU/L，ALT 8 IU/L，LD 146 IU/L（基準115～245）．免疫学所見：CRP 1.0 mg/dL．髄液所見：細胞数200/μL（多核球15/μL，単核球185/μL），蛋白137 mg/dL，糖90 mg/dL．

頭部単純MRI（FLAIR像）画像（図1）を示す．

この疾患について正しいのはどれか．
2つ選べ．

A：HLA-B 27と関連する．
B：進行性の精神神経症状をきたす．
C：副腎皮質ステロイドは禁忌である．
D：多発性単神経炎をしばしば合併する．
E：脳幹，基底核周辺部および小脳が好発部位である．

解答 119

B 進行性の精神神経症状をきたす．

E 脳幹，基底核周辺部および小脳が好発部位である．

● **診断** 神経 Behçet 病

　Behçet 病は原因不明の疾患であり，急性炎症を繰り返すことを特徴とする．臨床症状として，再発性口腔内アフタ，外陰部潰瘍，皮膚症状（結節性紅斑，血栓性静脈炎，毛嚢炎様皮疹），眼病変が特徴的である．一部には中枢神経症状（神経 Behçet 病）や消化管病変，血管病変をきたすものがあり，これらは生命予後にも関連する重篤な病態である[1]．

　神経 Behçet 病は Behçet 病発症後，数年以上経ってから発症することが多く，Behçet 病全体の約 10％ 前後に起こる．また，我が国での Behçet 病は男女比がほぼ同じであるが，神経 Behçet 病は男性が多いとされている．比較的急性に発症するタイプと，慢性に認知症様症状が進行していくタイプの大きく 2 つに分けられる．ただし，当初からはっきりと 2 つに分けられるわけではなく，発症時には多くは急性型の症状を呈し，そのうちの一部が慢性進行型となっていくと思われる．HLA-B 51 は，我が国では Behçet 病患者の約 55％ で認められるが，日本人一般集団においても HLA-B 51 は 15～20％ で認められるため，これをもって Behçet 病と診断することはできない．なお，神経 Behçet 病ではさらに高率に HLA-B 51 が陽性であるとされている．また，選択肢 A の HLA-B 27 は強直性脊椎炎や反応性関節炎〈Reiter 症候群〉などの血清反応陰性脊椎関節炎で陽性となるが，これは日本人一般集団での陽性率が 1％ 以下であり，診断に有用である．

　神経 Behçet 病の臨床症状は多彩であり，急性型では発熱や頭痛などの髄膜刺激症状を伴うことが多く，運動麻痺，運動失調，脳神経障害，脳幹症状，精神または行動の変化などが起こる．慢性進行型では寛解と増悪を繰り返しながら認知症様の精神神経症状が不可逆的に進んでいく．急性型の髄液検査では，髄液中の細胞数と蛋白が上昇する．細胞は初期には比較的好中球が多いことが特徴的である．脳幹，基底核周辺部，小脳が好発部位であり，MRI 検査では T_2 強調，FLAIR 像で高信号を呈する．本例も図 1 で示すように脳幹，基底核周辺部，小脳に病変を認めた．

　治療は，急性型の場合は副腎皮質ステロイドによく反応する．メチルプレドニゾロンのパルス療法やプレドニゾロン 1 mg/kg/日を投与し，漸減していく．本例でもプレドニゾロン 60 mg/日の加療で改善した．しかし，慢性進行型の神経 Behçet 病は治療抵抗性であり，最終的に人格荒廃へと至ってしまう．さらに，このような慢性進行型においては髄液中の IL-6 が持続的に高値であるとされている[2]．メトトレキサートの少量パルス療法や，最近では抗 TNF-α 療法も試みられており，有効性が期待されている．

　本例では眼病変に対してシクロスポリンが投与され，その後に典型的な急性型の神経 Behçet 病を発症している．本例のようにシクロスポリン投与中に神経 Behçet 病を発症することが報告されており，このような場合はシクロスポリンの投与は中止し，副腎皮質ステロイドによる治療を行う．したがって，神経 Behçet 病に対してのシクロスポリンの投与は現在のところ禁忌とされている．また，シクロスポリン投与後の神経症状が神経 Behçet 病であるのか，またはシクロスポリンによって誘発される中枢神経症状であるのかは，意見が分かれるところであるが，臨床症状や治療に違いはない[3]．

〔熊野浩太郎〕

参考文献

1) Sakane T, et al：Behçet's disease. N Engl J Med 341：1284-1291, 1999
2) Hirohata S, et al：Cerebrospinal fluid interleukin-6 in progressive neuro-Behçet's syndrome. Clin Immunol Immunopathol 82：12-17, 1997
3) 稲葉午朗，近藤 脩，加来秀彦：神経 Behçet 病の精神・神経症状．神経内科 52：473-479, 2000

問題 120

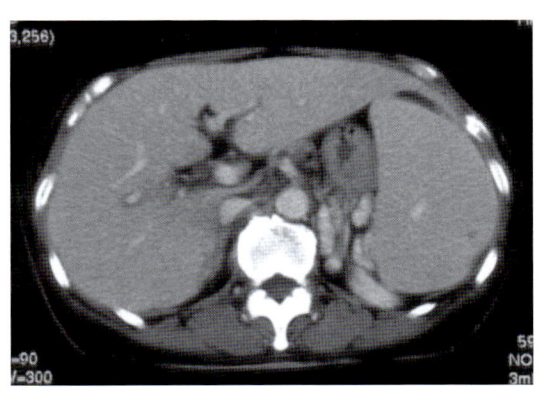

図1　上腹部造影 CT

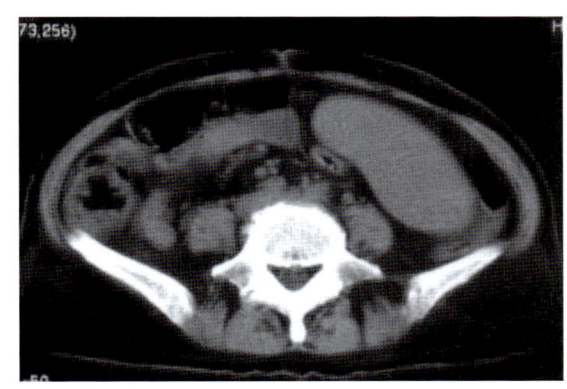

図2　骨盤造影 CT

- ●患者　59歳の女性．
- ●主訴　白血球減少の精査目的．
- ●既往歴　45歳時に十二指腸潰瘍．
- ●家族歴　特記すべきことはない．
- ●現病歴　28歳時に関節リウマチ〈rheumatoid arthritis：RA〉と診断された．当時の治療経過の詳細は不明である．45歳時から当院外来に通院している．最近の数年間はRAは落ち着いていて，stage IV，class IIの状態で，プレドニゾロン2.5 mg/日と非ステロイド性抗炎症薬とで加療されていた．それ以外の薬剤はここ数年間服用していない．3年前から高度の末梢血白血球減少を指摘されていたため，その精査を目的に入院した．
- ●身体所見　身長156 cm，体重50 kg．体温36.5℃．脈拍80/分，整．血圧120/74 mmHg．心音と呼吸音とに異常は認めない．腹部では心窩部に軽度の圧痛を認め，脾臓を10 cm触知する．表在リンパ節は触知しない．手関節，MPおよびPIP関節に変形を認める．
- ●検査所見　血液所見：赤血球395万/μL，Hb 12.7 g/dL，白血球800/μL（好中球32％，好酸球1％，単球8％，リンパ球59％），血小板10.1万/μL．血清生化学所見：総蛋白〈TP〉8.0 g/dL，アルブミン〈Alb〉3.2 g/dL，尿素窒素〈UN〉10 mg/dL，クレアチニン〈Cr〉0.61 mg/dL，AST 34 IU/L，ALT 41 IU/L，LD 249 IU/L（基準115〜245），ALP 341 IU/L（基準115〜359）．免疫学所見：CRP 3.4 mg/dL，リウマトイド因子〈RF〉460 IU/mL（基準20以下）．骨髄血所見：赤芽球，顆粒球系ともに正形成で，異形成は認めない．

上腹部造影CT（図1）と骨盤造影CT（図2）とを示す．

この疾患について正しいのはどれか．
2つ選べ．

- **A**：治療の第1選択は脾摘である．
- **B**：RA罹患後，長期の患者に多い．
- **C**：染色体異常が高頻度に認められる．
- **D**：血中免疫複合体が高値を示すことが多い．
- **E**：食道静脈瘤破裂が生命予後と最も関連する．

解答 120

B RA罹患後，長期の患者に多い．

D 血中免疫複合体が高値を示すことが多い．

● **診断**　Felty症候群

　Felty症候群は関節リウマチ〈RA〉，脾腫，白血球数減少（特に好中球減少）を主徴とする疾患で，欧米での頻度はRAの約1％とされるが，本邦ではさらに少なく，非常に稀な疾患である．本例もRAの存在，造影CT（図1, 2）でみられる脾腫，白血球（好中球）減少，および骨髄血検査などによる他疾患の除外から診断した．

　50歳以上でRA罹患歴が10年以上の長期の患者に多い．RAの活動性の高い例が多く，また関節外症状の頻度も高い．関節外症状は悪性RAで認められるものと同じような血管炎が原因の皮膚潰瘍，上強膜炎，末梢神経障害，胸膜炎などである．ただし，Felty症候群のうち約1/3はRAの関節炎は寛解状態にあったという報告もある．

　好中球減少の原因は不明であるが，基本は好中球の産生と破壊の不均衡とされる．その他，抗好中球抗体，好中球遊走能の亢進（流血中では減少），骨髄の異常，抗G-CSF抗体の関与などが報告されている．

　鑑別診断として肝硬変，門脈圧亢進症，全身性エリテマトーデスをはじめとする膠原病，骨髄異形成症候群や再生不良性貧血などの血液疾患，抗リウマチ薬をはじめとする薬物性の白血球減少などが挙げられる．特に重要なものにlarge granular lymphocyte〈LGL〉症候群がある．LGLは末梢血単核球の約5％を占め，natural killer cellや一部のT細胞が含まれる．LGL症候群はこのLGLがクローン性あるいは非クローン性に増殖したもので，白血球数減少を伴うことが多い．RA患者に合併するLGL症候群では好中球減少や脾腫もみられ，Felty症候群に非常に類似しており，原因不明のFelty症候群の病態を考えるうえで興味深い．ただし，通常はLGL症候群ではFelty症候群とは異なり，好中球減少と関節炎の発症が同時期で，関節炎の程度も軽く，関節外症状がなく，リウマトイド因子〈RF〉も低いといった臨床像の違いがある．

　検査所見では2,000/μL以下の好中球減少がみられ，好中球機能の低下も報告されている．また，血中免疫複合体やRFが高値で，補体は低値であることが多い．本例でも血中免疫複合体は高値であった．骨髄は通常，顆粒球系の過形成が多いが，正常から低形成性の場合もある．また，脾腫の程度と白血球減少の程度とは相関しない．脾腫は平均で通常の4倍の重量になるとされている．本例では図1, 2にみられるように骨盤腔に至るほどの脾腫を呈していた．

　Felty症候群で最も問題となるのは好中球減少（または好中球機能の低下も加わって）に起因する細菌感染症で，呼吸器感染症，皮膚化膿症が多く，再発・難治化しやすい．このような感染症の際には抗菌薬に加えてG-CSF製剤の投与が有効である．

　Felty症候群の治療は感染症の予防と感染時の治療，およびRAに対する治療からなる．副腎皮質ステロイドは有効とされるが，一方で感染症を誘発しやすく，かつ副腎皮質ステロイド単独では活動性の高いRAが多いため効果が少ない．金製剤，メトトレキサート，サラゾスルファピリジンなどの抗リウマチ薬，シクロスポリン，シクロホスファミドなどの免疫抑制薬の有効性が報告されている．近年，RAに対しては生物学的製剤が広く使用されているが，Felty症候群に対してのまとまった報告はまだない．エタネルセプト，リツキシマブに関しては効果がなかったという症例報告がある[1,2]．脾摘は一時的には80％の患者で有効とされるが，長期的には再び好中球減少の状態に戻ることが多く，第1選択ではない．〔熊野浩太郎〕

参考文献

1) Ravindran J, et al：Case report；Response in proteinuria due to AA amyloidosis but not Felty's syndrome in a patient with rheumatoid arthritis treated with TNF-alpha blockade. Rheumatology (Oxford) 43：669-672, 2004
2) Sordet C, et al：Lack of efficacy of rituximab in Felty's syndrome. Ann Rheum 64：332-333, 2005

問題 121

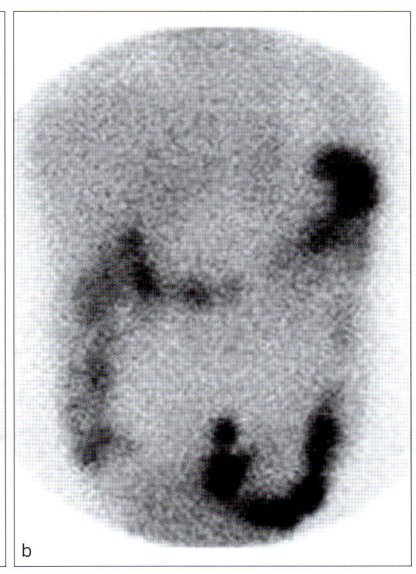

図1 ^{99m}Tc標識アルブミンシンチグラム　a：4時間後，b：24時間後

- ●患者　30歳の女性．
- ●主訴　全身浮腫．
- ●既往歴　特記すべきことはない．
- ●家族歴　叔母，いとこが膠原病(詳細不明)．
- ●現病歴　2か月前から顔面のむくみを自覚し，近医を受診した．低アルブミン血症(アルブミン1.5 g/dL)，大量の胸水および腹水を指摘されたため紹介され入院した．
- ●身体所見　意識は清明．体温36.5℃．脈拍72/分，整．血圧122/70 mmHg．全身状態は良好で，食欲も正常である．顔面頬部に紅斑を認める．両肺下部で呼吸音の減弱を認める．心音に異常はない．腹部は膨満し，波動を認める．圧痛はなく，腫瘤は触知しない．下肢に浮腫を認める．
- ●検査所見　尿所見：蛋白－，糖－，潜血－．血液所見：Hb 12.1 g/dL，白血球3,700/μL(好中球60％，好酸球3％，単球8％，リンパ球29％)，血小板16.3万/μL．血液生化学所見：総蛋白〈TP〉4.0 g/dL，アルブミン〈Alb〉1.0 g/dL，IgG 720 mg/dL(基準870～1,700)，尿素窒素〈UN〉9 mg/dL，クレアチニン〈Cr〉0.52 mg/dL，総コレステロール〈TC〉419 mg/dL，トリグリセリド〈TG〉140 mg/dL，AST 23 IU/L，ALT 34 IU/L，LD 149 IU/L(基準115～245)．免疫学所見：CRP 0.10 mg/dL，抗核抗体1,280倍(斑紋型)，抗RNP抗体64倍，抗Sm抗体1倍，C3 42 mg/dL(基準86～160)，C4 7 mg/dL(基準17～45)．

入院後，診断のために行った^{99m}Tc標識アルブミンシンチグラム4時間後(図1a)と24時間後(図1b)とを示す．

この疾患について正しいのはどれか．2つ選べ．

- A：脂肪便をきたす．
- B：副腎皮質ステロイドが有効である．
- C：腸管粘膜生検でリンパ管拡張を認める．
- D：腸管粘膜生検でアミロイド沈着を認める．
- E：診断にα_1-アンチトリプシン・クリアランス試験が有用である．

解答 121

B 副腎皮質ステロイドが有効である．

E 診断に α_1-アンチトリプシン・クリアランス試験が有用である．

●**診断** 全身性エリテマトーデス〈SLE〉に伴う蛋白漏出性胃腸症

本例は蝶形紅斑，リンパ球減少，抗核抗体および抗 Sm 抗体陽性から SLE と診断される．尿蛋白陰性の高度の低アルブミン血症（1.0 g/dL）とそれに伴う全身浮腫を認めたことから，蛋白漏出性胃腸症を疑い，α_1-アンチトリプシン・クリアランス試験，および図 1 で示した ^{99m}Tc 標識アルブミンシンチグラムにより，腸管からの蛋白漏出を確認した．

蛋白漏出性胃腸症とは血中蛋白の腸管からの漏出により，血中蛋白の低下，特に低アルブミン血症をきたす疾患である．症状として低アルブミン血症に由来する浮腫，胸水，腹水などが認められる．低アルブミン血症を引き起こすネフローゼ症候群，低栄養状態，肝硬変などの肝疾患，心不全などが鑑別される疾患である．本例は低アルブミン血症を認めたが，尿蛋白は陰性でネフローゼ症候群は否定され，肝硬変などの肝疾患も認められず，栄養状態の不良もなかったことから，蛋白漏出性胃腸症が疑われた．

蛋白漏出性胃腸症の原因は，大きくは 3 つに分けられる．第 1 は腸管粘膜の障害によるもので，炎症性腸疾患やびらん性胃炎，多発性胃潰瘍などがあり，第 2 は消化管リンパ管圧の上昇に伴うもので，拡張したリンパ管から腸管上皮を通して蛋白が漏出する．腸管リンパ管拡張症，右心不全などがある．第 3 として腸管の毛細血管の透過性亢進に基づくものがあり，膠原病に伴う蛋白漏出性胃腸症はこの機序によるとされている[1]．本例はこの第 3 にあたるもので，SLE のほか，Sjögren 症候群や混合性結合組織病〈mixed connective tissue disease：MCTD〉[2]での報告が多い．過去の報告では SLE に伴う蛋白漏出性胃腸症においても，腸管の病理所見でリンパ管の拡張が認められているとされるものがあるが，近年の報告ではほとんどそのような所見はないとされ，腸管粘膜下の血管壁に補体や免疫複合体の沈着がみられるという報告が多い[2]．下痢などの症状は必発ではなく，本例でも一過性の下痢があったのみであった．また，脂肪便も吸収不良症候群と異なり認められない．検査所見では血中総コレステロールの上昇を伴うことが多く，機序としてはネフローゼ症候群と同一であろうと思われる．また，この総コレステロールの上昇はリンパ管拡張に伴うものや，吸収不良症候群を伴う蛋白漏出性胃腸症ではみられず，蛋白漏出性胃腸症の鑑別にも役立つと考えられる．膠原病に伴うものでは内視鏡所見でも特異的なものはなく，本例でも内視鏡所見は正常であった．

蛋白漏出性胃腸症の検査であるが，α_1-アンチトリプシン・クリアランス試験が有用であり[3]，本例でも 274 mL/日（基準 13 mL/日以下）と高値であった．α_1-アンチトリプシンは分子量約 5 万の蛋白で，消化酵素に抵抗性であるため分解されずに糞便中に排泄される．また，画像検査では ^{99m}Tc 標識アルブミンシンチグラフィが有用であり[3]，本疾患では静注後数時間で腸管への集積を認めることから診断され，かつ糞便をためるという必要もなく患者への負担も少ない検査である．本例での治療後の ^{99m}Tc 標識アルブミンシンチグラムを図 2（→ p326）に示すが，治療前と比較して改善が明らかである．

低アルブミン血症をきたし，ネフローゼ症候群などの他の疾患がない場合には，思い出してほしい疾患として本疾患が挙げられる．〔熊野浩太郎〕

参考文献
1) 三浦総一郎，穂苅量太，都築義和：蛋白漏出性胃腸症の原因と鑑別診断．日本医事新報 No.4238：1-6，2005
2) 能正勝彦，高橋裕絅，池田幸穂，他：シクロフォスファミドパルス療法が有効であった蛋白漏出性胃腸症合併混合性結合組織病の 1 症例．リウマチ 38：818-824，1998
3) 福田真作，吉田　豊：蛋白漏出性胃腸症．日内会誌 85：1098-1103，1996

問題 122

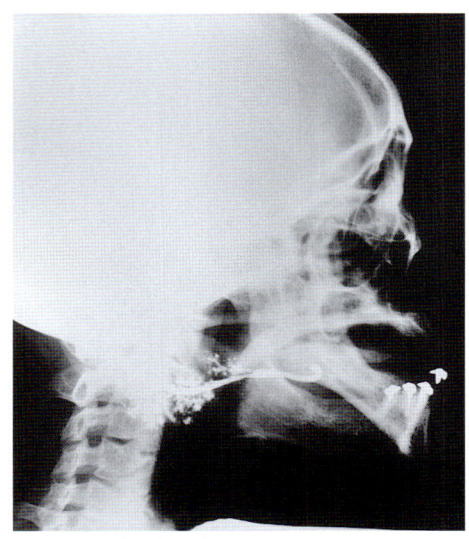

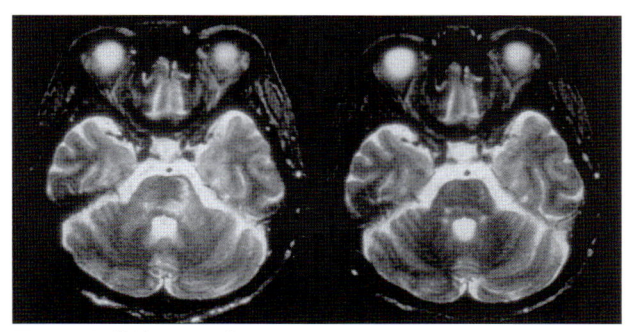

図1 唾液腺造影写真

図2 頭部単純 MRI 画像

- **患者** 43歳の女性．
- **主訴** 口渇，四肢脱力感およびしびれ．
- **既往歴** 腎結石，尿管結石．
- **現病歴** 1か月前に全身倦怠感，口渇および物の飲み込みにくさが出現し近医を受診した．甲状腺機能低下症，腎結石および低カリウム血症が認められた．昨日，起床時から四肢の脱力感が出現し，本日，体動困難となったため入院した．
- **身体所見** 意識は清明．身長 153 cm，体重 41.9 kg．体温 36.9℃．呼吸数 20/分．脈拍 72/分，整．血圧 114/80 mmHg．甲状腺腫大はない．心音と呼吸音とに異常は認めない．腹部では肝・脾を触知しない．
- **神経学的所見** 手指以外，顔面を含む体幹，四肢に筋力低下を認める (2〜3/5)．四肢深部腱反射は低下している．右半身の知覚障害を認める．Babinski 反射が右で陽性である．
- **検査所見** 尿所見：蛋白－，糖－，潜血±．赤沈 117 mm/1時間．血液所見：赤血球 326万/μL，Hb 11.6 g/dL，白血球 9,500/μL，血小板 25万/μL．血液生化学所見：総蛋白〈TP〉9.0 g/dL（アルブミン〈Alb〉57.7％，γ-グロブリン 23.2％），IgG 2,000 mg/dL（基準 870〜1,700），IgA 537 mg/dL（基準 110〜410），IgM 167 mg/dL（基準 46〜260），AST 24 IU/L，ALT 8 IU/L，LD 380 IU/L（基準 115〜245），ALP 506 IU/L（基準 115〜359），γ-GTP 32 IU/L（基準 30 以下），アルドラーゼ 6.0 IU/L（基準 0.5〜5.0），クレアチンキナーゼ〈CK〉312 IU/L（基準 32〜180），Na 138 mEq/L，K 1.6 mEq/L，Cl 121 mEq/L，Ca 9.2 mg/dL，P 1.5 mg/dL．免疫学所見：CRP 0.6 mg/dL，抗核抗体陽性，抗 DNA 抗体陰性，抗 SS-A 抗体 64 倍，抗ミトコンドリア抗体陰性，サイロイドテスト 100 倍（基準 100 未満），マイクロゾームテスト 6,400 倍（基準 100 未満），RAPA 320 倍（基準 40 未満），C3 87.8 mg/dL（基準 86〜160），C4 21.3 mg/dL（基準 17〜45）．

唾液腺造影写真（図1）と頭部単純 MRI 画像（図2）とを示す．

この患者でみられる検査所見はどれか．1つ選べ．

- **A**：MRI；脳梗塞
- **B**：尿所見；赤血球円柱
- **C**：心電図；テント状 T 波
- **D**：小唾液腺生検；単核球浸潤
- **E**：動脈血ガス分析；代謝性アルカローシス

解答 122

D 小唾液腺生検；単核球浸潤

●診断　Sjögren症候群（尿細管性アシドーシス，中枢神経病変の合併）

本例は唾液腺造影で腺胞拡大所見（図1），血液検査で抗SS-A抗体陽性でSjögren症候群と診断できる．本症の病型は一次性と他の膠原病を合併する二次性とに大別される．さらに一次性には涙腺・唾液腺のみに病変が限局する腺型と，病変がリンパ節・肺・肝・腎などに波及する腺外型とがある[1]．免疫異常として高γ-グロブリン血症や自己抗体の出現がみられる．自己抗体としては抗核抗体（SS-A/Ro抗体やSS-B/La抗体）が高頻度にみられる．また，リウマトイド因子は約80％の症例に出現する．

本症の一般的な臨床症状は眼，口腔内乾燥症状である．「眼がざらつく」「ごろごろする」などの表現や，「涙が出ない」「クラッカーやパンが飲み込みにくい」「虫歯が増えた」などの表現をする．これら乾燥症状のほかに微熱や全身倦怠感，関節痛，唾液腺腫脹，リンパ節腫脹などを呈する場合もある．リンパ節腫脹が持続してみられる場合は悪性リンパ腫の合併に注意する必要がある．

その他，腺外症状として末梢神経障害，慢性甲状腺炎，間質性肺炎，自己免疫性肝炎，原発性胆汁性肝硬変，腎尿細管性アシドーシス，再発性紅斑，筋炎，胸膜炎，高γ-グロブリン血症性紫斑病など多岐にわたる．また特殊な病態として，抗SS-A抗体や抗SS-B抗体陽性の母親から生まれた子どもが先天性心ブロックを呈することがある．先天性心ブロック児をみた場合，母体の基礎疾患として念頭に置くべきである．

本例はSjögren症候群の主症状よりむしろ合併症による症状が初発症状として出現している．本症の15〜60％に潜在性も含めた尿細管性アシドーシス〈renal tubular acidosis：RTA〉が存在するといわれている[2]．本例は塩化アンモニウム負荷試験により尿の酸性化障害が認められ，遠位型である．遠位尿細管性アシドーシスの症状は

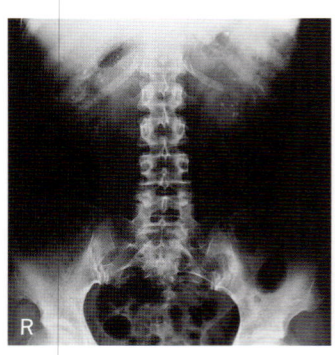

図3　腹部単純X線写真
両側腎部に小石灰化像が多数みられる．

多彩であるが，本例では低カリウム血症による四肢麻痺，腎・尿管結石（図3），尿の濃縮力障害による多尿が認められた．骨軟化症がみられることもある．低カリウム血症では心電図にてT波の平坦化，U波などがみられる．治療としては重炭酸ナトリウム，あるいはクエン酸製剤の投与が行われる．

また，Sjögren症候群には約20％に中枢神経症状を含めた，何らかの神経症を呈するといわれている．Alexanderらのグループが中枢神経症状を呈するSjögren症候群の髄液，MRI所見を報告し，多発性硬化症様の所見が認められるとしている[3]．本例は橋・中脳のT_2強調画像で高信号の所見で（図2），報告例に類似している．発症機序は剖検所見より自己免疫機序，血管炎などが考えられている．治療は副腎皮質ステロイド，免疫抑制薬が用いられるが，有効性に関しての報告は少ない．

〔髙橋裕一〕

参考文献

1) Pillimer SR：シェーグレン症候群．リウマチ入門，第12版〔日本語版：アメリカ関節炎財団（編），日本リウマチ学会（訳）〕, pp 442-450, the Arthritis Foundation, Atlanta, 2001
2) Aasarod K, et al：Renal involvement in primary Sjögren syndrome. Q J Med 93：297-304, 2000
3) Alexander EL, et al：Magnetic resonance imaging of cerebral lesions in patients with the Sjögren syndrome. Ann Intern Med 108：815-823, 1988

問題 123

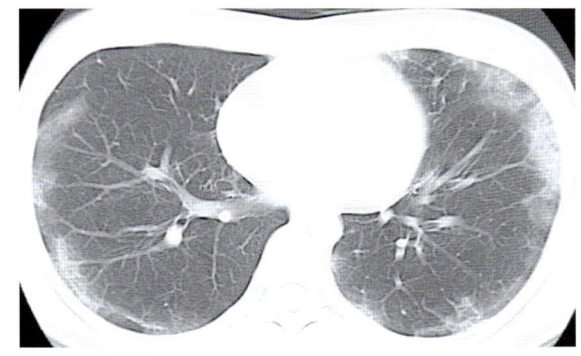

図1 胸部X線写真

図2 胸部単純CT

- ●患者　26歳の女性．
- ●主訴　乾性咳嗽．
- ●既往歴　特記すべきことはない．
- ●生活歴　職業は会社員（デスクワーク）で，喫煙歴やペット飼育歴はない．
- ●現病歴　今年9月の健康診断では胸部X線写真で異常を指摘されなかったが，10月初旬から乾性咳嗽が出現し，市販薬を内服したものの改善せず，10月28日に近医を受診した．感冒として治療されたが改善せず，11月2日の胸部X線写真で異常を指摘された．クラリスロマイシン（クラリス®）400 mg/日の内服で7日間治療したが，咳嗽は中等度改善したものの，胸部X線写真で陰影に改善なく，11月8日に入院した．
- ●身体所見　身長161 cm，体重47.5 kg．体温36.7℃．呼吸数22/分．脈拍96/分，整．血圧120/64 mmHg．心音と呼吸音とに異常は認めない．腹部と神経学的所見とに異常はない．
- ●検査所見　赤沈59 mm/1時間．血液所見：Hb 13.7 g/dL，白血球6,100/μL（好中球41％，好酸球22％，好塩基球0％，単球5％，リンパ球32％），血小板23.7万/μL．血液生化学所見：尿素窒素〈UN〉10 mg/dL，クレアチニン〈Cr〉0.63 mg/dL，AST 19 IU/L，ALT 7 IU/L，LD 317 IU/L（基準115〜245）．免疫学所見：CRP 4.4 mg/dL，抗核抗体陰性，MPO-ANCA陰性，KL-6 179 U/mL（基準＜500）．動脈血ガス分析（自発呼吸，room air）：pH 7.430，PaO_2 93.5 Torr，$PaCO_2$ 44.2 Torr，HCO_3^- 28.2 mEq/L，BE 4.4 mEq/L，SaO_2 97.8％．

胸部X線写真（図1）と胸部単純CT（図2）とを示す．

この疾患について正しいのはどれか．2つ選べ．

- A：自然寛解率が高い．
- B：抗真菌薬が有効である．
- C：喫煙関連肺疾患である．
- D：気管支喘息を合併する．
- E：血清IgEは上昇することが多い．

解答 123

D 気管支喘息を合併する．

E 血清IgEは上昇することが多い．

● **診断** 慢性好酸球性肺炎〈chronic eosinophilic pneumonia：CEP〉

表2 急性および慢性好酸球性肺炎の鑑別点

	急性好酸球性肺炎（AEP）	慢性好酸球性肺炎（CEP）
胸部X線写真像	びまん性浸潤，すりガラス状陰影，Kerley A，B lineの出現など	末梢側優位で非区域性の斑状浸潤影，すりガラス状陰影（肺胞性肺水腫とは写真のネガ・ポジの関係：photogenic negative of pulmonary edema像．ただし，古典的な分布を示すものは50％以下）
胸部CT像	びまん性に末梢側優位ではない濃淡が混合した陰影，小葉間隔壁・気管支血管周囲の肥厚像，胸水	多くは両側性，びまん性，末梢側優位の斑状陰影，発症から時間が経つと帯状/板状陰影が出現，すりガラス陰影，胸膜直下優位，上中肺野優位
画像上の鑑別疾患	薬剤性好酸球性肺炎，好酸球増加症候群，アレルギー性肉芽腫性血管炎，急性呼吸窮迫症候群〈ARDS〉，急性間質性肺炎	特発性器質化肺炎〈COP〉
その他の参考所見	発症年齢：多くは20～40歳（何歳でも発症しうる） 男女比：男性：女性＝2：1 日本では喫煙を契機に発症することが多い．	発症年齢：多くは40歳代（何歳でも発症しうる） 男女比：男性：女性＝1：2 血清IgE値は2/3の症例で上昇

末梢血中の好酸球の増加を認め，胸部X線写真では両側性の末梢優位に非区域性に広がる斑状陰影を認める．胸部CTもきわめて特徴的な所見を呈し，外側から2/3程度の領域を中心に末梢側優位の陰影が多発する（画像的には典型的な"photogenic negative of pulmonary edema"像である）．また，胸膜と直行または平行する帯状陰影を示しており，慢性の経過をうかがわせる．気管支肺胞洗浄液中の細胞数は$18.3×10^5$で，好酸球は87％であった．経気管支肺生検でも好酸球性肺炎像を呈し診断に至った．急性好酸球性肺炎〈AEP〉が喫煙に関連するのに対して，CEPでは非喫煙者に多い．また，血清IgEは2/3の症例で上昇する．自然寛解率は10％以下であり，再発も多い．58％の患者に数回に及ぶ再発が生じるとの報告[1]もある．約半数程度に気管支喘息を合併する．

好酸球性肺疾患の分類[2]（表1→p326）と，AEPとCEPの画像所見をまとめた（表2）．胸部CT画像所見としては，末梢優位の浸潤影はCEPに特徴的であり，気管支壁の肥厚像と気管支拡張像・粘液栓の所見はアレルギー性気管支肺アスペルギルス症の診断に有用となる．また，びまん性の陰影に小葉間隔壁の肥厚像や気管支血管束の肥厚所見・胸水を合併する所見は，AEPを疑わせる．

CEPは大多数（約90％）の症例で末梢血で好酸球増加を示すが，増加を認めない症例もある．その場合，診断における画像診断の役割が重要となる．この場合は，画像的に cryptogenic organizing pneumonia〈COP〉との鑑別が問題となり，診断が容易でない場合もある．また，CEPで呈する多彩な陰影は発症からの時間経過と関連する．発症から1か月以内ではすりガラス状陰影を伴う場合もある濃厚な融合陰影が胸膜直下に認められる．発症から1～2か月では，不均一な融合陰影や結節陰影を示す．2か月以上経つと，胸膜からある距離を隔ててこれに平行な帯状/板状陰影や無気肺像を示す． 〔武政聡浩〕

参考文献

1) Naughton M, et al：Chronic eosinophilic pneumonia；A long-term follow-up of 12 patients. Chest **103**：162-165, 1993
2) Allen JN, et al：Eosinophilic lung diseases. Am J Respir Crit Care Med **150**：1423-1438, 1994

問題 124

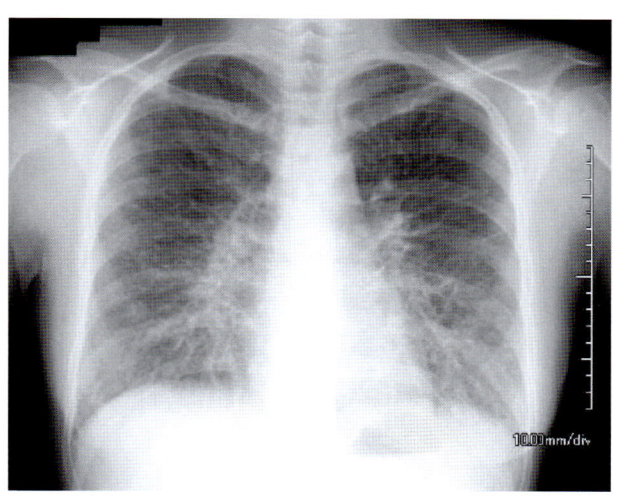

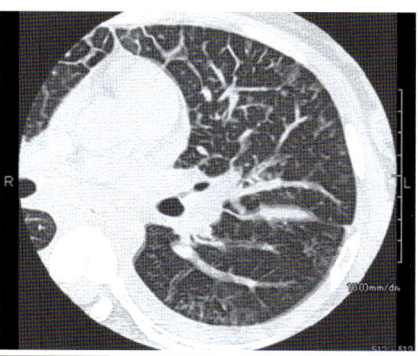

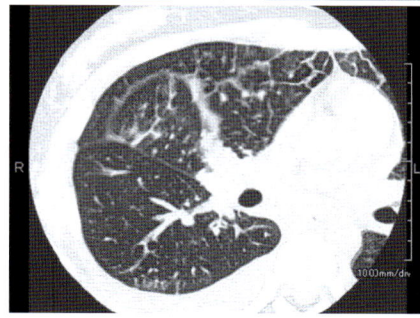

図1 胸部X線写真

図2 胸部HRCT

- ●患者　23歳の女性．
- ●主訴　咳嗽と呼吸困難．
- ●既往歴　虫垂炎．
- ●現病歴　今年の7月16日，朝から倦怠感があり，昼から悪心と乾性咳嗽とが出現した．7月17日0時から呼吸困難が出現し，7月17日午前4時に来院した．7月初旬から喫煙を始めた．
- ●身体所見　意識は清明．体温38.1℃．呼吸数30/分．脈拍116/分，整．血圧128/78 mmHg．頸静脈の怒張はなく，頸部リンパ節は触れない．心音に異常はない．呼吸音では両側背部に断続性ラ音を聴取する．腹部は平坦，軟である．下腿浮腫はない．
- ●検査所見　血液所見：赤血球513万/μL，Hb 9.9 g/dL，白血球28,200/μL（桿状核好中球12.0%，分葉核好中球82.0%，好酸球0%，好塩基球0%，単球2.0%，リンパ球4.0%），血小板37万/μL．血液生化学所見：総蛋白〈TP〉6.4 g/dL，アルブミン〈Alb〉3.9 g/dL，尿素窒素〈UN〉6.8 mg/dL，クレアチニン〈Cr〉0.63 mg/dL，AST 14 IU/L，ALT 6 IU/L，LD 284 IU/L（基準115〜245），ALP 130 IU/L（基準115〜359）．免疫学所見：*Chlamydia pneumoniae* IgA抗体陰性，*C. pneumoniae* IgG抗体陰性，オウム病CF抗体陰性，*Mycoplasma*抗体4倍未満，尿中レジオネラ抗原陰性．動脈血ガス分析（自発呼吸，room air）：pH 7.432，PaO_2 51.9 Torr，$PaCO_2$ 41.9 Torr，HCO_3^- 26.5 mEq/L．

胸部X線写真（図1）と胸部高分解能CT〈high resolution CT：HRCT〉（図2）とを示す．

この疾患について正しいのはどれか．
2つ選べ．

- **A**：胸水が出現することが多い．
- **B**：発病初期に末梢血好酸球数は増加する．
- **C**：Kerley's B lineがみられることが多い．
- **D**：副腎皮質ステロイドへの反応は不良である．
- **E**：病理学的にdiffuse alveolar damage〈DAD〉との鑑別は容易である．

A 胸水が出現することが多い．

C Kerley's B line がみられることが多い．

● 診断　急性好酸球性肺炎〈acute eosinophilic pneumonia：AEP〉

　好酸球性肺炎は組織学的疾患名であり，肺胞腔，肺胞壁を主体とする細胞浸潤が著しい炎症反応性病巣を意味する．その原因として多種類の薬物（NSAIDs，抗菌薬），寄生虫，真菌，ヘロイン，スコッチガード，ニッケル粉塵，血管炎などの報告がある．AEPは1989年にAllenらにより提唱された概念であり，その特徴は以下のようにまとめられる．

① 1週間以内の急性経過
② 著明な低酸素血症
③ びまん性肺浸潤影
④ 気管支肺胞洗浄液〈bronchoalveolar lavage fluid：BALF〉中の好酸球分画が25％以上
⑤ 気管支喘息やアトピー歴の欠如
⑥ 副腎皮質ステロイドに対する反応が良好

　AEPは年齢は何歳でも発症しうるが，20〜40歳で発症し，性差は男性が女性の2倍と多い．典型的には発熱，咳嗽，呼吸困難が数日の経過で出現するが，頭痛，咽頭痛，関節痛，全身倦怠感や食欲不振を訴えることもある．

　末梢血検査所見では好中球増加やCRP上昇が認められるが，好酸球数は減少または正常であることが多い．胸部X線写真ではびまん性の浸潤影，すりガラス状陰影を認め，KerleyのA，B lineも伴う．HRCTではびまん性に濃淡の濃度上昇域，小葉間隔壁，気管支血管周囲間質の肥厚像や胸水を認める．

　また，経気管支肺生検の病理像は肺胞壁への好酸球の浸潤を特徴とし，リンパ球，好中球，肺胞腔内にマクロファージ，フィブリンの析出などが種々の割合で認められ，しばしば硝子膜の形成もみられ，diffuse alveolar damege〈DAD〉との鑑別が必要となることがある．

　鑑別診断として，過敏性肺炎，急性間質性肺炎，急性呼吸窮迫症候群〈acute respiratory distress syndrome：ARDS〉，ウイルス性肺炎，非定型肺炎などがあるが，Kerley's B line や小葉間隔壁の肥厚，胸水の所見はAEPに特徴的であり，鑑別に有用である．また，その他の鑑別として心不全や癌性リンパ管症も挙がるが，病歴や身体所見より鑑別は容易である．

　近年，我が国では喫煙開始約1日〜数週間内に発症するAEPの報告が相次ぎ，本例も喫煙開始約2週間で急激に発症した．当院で過去5年間で経験したAEP 2例も喫煙を契機に発症していた．喫煙のエピソードと特徴的な画像所見よりプレドニゾロン（プレドニン®）40 mg/日，アンピシリン・スルバクタム6 g/日およびエリスロマイシン（エリスロシン®）1,200 mg/日が開始され，第3病日には低酸素血症は改善した．第7病日には画像も炎症所見も改善し，退院となった．末梢血好酸球分画は退院日には14.6％と上昇していた．

　基礎疾患のない若年者が発熱と急速に増悪する呼吸困難を主訴に救急外来を受診し，最近の喫煙歴と両側びまん性陰影を認めた場合，AEPを念頭におき診療を進めていかなければならない．

〔福田耕一〕

参考文献
1）Allen JN, Davis WB：Eosinophilic lung disease. Am J Respir Crit Care Med 150：1423-1438, 1994
2）中島正光：喫煙による急性好酸球性肺炎．内科専門医会誌 13：704-709, 2001

問題 125

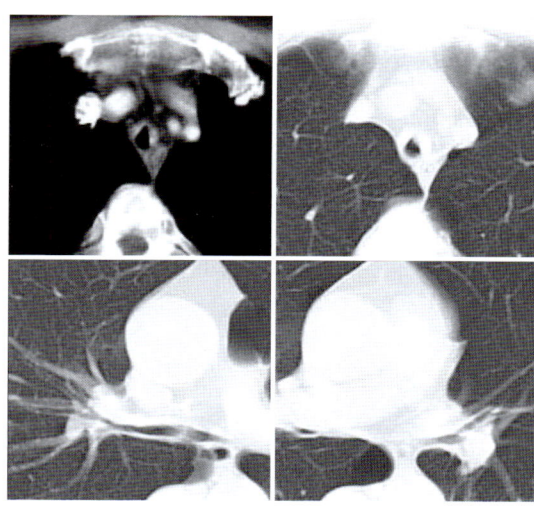

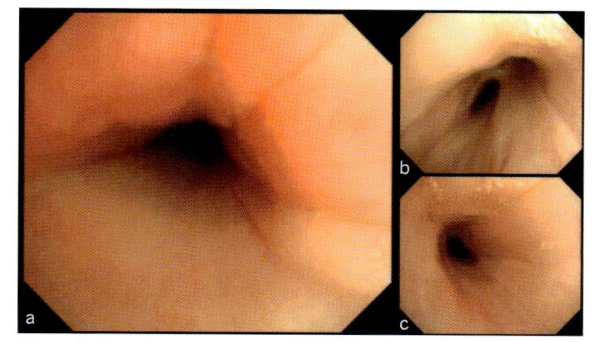

図1 胸部単純CT

図2 気管支鏡写真
a：気管，b：右主気管支，c：左主気管支

- **患者** 58歳の男性．
- **主訴** 喘鳴と咳嗽．
- **既往歴** 52歳時に脳腫瘍摘出術．
- **家族歴** 特記すべきことはない．
- **現病歴** 3年前から上下肢の関節痛をときどき認めるようになり，その頃から鞍鼻が出現した．咳嗽や呼吸困難も出現するようになった．1週前に感冒に罹患後，呼吸困難が増悪し，近医で抗菌薬を投与されたが軽快しないため，紹介され入院した．
- **身体所見** 身長163 cm，体重63 kg．体温36.6℃．脈拍72/分，整．血圧122/86 mmHg．頭頂部に手術瘢痕がある．鞍鼻を認める．耳介の変形はない．甲状腺腫大や皮疹はない．両肘関節に圧痛を認めるが，発赤や腫脹はない．前胸部で吸気時のstridorsと両肺に呼気時のwheezesとを聴取する．
- **検査所見** 赤沈44 mm/1時間．血液所見：白血球4,800/μL（好中球54.0%，好酸球2.0%，単球4.0%，リンパ球39.0%）．免疫学所見：CRP 0.19 mg/dL，抗核抗体陰性，リウマトイド因子

〈RF〉陰性．動脈血ガス分析（自発呼吸，room air）：pH 7.379，PaO_2 62.5 Torr，$PaCO_2$ 49.3 Torr，HCO_3^- 28.4 mEq/L，BE 2.9 mEq/L，SaO_2 90.4%．呼吸機能所見：VC 2.06 L，%VC 59.9%，$FEV_{1.0}$ 0.38 L，$FEV_{1.0}$%（G）14.1%，PEFR 1.21/秒，DLco 19.33 mL/分/mmHg，%DLco 104.9%．

胸部単純CT（図1）と気管支鏡写真（図2）とを示す．

この疾患について正しいのはどれか．
1つ選べ．

- **A**：腎障害をきたす．
- **B**：血清PR 3-ANCAの陽性率が高い．
- **C**：血清抗II型コラーゲン抗体が診断に有用である．
- **D**：気管支生検組織Congo-Red染色で橙赤に染まる無構造物の沈着を認める．
- **E**：高用量のプレドニゾロンとシクロホスファミドとの併用が標準的治療法である．

解答 125

C 血清抗II型コラーゲン抗体が診断に有用である.

●診断　再発性多発性軟骨炎

再発性多発性軟骨炎は全身の軟骨および結合組織を侵し,多彩な臨床症状を呈する比較的稀な慢性再発性の炎症性疾患である.McAdam, Damianiらによりその診断基準が提唱されており,①両側耳介軟骨炎,②非びらん性炎症性多関節炎,③鼻中隔軟骨炎,④眼症状,⑤気道軟骨炎,⑥前庭蝸牛症状,のうち3項目以上を満たす場合や,1項目以上と組織所見を有する場合,あるいは解剖学的に異なる2つ以上の部位が副腎皮質ステロイドまたはdapsoneに反応する場合に診断されるが,病初期には症状が揃わず診断基準を満たさないことが多い.また,関節リウマチや他の膠原病を合併することがあり,ANCA関連の血管炎も合併することがある.

本疾患の本態は軟骨に対する自己免疫異常と考えられており,軟骨の主構成成分であるII型コラーゲンに対する抗体が陽性になる症例が1/3に認められ,その抗体価は病勢を反映するとされている[1].抗II型コラーゲン抗体は関節リウマチや他の膠原病でも稀に検出されるが,他の膠原病では関節破壊により放出された変性II型コラーゲンに対する抗体であるのに対し,再発性多発性軟骨炎は未変性のII型コラーゲンに対する抗体であるとされ,異常産生された抗II型コラーゲン抗体を含むさまざまな軟骨基質に対する自己抗体による軟骨,結合組織の障害が多様な病態を引き起こすと考えられる.

本疾患では気管軟骨の破壊による気道狭窄が生命予後を左右し,病初期で適切な治療が行われないと気道の非可逆的な変性をきたし,致死的な呼吸不全を引き起こす.治療は0.75〜1 mg/kg/日のプレドニゾロンが投与されることが多く,メチルプレドニゾロンのパルス療法もよく用いられる.抗らい薬であるdapsoneやシクロホスファミドなどの免疫抑制薬の併用も行われることがあるが,症例数が少ないこともあり,その有効性は確立されたものではない.

また,稀な疾患であり,病初期には典型的な臨床所見を呈さない場合があるため,診断の遅れから気管軟骨に非可逆的な変性が出現し,気管軟化症を発症してしまった場合には副腎皮質ステロイドなどの薬物治療に抵抗性となり,気道感染を契機に呼吸状態の悪化をきたし,侵襲的または非侵襲的呼吸管理が必要となることもある.気管軟化症による慢性呼吸不全に気道内ステント留置などが試みられることもあるが,その長期的予後については不明である[2].

本例では,胸部単純CT(図1)で気管,両側主気管支の内腔の著明な狭窄所見が認められ,気管支鏡検査(図2)では気管,両側主気管支の気管軟骨輪が消失し,気道のびまん性狭窄が著明である.鞍鼻と気道軟骨炎,多関節炎より本例は再発性多発性軟骨炎と診断される.気管,気管支の狭窄によると考えられる著明な混合性換気障害とII型呼吸不全が認められるが,拡散能は正常で,肺実質の障害は認められない.

抗核抗体,リウマトイド因子は陰性で,PR3-ANCA,MPO-ANCAはともに陰性であった.抗II型コラーゲン抗体は陽性で,ステロイド治療により抗体価の低下が認められたが,気道狭窄と呼吸状態の改善は認められず,気管ステントの留置を施行した.

〔水野史朗〕

参考文献

1) 松元優子,他:抗II型コラーゲン抗体の測定が診断と病勢評価に有用であった再発性多発性軟骨炎の1例.日呼吸会誌 40:45-49,2002
2) Sarodia BD, et al: Management of airway manifestations of relapsing polychondritis; Case reports and review of literature. Chest 116: 1669-1675, 1999

問題 126

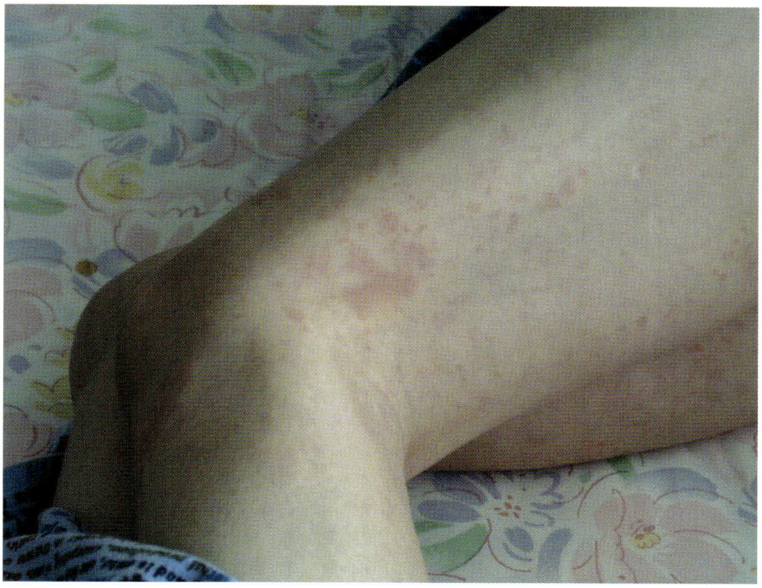

図1 大腿部の写真

- **患者** 23歳の女性．
- **主訴** 発熱と発疹．
- **既往歴・家族歴** 特記すべきことはない．
- **現病歴** 今年の9月中旬から両膝関節，両足関節および両肘関節に運動時痛をきたし，10月1日から38〜39℃の弛張熱と咽頭痛とが出現した．また，体幹から四肢および顔面に淡い紅斑が出没するようになった．発熱，関節痛および紅斑の出没が続くため，10月15日，精査目的に入院した．
- **身体所見** 身長155 cm，体重52 kg．体温38.8℃．脈拍96/分，整．血圧108/62 mmHg．貧血や黄疸はない．表在リンパ節は触知しない．心音と呼吸音とに異常は認めない．神経学的には特記すべき異常はない．大腿部の写真（図1）を示す．
- **検査所見** 尿所見および便所見に異常はない．血液培養は陰性．血液所見：赤血球352万/μL，Hb 9.6 g/dL，Ht 29.6%，白血球12,900/μL（好中球84.5%，好酸球2.5%，好塩基球1.5%，単球5.5%，リンパ球6.0%），血小板34.1万/μL．血液生化学所見：総蛋白〈TP〉7.4 g/dL，アルブミン〈Alb〉3.9 g/dL，IgG 1,170 mg/dL（基準870〜1,700），IgA 289 mg/dL（基準110〜410），IgM 188 mg/dL（基準46〜260），血清フェリチン730 ng/mL（基準3.4〜89），AST 20 IU/L，ALT 10 IU/L，LD 251 IU/L（基準115〜245），ALP 164 IU/L（基準115〜359）．免疫学所見：CRP 7.9 mg/dL，リウマトイド因子〈RF〉陰性，抗核抗体40倍未満．ウイルス検査：IgG-CMV＜2.0（陰性），IgM-CMV 0.39（陰性），IgG-EBV抗VCA 320倍（陽性），IgM-EBV抗VCA＜10倍（陰性），EBNA 10倍（陽性），β-Dグルカン＜5.0 pg/mL（基準11.0以下）．ツベルクリン反応の発赤は3×4 mmで，硬結や水疱はない．

胸部X線検査と腹部超音波検査とに異常はない．頸部，胸部および腹部単純CT検査で深在リンパ節の腫脹は認められない．

この疾患について正しいのはどれか．1つ選べ．

- **A**：生物学的製剤は無効である．
- **B**：血清IL-18が活動期に上昇する．
- **C**：約80%に薬物アレルギーがみられる．
- **D**：メトトレキサートが第1選択薬である．
- **E**：通常血清リウマトイド因子は陽性である．

解答 126

B 血清 IL-18 が活動期に上昇する.

● **診断** 成人 Still 病

小児疾患の若年性関節リウマチのうち,全身型では弛張熱,リウマトイド疹,リンパ節腫脹といった症状がみられ,これを Still 病という.しかし,同様の症状が成人にも出現することが判明し,Bywaters らによって提唱されたのが成人 Still 病である.

本例は入院後,各種画像検査や上部内視鏡検査で特記すべき所見なく,血液培養検査などで細菌感染は否定された.また,ウイルス学検査ではサイトメガロウイルス〈CMV〉は未感染,Epstein-Barr ウイルス〈EBV〉は既往感染であり,膠原病や ANCA 関連血管炎などの各種自己抗体は陰性であった.山口らの診断基準(表1→p327)[1]より大項目:発熱,関節痛,定型的皮疹,80%以上の好中球増加を示す 10,000/μL の白血球増多,の4項目と,小項目:咽頭痛の1項目の合計5項目が該当した.しかし,本例は骨髄穿刺検査の同意が得られず,完全に血液細胞の悪性腫瘍は否定できなかったが,末梢血白血球細胞は正常で,頸部,胸部および腹部 CT から悪性リンパ腫を疑うリンパ節腫脹は認められなかったことから成人 Still 病と診断し,副腎皮質ステロイドの投与を開始した.

Ohta ら[2]の我が国の成人 Still 病 90 例の検討によれば,発症年齢は 16〜25 歳が最も多く,35 歳までの発症例が約6割を占めるとのことである.男女比は,全体では1:2で女性に多い.35 歳以下での発症例では性差はみられないが,46 歳以上では女性が多くなる.症状では,発熱,関節痛は 100% と必発であるが,特徴的発疹であるリウマトイド疹の発生は 87% であった.また,54% の例に薬疹がみられた.検査所見では赤血球沈降速度亢進(≧40 mm/1 時間)が 96%,白血球増多(≧10,000/μL)が 89%,好中球増多(≧40%)が 83% と高頻度に認められた.抗核抗体陰性例は 93%,リウマトイド因子陰性例は 94% と陰性例が多いが,症例によっては陽性例も認められるようである.血清フェリチンの上昇は 82% と頻度としては高く,多くは基準値上限の 5〜10 倍を超える上昇を示し,成人 Still 病の補助診断には有用と考えられる.また,活動期の成人 Still 病は,関節リウマチや SLE〈全身性エリテマトーデス〉などの他の膠原病に比べ,血清 IL-18 値が高いことも知られ,治療によって活動性が低下すると,血清 IL-18 値も減少することから,IL-18 は疾患活動性のマーカーとして有用と考えられている[3].

成人 Still 病の治療は,副腎皮質ステロイド有効例が多いが,なかには副腎皮質ステロイドが無効で,経過中に間質性肺炎や心不全,播種性血管内凝固〈DIC〉など重篤な合併症が出現することもあり,大量ステロイドの投与が必要な症例もある.また,ステロイド抵抗例にメトトレキサートを併用投与し,ステロイドの減量に成功した例もある.近年,抗 TNF-α 拮抗薬や抗 IL-6 受容体抗体を使用したとの報告もあり,ステロイド抵抗性の例に対する工夫が今後もなされていくと思われる.

なお,治療の留意点としては治療中,経過が良好であっても,急激なステロイドの減量は再燃を誘発することがあり,慎重に観察しながらステロイドの減量を行う必要がある.　〔宮下真奈備〕

参考文献

1) Yamaguchi M, et al : Preliminary criteria for classification of adult Still's disease. J Reumatol 19 : 424-430, 1992
2) Ohta A, et al : Adult Still's disease ; A multicenter survey of Japanease patients. J Reumatol 17 : 1058-1063, 1990
3) 岡　秀行,他:86 歳の女性に発症した成人発症 Still 病の1例.岡山医学会雑誌 115:125-130, 2003

問題 127

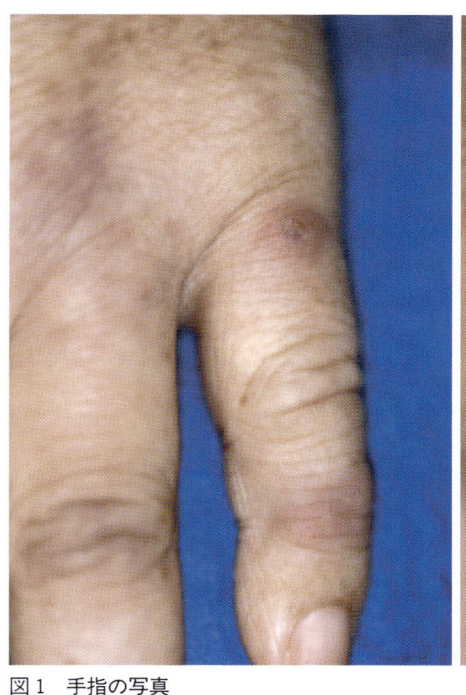

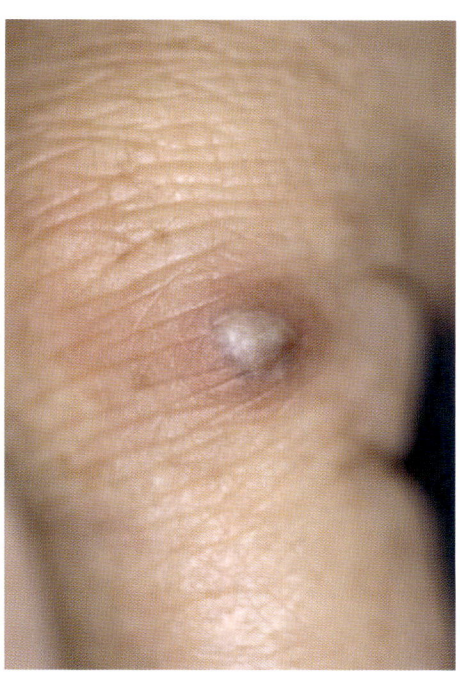

図1 手指の写真

- **患者** 64歳の男性．
- **主訴** 発熱，全身倦怠感および咳嗽．
- **既往歴** 50歳時に左腎癌，52歳時に左下葉肺癌．
- **家族歴** 母親が高血圧症．
- **現病歴** 5年前から軽度の血球減少（Hb 16.9 g/dL，白血球 3,200/μL，血小板 7.1万/μL）を指摘されていた．1か月前から発熱，全身倦怠感および咳嗽が続いたため来院した．胸部X線で右上葉の大葉性肺炎が疑われ，精査・加療のため入院した．入院後の抗菌薬投与で速やかに解熱し，胸部異常陰影は消失した．しかし，その後，抗菌薬投与中にもかかわらず発熱が再発し，有痛性紅斑や図1に示す皮疹が頭部，頸部および両側上下肢に出現した．
- **身体所見** 手指の写真（図1）を示す．
- **検査所見** 血液所見：赤血球 237万/μL，Hb 5.8 g/dL，白血球 3,200/μL（桿状核好中球 1%，分葉核好中球 60%，好酸球 5%，好塩基球 2%，単球 12%，リンパ球 20%），血小板 3.3万/μL．入院当初から血球減少を認め，骨髄検査では骨髄異形成症候群〈不応性貧血〉と診断された．

皮疹の鑑別診断として**考えられない**のはどれか．2つ選べ．

A：毛嚢炎
B：敗血疹
C：Sweet病
D：Behçet病
E：薬物アレルギー

解答 127

A 毛嚢炎

D Behçet 病

● 診断　Sweet 病

本例は骨髄異形成症候群を背景に急性発症した熱性疾患である．抗菌薬投与中の発熱のため，薬物アレルギーを鑑別する必要があるが，全身症状や多発性であることから単なる毛嚢炎は考えにくい．骨髄異形成症候群は免疫機能低下状態にあり，発熱した場合には何らかの感染症を考えなければならない．抗菌薬投与中とはいえ，菌交代症の可能性もあり，敗血症に伴う敗血疹をまず除外しなければならない．本例では抗菌薬を変更するとともに，血液培養を含めて皮膚生検からも培養検査を行ったが陰性であった．皮膚生検では真皮上層の水疱形成や赤血球の漏出が認められ，真皮には好中球を主体とする炎症性細胞浸潤が認められた（図2）．病理所見からは，完全に敗血疹を否定することはできないが，血管の破壊像は認められなかった．病理所見上，Behçet 病や持久性隆起性紅斑との鑑別を要するが，臨床経過が合わない．抗菌薬の投与に対して不応性で，その後プレドニゾロン 30 mg/日経口投与によって皮疹ならびに発熱は速やかに消失し改善した．臨床症状，病理所見ならびに良好な副腎皮質ステロイドへの反応から Sweet 病と診断することができる．

Sweet 病〈Sweet 症候群〉は 1964 年，Sweet が，①発熱，②顔面，頸部，四肢に好発する有痛性隆起性紅斑，③末梢血白血球増多，④真皮への密な好中球浸潤，を特徴とする 8 例の女性患者を acute febrile neutrophilic dermatosis と命名し報告したことに始まる．Sweet 病の約 20％ の例に悪性腫瘍が合併する．その多くは急性骨髄性白血病や骨髄異形成症候群などの血液疾患である．悪性腫瘍の診断と同時もしくは先行して発症することが多い．その他，妊娠，ワクチン接種，薬物（ミノサイクリン，リチウム，フロセミドなど）な

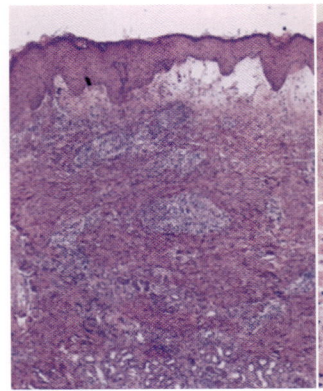

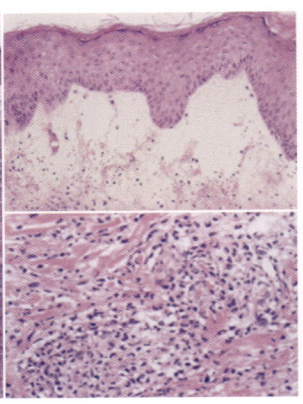

図2　皮疹の病理所見（HE 染色）
真皮上層に著明な浮腫を認める（右上）．真皮に好中球優位の細胞浸潤を認める（右下）．

どとの関連が明確な例がある．なかでも感染症を契機に発症したと考えられる Sweet 病は数多く報告されている．本例も大葉性肺炎を契機に発症した可能性がある．Sweet 病の病因は明らかではないが，G-CSF〈顆粒球コロニー刺激因子〉製剤の投与と関連した例や血中 G-CSF の上昇を認めた例もあり，サイトカイン産生との関連が示唆されている．

Sweet 病の病変は皮膚に限らず，眼，筋肉，関節，そして腎臓，肺，肝臓などの内臓に及ぶことがある．本例でも経過中，腹部超音波検査で脾臓内に腫瘤が認められた．副腎皮質ステロイド投与後改善したため，Sweet 病の内臓病変と考えた．これまでにも脾臓内に無菌性膿疱を認めた Sweet 病の報告がある．

〔本倉　徹〕

参考文献
1) Cohen PR, et al：Malignancy-associated Sweet's syndrome；Review of the world literature. J Clin Oncol 6：1887-1897, 1988
2) 緒方克己：Sweet 症候群．新村眞人，瀧川雅浩（編）：皮膚疾患最新の治療 2001-2002．南江堂，p 34, 2001

問題 128

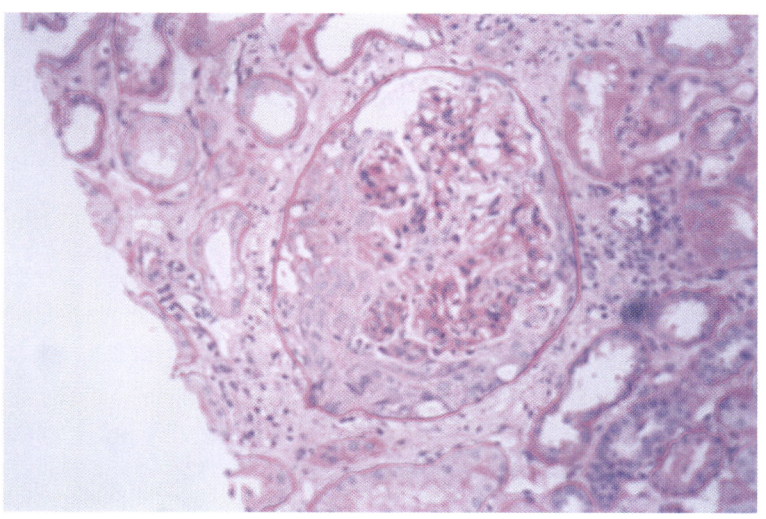

図1 腎生検PAS染色標本(200倍)

- ●患者　53歳の男性．
- ●主訴　下肢の紫斑，しびれ，浮腫および肉眼的血尿．
- ●既往歴　23歳時に結核性心外膜炎と心房細動．
- ●家族歴　特記すべきことはない．
- ●現病歴　1か月前から両下肢のしびれ感，紫斑および関節痛が出現した．1週前から浮腫と肉眼的血尿とが出現したため近位を受診し，尿検査異常と血清尿素窒素〈UN〉19.9 mg/dL，クレアチニン〈Cr〉1.3 mg/dLと腎機能障害を認めたため紹介され入院した．
- ●身体所見　体温36.2℃．血圧124/92 mmHg．両下肢に紫斑と浮腫とを認める．左足関節に疼痛と腫脹とを認める．
- ●検査所見　尿所見：蛋白3+(1.9 g/日)，潜血4+．沈渣：顆粒円柱1〜2/1視野．血液所見：赤血球467万/μL，Hb 15.1 g/dL，Ht 44.8%，白血球6,600/μL，血小板23.9万/μL．血液生化学所見：総蛋白〈TP〉6.1 g/dL，アルブミン〈Alb〉3.2 g/dL，尿素窒素〈UN〉30.3 mg/dL，クレアチニン〈Cr〉2.3 mg/dL．免疫学所見：CRP 6.0 mg/dL，MPO-ANCA 640 EU(基準20未満)，蛍光抗体法では特異的な免疫グロブリン，補体の沈着は認められない．腎機能所見：クレアチニンクリアランス〈Ccr〉17.3 mL/分．

腎生検PAS染色標本(図1)を示す．

この疾患について**誤っている**のはどれか．2つ選べ．

- A：若年者に多い．
- B：肺出血をきたす．
- C：一般的に予後は良好である．
- D：急速進行性糸球体腎炎を呈する．
- E：免疫抑制薬と副腎皮質ステロイドとの併用療法が行われる．

解答 128

A 若年者に多い．

C 一般的に予後は良好である．

●**診断** 顕微鏡的多発血管炎〈microscopic polyarteritis：MPA〉

顕微鏡的多発血管炎は，毛細血管，静脈，細動脈などの小血管の壊死性血管炎を主体とし，小〜中動脈の壊死性動脈炎を同時に伴うこともある疾患である[1]．毛細血管レベルの血管炎による壊死性糸球体腎炎の急速進行性糸球体腎炎や，肺胞隔壁の毛細血管炎による肺出血，間質性肺炎を伴うことが多い．MPAの特徴として，好中球細胞質内のミエロペルオキシダーゼに対する自己抗体MPO-ANCAが高率に陽性となることが挙げられる[2]．診断基準を**表1**(→p327)に示すが，腎外の血管炎症候を伴う急速進行性糸球体腎炎を認めた場合MPAを疑い，腎生検や皮膚生検などを行い，血管炎の存在を確認することが必要である．

本例では急激な腎機能の悪化，紫斑，関節炎，神経炎などを呈しており，MPO-ANCAが高値であることより，MPAを疑い腎生検を施行した．腎生検では糸球体12個のうち8個に細胞性半月体形成が認められた(**図1**)．診断基準のうち，主要症候の1)急速進行性糸球体腎炎，3)腎・肺以外の臓器症状，および組織所見が陽性であることより，MPAと診断した．

治療の主体は副腎皮質ステロイドと免疫抑制薬による強力な免疫抑制療法である．免疫抑制療法によりMPAの予後は改善されているが，さまざまな出血性病変，腎機能障害，呼吸不全などを合併することがあり，まだまだ死亡率の高い疾患である[1]．また，高齢者に多い疾患であるため，免疫抑制療法による日和見感染なども予後を決定する重要な因子となっている．本例では確定診断後，メチルプレドニゾロン(ソル・メドロール®) 1 g/日 3日間のパルス療法の後，プレドニゾロン(プレドニン®) 40 mg/日，シクロホスファミド(エンドキサン®) 50 mg/日の内服を開始した．治療開始時，クレアチニン〈Cr〉は3.6 mg/dLまで上昇したが，治療開始後はCr 0.9 mg/dLまで改善した．

MPAの発症早期の症状は発熱，全身倦怠感，関節痛，筋肉痛などの非特異的なものが多く，上気道炎などの感染症や慢性的な腎機能障害と誤診されることも多いため，治療が遅れる場合がある．MPAは早期に積極的な治療を開始しない限り腎死となるのは確実であるため，早期診断，早期治療が必要である．治療開始時のCr値が低いほど免疫抑制療法が奏効するため，このような症状を認める例ではMPAを積極的に疑い，検査を行うことが必要である．

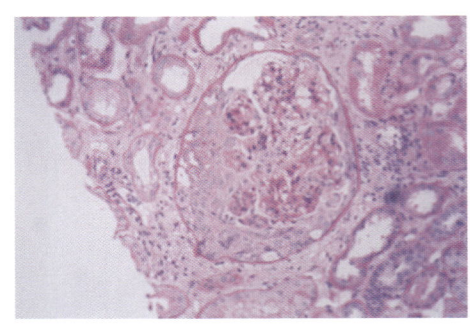

〔森下尚子〕

図1 腎生検 PAS 染色標本(200倍)

参考文献
1) 神谷康司，中林公正：顕微鏡的多発性血管炎とMPO-ANCA関連血管炎．診断と治療 87：800-804, 1999
2) 尾田高志，吉澤信行：顕微鏡的結節性多発性動脈炎．日本臨牀別冊：領域別症候群 17―腎臓症候群(下巻)：日本臨牀社，pp 403-406, 1997
3) 厚生省特定疾患難治性血管炎分科会．平成10年度研究報告書, 1999

感染症・救急

感染症・救急

問題 129-151

問題 129

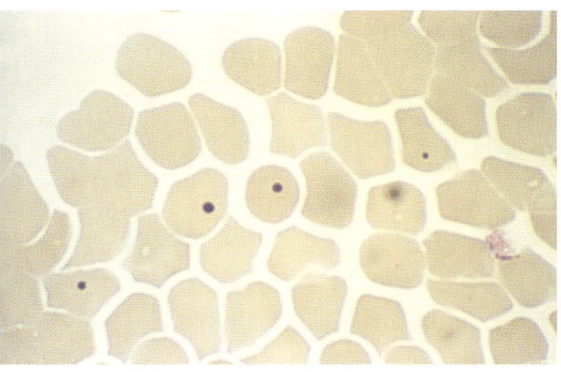

図1 腹部単純CT

図2 末梢血塗抹 May-Giemsa 染色標本

- ●患者　36歳の男性．
- ●主訴　発熱と悪寒・戦慄．
- ●既往歴　特記すべきことはない．
- ●現病歴　昨日まで何の症状もなく普通に生活していた．本日午前2時頃，突然の悪寒・戦慄で目覚め，高熱を認めたため解熱薬を内服した．朝になっても解熱せず，全身倦怠感が強いため来院した．
- ●身体所見　意識は清明．体温39.2℃．呼吸数30/分．脈拍128/分，整．血圧80/mmHg（触診）．心音と呼吸音とに異常はない．腹部は全体に軽い圧痛のみで反跳痛はない．皮膚には紫斑を認める．
- ●検査所見　尿所見：pH 5.5，蛋白±，糖−，潜血＋．沈渣：赤血球5〜6/強視野，白血球10〜11/強視野．血液所見：Ht 53.2％，白血球2,100/μL，血小板2.6万/μL．血液生化学所見：空腹時血糖99 mg/dL，尿素窒素〈UN〉18 mg/dL，クレアチニン〈Cr〉2.7 mg/dL，AST 446 IU/L，ALT 178 IU/L，Na 143 mEq/L，K 3.6 mEq/L，Cl 102 mEq/L．免疫学所見：CRP 1.08 mg/dL．動脈血ガス分析（O_2 5 L/分吸入下）：pH 7.050，PaO_2 60.3 Torr，$PaCO_2$ 47.2 Torr，HCO_3^- 13.0 mEq/L，BE −18.3 mEq/L．胸部X線所見：肺炎像などは認めない．

腹部単純CT（図1）と末梢血塗抹 May-Giemsa 染色標本（図2）とを示す．

この病態について**誤っている**のはどれか．1つ選べ．

- **A**：脾摘術後に起きやすい．
- **B**：膠原病でも同じ病態に注意を要する．
- **C**：肺炎球菌ワクチンは予防に有効である．
- **D**：原因菌はインフルエンザ菌が最も多い．
- **E**：適切な治療を受けても短時間で死に至る可能性が高い．

解答 129

D 原因菌はインフルエンザ菌が最も多い．

● 診断　肺炎球菌敗血症，脾臓機能低下症

本例は特に既往歴のない健康な成人男性が誘因なく突然に敗血症で発症し，短時間のうちにショックになった例である．その後の経過は，来院後直ちに抗菌薬投与などの治療を開始したが，来院後約6時間（発症後約13時間）で永眠となった．その後わかった血液培養検査結果で，肺炎球菌を認めた．

このような病態は，種々の原因で脾摘後に肺炎球菌を主とした重症感染症に罹患しやすく，overwhelming postsplenectomy infection〈OPSI〉として知られている．脾臓は液性免疫の中心的働きをしており，肺炎球菌莢膜多糖抗体などの特異的抗体産生や，補体・オプソニンなどの活性の調節と維持などを行っている．このため脾摘後や脾機能が低下した例では，肺炎球菌の感染に対して弱くなり重症化しやすく，急激に敗血症性ショックに移行しやすい[1]．

本例は図1の腹部CTで脾臓が小さく低形成脾臓ないし脾機能低下を疑わせ，これによりOPSIと同じ病態になったと考えられる．臨床的な特徴は，明らかな感染巣がはっきりせず，突然に敗血症ないし髄膜炎で発症し，早期よりDIC〈播種性血管内凝固〉などを合併しやすく，適切に治療されても予後は不良である．起炎菌は肺炎球菌が最も多く，その他インフルエンザ桿菌などがある．

診断は臨床的には疑うことが重要で，疑うポイントとしては既往歴に脾摘術があれば疑いやすいが，既往歴が特にない場合は急激に悪化する感染症を認めた場合はこのような病態を考える必要がある．疑われる場合には，腹部超音波やCTで脾臓の有無のチェックや大きさの測定を行い，脾臓が低形成かどうかの推測をするとともに，末梢血塗抹May-Giemsa染色でHowell-Jolly小体（図2）を見つけることが脾機能の評価には重要である．さらに末梢血のbuffy coat smearを行うことにより起炎菌の推定などができる場合があるので診断に有効である．

基本的な治療は重症感染症に準じて行い，可能な限り早期に抗菌薬の投与を行う．前述のように予後はDICやWaterhouse-Friderichsen症候群などを早期に合併し，一般的に不良．死亡率は50〜80％で，死亡までの時間が72時間以内と短時間のことが多い[1]．脾摘後や脾機能低下がわかっている場合は，このような感染症罹患のリスクを低下させるために，肺炎球菌ワクチンの投与やペニシリン系抗菌薬の予防内服などが従来より勧められている．その他の注意点としては，マラリアやリケッチア流行地の渡航の注意や，他のワクチン（インフルエンザワクチン，インフルエンザ桿菌ワクチンなど）などの投与や感染の徴候があれば早めに治療を開始することなどが挙げられる[1,2]．

また，本例は家族の同意が得られず剖検することができなかったので，脾臓の病理学的な所見は得られなかったが，無症候性の脾梗塞を起こした所見を認めた例や，脾臓の低形成の所見を認めた例の報告などがある[1]．このような病態は，他の基礎疾患の場合でも引き起こされる可能性があり，SLE〈全身性エリテマトーデス〉やMCTD〈混合性結合組織病〉などの膠原病や，潰瘍性大腸炎などの疾患でも呈することがあるとされており，このような疾患の患者が悪寒・戦慄，発熱で来院した場合には，OPSI様の病態に注意する必要がある[3]．

〔雨田立憲〕

参考文献

1) 中西和雄，他：脾臓低形成による劇症型の肺炎球菌敗血症の1成人例．日救急医会誌 9：348-352, 1998
2) Sarangi J, et al：Guidelines for the prevention and treatment of infection in patients with an absent or dysfunctional spleen. BMJ 312：430-434, 1996
3) Guertler AT, Carter CT：Fatal pneumococcal septicemia in a patient with a connective tissue disease. J Emerg Med 14：33-38, 1996

問題 130

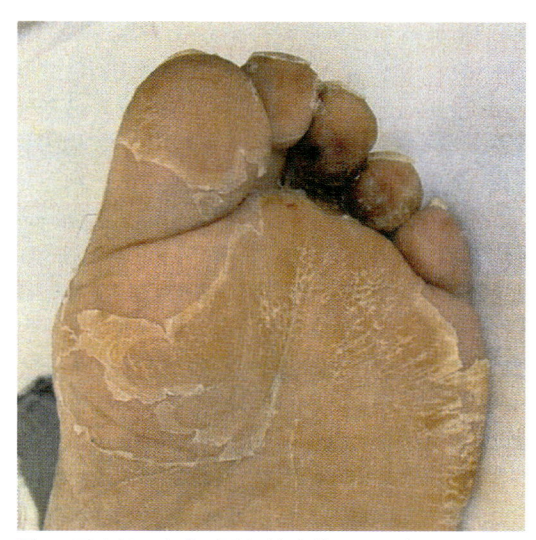

図1 足底部の皮膚の写真(急変後14日目)

- ●患者　78歳の男性．
- ●主訴　発熱と意識障害．
- ●既往歴　15歳時に肺結核，50歳から糖尿病と肺気腫，69歳時に直腸癌手術(人工肛門，人工膀胱造設)．
- ●生活歴　喫煙20本/日，飲酒歴はない．
- ●現病歴　3日前から持続する微熱と湿性咳嗽とを主訴に入院した．身体所見上，胸部聴診でラ音はなく，胸部X線写真上も異常陰影は認めなかった．血液検査所見上は白血球とCRPとの上昇を認めたが，その他，電解質，肝機能および腎機能は正常であった．入院時の喀痰培養ではCandidaのみを検出し，抗酸菌は塗抹および結核菌PCRともに陰性，血液培養も陰性であった．肺気腫に伴う気管支炎と診断し，SBT/ABPC(ユナシン®)を開始したところ，入院4日後には解熱を認め，全身状態は改善した．しかし，入院7日後から再び39℃まで発熱し，翌日には全身に淡い皮膚紅潮を認め，意識障害と低酸素血症とをきたし，気管挿管，人工呼吸器装着となった．
- ●急変後身体所見　意識レベルJapan Coma Scale〈JCS〉III-200．体温39℃．脈拍112/分，整．血圧60/30 mmHg．SpO₂(room air) 80%．心音と呼吸音とは正常で，腹部や四肢に異常はない．皮膚には全身に淡い日焼け様紅潮を認める．
- ●急変後検査所見　血液所見：Hb 10.8 g/dL，白血球29,200/μL(好中球94%)，血小板3.3万/μL．凝固・線溶所見：血清FDP 56 μg/mL(基準4以下)．血液生化学所見：尿素窒素〈UN〉37 mg/dL，クレアチニン〈Cr〉3.1 mg/dL，AST 75 IU/L，ALT 17 IU/L，LD 917 IU/L(基準115～245)，クレアチンキナーゼ〈CK〉1,441 IU/L(基準57～197)，Na 146 mEq/L，K 4.4 mEq/L，Cl 113 mEq/L．免疫学所見：CRP>10 mg/dL．培養所見：血液培養陰性，喀痰培養でMRSA検出．心電図所見：洞性頻脈を認める．胸部X線所見：入院時と変化はない．

支持療法と抗菌薬投与で患者は改善し，急変後14日目には図1に示す皮膚変化がみられた．

この疾患について**誤っている**のはどれか．2つ選べ．

A：多臓器障害を伴うことが多い．
B：診断基準に血清CK高値は含まれる．
C：播種性血管内凝固〈DIC〉をきたす．
D：診断には血液培養で原因菌検出が必要である．
E：原因菌の産生する毒素はエンテロトキシンBが最も多い．

解答 130

D 診断には血液培養で原因菌検出が必要である．

E 原因菌の産生する毒素はエンテロトキシンBが最も多い．

●診断　毒素ショック症候群〈toxic shock syndrome：TSS〉

本例は毒素ショック症候群である．急変時の喀痰よりMRSAが検出され，TSST-1〈toxic shock syndrome toxin-1〉産生株であることが後に判明した．TSSは1978年にToddらにより報告され，突然の高熱，嘔吐・下痢，筋肉痛，精神症状，日焼け様の皮膚発赤などをきたし，ショック・多臓器不全に進展する．Staphylococcus aureusの産生する外毒素〈exotoxin〉が免疫学的に特異な反応を示した結果起こる全身性の疾患とされる[1]．

TSSは月経に関連したTSS〈menstrual TSS：MTSS〉と，関連しないTSS〈nonmenstrual TSS：NMTSS〉に分けられる．MTSSは1980年に米国で月経用の高吸収性タンポンの使用に伴うTSSとして多数報告され，この製品回収とともに発生数は減少した．MTSSが減少するにつれて，NMTSSが主体となってきた．TSSが報告された1979～80年当時は全TSSに占めるNMTSSは9％に過ぎなかったが，1987～96年の報告では約59％を占めるようになった[2]．NMTSSは術後の発症例が増えているが，その他の局所感染症やインフルエンザ関連例も認められている．MTSSの致死率は1980年の5.5％から1987～96年の1.8％に減少しているが，NMTSSは1980～96年まで6.0％で不変とされている[2]．

初期症状として筋肉痛や発熱，嘔吐・下痢がみられ，数時間のうちに日焼け様の発赤が生じ，やがてサイトカインの作用による間質への体液喪失や末梢血管抵抗の低下から循環血液量減少性ショックに至る．診断基準として，以下の6項目を満たせば確定診断となる．①発熱（≧38.9℃），②発疹（日焼け様皮膚発赤），③落屑（発症1～2週間後の回復期に起こる．手掌や足底では目立つが遅れて現れる，図1），④低血圧（収縮期圧≦90mmHg，もしくは拡張期圧起立性低下≧15mmHg），⑤多臓器障害（消化器：嘔吐・下痢，筋：筋肉痛または正常2倍以上のCK上昇，粘膜：腟・口腔・結膜の充血，腎：UNまたはCrの正常2倍以上の上昇，または尿沈渣で膿尿（白血球5個以上/高倍率視野），肝：AST，ALT，総ビリルビンの正常2倍以上の上昇，血液：血小板≦10万/mL，中枢神経：巣症状のない意識障害），⑥以下の検査が陰性（施行できた場合）：血液・咽頭・脳脊髄液培養（ただし，血液培養でS. aureus検出は可）．ロッキー山紅斑熱・麻疹・レプトスピラ症の血清抗体価[2]．

TSSに関連したS. aureusの産生する毒素としてTSST-1が多く，NMTSSの40～60％，MTSSの90～100％を占める．次いでエンテロトキシンB，エンテロトキシンCが認められる[2]．局所で産生された毒素が吸収されて全身反応を起こすと考えられている．また，これらの毒素はスーパー抗原と呼ばれ，T細胞受容体のVβ部位に吸着し，約20％のT細胞を一度に活性化し，大量のサイトカイン（IL-1，IL-2，TNF-α，TNF-β）を産生するため，急速に全身症状が引き起こされるとされる[2]．

治療は支持療法が主体であり，輸液や昇圧薬を投与する．タンポンを使用していれば，直ちに取り除く．感染徴候がなくても，創培養は陽性になることがある．抗菌薬としては第1世代セフェム系，βラクタムアレルギーにはクリンダマイシンを投与する．MRSAに対してはバンコマイシンを使用する．本例はショック状態に対して十分な輸液と昇圧薬を必要とし，抗菌薬としてバンコマイシンを使用した．腎前性腎不全に対して数回の血液透析を要したが，次第に腎機能は正常値まで改善した．また，発症後7日頃の回復期から全身皮膚の落屑が始まった（図1）．　〔井関太美〕

参考文献
1) 戸塚恭一：Toxic shock syndrome（TSS）．日本臨牀別冊：領域別症候群シリーズ23―感染症症候群．日本臨牀社，pp 15-19，1999
2) Cosgrove S, et al：Staphylococcal toxic shock syndrome. Up To Date vol.15.3, 2007

問題 131

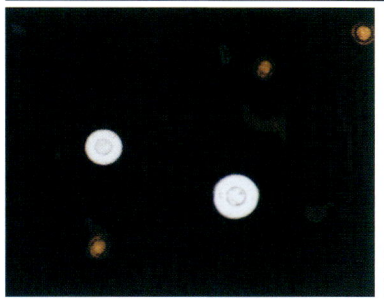

図1 胸部単純CT（上）
図2 髄液の墨汁染色標本（下）

- **患者** 43歳の男性．
- **主訴** 頭痛と意識障害．
- **既往歴** 特記すべきことはない．
- **生活歴** 2か月前から山で捕獲したメジロを3羽，換気扇のない自宅倉庫で飼っていた．
- **現病歴** 1か月前から39℃台の発熱，頭痛および全身倦怠感が出現したため近医に入院した．抗菌薬の点滴投与で加療されていたが改善なく，今朝から意識障害が出現し，不穏状態となったため転入院した．
- **身体所見** 体温39.4℃．脈拍92/分，整．血圧180/98 mmHg．肝・脾腫が認められ，表在リンパ節は腫脹している．皮疹はない．心音と呼吸音とに異常はない．
- **神経学的所見** 意識は混迷，不穏状態である．瞳孔は正円同大，対光反射は正常である．四肢深部腱反射は全体に軽度亢進しているが，病的反射はない．項部硬直とKernig徴候とが認められる．
- **検査所見** 赤沈35 mm/1時間．血液所見：白血球13,200/μL．血液生化学所見：IgG 1,300 mg/dL（基準870〜1,700），IgA 188 mg/dL（基準110〜410），IgM 249 mg/dL（基準33〜190）．免疫学的所見：CRP 1.9 mg/dL，HIV抗体陰性，血清梅毒抗体陰性，C3 117 mg/dL（基準86〜160），C4 45.9 mg/dL（基準17〜45）．腫瘍マーカー：各種マーカーはいずれも陰性である．培養所見：喀痰，便，尿および血液の培養はいずれも陰性である．胸部X線写真では左下肺野に異常陰影がみられる．胸部単純CT（図1）を示す．髄液所見：キサントクロミーを呈している．初圧330 mmH$_2$O，終圧180 mmH$_2$O．細胞数223/μL（単核球83%），蛋白143 mg/dL，糖8 mg/dL．Pandy反応陽性．髄液の墨汁染色標本（図2）を示す．髄液の細菌培養，抗酸菌検査，細胞診はいずれも陰性，血液や髄液のウイルス抗体価に有意な変動はない．頭部単純CTに異常はない．

この疾患について正しいのはどれか．
2つ選べ．

A：患者の隔離が必要である．
B：健常人に発症することは稀である．
C：胸部X線で病変を認めることは少ない．
D：髄液の墨汁染色陽性率は約50%である．
E：抗菌薬の投与で予後は比較的良好である．

C 胸部X線で病変を認めることは少ない．

D 髄液の墨汁染色陽性率は約50％である．

●**診断** クリプトコッカス髄膜脳炎

　クリプトコッカス髄膜脳炎は中枢神経系の真菌感染症としては最も頻度が高い．細胞性免疫機能が低下した患者に好発するが，約半数は健常人にみられる．基礎疾患としては，成人T細胞白血病，悪性リンパ腫，慢性リンパ性白血病，多発性骨髄腫，糖尿病，腎不全，結核，AIDS〈後天性免疫不全症候群〉などが報告されている．AIDSに合併する日和見感染症としては *Pneumocystis jiroveci*, cytomegalovirus, 抗酸菌に次いで頻度が高く，今後増加することが予想される．クリプトコッカス髄膜脳炎の非治療例は通常2〜3か月で死亡するが，寛解・増悪を繰り返し経過が数年に及ぶことや，自然治癒例の報告もある．人から人への感染発症は報告されていないので，本症患者の隔離は必要ない．

　クリプトコッカス属で人に病原性を有するのは *Cryptococcus neoformans* のみで，土壌やハトなどの糞便中に生息している．空中に飛散した *C. neoformans* を吸入し肺に初感染巣を形成するが，*C. neoformans* は中枢神経系に親和性が高く，初感染巣から血行性に中枢神経系に達し髄膜脳炎を発症する．本例は自宅倉庫でメジロを飼育し，メジロの糞の吸引により肺にクリプトコッカス病巣を形成し，血行性に全身散布し髄膜脳炎を併発したと考えた．通常，胸部X線で肺クリプトコッカス症所見を認めることは少ないが，本例では入院時の胸部X線で左下肺野に異常陰影がみられた．胸部CTでは左肺S6〜S10に背部胸膜に接して炎症性病変が認められ，両側に少量の胸水を認めた（図1）．また，本例の髄液墨汁染色所見では多数のクリプトコッカス胞子がみられた（図2）．髄液の真菌培養も陽性を示し，生物学的性状試験で *C. neoformans* と確認し，クリプトコッカス髄膜脳炎と臨床診断した．通常，本疾患の墨汁染色陽性頻度は50％程度とされ，培養には1週間程度の期間が必要で，早期診断は困難な場合も多い．

　本疾患の治療には抗菌薬の投与は無効で，抗真菌薬の投与が必要である．本例ではアムホテリシンBとフルコナゾールとの点滴併用投与を直ちに行ったが，入院10日後の頭部CTでは脳溝は狭小化し，大脳は全体に浮腫状を呈していた．アムホテリシンBにより腎障害，低カリウム血症が出現したため20日後に中止し，フルコナゾールは1日400 mgの投与を継続した．入院後，意識レベルは軽度改善したが発熱は続き，入院から22日後に呼吸状態が悪化して死亡した．剖検では脳軟膜は混濁・肥厚し，表層の血管怒脹がみられた．左肺下葉背面に境界明瞭な病巣が多発し，暗赤色にうっ血していた．組織学的には脳髄膜に多数のクリプトコッカスと多核巨細胞がみられ，両側レンズ核付近のVirchow-Robin腔に多数のクリプトコッカスを認めた．左下肺病変・気管支粘膜・腎臓・副腎・腹部大動脈リンパ節にも多数のクリプトコッカスを認め，全身性クリプトコッカス症に伴うクリプトコッカス髄膜脳炎と病理診断された．

　本例は基礎疾患を認めなかったが，診断の遅れもあり救命できなかった．クリプトコッカス髄膜脳炎は通常，亜急性の経過をとるとされるが，早期診断，早期治療が重要であり，慢性頭痛，不明熱，精神異常などを呈する例においては積極的に本症を疑う必要がある．

〔岩崎　靖〕

参考文献

1）Prockop LD：Fungal and yeast infections. Rowland LP(ed)：Merritt's Textbook of Neurology, 9th ed. Williams & Wilkins, New York, pp 193-198, 1995
2）Weenink HR, Bruyn GW：Cryptococcosis. Vinken PJ, Bruyn GW, Klawans HL(eds)：Handbook of Clinical Neurology, vol 52. Elsevier, Amsterdam, pp 429-436, 1988
3）岡山健次：脳クリプトコッカス症，クリプトコッカス髄膜脳炎．日本臨牀別冊：領域別症候群シリーズ26―神経症候群I，日本臨牀社，pp 629-635, 1999

問題 132

図1 頭部単純 MRI T₁ 強調画像

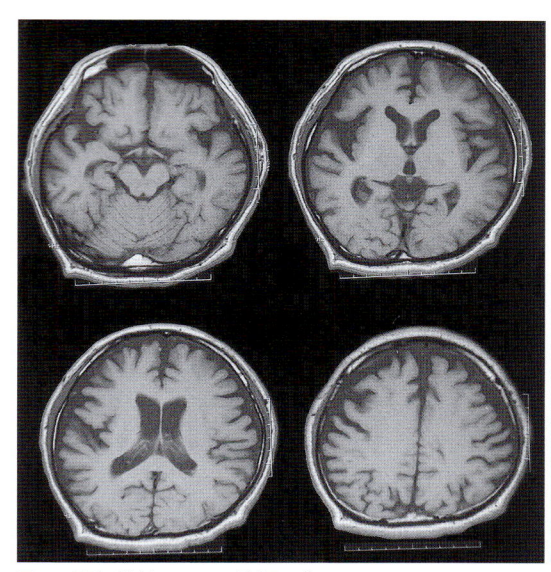

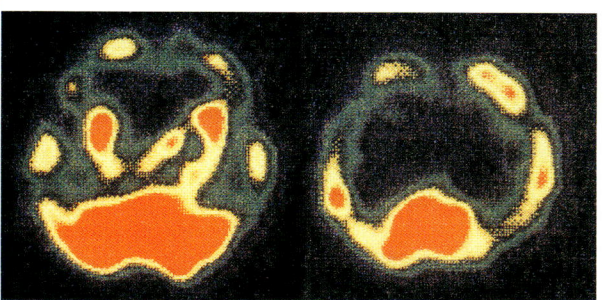

図2 脳血流シンチグラム

- **患者** 32歳の男性．
- **主訴** 動作緩慢と記銘力低下．
- **既往歴・家族歴** 特記すべきことはない．
- **現病歴** 1年前から次第に動作が緩慢になり，記銘力の低下を自覚した．精神科を受診し，抗うつ薬を処方されたが改善せず，紹介され入院した．
- **身体所見** 体温 36.2℃．脈拍 72/分，整．血圧 106/70 mmHg．肝・脾腫，表在リンパ節腫脹および皮疹はない．
- **神経学的所見** 意識は清明．構音障害はない．瞳孔は正円同大で，対光反射と輻輳反射とは正常である．Argyll Robertson 瞳孔はない．眼球運動は緩徐で saccadic である．四肢の筋力は正常で，筋萎縮や線維束性攣縮はなく，不随意運動も認めない．深部腱反射は四肢で軽度に亢進しているが，病的反射はない．感覚障害や小脳失調は認めない．Wechsler 成人知能評価尺度改訂版〈WAIS-R〉では言語性 IQ 62，動作性 IQ 45，トータル IQ 46，Mini-Mental State Examination〈MMSE〉22点，改訂長谷川式簡易知能評価スケール〈HDS-R〉13点である．
- **検査所見** 尿所見，血液所見，血液生化学所見および甲状腺機能は正常である．血清梅毒反応：梅毒トレポネーマ血球凝集検定法〈TPHA〉8,088倍，蛍光トレポネーマ抗体吸収検査〈FTA-ABS〉2,560倍，FTA-ABS-IgG 陽性，ガラス板法 32倍，凝集法 16倍．髄液所見：細胞数 25/μL（単核球 91%），蛋白 80 mg/dL，糖 53 mg/dL，IgG 29.6 mg/dL，Pandy 反応 3＋．髄液の梅毒反応検査では TPHA 6,504倍，FTA-ABS 256倍，凝集法 8倍である．

頭部単純 MRI T₁ 強調画像（図1）と脳血流シンチグラム（⁹⁹ᵐTc-HMPAO-SPECT）（図2）とを示す．脳波は 5～6 Hz の徐波が主体である．

この疾患について正しいのはどれか．
2つ選べ．

- **A**：無症候の例も存在する．
- **B**：脳萎縮は通常両側性である．
- **C**：適切な治療を行っても臨床症候は改善しない．
- **D**：ペニシリン G 60万単位の週1回筋注が推奨されている．
- **E**：適切な治療により血清と髄液の抗体価は速やかに低下，陰性化する．

解答 132

A 無症候の例も存在する．

B 脳萎縮は通常両側性である．

● 診断　神経梅毒（進行麻痺）

本例のMRIは年齢に比して高度の脳萎縮と側脳室の拡大を認め，SPECTでは両側前頭葉を中心に大脳半球全体の血流低下を認める．進行麻痺と診断し，Center for Disease Controlの指針に従いペニシリンG 2,400万単位/日点滴静注，2週間の投与を3クール行った．動作緩慢は改善し，高次機能，SPECT・脳波所見で改善がみられた．しかしながら，治療後の血清梅毒反応はTPHA 9,187倍，FTA-ABS 2,560倍，FTA-ABS IgM陽性，ガラス板法8倍，凝集法8倍で，髄液検査では細胞数2/μL，蛋白34 mg/dL，糖66 mg/dL，Pandy反応（＋），IgG 10.8 mg/dL，TPHA 5,822倍，FTA-ABS 256倍，凝集法4倍であり，治療後も梅毒抗体価はあまり低下せず，改善の指標とはならなかった．一般に，梅毒抗体価は感染早期に治療を開始するほど低下，陰性化しやすいが，先天梅毒や梅毒第3期に入ってからの治療ではガラス板法や凝集法は陽性のまま持続し，TPHA，FTA-ABS抗体価も高値のまま持続し陰性化しないとされる．また，髄液の細胞数や蛋白量は*Treponema pallidum*の活動性をある程度反映するが，治療効果の判定基準とするには十分でなく，治療効果の判定には検査所見よりも臨床症状に重点を置くべきであるとされる．

神経梅毒は*Treponema pallidum*の中枢神経感染症の総称であり，第二次世界大戦後のペニシリン療法導入により急激に減少している．神経梅毒の診断基準は，①血清のFTA-ABSが陽性で，なおかつ神経梅毒を示唆する眼科的・神経学的所見があること，②血清と髄液のFTA-ABSが陽性で，髄液の細胞数異常を伴っていること（白血球数5/μL以上で，細菌性・ウイルス性髄膜炎が否定されること），③血清と髄液のFTA-ABSがともに陽性の患者において進行する神経症候が認められ，その原因となる他の因子が除外できること，のいずれかを満たすことが必要である．神経梅毒は無症候型，髄膜血管型，実質型に分けられ，実質型は脊髄癆，進行麻痺，視神経萎縮に分けられる．進行麻痺は第4期梅毒とされ，神経梅毒のうち脳実質が直接障害される最も重篤な疾患とされ，梅毒感染者の5％程度でみられる．梅毒感染から約10〜15年の潜伏期を経て発症し，主として大脳皮質が侵され，慢性に経過し，多彩な精神神経症状を呈する．進行麻痺に片麻痺，失語などの巣症状を示し，症状に対応する一側脳萎縮を特徴とする症例は，Lissauer型進行麻痺と呼ばれる．本例の梅毒感染の経路・時期は特定できなかったが，梅毒は初感染の数か月後にはすでに中枢神経系に達しているとされ，神経徴候がみられない患者においても脳実質に影響を及ぼしている可能性がある．血清の梅毒反応検査〈STS〉が陽性であった患者には，FTA-ABSテストで梅毒感染を確認し，それが陽性であれば梅毒の病期を決定するために全身検索が必要であり，さらには中枢神経系の梅毒感染を証明するために髄液検査が必要である．無症候性神経梅毒はペニシリンG大量療法で治癒させることが可能とされ，治療後3〜6か月ごとに血清STS，6か月ごとに髄液検査を行い，3年間経過観察することが推奨される．

神経梅毒は決して過去の疾患ではなく，内科領域では常に本症の可能性を考える必要がある．神経梅毒は早期発見，適切な治療により症状・徴候の改善が期待できる疾患として重要である．

〔岩崎　靖〕

参考文献

1) Rowland LP：Spirochete infections；Neurosyphilis. Rowland LP(ed)：Merritt's Textbook of Neurology, 9th ed. Williams & Wilkins, Baltimore, pp 200-208, 1995
2) Hooshmand H, Escobar MR, Kopf SW：Neurosyphilis；A study of 241 patients. JAMA 219：726-729, 1972
3) Center for Disease Control：Syphilis；Recommended treatment schedules, 1976. Ann Intern Med 85：94-96, 1976

問題 133

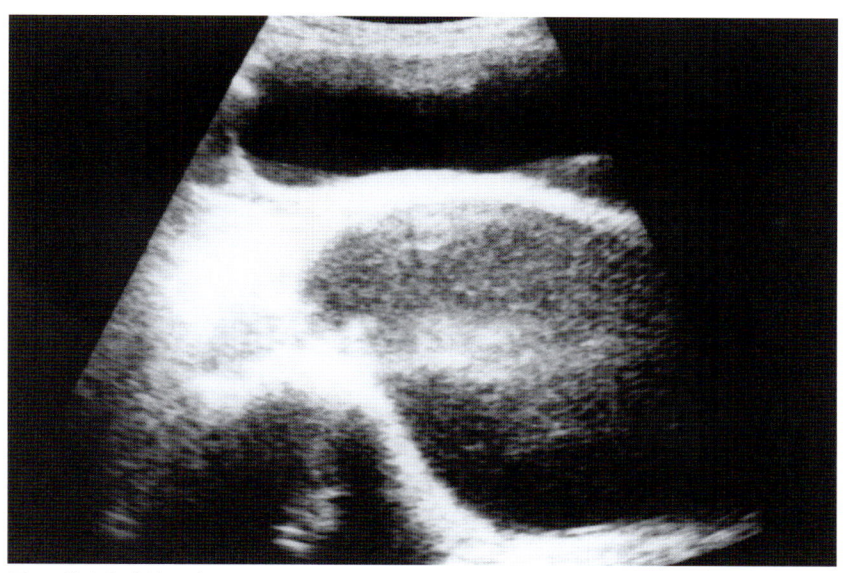

図1 腹部超音波写真

- **患者** 15歳の女子．
- **主訴** 下腹部痛．
- **既往歴・家族歴** 特記すべきことはない．
- **現病歴** 2か月前から下腹部痛がみられたが放置していた．2日前から下腹部痛が増悪したため近医を受診した．整腸薬を投与されたが，改善しないため来院した．
- **身体所見** 身長148 cm，体重41 kg．体格，体型および皮膚に異常はみられない．下腹部正中に臍下4横指に及ぶ表面平滑な腫瘤を触知し，軽度の圧痛がみられる．
- **検査所見** 血液生化学所見に異常はみられない．

腹部超音波写真（図1）を示す．膀胱の背側に尿よりもやや高エコーで，均一な内部に高輝度領域を含む腫瘤が認められる．

この疾患について正しいのはどれか．
2つ選べ．

A：排尿障害をきたす．
B：原因は発生異常である．
C：頻度は0.1～0.2%である．
D：しばしば家族性がみられる．
E：内科的治療が第1選択である．

解答 133

A 排尿障害をきたす．

B 原因は発生異常である．

● 診断　処女膜閉鎖症〈imperforate hymen〉

処女膜閉鎖症は尿生殖洞，Müller 管の発生異常に起因すると考えられており，その頻度は 0.014～0.024％と報告されているが，遺伝性はない[1～3]．思春期になって初めて症状を呈するため，内科を受診することも少なくない．月経発来後に，潜伏月経のための周期的下腹部痛〈月経モリミナ〉を訴える例が大多数であるが，腹痛，便秘などの消化器症状，あるいは尿閉や頻尿などの尿路系の症状で発症する場合もある[4,5]．

診断には病歴聴取と外陰部所見が重要であるが，内科での診察では腹部超音波検査により，囊腫様に腫大した腟が観察できれば比較的容易に診断される．内部エコーは出血を反映して点状エコーを呈し，流動性を認め，ときに血球成分と血漿成分が分離すれば鏡面形成により二相性を呈する[6]．また，MRI 検査では解剖学的異常を容易に把握できるだけではなく，貯留した液体の性状も評価可能であり，診断的価値も高い[7]．CT 検査も有用であるが，若年女児が患者であることを考えると，被曝の問題があり，必ずしも必要な検査とは言い難い．白血球増多や CRP 陽性など炎症反応の上昇，溶血によると思われる LD 上昇がみられることもあるが特異的ではない．CA 125，CA 19-9 などが上昇することもあり，卵巣腫瘍と誤認されることがある[8]．本例では膀胱の背側にやや hyperechoic な腫瘤が観察され，内部は用手圧迫により可動性が確認された．腟留血腫と考えられたが，子宮との連続性は腸管ガスにより観察できなかった．超音波検査時に再度問診し，無月経であることから処女膜閉鎖症と診断し，婦人科へ紹介した．

治療は処女膜を切開，内容液を排出させることであるが，予後良好であり，再閉鎖や癒着などの報告は稀である[6]．

処女膜閉鎖症は非常に稀な疾患であるが，下腹部痛を主訴とする思春期女性患者の診察では，本疾患を念頭に十分な病歴聴取をすべきであり，診断には超音波検査がきわめて有用である．

〔瓜田純久〕

参考文献
1) 竹下茂樹，他：処女膜閉鎖症の 2 例．日産婦東京会誌 36：405-408，1987
2) 田中昭一，他：腟閉鎖症(処女膜閉鎖症)の臨床．思春期学 7：263-268，1989
3) 幾石泰雄，他：腹痛を主訴とした処女膜閉鎖症による腟溜血腫の 1 例．小児内科 22：130-132，1990
4) 大東貴志，飯ヶ谷知彦，中島史雄：急性尿閉を主訴とした処女膜閉鎖症の 1 例．泌尿紀要 36：97-99，1990
5) 島　純子，長尾尚子：腰痛を主訴とした処女膜閉鎖症の 1 例．小児科 32：837-838，1991
6) 埜口亮輔，他：尿閉，下腹部腫瘤で発症した処女膜閉鎖症の 2 例．日本小児放射線学会雑誌 22：124-128，2006
7) Vainright JR, Fulp CJ, Schiebler ML：MR imaging of vaginal agenesis with hematocolpos. J Comput Assist Tomogr 12：891-893, 1988
8) 浜田　徹，他：右下腹部痛を主訴とした処女膜閉鎖症の 1 例．臨外 61：523-526，2006
9) 土屋　宏，藤原葉一郎，楠木　泉：子宮腟溜血腫をきたした処女膜閉鎖症の 1 例．医療 48：393-396，1994

問題 134

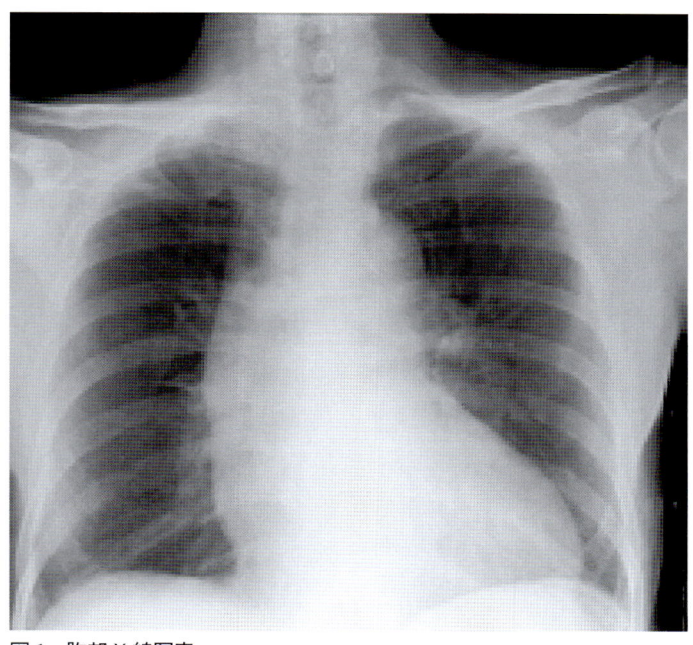

図1 胸部X線写真

- **症例** 68歳の男性．
- **主訴** 心窩部痛．
- **既往歴** 検診歴はない．40年ほど，医療機関に行っていない．
- **生活歴** 喫煙20本/日を45年間．飲酒歴はない．
- **現病歴** 自動車を運転していたところ，昼12時半過ぎから心窩部痛と冷汗とが出現した．がまんしながら運転していたが，症状の改善がないため車から降り，その場で救急車を要請した．このような症状は初めてであった．痛みは刺すようなもので持続的であった．放散痛および背部痛はない．当院へ搬送時，痛みは4/10へ軽減していた．悪心はなかった．
- **身体所見** GCS E4V5M6，体温35.1℃，呼吸数30/分，脈拍104/分，整．血圧88/56 mmHg．眼瞼結膜に貧血はない．頸動脈に血管雑音はない．心雑音は聴取しない．呼吸音に異常はない．腹部は平坦，軟で圧痛や反跳痛はない．四肢動脈の触知は良好で左右差はないが，末梢の冷感が著明で重症感が強い．
- **検査所見** 血液所見：赤血球409万/μL，Hb 13.2 g/dL，Ht 39.8%，白血球12,940/μL，血小板24.9万/μL．血液生化学所見：空腹時血糖137 mg/dL，UN 12.4 mg/dL，Cr 1.17 mg/dL，ALT 36 IU/L，AST 18 IU/L，LD 260 IU/L（基準115〜245），CK 105 IU/L（基準32〜180），Na 138 mEq/L，K 3.7 mEq/L，Cl 99 mEq/L，心筋トロポニンT（定性）（−）．

胸部X線写真（図1）を示す．12誘導心電図：洞調律，ST-T異常はない．

直ちに行う検査はどれか．2つ選べ．

- **A**：心エコー
- **B**：腹部超音波
- **C**：胸部造影CT
- **D**：上部消化管内視鏡
- **E**：冠動脈造影

解答 134

A 心エコー

C 胸部造影 CT

●**診断** 急性 A 型大動脈解離，心タンポナーデ．

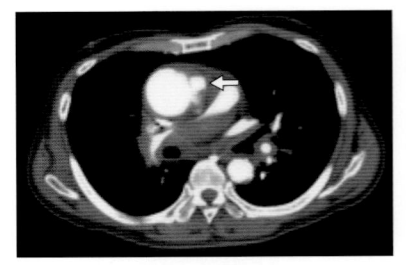

図2 胸部造影 CT 写真
上行大動脈に偽腔が認められる(矢印)．

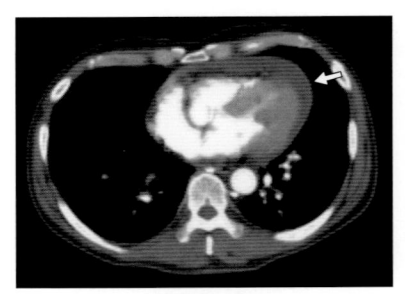

図3 胸部造影 CT 写真
心囊液貯留が認められる(矢印)．

　40 年間医療機関を受診しなかった人が運転中の自動車を止め，その場で救急車を呼んだことから，非常に強い痛みだったことが推測される．初診時ショックバイタルで突然発症ということからも，第一に心血管系の疾患を考えなければならない．胸部 X 線写真は AP view であるが，それでも有意な縦隔拡大と心拡大を認めた．教科書的な症状である胸背部痛の訴えはなかったが，上記が疑われた．乳酸化リンゲル液を全開で投与を行い，いつでも心囊ドレナージができるように準備をしながら，CT 室へ移動した．幸い CT 検査が終わるころには血圧は 168/107 mmHg と上昇した．ニカルジピンを投与し，血圧コントロールを行った．CT では図2のように，限局的ではあったが上行大動脈に偽腔を認めた(矢印)．心囊液貯留も認めた(図3)．心電図では ST-T 異常を認めず，冠動脈まで解離は及んでいないようであった．経胸壁心エコーでは CT と同様，心囊液貯留を認めたが，大動脈弁逆流や左室壁運動異常は認めなかった．すぐ心臓血管外科医がコールされ，緊急手術が行われた．上行大動脈小彎側に tear を認め，部分弓部置換術が行われた．その後，問題なく経過し，術後 13 日で退院した．

　急性大動脈解離は見逃してはならない疾患の一つであり，迅速な診断・治療が必要である．個人的なことであるが，研修 1 年目のとき，上級医に「救急では急性心筋梗塞，くも膜下出血，子宮外妊娠だけは見逃すな」といわれた．見逃してはならない疾患はそのほかにも多くあるが，これらはどれも生命にかかわる重篤な疾患であり，時には非典型的な症状で来院する症例があるからであろう．筆者はそれらに急性大動脈解離を加えている．急性大動脈解離に典型的である胸背部痛を訴える症例は約 70～80% といわれており，症状のない例もあるといわれている[1]．また非特異的な心電図変化により，急性心筋梗塞との鑑別が難しい場合があるが，まずは疑うことが重要である．疑われたら直ちに造影 CT 検査を行うが，血圧や疼痛コントロールを行うことも必要である．急性解離があり，Stanford A 型であれば緊急手術へ，Stanford B 型では保存的治療を行うが，B 型でも瘤形が 5 cm を超え，切迫破裂の危険性が高いと判断される例では緊急手術となる．

〔小田口尚幸〕

参考文献
1) 藤原久義・他：循環器病の診断と治療に関するガイドライン(2004-2005 年合同研究班報告)―大動脈瘤・大動脈解離診療ガイドライン. Circ J 70：1569-1646, 2006

問題 135

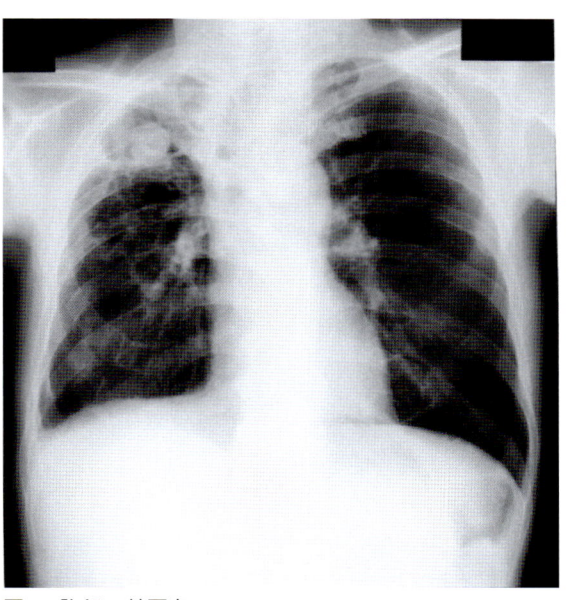

図1 胸部X線写真

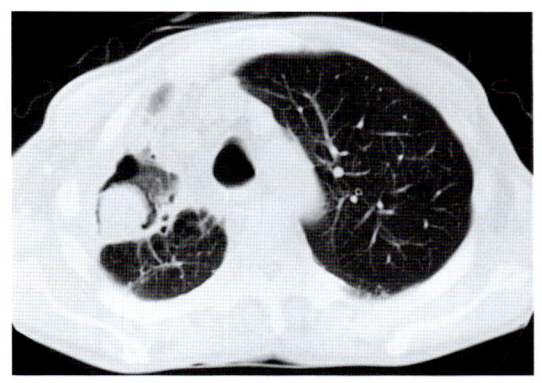

図2 胸部単純CT

- ●患者　60歳の男性．
- ●主訴　喀血．
- ●既往歴　57歳時に肺結核．
- ●生活歴　喫煙40本/日を40年間．日本酒3合/日．
- ●家族歴　特記すべきことはない．
- ●現病歴　4か月前から血痰，喀血がしばしば認められるようになった．今朝，約100 mLの喀血を生じたため来院した．
- ●身体所見　身長152 cm，体重36 kg．体温36.8℃．血圧112/64 mmHg．眼瞼結膜に貧血を認める．右上肺で捻髪音を聴取する．SpO₂(room air) 96%．
- ●検査所見　赤沈68 mm/1時間．血液所見：赤血球280万/μL，Hb 8.8 g/dL，白血球7,400/μL，血小板25.8万/μL．出血凝固所見：正常である．血液生化学所見：総蛋白〈TP〉6.2 g/dL，アルブミン〈Alb〉3.0 g/dL，AST 54 IU/L，ALT 30 IU/L．免疫学所見：CRP 4.4 mg/dL．喀痰培養：口腔内常在菌のみである．

胸部X線写真(図1)と胸部単純CT(図2)とを示す．

最も考えられるのはどれか．1つ選べ．

- A：カンジダ症
- B：ムコール症
- C：ノカルジア症
- D：アスペルギルス症
- E：クリプトコッカス症

D アスペルギルス症

● 診断　肺アスペルギローマ

　肺アスペルギローマは肺アスペルギルス症の一つで，肺結核，サルコイドーシス，その他の囊胞性・空洞性肺疾患の空洞内にアスペルギルスが侵入し，真菌塊〈菌球〉を形成する疾患である．起因菌種としては Aspergillus fumigatus が多い．

　本疾患の画像所見としては，空洞内の円形腫瘤〈菌球〉像，空洞壁と腫瘤の間の空気層の存在が挙げられ，末梢性病変の場合は胸膜肥厚所見が本疾患に特徴的とされている．臨床診断は，前述の画像所見とアスペルギルス抗原に対する沈降素の証明などによる抗アスペルギルス抗体の検出によってなされる．喀痰や気管支肺胞洗浄液などからアスペルギルスが分離されれば確定診断となる．本例では図1と図2のように典型的な肺アスペルギローマの画像所見が認められ，さらに血清学的検査で抗アスペルギルス抗体も検出され，臨床診断が得られた．なお，本疾患はしばしば無症状であり，胸部X線検査で偶然発見されることも稀ではない．上葉に好発し，肺結核治療後に残存する空洞に発生することが多い．有症状症例の場合には喀血の頻度が高く，ときに大出血により窒息死に至ることがあり，危険である．

　肺アスペルギローマの治療においては，致死的な大喀血を回避することが重要となる．最も根治性の高い治療法は手術療法であるが，術中の大量出血，術後の呼吸機能障害，気管支胸膜瘻の形成などの危険を伴い，手術死亡率は7％を超えるとの報告もある．また，大量喀血の病歴は将来の致死的大喀血を予想させる重要なリスクファクターである．そのため，大量喀血の病歴を有していて肺機能の保たれている患者への治療は外科的切除が原則となる．ただし，肺アスペルギローマの患者の多くは致死的な大喀血を経験せずに済むため，個々の症例において治療を要するか否かの適切な判断が求められる．特に手術適応については，慎重でなければならない．また，気管支動脈塞栓術が止血の目的で施行されることがあるが，不成功に終わることが多く，止血が得られてもその効果は一過性とされている．

　我が国の最新のガイドライン（2007年版）によると，肺アスペルギローマに対する治療の第1選択は肺切除で，高齢や既存の肺病変による肺機能低下のため手術適応のない場合は第2選択として内科的抗真菌薬療法が適応となる．有効性の確立した抗真菌薬はないが，ボリコナゾール〈VRCZ〉あるいはイトラコナゾール〈ITCZ〉の経口投与が推奨されている．

　本例では，入院後も喀血が頻発しており，外科的治療も念頭に置いて全身状態の改善に努めながら肺機能の評価を行った．入院当初，止血目的で気管支動脈塞栓術を施行し，一時的に止血を得ることができた．同時にイトラコナゾールの経口投与も行い，非侵襲的治療の効果に期待した．しかし，止血後数日して大喀血が出現したため，呼吸器外科へ転科となり外科的切除術が施行された．切除標本の検討では，右上葉に壊死性内容物の入った空洞があり，空洞壁は線維性で厚く，空洞形成部位と内容物には拡張した気管支とアスペルギルス菌球の存在が確認された．幸い，術後合併症もなく，順調に経過している．

〔桂　隆志〕

参考文献

1) Stevens DA, et al：Practice guidelines for diseases caused by Aspergillus. Clin Infect Dis 30：696-709, 2000
2) Latge JP：Aspergillus fumigatus and Aspergillosis. Clin Microbiol Rev 12：310-350, 1999
3) Kawamura S, et al：Clinical evaluation of 61 patients with pulmonary Aspergilloma. Intern Med 39：209-212, 2000
4) 深在性真菌症のガイドライン作成委員会：呼吸器内科領域．深在性真菌症の診断・治療ガイドライン2007．協和企画，pp 77-78, 2007

問題 136

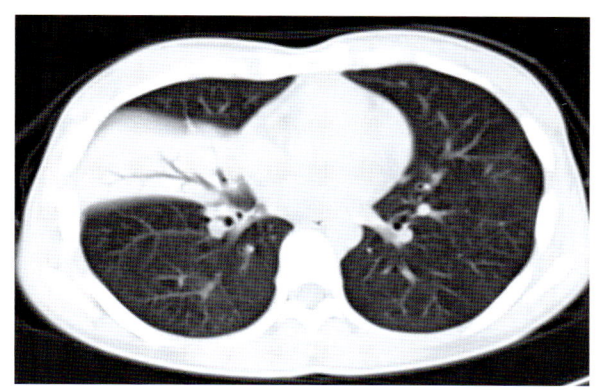

図1 胸部X線写真

図2 胸部単純CT

- **患者** 21歳の女性．
- **主訴** 右胸部痛．
- **既往歴** 特記すべきことはない．
- **生活歴** 喫煙歴やペット飼育歴はない．温泉などへの旅行歴はない．
- **現病歴** 2004年4月，3日前から吸気時に右胸部痛を自覚し，39℃台の発熱を認め近医を受診した．その際，胸部X線写真で異常陰影を指摘され，加療目的で紹介入院した．
- **身体所見** 身長156.4 cm，体重44.2 kg．体温39.4℃．呼吸数24/分．脈拍120/分，整．血圧102/64 mmHg．SpO₂(room air)97％．貧血や黄疸はない．舌は乾燥している．心雑音はなく，右胸郭前半部でcoarse cracklesを聴取する．腹部や神経学的所見に異常はない．
- **検査所見** 赤沈126 mm/1時間．血液所見：Hb 12.9 g/dL，白血球14,500/μL(好中球94.3％，好酸球0％，好塩基球0％，単球2.7％，リンパ球3.0％)，血小板15.8万/μL．血液生化学所見：総蛋白〈TP〉6.9 g/dL，尿素窒素〈UN〉13.8 mg/dL，クレアチニン〈Cr〉0.9 mg/dL，AST 21 IU/L，ALT 14 IU/L，LD 281 IU/L(基準115〜245)．免疫学所見：CRP 39.1 mg/dL．動脈血ガス分析(自発呼吸，room air)：pH 7.52，PaO₂ 72.4 Torr，PaCO₂ 28.5 Torr，HCO₃⁻ 23.0 mEq/L．
- **経過** 入院同日の喀痰塗抹鏡検でグラム陽性菌の貪食像を認め，肺炎の診断で抗菌薬の投与を開始した．入院時の胸部X線写真(図1)と胸部単純CT(図2)とを示す．

この患者について正しいのはどれか．
2つ選べ．

A：病変部は右肺下葉である．
B：効果判定に体温は必要でない．
C：重症度分類では中等症に相当する．
D：初期治療の効果判定は5日後に行う．
E：第1選択薬としてβ-ラクタム系抗菌薬が推奨される．

解答 136

C 重症度分類では中等症に相当する．

E 第1選択薬としてβ-ラクタム系抗菌薬が推奨される．

●診断　細菌性肺炎

　本例は吸気時の右胸部痛と39℃台の発熱，そして軽度の咳嗽と少量の膿性痰から，肺炎と胸膜炎が疑われた．胸部X線写真（図1）では右中下肺野に均等な陰影を認め，心右縁とのシルエットが消失していた．また小葉間裂も明瞭で，肺葉分布（図3 → p328）から中葉の病変が示唆された．胸部単純CTでは，右中葉にair bronchogramが明瞭な浸潤影を認めた（図2）．以上から右中葉の肺炎と診断し，一部胸膜へ炎症が波及していると考えられた．

　肺炎は一般社会生活を送っている人にみられる市中肺炎と，入院後48時間以上を経てから発症する院内肺炎に大きく分けられる．本例は成人市中肺炎であり，2000年3月に刊行されたガイドライン[1]を踏まえて診療を行った．本例における重症度分類（表1, 2 → p328）では，陰影の拡がりは一側肺の1/3程度，体温39.4℃，脈拍120/分，呼吸数24/分，脱水は「±」で中等症となった．検査成績では白血球14,500/μL，CRP 39.1 mg/dL，PaO_2 72.4 Torrで中等症となった．細菌性肺炎と非定型肺炎の鑑別（表3 → p328）では，症状・所見ともに非定型肺炎を疑うものがなく，また検査成績でも後述のGram染色の結果も含め，非定型肺炎は否定的と判断した．

　治療開始時に原因微生物が同定されていることは稀で，推定原因微生物に対する治療〈エンピリック治療〉を行うことが多い．本例は中等症の細菌性肺炎疑いであり，エンピリック治療としてペニシリン系もしくはセフェム系（ともにβ-ラクタム系抗菌薬）が第1選択薬に推奨されている．市中肺炎の原因微生物として，一般細菌では肺炎球菌，インフルエンザ菌，クレブシエラ，黄色ブドウ球菌などが多く，膿性痰をGram染色することで菌種菌名を推定できる．本例も治療開始前に喀痰のGram染色を行い，Gram陽性のブドウ状球菌の貪食像を認めた（図4 → p328）．そして，鏡検像から黄色ブドウ球菌が原因微生物と推定されたため，β-ラクタマーゼ阻害剤配合ペニシリン系抗菌薬（アンピシリン・スルバクタム）を選択した．黄色ブドウ球菌による市中肺炎の頻度は多くないが，いったん肺炎を発症すると組織破壊性が強く，短期間で膿瘍を形成するなど重症化しやすい．また黄色ブドウ球菌の多くはペニシリナーゼ産生菌であることから，広域ペニシリンは無効であることが多く，β-ラクタマーゼ阻害薬配合抗菌薬が有効とされている[3]．

　抗菌薬の投与は通常3〜7日間で十分とされ，ガイドラインでは効果判定を3日後と7日後に行うよう推奨している．3日後では初期の抗菌薬が有効かどうか，7日後では肺炎が治癒して抗菌薬を終了できるか，それとも他の抗菌薬へ切り替えるべきかを検討する．判定には臨床的効果として体温，白血球数，CRP，胸部X線写真の4項目と，微生物的効果として治療開始前後の微生物の消長を判断材料とする．本例では，抗菌薬投与の翌日から37℃台まで解熱し，3日後には白血球が11,700/μL，CRPが28.5 mg/dLまで改善していた．また，喀痰培養検査でメチシリン感受性黄色ブドウ球菌であることを確認した．そのためアンピシリン・スルバクタムを継続し，治療開始9日後に抗菌薬を終了した．

　抗菌化学療法は非常に有用であるが，適切に使用されなければ病状を悪化させるばかりでなく，耐性菌をつくることになる．肺炎の適切な治療を行うためには，重症度の判定，細菌性肺炎と非定型肺炎の鑑別，そして基礎疾患の有無から患者の群別を行い，ガイドラインを踏まえたうえでの診療が必要である．

〔川畑　茂〕

参考文献

1) 日本呼吸器学会市中肺炎診療ガイドライン作成委員会（編）：成人市中肺炎診療の基本的考え方．日本呼吸器学会，2000
2) 阿部庄作：胸部X線写真の解き方．文光堂，1993
3) 澤井豊光：黄色ブドウ球菌．河野　茂（編）：ガイドラインをふまえた成人市中肺炎診療の実際．医学書院，pp 176-179，2001

問題 137

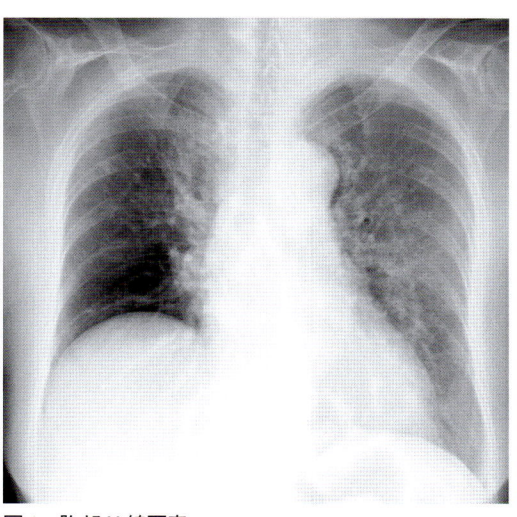

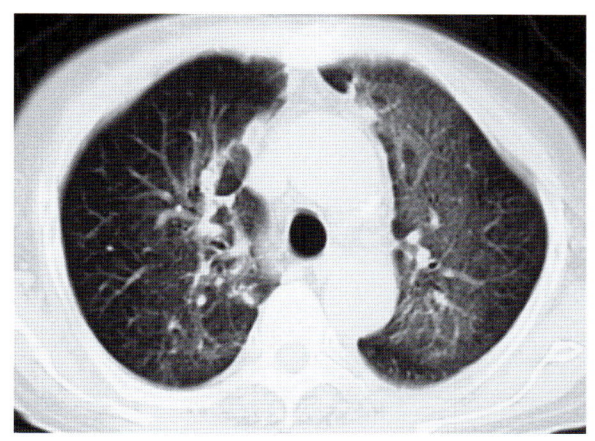

図1 胸部X線写真

図2 胸部単純CT

- ●患者　83歳の女性．
- ●主訴　咳嗽，発熱および労作時呼吸困難．
- ●現病歴　成人Still病のため2か月前に入院の上，ステロイドパルス療法としてメチルプレドニゾロン(ソル・メドロール®)500 mgを3日間投与された．その後プレドニゾロン60 mg/日を経口投与され，プレドニゾロン30 mg/日まで減量したところ，5日前から39℃台の発熱を認め，労作時呼吸困難が出現したため入院した．
- ●検査所見　血液所見：白血球12,700/μL．血液生化学所見：LD 585 IU/L(基準115～245)．免疫学所見：CRP 5.93 mg/dL．歩行時のSpO₂ (room air) 83%．

胸部X線写真(図1)と胸部単純CT(図2)とを示す．

設問①　診断のため次に行う検査はどれか．1つ選べ．

- A：心エコー
- B：胸部単純MRI
- C：経気管支肺生検
- D：誘発喀痰のPCR法
- E：肺換気血流シンチグラフィ

設問②　この疾患を発症しやすい高危険群はどれか．2つ選べ．

- A：長期臥床者
- B：じん肺患者
- C：HIV感染者
- D：ツベルクリン反応陽性者
- E：固形がんの抗癌化学療法中の患者

解答 137

設問①

D 誘発喀痰のPCR法

設問②

C HIV感染者

E 固形がんの化学療法中の患者

●診断　*Pneumosystis carinii* 肺炎（非AIDS患者）

　Pneumocystis carinii pneumonia〈ニューモシスチスカリニ肺炎：PCP〉は、細胞性免疫能低下状態の宿主に発症する日和見感染症である。PCP罹患の高危険群としてAIDS患者は広く知られ、その他、副腎皮質ステロイド使用中、臓器・骨髄移植後、血液悪性腫瘍、固形がんの抗癌化学療法中などの患者が挙げられる。非AIDS患者のPCPは、免疫学的機構の差異によりAIDS患者の場合と臨床像は同じではない。非AIDS患者のPCPはそれと疑うことが重要で、診断や治療の遅れが致死的となる可能性がある。

　非AIDS患者のPCPでは発症の90%以上が副腎皮質ステロイドの投与を背景にもつ。プレドニゾロン換算で30 mg/日以上の投与例で減量中の発症が多い。主な発症機序としては、①副腎皮質ステロイドの投与により宿主の免疫能が低下し、不顕性感染していた*P. carinii*が増殖する。②その後、副腎皮質ステロイドの減量により免疫能が回復し、*P. carinii*に対する宿主の免疫反応が顕在化する、と考えられている。本例のように副腎皮質ステロイド長期投与下ではPCPの発症を考慮する。

　非AIDS患者のPCPは、発熱、乾性咳嗽、進行性の息切れを主症状に、平均3～6日で急性発症する。Ⅰ型呼吸不全、血清CRP、LD、β-D-グルカン、KL-6の上昇などが認められ、胸部X線写真では肺門から肺野へ広がるすりガラス状陰影を呈する。初期には胸部X線で異常がみられないこともあり、胸部CTで本例のような肺尖および外側の肺野末梢がspareされるすりガラス様陰影を検出することは、早期診断に有用である。なお、AIDS患者のPCPでは発症に数週間を要し、画像上もすりガラス状陰影に嚢胞性変化を伴うことが多い。

　確定診断は*P. carinii*を同定することである。以前は経気管支的肺生検〈TBLB〉の標本から*P. carinii*を証明していた。現在では気管支肺胞洗浄液〈BALF〉や誘発喀痰（3%食塩水吸入）を用いたpolymerase chain reaction〈PCR〉法にて*P. carinii*の検出が可能となった。非AIDS患者の場合、急速な呼吸不全のため気管支鏡の施行が困難なことも多い。よって、非侵襲的な誘発喀痰での*P. carinii*検索が、まず行う検査と考えられる。

　治療の第1選択薬はST〈SMX, TMP〉合剤である。経口投与で8～12錠/日、投与期間は2週間（AIDS患者では3週間）が推奨されている。腎機能をみて投与量を調節する。発熱、皮疹、肝機能異常、顆粒球減少などが副作用として挙げられる。近年では、PCP罹患の高危険群においてはST合剤の予防投与が試みられている。

　本例のように副腎皮質ステロイド長期投与で急性の発熱、咳嗽、呼吸困難を認めた場合、PCPを第1に疑う。胸部X線写真、可能であれば単純CTを撮影し、誘発喀痰のPCR法にて*P. carinii*を検索する。画像にて肺野末梢をspareするすりガラス状陰影を認めたら速やかにST合剤投与を開始する。

※なおPCPの正式名は現在では*pneumocystis jiroveci pneumonia*に改められており、それに伴いニューモシスチス肺炎と呼称される。PCPの略名はそのまま用いられている。

〔倉澤美和〕

参考文献
1）花岡英紀：膠原病における日和見感染症の実態とその対策．内科 95：449-455, 2005
2）伊志嶺朝彦，他：*Pneumocystis carinii* 肺炎．治療 82（増刊号）：463-467, 2000
3）照屋勝治，他：カリニ肺炎．臨床と研究 77：62-67, 2000

問題 138

図1 症例1(59歳の男性)　a：発症当日のCT，b：3か月後のMRI T₂強調画像，c：4か月後のCT，d：7か月後のMRI T₂強調画像

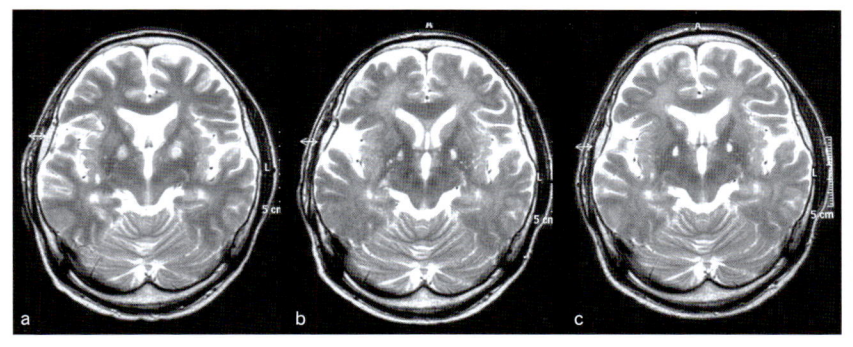

図2 症例2(61歳の男性)
a：発症1週後のMRI T₂強調画像
b：2か月後のMRI T₂強調画像
c：4か月後のMRI T₂強調画像

【症例1】
- 患者　59歳の男性．
- 主訴　意識障害．
- 現病歴　自宅トイレで豆炭火鉢を焚いて昏睡状態となっていたため搬入された．
- 身体所見　意識レベル Japan Coma Scale〈JCS〉III-200．脈拍112/分，整．血圧144/58 mmHg．
- 検査所見　動脈血ガス分析(O_2 10 L/分吸入下)：pH 7.375，PaO_2 298.4 Torr，$PaCO_2$ 33.4 Torr，一酸化炭素ヘモグロビン〈COHb〉33.4％．

【症例2】
- 患者　61歳の男性．
- 主訴　意識障害．
- 現病歴　自動車内で排気ガスを引き込んでいるところを通行人が発見し，搬入された．
- 身体所見：意識レベル Japan Coma Scale〈JCS〉III-200．脈拍104/分，整．血圧104/58 mmHg．
- 検査所見：動脈血ガス分析(O_2 10 L/分吸入下)：pH 7.289，PaO_2 336.6 Torr，$PaCO_2$ 31.2 Torr，一酸化炭素ヘモグロビン〈COHb〉42.1％．

症例1の頭部単純CTおよびMRI画像を図1に，症例2のMRI画像を図2に示す．

この疾患で特徴的にみられる病変部位はどれか．1つ選べ．

A：黒質
B：淡蒼球
C：線条体
D：視床下核
E：大脳皮質

解答 138

B 淡蒼球

●**診断** 一酸化炭素中毒（不完全間欠型）

　COは血中でHbと結合してCOHbを形成する．COとHbの親和力は酸素の約240倍といわれ，COHbはHbの酸素運搬能力を妨げることになる．その結果，CO中毒では全身の組織に酸素欠乏状態が起こる．酸欠状態に最も鋭敏なのが大脳と心筋であり，これらの組織が傷害されやすい．COHbの生物学的半減期は室内大気中では約3～4時間とされるが，純酸素を吸入すると約30～40分と短縮する．さらに，高気圧（2.5気圧）下で純酸素を吸入すると，半減期はわずか15～20分と著しく短縮する．これが高圧酸素療法の根拠となっている．

　CO中毒は経過から非間欠型，不完全間欠型，間欠型に分類される[1]．急性期に中毒症状が出現し，徐々に回復・治癒するものを非間欠型と呼び，この型が圧倒的に多い．急性期の意識障害がいったん回復した後に1～3週間の無症状期があって再び中毒症状が出現してくるものは間欠型と呼ばれている．この両者の中間にあるものを不完全間欠型という．

　急性期の症状としては，軽症では頭痛，悪心，倦怠感などがみられ，中等症では意識障害，顔面紅潮，発汗増加が出現する．重症例は昏睡状態となり散瞳・対光反射消失，失禁状態となり，四肢の間代性痙攣が頻発することもある．回復期には意識レベルが改善するにつれ，錯乱，興奮の時期を経て，次第に自発性の欠如と無動を主体とするパーキンソニズムが出現する．発症1か月以内で健忘，失見当識，重篤な例では失外套症候群に進展することもある．脳波は予後の判定にきわめて重要であり，中等度または高振幅の徐波を呈することが多いが，初期に平坦波を示す例では全般的な精神機能の低下を遺すことが多い．

　頭部CTやMRIで両側淡蒼球に左右対称性に認められる病変は本疾患の特徴的な所見であり[2]，病理学的には壊死を示す．MRI T_2 強調画像では白質病変もみられ，病理学的には脱髄を認

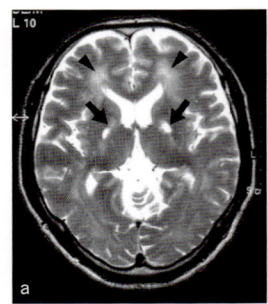

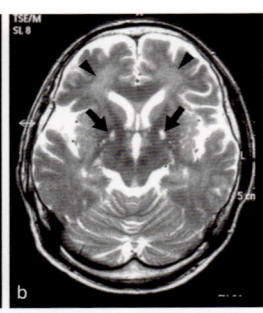

図3 一酸化炭素中毒による両側淡蒼球と両側白質の変化 a：症例1，b：症例2

める．診断は病歴から明らかな場合が多いが，意識障害の状態で発見され，病歴が不明な場合は血中COHbの測定が重要であり，10％以上であれば中毒例といえる．

　急性期の治療はきわめて重要であり，まず酸素マスク下あるいは気管挿管下で100％酸素投与を行う．高度の意識障害を示す例や血中COHb 40％以上である場合，pH 7.250以下の場合は高圧酸素療法の絶対的適応である．また，60歳以上の高齢者では意識障害が軽度であっても，間欠型の発生を予防する意味で高圧酸素療法を行うことが望ましい．本治療は非間欠型のみならず間欠型にも有効とされる[3]．図1，2の症例とも来院後速やかに高圧酸素療法を施行し意識障害は改善したが，ともに画像上両側淡蒼球に左右対称性の病変（図3矢印）を認め，MRI T_2 強調画像で白質病変（図3矢頭）も出現している．この時期，自発性の低下・記銘力障害がみられ，間欠型の発症が懸念されたが，脳波所見では極端な徐波や平坦化は認めず，高圧酸素療法は再開せずに数か月後には画像上白質病変は改善し，記銘力障害も回復している．

〔小出隆司〕

参考文献
1) 井上尚英，他：一酸化炭素中毒．臨床成人病 19：1058-1060，1989
2) Uchino A, et al：MRI of the brain in chronic carbon monoxide poisoning. Neuroradiology 36：399-401, 1994
3) 根布昭彦，他：発症後約2ヵ月半が経過し，尚，高圧酸素療法が著効した一酸化炭素中毒の1例．精神医学 40：1275-1281，1998

問題 139

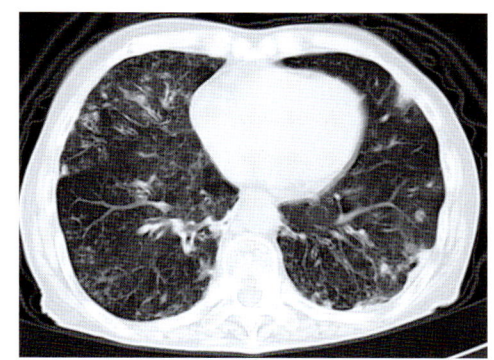

図1 胸部X線写真

図2 胸部単純CT

- **患者** 74歳の女性．
- **主訴** 発熱と血痰．
- **既往歴・家族歴** 特記すべきことはない．
- **生活歴** 喫煙歴やペットの飼育歴はない．
- **現病歴** 3週前から37℃台の微熱と黄色粘性痰を伴う湿性咳嗽とが持続していたが放置していた．3日前から38℃前後の発熱と数回の血痰とを認めたため来院した．
- **身体所見** 身長151.0 cm，体重41.0 kg．脈拍100/分，整．血圧134/56 mmHg．心雑音はない．両肺で呼気時に湿性ラ音を認める．下腿浮腫はない．ばち指も認めない．
- **検査所見** 赤沈110 mm/1時間．血液所見：赤血球398万/μL，Hb 12.3 g/dL，Ht 37.1%，白血球12,710/μL（好中球82.5%，単球6.0%，リンパ球11.5%），血小板28.2万/μL．血液生化学所見：AST 38 IU/L，ALT 28 IU/L，LD 201 IU/L（基準115〜245）．免疫学所見：CRP 13.75 mg/dL．腫瘍マーカー：CEA，CYFRA，ProGRPともに正常範囲．ツベルクリン反応：0×0/10×11 mm．

胸部X線写真（図1）と胸部単純CT（図2）とを示す．

この疾患について正しいのはどれか．
1つ選べ．

A：急速に進行する例が多い．
B：治療抵抗性を示す例は少ない．
C：日和見感染での発症は稀である．
D：排菌が確認されれば治療を開始する．
E：中高年の女性で近年増加傾向にある．

解答 139

E 中高年の女性で近年増加傾向にある．

● **診断** 非結核性抗酸菌症，*Mycobacterium avium* complex：MAC

　非結核性抗酸菌〈non-tuberculous mycobacteria：NTM〉は抗酸菌のうち，結核菌，らい菌などの特殊栄養要求菌を除いた菌群の総称である．NTM症は非定型抗酸菌症とも呼ばれ，これまでに20種類以上の菌種による感染症が報告されている．なかでも*Mycobacterium avium* complex〈MAC〉が70％前後を，*Mycobacterium kansasii*が20％前後を占める[1]．

　NTMはヒトからヒトへの感染は確認されていない．従来は気管支拡張症や肺空洞結節などの既往に発症する二次感染型や，日和見感染として発症する例が多いと考えられていたが，一次感染型として健常人にも発症する例が近年増加傾向にある．特に中葉・舌区の気管支拡張像，多発小結節は基礎疾患のない中高年女性の患者にみられることが多い．

　水，土壌などの自然環境に生息していることから，NTMの診断には画像所見に加えて，菌が繰り返し証明される必要がある．PCR法は菌の混入や死菌により疑陽性となる可能性があるので，注意が必要である．

　MACの胸部画像は空洞や結節を形成する結核類似型，胸膜直下の小結節の散布〈tree-in-bud appearance〉・気管支壁肥厚，気管支拡張を形成する気管支型，そしてAIDS患者で認められる全身播種型の3型からなる[2]．画像上は肺結核と鑑別が困難な例が少なくないが，4肺葉以上の多区域にわたり気管支拡張像が認められるのはMACに特徴的であるとされる[2]．

　MACの治療はリファンピシン〈RFP〉，エタンブトール〈EB〉，カナマイシン〈KM〉，ストレプトマイシン〈SM〉，クラリスロマイシン〈CAM〉などの薬剤のなかから3～4剤を併用で投与を行い，菌陰性化の後も1年間投与を継続するのが原則である[1,3]．治療抵抗性を示す例も少なくないことから，経過中に増悪のみられる例は治療が必要であるが，症状の安定した例では無治療で経過をみることもある．

　本例では胸部X線写真(図1)で中葉，舌区～下肺野に結節影，間質影を認めた．また胸部単純CT写真(図2)では中下肺野に優位で，両側に斑状影・粒状影が多発しており，明らかな気管支拡張所見を伴っていた．胸水やリンパ節腫大は認めなかった．喀痰検査では口腔内常在菌のみで，抗酸菌塗抹検査も陰性であった．上記の画像所見に加え，発熱，食欲低下，血痰があることから，NTM，肺結核を疑った．細菌性肺炎合併の可能性も否定できなかったことから，セフトリアキソン〈CTRX〉（ロセフィン®）を投与したが，CRPの改善は認めず数日間の投与で中止した．

　その後，喀痰PCRと培養検査により，MAC陽性，結核菌陰性が証明された．MACに対してRFP（リファジン®）450 mg/日，EB（エサンブトール®）750 mg/日，CAM（クラリス®）400 mg/日の投与を開始した．それにより自覚症状は著明に改善し，血痰も以後は認めていない．現在は外来で治療を継続しているが，再燃はなく経過は良好である．

〔峠岡康幸〕

参考文献
1) 四元秀毅，他：医療従事者のための結核の知識．医学書院，pp 134-141, 2001
2) 氏田万寿夫，他：非結核性抗酸菌症の画像診断．画像診断 20：990-999, 2000
3) 井上哲郎：非結核性抗酸菌症．田口善夫（編）：症例から学ぶ呼吸器感染症．医学書院，pp 132-136, 2000

問題 140

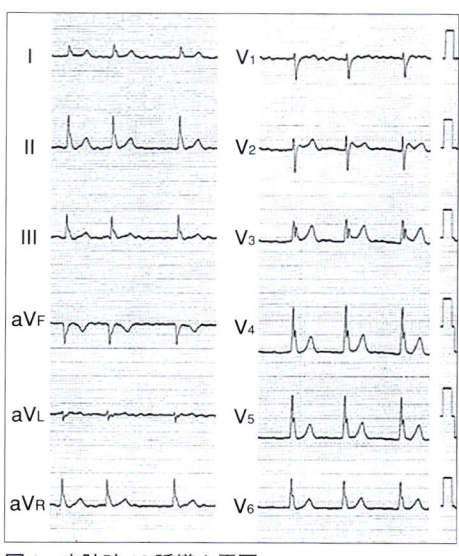

図1 来院時12誘導心電図

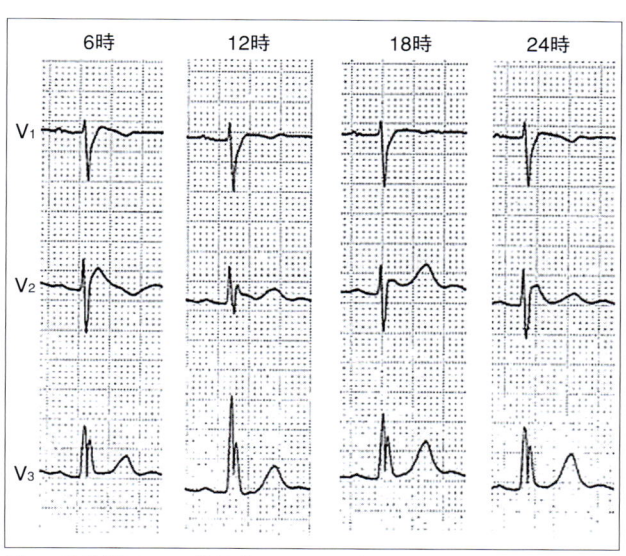

図2 入院翌日の6時間ごとの心電図（$V_{1~3}$誘導）

- ●症例　17歳の女子．
- ●主訴　意識消失．
- ●既往歴　特記すべきことはない．
- ●家族歴　失神や突然死はない．
- ●現病歴　5か月前に初めて一過性の意識消失発作を経験し，2か月前にも自室で受験勉強中に眼前暗黒感に続いて意識消失をきたし気付くといすにもたれて失禁していた．本日午前9時，自宅で同様の前駆症状に続き意識消失．物音に気付いた母親が発見，呼びかけに応じず，数分後に意識回復したが救急外来を受診した．12誘導心電図（図1）で心房細動および前胸部ST-T波形異常が認められ，循環器内科に入院した．
- ●身体所見　意識は清明．身長160 cm，体重54 kg．体温37.0℃．呼吸数12/分．脈拍88/分，不整．血圧104/44 mmHg．頭頸部・胸腹部・四肢に異常はない．神経学的所見に異常はない．
- ●検査所見　血液所見：赤血球417万/μL，Hb 12.2 g/dL，Ht 37.3％，白血球6,930/μL，血小板18.1万/μL，血液生化学所見：血糖104 mg/dL，総蛋白〈TP〉6.7 g/dL，アルブミン〈Alb〉4.2 g/dL，AST 28 IU/L，ALT 28 IU/L，ALP 182 IU/L（基準115〜359），LD 152 IU/L（基準115〜245），クレアチンキナーゼ〈CK〉56 IU/L（基準32〜180），UN 16.5 mg/dL，クレアチニン〈Cr〉0.54 mg/dL，総コレステロール〈TC〉159 mg/dL，HDLコレステロール54 mg/dL，トリグリセリド〈TG〉66 mg/dL，Na 140 mEq/L，K 4.1 mEq/L，Cl 105 mEq/L，Ca 8.8 mg/dL，Mg 1.5 mEq/L，CRP＜0.04 mg/dL，ホルモン検査所見：TSH 4.060 μU/mL（基準0.380〜4.300），FT_3 3.15 pg/mL（基準2.40〜4.00），FT_4 1.27 ng/dL（基準0.94〜1.60），胸部X線所見：心胸比46％，肺野に異常はない．心エコー所見：各心内径・壁厚正常．左・右室壁運動に異常はなく，弁異常もない．頭部単純CT：異常はない．
- ●入院後経過　数時間後，洞調律に自然復帰した．翌日の心電図（図2）では，前胸部誘導のST-T波形に日内変動が認められた．

最も考えられるのはどれか．1つ選べ．

- A：てんかん
- B：解離性障害
- C：Brugada症候群
- D：冠攣縮性狭心症
- E：神経調節性失神

解答 140

C Brugada症候群

●**診断** Brugada症候群〈Brugada syndrome〉

　意識障害を主訴とする若年患者の診断は，ときに困難である．意識障害の原因は，起立性調節障害や状況失神（排尿，排便，嚥下，食後，咳など）などの神経調節性失神，てんかんやもやもや病などの脳神経疾患，徐脈・頻脈性不整脈や器質的心肺疾患，代謝異常，中毒と多岐にわたる．心因性の解離性障害が原因となることもある．症状が一過性であると，患者自身や家族のみならず医師もそれを軽視する，膨大な検査計画が必要となる，などの理由で，原因疾患の特定に時間のかかることが少なくない．したがって，意識消失発作は内科医にとって最も厄介な症状の一つといえる．

　本患者は，複数の医療機関を経て，3回目の意識消失発作で家族とともに当院に来院した．繰り返す意識消失発作と17歳で心房細動を有するというきわめて異常な病歴から心原性失神を疑い，CCUに収容して厳重な心拍監視を行った．心エコー検査や胸部CT，心臓核医学検査で器質的心疾患は認められず，心電図の経時的な観察では，図2に示したようなV_2誘導のST上昇の日内変動が明らかとなり，本例が後述する特徴的心電図波形を主徴とするBrugada症候群であることを確信した．

　Brugada症候群は，心電図で右脚ブロック様波形とV$_{1～3}$誘導におけるcoved型〈弓型〉またはsaddle-back型〈馬鞍型〉のST上昇を呈し（表1→p329），心室細動で突然死をきたす疾患で，特発性心室細動に分類される[1]．1992年に初めてBrugadaらがその疾患の概要を報告し[2]，突然死との関連が注目されるようになった．現在では東南アジアにおける夜間突然死症候群や日本における「ぽっくり病」の原因疾患ともいわれており，社会的にも注目されている．本疾患の罹患率は約0.05％と推定され，男性の発症率が欧米で80％以上，日本では90％以上と圧倒的に高い．Brugada症候群には，失神や心室細動を伴う有症候群と，心電図異常を有するが症状のない無症候群がある．心室細動のほかに心房細動（合併率10～20％）や神経調節性失神，冠攣縮性狭心症を合併することも知られており，本疾患の病態の不均一性がうかがえる．一般に器質的心疾患は認められないが，近年，心筋のNaチャネル機能にかかわる遺伝子（SCN5A）に変異を有する症例の報告が蓄積され，本疾患の遺伝子病的側面が明らかになりつつある[1]．したがって，本疾患の診断において，失神歴と前述した心電図波形異常，心室細動の確認に加え，失神や突然死，Brugada症候群の家族歴を聴取することも重要である．また，自律神経系などの関与によるST-T波形の経時的変動や抗不整脈薬（Ia群，Ic群などのNaチャネル遮断薬）投与によるST上昇増強，運動負荷中やイソプロテレノール投与負荷中のST上昇改善も心電図学的診断指標となる[1]．残念ながら，本疾患の心室細動の予防に有効な治療はいまだ確立されていない．植込み型除細動器〈implantable cardioverter-defibrillator：ICD〉のみが，唯一の突然死予防のデバイスである．

　われわれは，若年女性であるがゆえの患者，家族との葛藤のなか，心室細動の証拠がないままに，第13病日にICDを適用した．その翌日午前2時40分，病棟心電図モニターが睡眠中の心室細動発生とICD作動の様子を克明にとらえた（図3→p329）．現在，本患者は希望大学に入学して，学生生活を送っている．　〔長嶋道貴〕

参考文献

1）Antzelevitch C, et al：Brugada Syndrome；Report of the second consensus conference. Circulation 111：659-670, 2005
2）Brugada P, et al：Right bundle branch block, persistent ST segment elevation and cardiac death；A distinct clinical and electrocardiographic syndrome. A multicenter report. J Am Coll Cardiol 20：1391-1396, 1992

問題 141

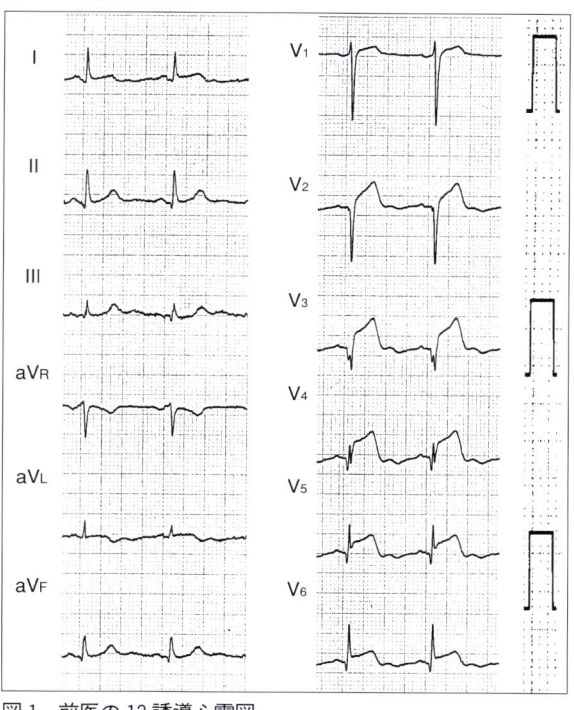

図1　前医の12誘導心電図

- ●患者　60歳の女性．
- ●主訴　胸痛．
- ●既往歴　高血圧症と脂質異常症．
- ●家族歴　父親が心筋梗塞症．
- ●生活歴　喫煙歴はない．
- ●現病歴　2週前から歩行時に胸痛を自覚した．17時，自宅で突然冷汗を伴う強い胸痛を自覚した．症状は改善せず，22時に近医を受診した．心電図異常（図1）が認められたため，救急車で搬入され，翌日0時10分にCCUに入室した．
- ●身体所見　身長154cm，体重63kg．体温36.9℃．呼吸数30/分．脈拍88/分，整．血圧156/90mmHg．胸部では両肺にラ音は聴取されず，過剰心音や心雑音はない．腹部に異常はなく，四肢に浮腫は認められない．
- ●検査所見　血液所見：赤血球459万/μL，Hb 14.0 g/dL，Ht 42.4％，白血球11,230/μL（好中球85.0％，好酸球0.0％，好塩基球0.1％，単球2.8％，リンパ球12.1％），血小板24.0万/μL．血液生化学所見：空腹時血糖98 mg/dL，尿素窒素〈UN〉10.3 mg/dL，クレアチニン〈Cr〉0.49 mg/dL，総コレステロール〈TC〉291 mg/dL，トリグリセリド〈TG〉68 mg/dL，HDL-コレステロール〈HDL-C〉52 mg/dL，AST 55 IU/L，ALT 27 IU/L，LD 339 IU/L（基準115〜245），クレアチンキナーゼ〈CK〉563 IU/L（基準32〜180），CK-MB 73.6 ng/mL（基準0.4〜3.2），Na 140 mEq/L，K 3.8 mEq/L，Cl 104 mEq/L．免疫学所見：CRP 0.21 mg/dL．胸部X線所見：心胸郭比〈CTR〉61％（臥位），肺野に異常はない．心エコー所見：左室前壁中隔と前側壁から心尖部とは無収縮である．

この患者の初期治療として**適切でない**のはどれか．1つ選べ．

- A：アスピリン投与
- B：塩酸モルヒネ投与
- C：酸素（4 L/分）投与
- D：ジギタリス製剤投与
- E：ニトログリセリン舌下錠投与

解答 141

D ジギタリス製剤投与

● **診断** ST上昇型急性心筋梗塞症〈ST-elevation acute myocardial infarction〉

本例は労作時狭心痛（梗塞前狭心症）を前駆症状とし，持続性胸痛で発症した急性冠症候群，ST上昇心筋梗塞症の1例である．前医で胸痛と心電図 $V_{2~4}$ 誘導の異常Q波および I，aV_L，$V_{2~6}$ 誘導のST上昇（前壁中隔および前側壁の心筋虚血）所見から急性前壁心筋梗塞症と診断され，酸素4L/分の投与とアスピリン（バファリン81 mg錠®）1錠の経口投与，未分画ヘパリン（ヘパリン®）5,000単位の静注が実施された．CCU入室後，硝酸イソソルビド（ニトロール®）の単回および持続静注（2.5 mg，4 mg/時間），未分画ヘパリンの持続静注（500単位/時間）およびメトプロロール（セロケン®）20 mgの経口投与により胸痛は軽減，血圧は110/78 mmHgに低下し，0時45分から緊急冠動脈造影が開始された．左前下行枝近位部の完全閉塞（図2 a → p330）が明らかとなり，1時30分に同部位に冠動脈ステントを留置し，再灌流に成功した（図2 b → p330）．左室造影では，心エコー図でみられた所見と同様の前壁の無収縮が認められ，左室駆出率は50%であった（図3 → p330）．入院日の8時のCK値は3,536 IU/Lで，最大値を示した．本例はアスピリン，β 遮断薬，アンジオテンシンII受容体拮抗薬，HMG-CoA還元酵素阻害薬（スタチン），抗血小板薬（チクロピジン，ステント血栓症予防）による薬物治療継続のもと，合併症なく第19病日に退院した．

近年，急性心筋梗塞症治療の進歩は目覚しく，特に線溶療法や経皮的冠動脈治療〈percutaneous coronary intervention：PCI〉を中心とする再灌流治療が生命予後の改善に貢献している．我が国における本症の院内死亡率は10%を下回るまでになった[1]．ST上昇心筋梗塞症においては，再灌流治療の効果は治療自体の成否はもちろんのこと，発症から再灌流治療開始までの時間にも大きく左右される．そこで医療従事者が留意すべきことは，受診から再灌流治療までの時間（PCI：door-to-balloon time，線溶療法：door-to-needle time）の遅れを最小限にすることである．この時間の短縮に必要なものは，救急医と循環器専門医の確実かつ迅速な連携と"time is muscle（心筋壊死）"の意識にほかならない．本例の当院におけるdoor-to-balloon timeは80分であり，ACC〈American College of Cardiology〉/AHA〈American Heart Association〉ガイドライン[2]がPCI選択時に推奨するdoor-to-balloon time＜90分を遵守することができた．

昨今，我が国では心肺蘇生法と救急心血管治療の普及を目的としたACLS〈advanced cardiovascular life support〉の啓蒙活動が盛んであるが，そのガイドライン[3]でも急性冠症候群に関する記述に多くの頁数が割かれている．本設問で取り上げた酸素，アスピリン，ニトログリセリンおよび塩酸モルヒネの投与は，救急部門での診断やトリアージと並行して，急性冠症候群のすべての患者に実施すべき最初の治療である（表1 → p330）．きたるべきときに備えて，ACLSのガイドラインを一読しておくことを勧めたい．

なお，欧米のガイドラインやマニュアルを適用する際には，日本人の身体的特性や既存の医療体制を十分に考慮する必要があることも銘記しておく．

〔長嶋道貴〕

参考文献

1) Kasanuki H, et al：A large-scale prospective cohort study on the current status of therapeutic modalities for acute myocardial infarction in Japan；Rationale and initial results of the HIJAMI Registry. Am Heart J 150：411-418, 2005
2) ACC/AHA Guidelines for the Management of Patients with ST-elevation Myocardial Infarction；A report of the American College of Cardiology/American Heart Association Task Force on Practice Guidelines (Committee to Revise the 1999 Guidelines for the Management of Patients with Acute Myocardial Infarction). Circulation 110：282-292, 2004
3) 2005 American Heart Association Guidelines for Cardiopulmonary Resuscitation and Emergency Cardiovascular Care：Part 8；Stabilization of the Patient with Acute Coronary Syndromes. Circulation 112(Suppl I)：IV89-IV110, 2005

問題 142

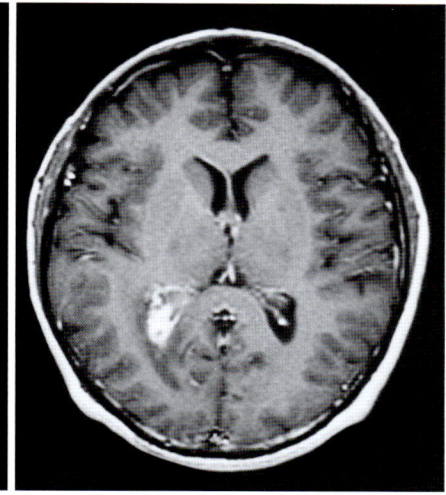

図1 頭部造影 MRI 画像

- **患者** 49歳の男性．
- **主訴** 頭痛と発熱．
- **既往歴** 中耳炎や副鼻腔炎はない．
- **家族歴** 特記すべきことはない．
- **現病歴** 1週前の起床時から頭痛が出現した．その後，37.7℃の発熱と悪心とが出現した．近医で解熱薬と抗菌薬とを処方されたが，症状が増悪したため紹介され入院した．
- **身体所見** 体温38.7℃．脈拍92/分，整．血圧128/88 mmHg．頭部外傷はない．一般内科的所見に異常はない．意識は清明であるが，著明な項部硬直とKernig徴候とを認める．脳神経系，運動・感覚系，四肢深部腱反射および協調運動に異常はない．
- **検査所見** 髄液所見：初圧260 mmH₂O，混濁，細胞数2,690/μL（多核球58%），蛋白285 mg/dL，糖23 mg/dL（血糖110 mg/dL）．ツベルクリン反応，胃液培養，髄液結核菌PCR，髄液の細菌・真菌培養，墨汁染色はいずれも陰性である．細胞診class 2．血中クリプトコッカス抗原，HIV抗体は陰性である．

頭部造影MRI（Gd-DTPA）画像（図1）を示す．右側脳室後角から下角にかけて，脳室壁に沿ってびまん性の異常造影効果，同部位の脳室拡大，およびその周囲に浮腫と思われる T_1 低信号，T_2 高信号の所見を認める．

この疾患について**誤っている**のはどれか．
1つ選べ．

- **A**：成人の細菌性髄膜炎に合併することが多い．
- **B**：脳外科手術や新生児の髄膜炎に合併することが多い．
- **C**：頭部造影CTでは悪性リンパ腫との鑑別は困難である．
- **D**：頭部MRI上，脳室壁に沿った異常造影効果が特徴的である．
- **E**：治療は原因菌に応じて抗菌薬，抗結核薬，抗真菌薬などが投与される．

解答 142

A 成人の細菌性髄膜炎に合併することが多い．

● 診断　細菌性脳室炎

髄液所見で細胞数2,000/μL以上，多核球1,180/μL以上，糖34 mg/dL以下，髄液/血糖比0.23以下，蛋白220 mg/dL以上のどれか1つでもあれば細菌性髄膜炎と考えて，一刻も早く治療を開始しなければならない[1]．本例は髄膜炎症状がある時点で右側脳室後角から下角にかけて脳室壁に沿った異常造影効果を認め，脳室炎と細菌性髄膜炎との合併例と考えた．以下，脳室炎について解説する．

頭蓋内炎症性疾患のなかで脳室上衣に炎症の主座がある場合を脳室炎という[2]が，脳室炎と髄膜炎との合併は新生児や小児，脊髄髄膜瘤など先天奇形との合併，脳外科手術時の脳室内操作，頭部外傷後，免疫不全状態（薬物中毒者など），中耳炎，副鼻腔炎からの炎症波及例に主として認められる．成人では外傷性，脳膿瘍の脳室内穿破，結核性髄膜脳炎，脳室内操作の術後に伴うもの，悪性疾患などが報告されている．基礎疾患のない成人の細菌性髄膜炎に合併することは稀とされる．髄膜炎に合併した脳室炎の治療は，原因菌に応じて抗菌薬，抗結核薬，抗真菌薬などの経静脈的または脳室内投与が行われる．

脳室炎が成人に少なく，新生児に多い理由として，新生児では脈絡叢のグリコーゲン含有量が高く，細菌の培地になりやすいことが挙げられる．通常，血中の細菌はまず脈絡叢で増殖し，さらに脳室よりくも膜下腔の髄液中に移行して髄膜炎を起こすとされるが，そこに髄液の通過障害などの機序が加わり，脳室内への逆流が生じると，脳室が感染のreservoirとなるのではないかと推定されている[3]．脳室炎は左右対称性であることが多いが，本例では右側脳室後角から下角にかけて限局していた．また，同部位に脳室拡大を認め，脳槽造影では異常を認めなかったものの，閉塞性水頭症に類似した髄液の通過障害が一時的に存在し，脳室内の炎症が限局した可能性が推定された．

一般に脳室炎のMRI・CTでは，病因にかかわらず，炎症の主座である脳室上衣が異常造影効果を受けるため，脳室壁に沿って異常造影所見を呈すると考えられる．脳室壁の異常造影効果を呈する疾患の画像上の鑑別診断としては，結核性髄膜脳炎，中枢神経系悪性リンパ腫，膠芽腫および髄芽腫の髄腔内播種，悪性上衣腫などが重要と思われる．そのなかでもmass lesionを形成しない悪性リンパ腫は脳室壁に沿ってびまん性に浸潤することがあり，CTでは鑑別困難である[4]．結核性髄膜脳炎でも，初期に脳室炎の所見のみを呈したという報告があり，鑑別は難しいが，結核性髄膜脳炎の場合，経過中に好発部位である脳底部に病変が出現した点が本例とは異なっていた．また，脳膿瘍から脳室内へ炎症が波及し，脳室壁の限局性の異常造影効果を認めた脳室炎症例も報告されている．

経過を追って本例の造影効果をみていくと，アンピシリン（ビクシリン®）8 g/日，セフォタキシム（セフォタックス®）8 g/日，イソソルビド合剤（グリセオール®）を経静脈的に投与開始後，発熱を含めた臨床症状，髄液検査の改善と一致して異常造影所見の改善を認めた．髄液細胞数正常化後も，頭部MRIで浮腫の残存を認めたため，バルプロ酸ナトリウム（デパケン®）400 mg/日を使用し，後遺症なく退院となった．

〔西田　隆〕

参考文献

1) Spanos A, et al：Differential diagnosis of acute meningitis；An analysis of the predictive value of initial observations. JAMA 262：2700-2707, 1989
2) 木下彩栄, 他：特異なMRIを呈した化膿性脳室炎の1成人例：脳と神経 46：573-577, 1994
3) Gilles FH, et al：The ventricle as a bacterial reservoir. Arch Neurol 34：560-562, 1977
4) Nakasu Y, et al：Periventricular spread of malignant lymphoma. Arch Jpn Chir 59：323-329, 1990

問題 143

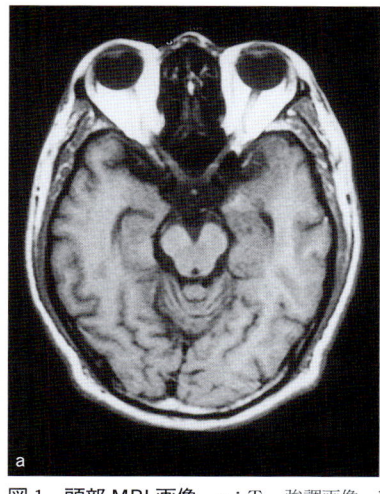

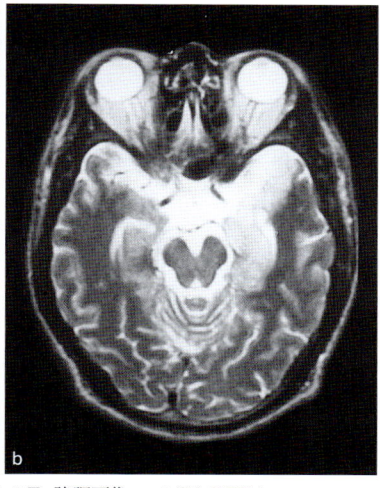

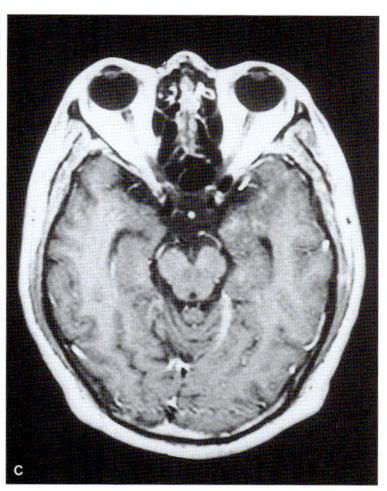

図1 頭部 MRI 画像　a：T_1 強調画像，b：T_2 強調画像，c：Gd-DTPA

- ●患者　47 歳の男性．
- ●主訴　発熱，頭痛および物忘れ．
- ●既往歴・家族歴　特記すべきことはない．
- ●現病歴　1 週前から 38℃ 台の発熱と頭痛とが出現した．物忘れがひどくなり，症状が増悪するため入院した．
- ●身体所見　体温 38.7℃．脈拍 80/分，整．血圧 120/84 mmHg．頭部外傷はない．一般理学所見に異常はない．意識は清明であるが，軽度の項部硬直と Kernig 徴候とを認める．脳神経系，運動・感覚系，四肢深部腱反射および協調運動に異常はない．
- ●検査所見　一般血液生化学所見に異常はない．髄液検査では初圧 240 mmH₂O，細胞数 36/μL（リンパ球 100%），糖 58 mg/dL（血糖 110 mg/dL），総蛋白〈TP〉71 mg/dL である．ツベルクリン反応，胃液培養，髄液結核菌 PCR，髄液の細菌・真菌培養，墨汁染色はいずれも陰性．細胞診 class 2，キサントクロミー陰性，血中クリプトコッカス抗原，カンジダ抗原，アスペルギルス抗原，HIV 抗体は陰性である．

頭部MRI画像（T_1 強調画像，T_2 強調画像，Gd-DTPA）（図1）を示す．

この疾患について正しいのはどれか．2つ選べ．

- **A**：致命率は約 30% である．
- **B**：髄液検査で糖は低下する．
- **C**：我が国における発生率は年間1万人に1〜2人と推定されている．
- **D**：治療薬の作用機序はウイルスの DNA の合成阻害である．
- **E**：病理学的に壊死傾向が強く，Cowdry A 型封入体を認める．

D	治療薬の作用機序はウイルスのDNAの合成阻害である．
E	病理学的に壊死傾向が強く，Cowdry A型封入体を認める．

● **診断** 単純ヘルペス脳炎〈herpes simplex encephalitis：HSE〉

主として herpes simplex virus〈HSV〉1型による[1,2]．我が国での発生率は年間100万人に1〜2人，年間患者数は約200〜300人と推定されている．男性にやや多く，散発性で，時期的な集中はみられない．病理学的には側頭葉，大脳辺縁系が好発部位で，壊死傾向が強く，Cowdry A型封入体を認める．急性期の臨床症状は，発熱，髄膜刺激症状，意識障害，痙攣発作，幻覚，記憶障害，言語障害，異常行動などの頻度が高い．昏睡に至る深い意識障害，頻回の痙攣発作，脳圧亢進を認める症例の予後は不良である．髄液検査では，出血壊死病変に対応して赤血球の出現，キサントクロミーがしばしばみられる．細胞数，総蛋白は増加を示すが，原則として糖は正常である．PCR法による髄液中のHSV-DNA検出率は，発症7日以内で60〜80％と報告されている．鑑別診断としては，結核性・真菌性髄膜炎，脳膿瘍，二次性脳炎，急性散在性脳脊髄炎などがある．

CTの欠点は，異常所見が出現するまで7病日前後かかり，主たる病変部である側頭葉に骨のアーチファクトが入りやすいことである[3]．約半数で，側頭葉内側，島回の低吸収域や脳浮腫が出現するが，現在ではCTの異常所見が出現する前に治療が開始されることも多い．一方，MRIは局所的な水分含量の変化を早期から明瞭にとらえることができるため，CTより早期に側頭葉内側などの病変を検出することが可能である．

治療に関しては，HSE疑いの段階で，抗ウイルス薬アシクロビルをできるだけ早期に投与開始することが重要である．治療開始の遅れは死亡や重篤な後遺症を残す結果となる怖れがある．アシクロビルの投与方法は1回10 mg/kgを1日3回，10〜14日間点滴静注する．結晶析出による腎機能障害を予防するために，1回1時間以上かけて点滴を行う．重篤例，遷延例にはビダラビンの併用，追加投与やヒト免疫グロブリンの併用も行われる．腎機能障害のある患者では，精神神経系の副作用が現れやすく，十分な注意が必要である．

アシクロビルは，ウイルス感染細胞内に入ると，HSV誘導のチミジンキナーゼによりリン酸化され，活性型のアシクロビル三リン酸になる．アシクロビル三リン酸はウイルスDNAポリメラーゼの阻害物質として作用し，ウイルスのDNA合成を阻害する．一方，ウイルス非感染細胞内ではアシクロビルはほとんどリン酸化されないため，宿主正常細胞への障害は少ない．

他の治療としては，①一般療法（気道の確保，栄養維持，二次感染の予防），②痙攣発作，脳浮腫の治療（痙攣発作にはジアゼパム，フェノバルビタール，フェニトインの静注・筋注．脳浮腫に対してはグリセオール，マンニトールの点滴静注），③後遺症対策（約10％の致命率．しかし，生存例でも健忘，記憶障害，人格障害などが残存することがあるため，家庭・社会復帰援助が必要）がある．

本例ではPCR法により髄液中にHSV-DNAが検出された．MRI（図1）上，左側頭葉内側の実質に，T_2強調画像で高信号，T_1強調画像で低信号を呈し，一部造影される部分を認めた．グリセオール 800 mL/日，ゾビラックス® 1,500 mg/日を10日間点滴静注し，後遺症なく退院となった．

〔西田 隆〕

参考文献
1）庄司紘史：単純ヘルペスウイルス1型（HSV1），2型（HSV2）．日本臨牀別冊：領域別症候群シリーズ26―神経症候群 I，日本臨牀社，pp 418-422，1999
2）Shoji H, et al：Acute viral encephalitis；The recent progress, Review. Intern Med **41**：420-428, 2002
3）藤木直人，他：単純ヘルペスウイルス脳炎の画像．神経内科 **54**：420-429, 2001

問題 144

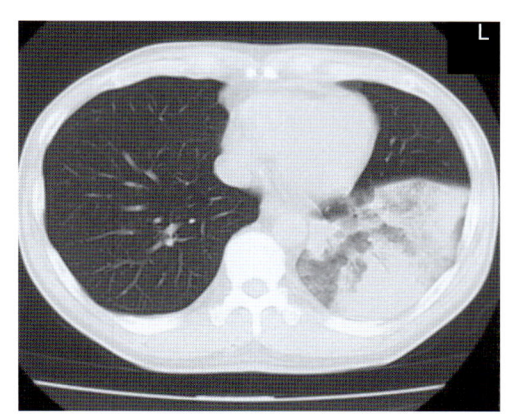

図1 胸部X線写真

図2 胸部単純CT

- **患者** 55歳の男性．
- **主訴** 咳と痰．
- **既往歴** 28歳時に胃潰瘍で胃部分切除，29歳時に副鼻腔炎手術．
- **家族歴** 父親が糖尿病，高血圧症および狭心症．
- **生活歴** 喫煙20本/日，30年間．ペットの飼育歴はない．職業は消防署職員．
- **現病歴** 2週前から咳と赤褐色の痰とが出現した．近医を受診し，胸部X線写真の異常を指摘されたため入院した．
- **身体所見** 身長161cm，体重59kg．体温36.4℃．血圧112/70 mmHg．眼瞼結膜に貧血や黄疸はない．頸部リンパ節は触知しない．胸部聴診上，心音に異常はない．両下肺でfine cracklesを聴取する．
- **検査所見** 血液所見：Hb 15.2 g/dL，白血球8,600/μL（好中球73％，好酸球2.1％，好塩基球0.4％，単球7.1％，リンパ球17.4％）．血液生化学所見：空腹時血糖167 mg/dL，HbA$_{1c}$ 5.9％，尿素窒素〈UN〉16.1 mg/dL，クレアチニン〈Cr〉0.69 mg/dL，尿酸〈UA〉4.4 mg/dL，AST 11 IU/L，ALT 4 IU/L，LD 148 IU/L（基準115〜245）．免疫学所見：CRP 2.0 mg/dL．

胸部X線写真（図1）と胸部単純CT（図2）とを示す．

この患者について正しいのはどれか．2つ選べ．

A：髄膜炎を合併する．
B：血清CEAは上昇する．
C：血清β-Dグルカンは上昇する．
D：基礎疾患がなくても発病する場合が多い．
E：治療に副腎皮質ステロイドが使用される．

解答 144

A 髄膜炎を合併する．

D 基礎疾患がなくても発病する場合が多い．

● **診断**　肺クリプトコッカス症〈pulmonary cryptococcosis〉

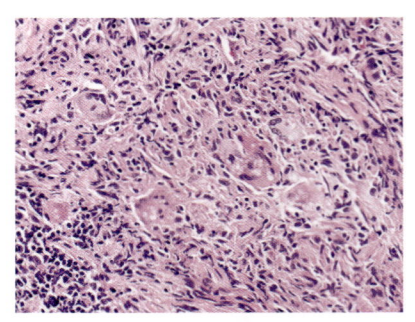

図3　肺生検 H-E 染色標本

　胸部X線写真(（図1）と胸部単純CT（図2）では，左肺下葉に広範囲にわたる浸潤影とすりガラス陰影を認めた．画像診断から肺炎，肺胞上皮癌，特発性器質化肺炎〈cryptogenic organizing pneumonia〉，慢性好酸球性肺炎，肺結核症，非結核性抗酸菌症，Wegener肉芽腫症，肺真菌症などが挙げられた．

　確定診断のため気管支鏡検査を施行した．気管支鏡肉眼観察所見では気管支内腔に異常所見を認めず，画像で異常のみられた左肺下葉B9で経気管支肺生検〈transbronchial lung biopsy：TBLB〉を行った．その生検 H-E 染色標本（図3）は，気腔内器質化，炎症性細胞と多数のLangerhans型巨細胞がみられ，その巨細胞内に白く抜けた球形物を認めた．その球形物は貪食された酵母様真菌の菌体と考えられ，肺クリプトコッカス症が考えられた．気管支洗浄液からは病原菌は検出されなかったが，血清クリプトコッカス抗原が陽性であり，病理所見と合わせ肺クリプトコッカス症と診断した．

　肺クリプトコッカス症は，*Cryptococcus neoformans* による亜急性ないしは慢性の経過をとる肺真菌感染症である．クリプトコッカスはハトなどの鳥類の糞便や土壌に存在し，経気道的に吸入され，ヒトに感染し発病すると考えられている．また中枢神経系に親和性が高く，肺から血行性に播種し，脳髄膜炎を起こすこともも知られている．通常の深在性真菌症とは異なり，健常人にも発病例が多くみられる特徴がある．画像診断や血清診断法の進歩などで，近年，報告が増加している．基礎疾患を有さない原発性は，肺のみに病変が形成され，半数以上が無症状で，健康診断の異常でみつかることが多い．ときに咳，胸痛，発熱などの症状がみられる．一方，続発性は悪性リンパ腫，白血病，がん，膠原病，移植後，副腎皮質ステロイド使用，HIV感染症などが背景にあり，肺外病変を伴うことが多い．

　喀痰，気管支洗浄液からの病原体の検出率は低く，血清抗原の陽性率も60％程度である．同じ真菌症に分類されるニューモシスチス症，アスペルギルス症などと異なり，血清 β-D グルカンは上昇しない．画像所見では肺野末梢の直径2cm以下の単発性結節影が多く，spicula，血管収束像，胸膜陥入像を認めた例は肺癌（腺癌）と，空洞，散布巣がみられた例は結核と鑑別が難しい．また，多発性結節影や，本例のように浸潤影を呈する例も比較的多くみられる．TBLBなどで診断がつかなければ，胸腔下肺生検が必要となる．病理組織像としては，本例のように肺胞腔内の肉芽腫性変化とクリプトコッカス胞体を認めることが報告されている．

　治療は，フルコナゾール，イトラコナゾールなどのアゾール系抗真菌薬の数か月の投与が行われている．本例もイトラコナゾールの投与を行い，画像所見の改善と抗原の陰性化が認められ，6か月で治療終了とした．　　　　　〔羽田憲彦〕

参考文献

1) 原　一馬，他：肺クリプトコッカス症の臨床病理学的検討．日呼会誌 38：670-675，2000
2) 岩崎由紀子，他：背部痛で発症し浸潤影を呈した原発性肺クリプトコッカス症の1例．日呼会誌 43：112-116，2005
3) 加藤貴子，他：肺クリプトコッカス症の臨床的検討．日呼会誌 43：449-453，2005

問題 145

図1 便の抗酸菌染色標本(Ziehl-Neelsen 染色，800 倍)

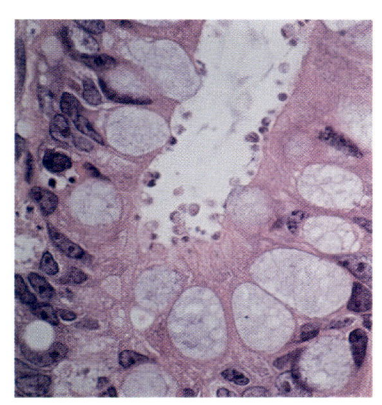

図2 直腸粘膜生検 H-E 染色標本

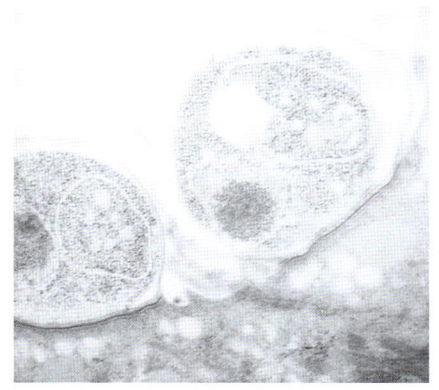

図3 直腸粘膜生検の電子顕微鏡写真

- ●患者　24 歳の男性．
- ●主訴　水様性下痢と発熱．
- ●既往歴　血友病 A．血液製剤で HIV に感染し，21 歳時にニューモシスチス肺炎となり AIDS が発症した．
- ●現病歴　3 か月前から下痢が出現した．抗菌薬の内服にもかかわらず頻回の水様便がみられ，39℃台の発熱も伴うようになったため入院した．
- ●身体所見　身長 181 cm，体重 56 kg(3 か月で 7 kg の減少)．体温 37.1℃．呼吸音は両下肺で細かいラ音を聴取する．腹部では肝を 4 cm 触知するが，脾は触知しない．腸蠕動は軽度に亢進している．Performance status 2．
- ●検査所見　血液所見：Hb 13.3 g/dL，白血球 2,100/μL(好酸球 15%)，血小板 14.9 万/μL．免疫学所見：CRP 0.4 mg/dL．細胞表面マーカー解析：CD 4/8 比 0.07(基準 0.6〜2.4)，CD 4 絶対数 4/μL(基準 344〜1289)．便所見：2,355 g/日，未消化便．ヒトヘモグロビン反応陰性，細菌培養では下痢の原因菌は検出されない．鏡検上，直径 5 μm 程度の球形の構造物を認める．便中の球形構造物の抗酸菌染色標本(図1)，直腸粘膜生検 H-E 染色標本(図2)およびその電子顕微鏡写真(図3)を示す．

この疾患について正しいのはどれか．2 つ選べ．

A：ウイルス感染症である．
B：免疫不全患者に多くみられる．
C：気道や胆道にも感染を起こす．
D：ニューキノロン系抗菌薬が有効である．
E：健常者では下痢をきたすことは稀である．

解答 145

B 免疫不全患者に多くみられる．

C 気道や胆道にも感染を起こす．

●診断　クリプトスポリジウム症

　クリプトスポリジウム症は *Cryptosporidium parvum* という原虫によって生じる，下痢を主症状とする疾患である．後天性免疫不全症候群〈AIDS〉の合併症として報告され注目を浴びたが[1]，健常者でも汚染された水道水や生水などを通じて感染・発症することが知られている．

　しかし，その病態は健常者と免疫不全患者では異なっている．健常者では一過性の急性水様性下痢を起こし，自然に軽快していくのに対して，HIV感染症を代表とする免疫不全患者では，ときに重篤な腸炎の像を呈し，高度の脱水，栄養障害をきたして予後に影響を与えることもある．

　本例はAIDSを基礎疾患とし，便の抗酸菌染色で鮮紅色に染まる直径約5μmの特徴的なオーシスト〈oocyst〉(図1)を認め，クリプトスポリジウム症と診断した．直腸粘膜生検で得られた検体からも，直腸粘膜上皮に同原虫が付着している所見が得られた．本例では胆汁のほか，喀痰中からも白血球に混じって大量の *C. parvum* のオーシストが検出されており，消化管のみならず，気道系にも感染したものと考えられた．

　唯一の治療薬と考えられているのは，アミノグリコシド系非吸収性抗菌薬のパロモマイシン〈paromomycin〉である(協和発酵：現在は発売中止)[2]．本例では本剤を2〜10g，分4で経口投与したところ，オーシストは完全には消失しなかったものの，下痢量は10kg/日から500g/日以下にまで減少し，自覚症状の劇的な改善をみた．また，同時に起こった低酸素血症に対しては，調製したパロモマイシンネブライザーが著効を示した[3]．

　クリプトスポリジウム症に対する治療法は，いまだ確立されているとはいえないが，強力な抗

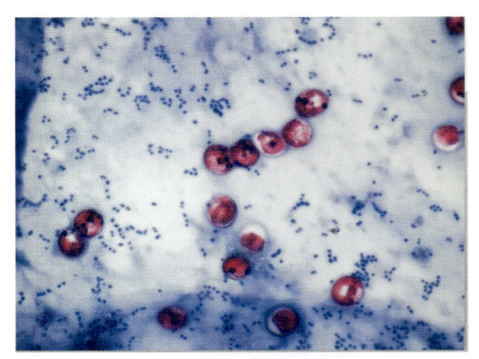

図1　便の抗酸菌染色標本(Ziehl-Neelsen染色，800倍)

HIV療法により免疫不全状態が改善すると，本症も自然に改善する場合が多いと考えられている．免疫不全患者の免疫力が回復しなければ，予後は不良である．

〔藤田浩之〕

参考文献
1) Center of Disease Control and Prevention : Cryptosporidiosis ; An assessment of chemotherapy of males with acquired immune deficiency syndrome (AIDS). MMWR 31 : 589-592, 1982
2) Clezy K, et al : Paromomycin for the treatment of cryptosporidial diarrhea in AIDS patients. AIDS 5 : 1146-1147, 1991
3) Mohri H, et al : Inhalation therapy of paromomycin is effective for respiratory infection and hypoxia by cryptosporidium with AIDS. Am J Med Sci 309 : 60-62, 1995

問題 146

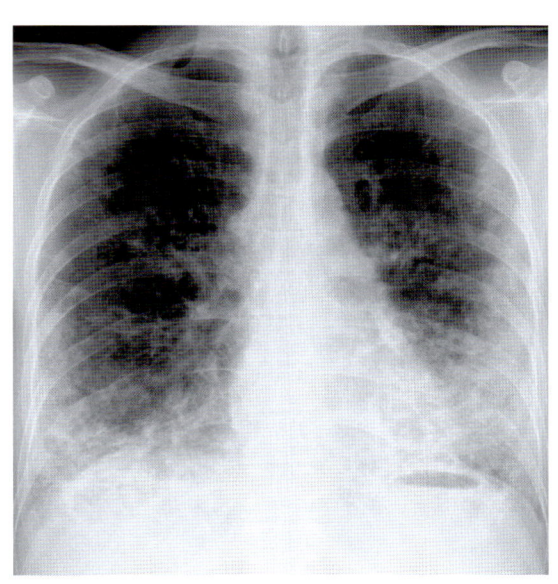

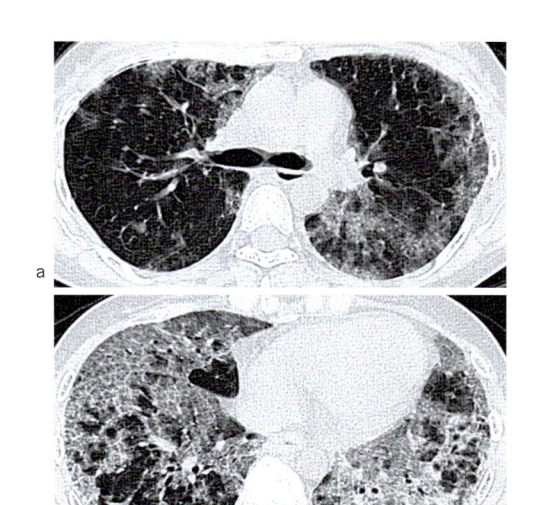

図1　胸部X線写真

図2　胸部単純CT

- **症例**　38歳の女性．
- **主訴**　微熱．
- **既往歴**　輸血歴はない．うつ病，原発性無月経．
- **生活歴・家族歴**　特記すべきことはない．
- **現病歴**　1か月前から微熱があり，近医での胸部X線写真で両側中下肺野すりガラス状陰影を指摘され，精査加療目的で紹介され入院した．咳嗽，体重減少，消化器症状，筋骨格系症状および寝汗はない．
- **身体所見**　身長150 cm，体重43 kg．体温37.7℃．呼吸数20/分，脈拍92/分，整．血圧116/70 mmHg．SpO₂(O₂ 2 L/分吸入下) 93%．前胸部および背部で吸気終末にcracklesが聴取される以外に特記すべき異常はない．
- **検査所見**　赤沈61 mm/1時間．血液所見：赤血球483万/μL，Hb 11.5 g/dL，白血球16,530/μL(好中球70.6%，リンパ球20.0%，異常リンパ球1.0%)，血小板53.2万/μL．血液化学所見：総蛋白〈TP〉5.9 g/dL，アルブミン〈Alb〉2.2 g/dL，AST 44 IU/L，ALT 22 IU/L，LD 318 IU/L(基準115～245)，尿素窒素〈UN〉9.2 mg/dL，クレアチニン〈Cr〉0.56 mg/dL，Na 135 mEq/L，K 4.7 mEq/L，Cl 97 mEq/L，Ca 7.9 mg/dL，β-D-グルカン 64.7 pg/mL(基準20.0以下)．免疫学所見：CRP 1.5 mg/dL，KL-6 1,930 U/mL(基準500未満)，可溶性IL-2受容体3,110 U/mL(基準0.8以下)，抗HTLV-1抗体 陽性，HTLV-1 proviral DNA 陽性，ツベルクリン反応 陰性．

胸部X線写真(図1)と胸部単純CT(図2)とを示す．

この疾患について正しいのはどれか．2つ選べ．

- **A**：肺門リンパ節腫脹を呈する．
- **B**：HIV感染症以外では発症しない．
- **C**：治療にはST合剤が有効である．
- **D**：CD4陽性リンパ球が高値でも発症する．
- **E**：診断確定には血清学的診断が必須である．

解答 146

C 治療にはST合剤が有効である．

D CD4陽性リンパ球が高値でも発症する．

● 診断　*Pneumocystis jiroveci* 肺炎
〈*Pneumocystis jiroveci* pneumonia：PCP〉

Pneumocystis jiroveci 肺炎は *Pneumocystis jiroveci* により引き起こされる肺炎である．*P. jiroveci* は以前は *P. carinii* と称され，原虫に分類されていたが，現在は真菌に分類されている．ヒトに病変をきたす病原体としての *Pneumocystis* を最初に発見した Otto Jirovec らにちなんで，*P. jiroveci* へと名称変更された．*P. carinii* はヒト以外の動物に対する病原体をさす．

PCPは，HIV感染症に代表される免疫不全患者に日和見感染として発症する場合が圧倒的に多く，一般にはCD4陽性リンパ球200/μL未満でPCP発症リスクが高まるとして知られている．HTLV-1ウイルス感染者の場合，成人T細胞性白血病/リンパ腫〈adult T-cell leukemia/lymphoma：ATLL〉の急性型患者や慢性型患者のみならず，くすぶり型患者やキャリアにおいてもPCPを併発したという報告もある．また，逆にPCPを機にATLLの診断に至るケースも少なくない．

PCPの画像上の特徴の一つは，両側びまん性浸潤影が末梢優位に認められることであり，片側性浸潤影，結節，空洞，リンパ節腫脹，胸水はatypicalとされている．High Resolution CT写真においては，すりガラス状であることも多い．

本例の診断は，HTLV-1抗体陽性であることと特徴的な画像所見より，格段に困難というわけではなく，また南九州という地理特性，すなわちHTLV-1キャリア・患者が多い地域であることも診断の一助となる．本例では気管支鏡を直ちに行い，気管支肺胞洗浄液〈bronchoalveolar lavage fluid：BALF〉（図3）および肺組織病理において *P. jiroveci* が認められた．また，炎症細胞浸潤も認められた．なお，血清HTLV-1抗体，HTLV-1 proviral DNA がともに陽性で，末梢血リンパ球中54.3%がCD4$^+$CD25$^+$ であった．

近年，Tリンパ球表面マーカーの解析から，CD4$^+$CD25$^+$（regulatory T cell：Treg）が注目を集めており，Treg陽性ではリンパ球の元来の機能を果たせず，PCPなどの日和見感染症を呈しうるとされている．

〔松木薗和也〕

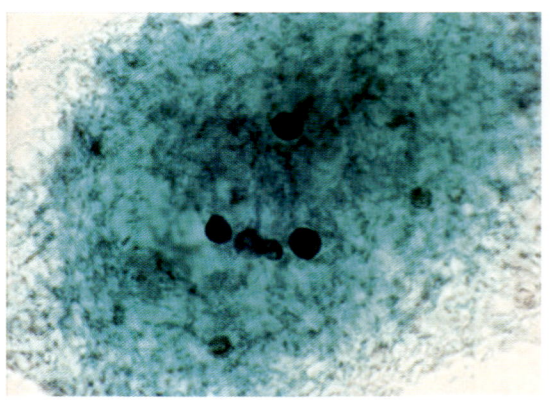

図3　BALF塗抹 Grocott 染色標本

参考文献

1) Katzenstein ALA：Surgical Pathology of Non-Neoplastic Lung Disease 3rd ed. WB Saunders, Philadelphia, pp 273-278, 1997
2) 橋本　修：後天性免疫不全症候群（AIDS）．太田保世（編）：ハイツマン 肺の診断―X線所見と病理所見の相関．医学書院，pp 465-477, 1995
3) Naidich DP, et al：Computed Tomography and Magnetic Resonance of the Thorax, 3rd ed. Lippincott-Raven, Philadelphia, pp 472-479, 1999
4) Mandell GL, et al：Principles and Practice of Infectious Disease, 6th ed. Elsevier, Churchill Livingstone, Oxford, pp 3080-3090, 2005
5) Sakaguchi S, et al：Immunologic self-tolerance maintained by activated T cells expressing IL-2 receptor alpha-chains(CD25)；Breakdown of a single mechanism of self-tolerance causes various autoimmune diseases. J Immunol 155：1151, 1995

問題 147

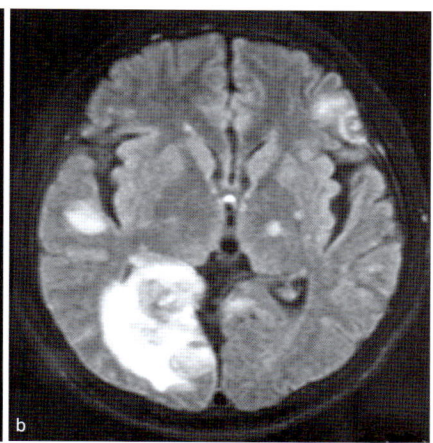

図1 頭部MRI画像　a：ガドリニウム造影T₁強調画像，b：FLAIR画像

- **患者**　37歳の男性．
- **主訴**　頭痛と左同名半盲．
- **既往歴・家族歴・生活歴**　特記すべきことはない．
- **現病歴**　10年前にHIV-1感染を指摘されたが放置していた．10日前から発熱と視野欠損とが出現し，近医眼科を受診したが，明らかな眼底異常所見は認められなかった．頭蓋内病変を疑われ，頭部MRIを施行したところ，リング状増強効果を示す多発性腫瘤病変を認めたため，精査目的で入院した．
- **身体所見**　意識レベルJCS Ⅰ-Ⅱ(3-10)．体温37.1℃．対光反射は良好で，眼球運動に異常はない．眼振はない．感覚障害や運動障害は認めない．表在リンパ節腫脹は認めない．
- **検査所見**　血液所見：Hb 13.5 g/dL，白血球6,100/μL(リンパ球14％)，血小板16.0万/μL，CD4陽性Tリンパ球31/μL．血液生化学所見：総蛋白〈TP〉7.0 g/dL，尿素窒素〈UN〉9 mg/dL，クレアチニン〈Cr〉0.5 mg/dL，AST 24 IU/L，ALT 33 IU/L，LD 252 IU/L(基準115〜245)．免疫学所見：CRP 0.09 mg/dL，抗HIV-1抗体陽性，抗トキソプラズマ抗体-IgG 111 IU/mL(基準5未満)，抗トキソプラズマ抗体-IgM 0.3 IU/mL(基準0.7未満)，HIV-1ウイルス量3.1万コピー/mL．

頭部MRI画像(図1)を示す．

最も考えられるのはどれか．1つ選べ．

- **A**：脳膿瘍
- **B**：悪性リンパ腫
- **C**：転移性脳腫瘍
- **D**：トキソプラズマ脳症
- **E**：進行性多巣性白質脳症

D トキソプラズマ脳症

●診断　トキソプラズマ脳症

1. 病原体と病態

トキソプラズマ症はトキソプラズマ〈*Toxoplasma gondii*（原虫）〉がヒトに寄生して起こす感染症である．*T. gondii* はネコ科動物を終宿主とし，鳥類，ヒトなど哺乳類を中間宿主とする．終宿主から oocyst が糞便中に排出され，それを中間宿主が経口摂取すると，脳や筋肉などの臓器に cyst を形成する．

ヒトでの感染は oocyst の経口と cyst を含んだ生肉の生食によって起こる．免疫機能が正常であれば不顕性感染になるか，10〜20％のヒトではリンパ腫脹やインフルエンザ様の症状が出る．近年，AIDS 患者に発症する後天性トキソプラズマ脳症として認められる機会が増え，再興感染症として注目されている．

HIV 感染症に伴う後天性トキソプラズマ脳症は不顕性感染からのものであり，脳組織内に感染していた cyst が活性化されることで発症する．通常 CD4 陽性細胞数が 100/μL 以下の症例で発症する．脳症発症時にも IgM 抗体の上昇は通常みられない．一方，HIV 感染症に伴う同脳症の患者の 97％が IgG 抗体陽性である．AIDS 患者の脳にみられる「腫瘤性病変」のなかでは最多である．

2. 臨床症状

前述のように免疫に異常がなければ不顕性感染である場合が多いが，HIV-1 感染症などによる免疫不全の患者では，中枢神経系の障害を生じることが多い（89％）．数日から数週間の期間で片麻痺，知覚障害などの巣症状や意識障害，痙攣などの中枢神経系症状が進行する．心筋炎や肺炎を起こすこともあるが稀である．

3. 診断

確定診断のためには脳生検にて組織診断を得る．臨床的には頭蓋内疾患を示唆する局所の神経症状または意識障害がみられ，血清抗体検査，画像所見，治療的診断を行うことが多い．

画像所見としては CT・MRI で周囲の mass effect や edema を伴う単発あるいは多発する腫瘤で，リング状の造影増強効果と偏在性の内部の結節状の増強効果（eccentric target sign）を認めるものが典型的である．悪性リンパ腫や進行性多巣性白質脳症との鑑別が重要であるが，特にトキソプラズマ脳症と悪性リンパ腫の鑑別は CT・MRI だけでは困難である．201-Tl SPECT や PET では，トキソプラズマ脳症では集積が低下，悪性リンパ腫であれば集積を認めることが多く，診断の参考になる．

しかし，画像だけでは 100％の診断が困難なうえ，非常に早い経過をとり，2 週間放置すると死亡することがあるため，トキソプラズマ抗体陽性の AIDS 患者の脳に造影増強効果と mass effect を呈する腫瘤性病変を認めた場合には，まずトキソプラズマ脳症として治療開始を考慮する必要がある（70〜95％は治療に反応する）．　〔南　留美〕

参考文献
1）木村　哲（監修）：HIV 感染症とその合併症診断と治療ハンドブック．国立国際医療センター　エイズ治療・研究開発センター，2005
2）萩原恵里，他：日本人 HIV 感染患者におけるトキソプラズマ IgG 抗体価の検討．感染症学雑誌 75：703-704, 2001
3）Skiest DJ, et al：SPECT thallium-201 combined with *Toxoplasma* serology for the presumptive diagnosis of focal central nervous system mass lesions in patients with AIDS. J Infect 40：274-281, 2000

問題 148

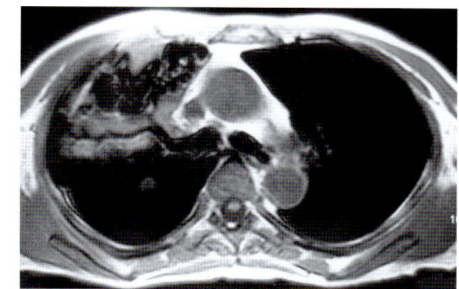

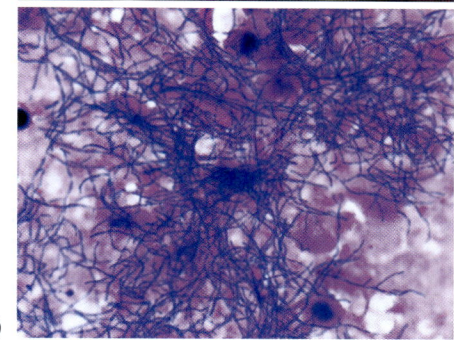

図1　胸部X線写真

図2　胸部単純MRI画像（上）
図3　喀痰塗抹Gram染色標本（下）

- **患者**　66歳の男性．
- **主訴**　咳嗽と胸痛．
- **生活歴**　海外渡航歴がある．
- **家族歴・既往歴**　特記すべきことはない．
- **現病歴**　1年前から体重減少（1年で11 kg減）があり，近医を受診した．食道カンジダ症，ニューモシスチス肺炎および右肺に結節影を認め，HIV-1抗体が陽性であったことからAIDSと診断された．ST合剤（バクタ®）による加療により，胸部CT上，ニューモシスチス肺炎に伴うすりガラス陰影は改善したが，初診時から認められていた右肺の結節影が徐々に増大した．咳嗽と胸痛とを伴うようになったため入院した．
- **身体所見**　身長173 cm，体重62 kg．体温38.1℃．脈拍100/分，整．血圧122/70 mmHg．SpO_2（room air）97％．顔面と四肢とにKaposi肉腫が散在している．右下前歯に未治療の齲蝕歯がある．右前胸部に膨隆がある．右上肺で呼吸音は減弱している．表在リンパ節や腫瘤は触知しない．
- **検査所見**　血液所見：Hb 11.0 g/dL，白血球5,900/μL（好中球93.5％，リンパ球4.5％），血小板9.3万/μL，CD4陽性リンパ球6/μL．血液生化学所見：尿素窒素〈UN〉24 mg/dL，クレアチニン〈Cr〉0.9 mg/dL，AST 24 IU/L，ALT 36 IU/L，LD 323 IU/L（基準115～245）．免疫学所見：CRP 7.2 mg/dL，HIV-1ウイルス量 $6.1×10^6$ コピー/mL，β-Dグルカン 11.1 pg/mL（基準11以下）．微生物学検査：喀痰抗酸菌染色陰性，喀痰および気管支肺胞洗浄液 class II，結核菌PCR陰性，非結核性抗酸菌PCR陰性，ニューモシスチスDNA陰性，サイトメガロウイルスDNA陰性．

胸部X線写真（図1），胸部単純MRI画像（図2）および喀痰塗抹Gram染色標本（図3）を示す．

この疾患について**誤っている**のはどれか．
1つ選べ．

- **A**：感染部位は頸部や胸部が多い．
- **B**：原因菌はグラム陽性桿菌である．
- **C**：慢性化膿性肉芽腫性疾患である．
- **D**：原因菌は口腔内や消化管の常在菌である．
- **E**：治療にはマクロライド系抗菌薬を使用する．

E 治療にはマクロライド系抗菌薬を使用する．

●診断　肺放線菌症

　放線菌〈*Actinomyces*〉は嫌気性/微好気性の非抗酸性，グラム陽性桿菌で，健康人の口腔内や腸管などに常在している．本症は一般的に内因性の疾患と考えられており，その感染部位は頸顔部，胸部，腹部，骨，皮膚，脳や骨盤臓器などが主である．以前は放線菌症の罹患部位は頸顔部が最も多かったが，近年，胸部の罹患が増えてきており，全体の10〜20％とされている．

　肺放線菌症は40〜50歳代の男性に多く，基礎疾患として齲歯，歯槽膿漏のある人や糖尿病，免疫抑制薬使用中などの免疫不全状態の人に多い傾向があるが，基礎疾患をもたない若年者での報告もある．発症機序としては，口腔内の*Actinomyces*属の誤嚥もしくは口腔内の感染巣からの敗血症性塞栓〈septic emboli〉といった血行性感染が考えられている．症状としては微熱，咳嗽，胸部痛，背部痛などのほか，血痰が比較的高頻度にみられる．

　診断には肺からの検体で*Actinomyces*属の菌塊を証明することが重要である．肺放線菌症は慢性化膿性肉芽腫性疾患であるため，その菌塊は病変の深部に存在することが多く，周囲が肉芽組織で囲まれている．したがって，喀痰や気管支鏡下採取検体，経皮的吸引検体で診断できる症例は少ない．多くの症例が切除（video-assisted thoracoscopic surgery〈VATS〉を含む）あるいは開胸肺生検により診断されている．しかし，ときにこの膿瘍が自壊し，瘻孔が形成され排膿がみられ，その病巣内および膿汁中に放線菌に特有の顆粒(硫黄顆粒)または菌糸塊が観察されることがある．この構造物の存在は，他の感染症との区別を可能とするほど重要な意味をもつ．検体を顕微鏡下で検鏡すると，*Actinomyces*に特徴的なスパイダーフォームが認められる．画像所見としては，胸部CT上，mass like shadowやair space consolidationがみられ，随伴した所見としてcentral low attenuation area〈LAA〉，気管支，細気管支拡張を伴いやすく，隣接した部位に胸膜肥厚を伴うことが特徴的である．

　治療はペニシリン系抗菌薬が第1選択であるが，セフェム系やカルバペネム系の有効性も報告されている．一般的には2〜6週間に及ぶペニシリン系抗菌薬の点滴投与と，それに引き続き6〜12か月の内服治療が必要といわれている．肺放線菌症は血行性に重要臓器に播種しやすく，また比較的血管の少ない組織でも増殖でき，この部分には抗菌薬が到達しにくいことから，進行すると予後はよくない．早期に診断し，根気強く治療を続ける必要がある．

〔南　留美〕

参考文献
1) 鈴木直仁，他：Clinico-pathological conference. 真菌誌 44：307-319, 2003
2) 小橋吉博，他：当科における肺放線菌症の臨床的検討．感染症誌 79：111-116, 2005

問題 149

図1　右大腿部の写真

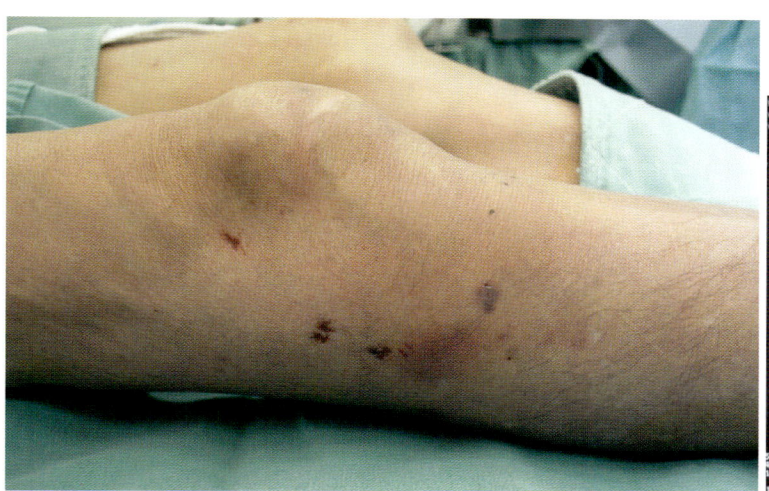

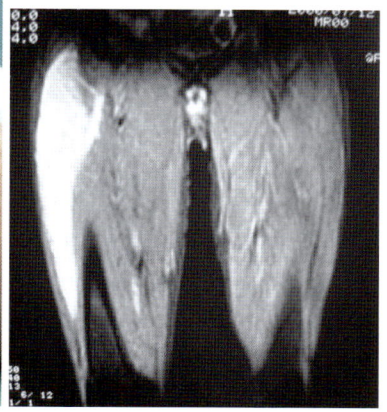

図2　大腿部単純MRI画像

- ●患者　65歳の男性．
- ●主訴　右大腿部痛．
- ●既往歴　十数年前からアルコール性肝硬変．
- ●現病歴　7月12日朝から右大腿部の激痛，発熱および水様性下痢便があり，痛みが強くなるため近医を受診した．血圧60 mmHg台とショック状態で，紹介され来院した．なお，7月11日夜に生の海茸とエビとを食べていた（海茸は有明海の特産物で，泥地の中に住む貝である）．
- ●身体所見　意識は清明．体温37.7℃．脈拍72/分，整．血圧92/48 mmHg（DOA 8γ投与下）．貧血や黄疸はない．表在リンパ節は触知しない．胸腹部に異常所見はない．右大腿部に著明な自発痛と圧痛とを認め，発赤および腫脹がある（図1）．四肢動脈の触知は良好である．神経学的には異常を認めない．
- ●検査所見　血液所見：赤血球331万/μL，Hb 12.7 g/dL，Ht 36.8％，白血球10,900/μL，血小板6.2万/μL．凝固・線溶所見：PT 55.8％（基準70〜140），APTT 65.9％（基準25〜40），血漿アンチトロンビンIII 42.9％（基準79〜121），血漿フィブリノゲン182 mg/dL（基準150〜400）．血液生化学所見：空腹時血糖122 mg/dL，総蛋白〈TP〉4.2 g/dL，アルブミン〈Alb〉2.2 g/dL，血清フェリチン395.9 ng/mL（基準27〜320），尿素窒素〈UN〉27.1 mg/dL，クレアチニン〈Cr〉2.0 mg/dL，総ビリルビン1.8 mg/dL，AST 42 IU/L，ALT 47 IU/L，LD 195 IU/L（基準115〜245），ALP 314 IU/L（基準115〜359），乳酸74.9 mg/dL（基準4〜14），アミラーゼ61 IU/L（基準60〜200），クレアチンキナーゼ〈CK〉525 IU/L（基準57〜197），Na 135 mEq/L，K 3.4 mEq/L，Cl 104 mEq/L．免疫学所見：CRP 1.4 mg/dL，IgM-HA陰性，HBs抗原陰性，HCV抗体陰性．動脈血ガス分析（O_2 3 L/分，カニューラ）：pH 7.361，PaO_2 126.9 Torr，$PaCO_2$ 30.9 Torr，HCO_3^- 16.8 mEq/L，BE －7.8 mEq/L，SpO_2（room air）98.9％．心電図，胸部および腹部X線所見に明らかな異常はない．腹部超音波所見：肝の辺縁は不整で，内部は粗造であり，肝硬変の所見である．大腿部単純MRI所見（図2）：T_2強調画像で大腿部筋肉のびまん性の腫大を認め，筋膜のintensityは特に上昇している．

この疾患について正しいのはどれか．2つ選べ．

- A：予後は良好である．
- B：冬期に発生することが多い．
- C：ペニシリンGが有効である．
- D：潜伏期間は7〜24時間である．
- E：慢性肝疾患を有する男性に多い．

解答 149

D 潜伏期間は7〜24時間である．

E 慢性肝疾患を有する男性に多い．

● **診断** *Vibrio vulnificus* による壊死性筋膜炎

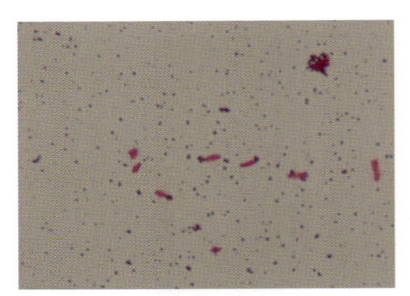

図3 血液Gram染色標本

本例は壊死性筋膜炎の診断にて同日大腿部の切開，壊死組織除去術を施行した．右大腿四頭筋の外側広筋に筋膜の変色を認め，切開したところ，筋層は黒く変色しており，壊死を伴っていた．減張切開，洗浄，筋膜切除を行い，創は開放とした．翌日より毎日生理食塩水2Lによる洗浄，ガーゼドレナージを行った．また，入院直後よりメロペネム〈MEPM〉，ミノサイクリン〈MINO〉併用で抗菌薬を開始．敗血症性ショックによる呼吸不全を呈したため，気管挿管，人工呼吸管理とし，急性腎不全，高カリウム血症，chemical mediatorの除去目的で持続的血液濾過透析を12日間施行した．CRPは最高20.5 mg/dL，CKは最高3,180 IU/Lの値を示したが，徐々に改善した．また，肝不全を呈し，プロスタグランジンE_1，肝庇護薬，分枝鎖アミノ酸製剤などを投与した．入院当日の外科的処置後，右大腿部内側，右下腿，右前腕に腫脹と熱感を認め，計3回の減張切開，洗浄を要し，右外側広筋はほぼ全摘した．摘出組織の病理所見では筋膜から筋層にかけて炎症細胞の浸潤を認め，壊死性筋膜炎と診断された．また，組織，血液，便培養より*Vibrio vulnificus*が検出された（図3）．肝機能，炎症所見ともに改善したため，リハビリテーションを目的に9月8日に近医へ転院となった．

*Vibrio vulnificus*は好塩性で河口に近い海岸の海水中に生息し，生の魚介類からの経口感染が主で，ほかに海水から皮膚創傷への経皮感染があるといわれる．50〜60歳代の慢性肝疾患を有する男性に多く，この理由として①肝硬変患者には胃粘膜病変合併頻度が高く，消化管出血をきたした場合，腸内細菌侵入に対するバリア機能の破綻が起こること，②肝硬変ではKupffer細胞数減少と機能低下がみられること，③動静脈シャント存在下で門脈血が肝を通らず直接大循環に入ること，④赤血球寿命短縮による貯蔵鉄プールへの移動，膵液分泌低下に伴う小腸での鉄吸収促進，トランスフェリン産生低下に基づく遊離鉄の増加などで*Vibrio*増殖に必要な鉄の供給が亢進すること，などが挙げられる．発生は5〜10月，海水表面温度が20℃を超える地域に限られる．7〜24時間の潜伏期を有し，患者の1/3がショックに陥り，集中治療を必要とする．治療の第1選択は第3世代セフェム，カルバペネム系抗菌薬とミノサイクリンの投与である．敗血症での死亡率は70％以上にのぼる．溶血性連鎖球菌，その他の細菌による壊死性筋膜炎とは異なった病像を呈することが多いため，早期の鑑別と早期の治療が必要である．

本例は抗菌薬，血液浄化，人工呼吸管理，可及的速やかで，かつ時期を逃さない頻回の外科的処置により救命することができた．　〔山下友子〕

参考文献

1) 福井次矢，黒川　清（監修）：ハリソン内科学　第2版．メディカル・サイエンス・インターナショナル，2006
2) Fujisawa N, et al：Necrotizing fasciitis caused by *Vibrio vulnificus* differs from that coused by streptococcal infection. J Infect 36：313-316, 1998
3) Kumamoto KS, Vukich DJ：Clinical infections of *Vibrio vulnificus*；A case report and review of the literature. J Emerg Med 16：61-66, 1998

問題 150

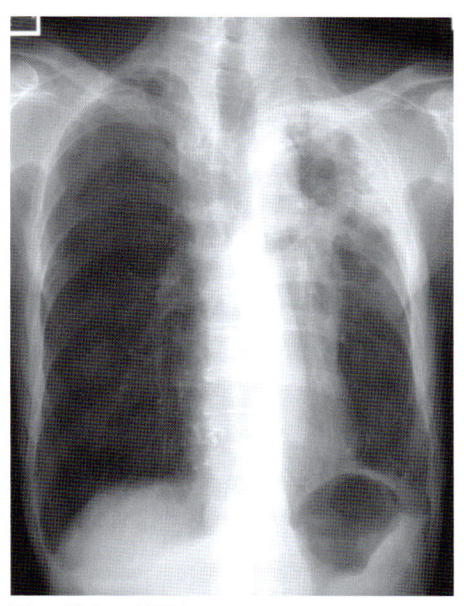

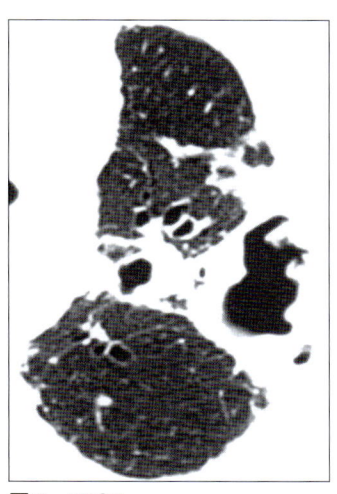

図1 胸部X線写真

図2 HRCT

- **患者** 79歳の男性．
- **主訴** 1か月前からの咳嗽．
- **既往歴** 7歳時に肺炎，75歳時に帯状疱疹．
- **生活歴** 喫煙歴はない．
- **職業歴** 運送の事務・管理に40年間携わる．
- **現病歴** 1か月前から朝夕の咳がひどく，近医を受診し投薬を受けたが改善しなかった．胸部X線写真に異常がみられたため紹介され入院した．
- **身体所見** 身長150 cm，体重35.6 kg．体温36.4℃．呼吸数18/分．脈拍96/分，整．血圧132/86 mmHg．ばち指はない．左肺の呼吸音は減弱している．
- **検査所見** 血液所見：赤血球364万/μL，Hb 11.4 g/dL，Ht 35.2％，MCV 96.7 fL，白血球7,470/μL（好中球84.6％，好酸球0.9％，好塩基球0.5％，単球4.0％，リンパ球10.0％），血小板25.6万/μL．血液生化学所見：総蛋白〈TP〉7.7 g/dL，アルブミン〈Alb〉4.1 g/dL，IgG 1,787 mg/dL（基準870〜1,700），IgA 184 mg/dL（基準110〜410），IgM 86 mg/dL（基準33〜190），IgE 180 IU/mL（基準173以下），尿素窒素〈UN〉22 mg/dL，クレアチニン〈Cr〉0.8 mg/dL，総コレステロール〈TC〉107 mg/dL，総ビリルビン0.71 mg/dL，AST 23 IU/L，ALT 21 IU/L，LD 207 IU/L（基準115〜245），ALP 253 IU/L（基準115〜359），γ-GTP 18 IU/L（基準70以下），ChE 92 IU/L（基準242〜495），Na 141 mEq/L，K 4.7 mEq/L，Cl 99 mEq/L，Ca 8.3 mg/dL．免疫学所見：CRP 3.33 mg/dL，アスペルギルス抗原0.5（基準1.0未満），β-Dグルカン15.7 pg/mL（基準11.0以下）．

胸部X線写真（図1）と高分解能CT〈high-resolution computed tomography：HRCT〉（図2）とを示す．

診断のために気管支鏡を施行し，経気管支肺生検〈transbronchial lung biopsy：TBLB〉で病変部分から黒色線維状の検体を得た．

最も考えられるのはどれか．1つ選べ．

- A：膿胸
- B：過敏性肺炎
- C：肺クリプトコッカス症
- D：慢性壊死性肺アスペルギルス症
- E：アレルギー性気管支肺アスペルギルス症

解答 150

D 慢性壊死性肺アスペルギルス症

●**診断** 慢性壊死性肺アスペルギルス症〈chronic necrotizing pulmonary aspergillosis：CNPA〉

胸部X線写真(図1)では左上中肺野に浸潤影，空洞形成像，HRCT(図2)では左S1+2に空洞と周囲の均等影がみられた．気管支鏡を施行し，経気管支肺生検〈TBLB〉では分節状および分枝状の菌糸(図3)がみられ，気管支洗浄液の培養で*Aspergillus niger*が検出された．呼吸器疾患の既往は7歳のときの肺炎だけで，今回の肺病変の発症前に器質的な変化があったかどうかは不明である．また，特に基礎疾患となるものはなさそうであったが，強いて挙げれば若い頃から食が細く，体格は小柄で痩せており，低栄養と高齢がこの疾患の発症にかかわる患者背景として重要なのではないかと考えられた．アスペルギルスが原因となる疾患のうち，左上葉に空洞を形成する亜急性ないし慢性の病型のためCPNAと診断した．抗真菌薬の投与により病変は改善し，外来通院で治療を継続している．

アスペルギルスによる疾患は臨床・画像・病理学的に3つに分類される．

① saprophytic infestation(アスペルギルスの群生)：気道内，空洞内(aspergilloma，菌球)，壊死巣内に真菌が増生している．

② allergic disease(アレルギー性アスペルギルス症)：アレルギー性気管支肺アスペルギルス症や過敏性肺炎

③ invasive disease(侵襲性アスペルギルス症)：通常は急性発症，急激な経過で致死的になることが多いが，ときに慢性に経過する予後のよい病型(CNPA)をとることがある．

CNPAは慢性経過で上葉に侵襲性アスペルギルス症が起こるもので，患者は肺結核後遺症，慢性閉塞性肺疾患〈chronic obstructive pulmonary disease：COPD〉，塵肺などの慢性呼吸器疾患を持っていることが多い．咳，痰(ときに血痰)，

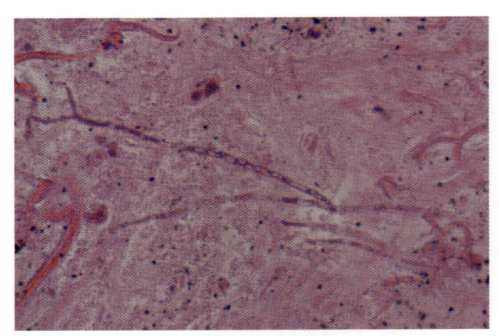

図3 経気管支肺生検 H-E 染色標本(400倍)

発熱，体重減少が主な症状である．急性侵襲性アスペルギルス症が，抗がん薬治療後の好中球減少や，移植後の免疫抑制状態の患者に発症することと比較すると，CNPAの患者側にも何らかの罹患因子はあるが，通常，それは糖尿病，低栄養，結合組織病など軽度なものである．なかにはまったく危険因子がないと考えられる症例もある．

画像所見は，通常，初期には上葉の均等影で始まり，数週から数か月を経て空洞性病変へと進展する．空洞周辺の胸膜肥厚像はしばしばみられる．胸壁や縦隔にも侵襲することがある．

診断には組織での菌糸の証明と，呼吸器由来の検体からアスペルギルスが培養されることが必要である．臨床的にこの病型は数か月から数年の緩徐な経過をとることが多い． 〔譲尾昌太〕

参考文献
1) Denning DW：Aspergillus species. Gerald L (ed)：Principles of Practice of Infectious Disease. Churchill Livingstone, New York, pp 2674-2686, 2000
2) Fraser RS, et al：Aspergillosis. Fraser RS, et al (eds)：Fraser's and Paré's Diagnosis of Disease of the Chest. WB Saunders Philadelphia, pp 919-947, 1999
3) Bennett JE：Aspergillosis. Kasper DL (ed)：Harrison's Practice of Internal Medicine. McGraw-Hill, New York, pp 1188-1190, 2005

問題 151

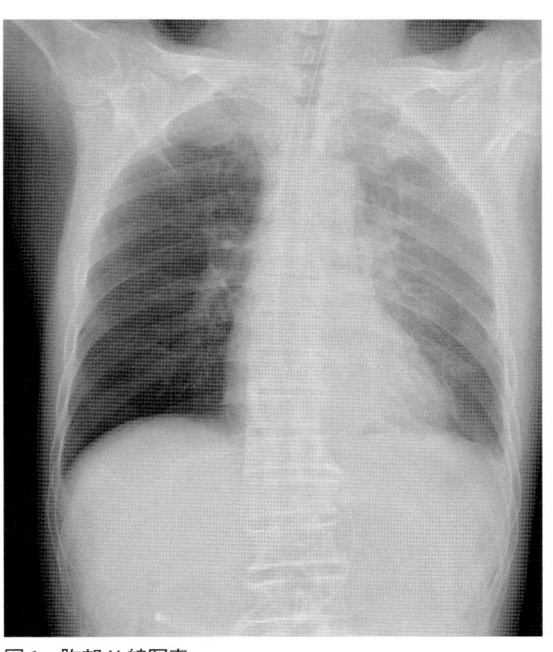

図1　胸部X線写真

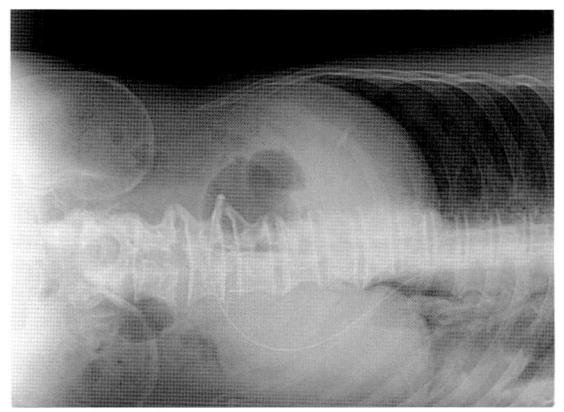

図2　腹部X線写真（左側臥位）

- ●患者　70歳の男性．
- ●主訴　心窩部痛．
- ●既往歴　30歳時に虫垂炎手術．
- ●現病歴　今日の夕方，気分不良となり吐血した．その後，心窩部痛が増悪したため搬入された．
- ●身体所見　意識は清明．体温 36.3°C．脈拍 68/分，整．血圧 92/40 mmHg．眼瞼結膜に貧血や黄疸はない．腹部は板状硬で，上腹部に圧痛を認めるが，反跳痛はない．腸雑音は減弱している．
- ●検査所見　血液所見：赤血球 282万/μL，Hb 10.4 g/dL，白血球 7,700/μL，血小板 22.2万/μL．血液生化学所見：尿素窒素〈UN〉49.2 mg/dL，クレアチニン〈Cr〉0.62 mg/dL，総ビリルビン 0.3 mg/dL，AST 25 IU/L，ALT 14 IU/L，LD 175 IU/L（基準 115〜245），ALP 105 IU/L（基準 115〜359），アミラーゼ 358 IU/L（基準 60〜200），クレアチンキナーゼ〈CK〉143 IU/L（基準 57〜197）．免疫学所見：CRP 0.17 mg/dL．動脈血ガス分析（自発呼吸，room air）：pH 7.353，PaO_2 73.3 Torr，$PaCO_2$ 43.2 Torr，HCO_3^- 23.5 mEq/L，BE −2.1 mEq/L，SaO_2 94.1%．

胸部X線写真（図1）と腹部X線写真（左側臥位）（図2）とを示す．

この疾患について正しいのはどれか．
1つ選べ．

- **A**：嘔吐が先行する．
- **B**：一般的に予後は良好である．
- **C**：保存的治療が第1選択である．
- **D**：造影CTで重症度の評価を行う．
- **E**：診断確定にバリウム造影検査を行う．

解答 151

A 嘔吐が先行する．

● 診断　特発性食道穿孔〈Boerhaave症候群〉

　特発性食道穿孔は1724年にオランダの内科医であるBoerhaaveによって報告され，その名をとってBoerhaave症候群と呼ばれている．比較的稀な疾患であるが，救命には早期診断・早期治療が最も重要であり，胸腹部救急患者を診る際には常に念頭に置くべき疾患である．

　特発性とはいうものの，多くは明瞭な力学的機序である嘔吐が関係しており，約70％は嘔吐によって引き起こされる．通常の嘔吐の際は，食道および輪状咽頭筋が弛緩して口腔から圧および胃内容物が吐出される．しかし，胃食道逆流による知覚障害や脳虚血疾患，アルコール摂取など（飲酒後が57〜70％を占める）により嘔吐時に輪状咽頭筋の痙攣と下部食道括約筋の共調運動が失調し，胃内圧を下部食道がまともに受けることになる．下部食道の左壁が構造上脆弱であるため，同部位に好発する[1]．破裂が胸腔内に及ぶと気胸，胸水貯留となる．また，胃内容物が縦隔，胸腔へ漏出すると縦隔炎，膿胸を引き起こし，発症後短時間で敗血症から敗血症性ショックへと進展する．

　腹痛のあるすべての患者で，特に上腹部に疼痛がある場合には，胸腔内の疾患の可能性を常に考慮しなければならない．心筋梗塞，肺梗塞，肺炎，心膜炎，食道疾患などは最も急性腹症と間違えやすい胸腔内疾患である．これらを正しく診断するためには，それぞれの可能性を念頭に置いた系統的病歴聴取と診察とにより，適切な診断に必要な多くの手がかりがしばしば得られる[2]が，診断は現病歴から疑うことが最も重要である．

　特発性食道穿孔の初発症状は胸痛53％，腹痛51％，呼吸困難37％，背部痛21％，嘔吐あるいは吐血16％，ショック14％，皮下気腫11％，嚥下困難4％とさまざまである．胸痛と同程度に腹痛の訴えがあり，初診時での正診率が30％と著しく低い[3]．70％に先行している嘔吐がキーワードである．胸部X線写真で縦隔に気腫やair fluid level，気胸，胸水を認める．NaclerioのV sign（縦隔胸膜と横隔膜でできる三角形に認められる気腫）が認められることは稀である．微細な縦隔気腫の判読にはCTがより優れている．下部食道の周囲を中心とした気腫を認めればほぼ本症と診断できる．水溶性造影剤（ガストログラフィン）を用いた食道造影で造影剤の漏出が認められれば確定診断がつく．内視鏡検査も確定診断のために有用であり，縦長の裂創，憩室様陥凹，白苔を有する潰瘍が認められる．しかし，送気を必要とするため縦隔気腫を悪化させたり，気胸があれば緊張性気胸に進展させることもある．

　治療は原則的に外科手術であるが，保存的治療が行われる場合もある．また，外科手術が不可能な状況では内視鏡的ドレナージおよび食道ステント挿入も行われる．死亡率はGoldsteinらの報告によると約30％であり，24時間未治療なものは著しく予後が悪く，発症からの時間が重要としている[4]．

　本例では，胸部X線写真（図1）で左胸水と縦隔気腫，腹部X線写真（図2）で縦隔内にニボー，胸部CT（図3 → p331）で胸部下部食道，大動脈周囲にairを認めた．腹部所見よりすぐに外科コンサルトとなり，ガストログラフィン食道造影（図4 → p331）で左胸腔内に漏洩を認め，特発性食道穿孔と確定診断，緊急手術となった．

〔龍瀧憲治〕

参考文献

1) 羽生信義, 他：特発性食道破裂の病因, 診断と治療. 日外会誌 104：606-610, 2003
2) Silen W：Abdominal pain. Braunwald E, et al (eds)：Harrison's Principles of Internal Medicine, 15th ed. McGraw-Hill, New York, pp67-70, 2001
3) 小井土雄一：上部消化管穿孔. 救急医学 28：61-74, 2004
4) Goldstein LA：Esophageal perforation；A-15-year experience. Am J Surg 143：495-503, 2003

参考資料

索引

参考資料

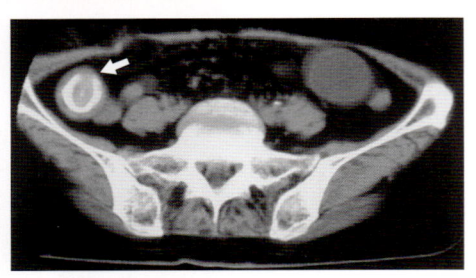

問題 005

図2 腹部単純CT
小腸内に円形層状の結石像(矢印)を認める．

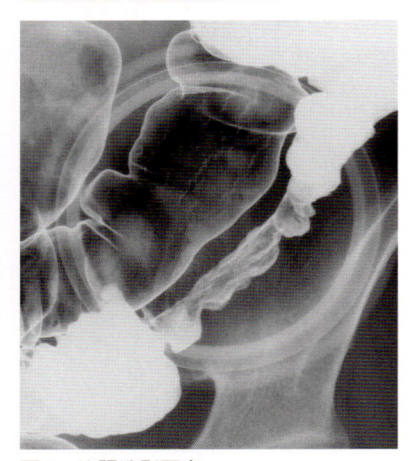

問題 007

図3 注腸造影写真

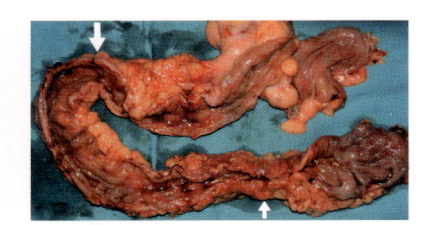

図4 切除標本

表1 虚血性大腸炎の診断基準

1. 腹痛と下血で急激に発症
2. 直腸を除く左側結腸に発生
3. 抗生物質の未使用(必須項目)
4. 糞便あるいは生検組織の細菌培養が陰性(必須項目)
5. 特徴的な内視鏡像とその経時的変化
   急性期：発赤，浮腫，出血，縦走潰瘍
   慢性期：正常〜縦走潰瘍瘢痕(一過性型)
   　　　　管腔狭小化，縦走潰瘍瘢痕(狭窄型)
6. 特徴的なX線像とその経時的変化
   急性期：母指圧痕像(thumb printing)，縦走潰瘍
   慢性期：正常〜縦走潰瘍瘢痕(一過性型)
   　　　　管腔狭小化，縦走潰瘍瘢痕，囊形成(狭窄型)
7. 特徴的な生検組織像
   急性期：粘膜上皮の変性・脱落・壊死，再生，出血，水腫，蛋白成分に富む滲出物，水腫，線維素血栓，ごく軽度の好中球浸潤
   慢性期：担鉄細胞

(飯田三雄，他：虚血性腸病変の臨床像－虚血性大腸炎の再評価と問題点を中心に．胃と腸 28：899-912, 1993 より一部改変)

問題 011

表1 自己免疫性膵炎診断基準（2002年）および改訂案

自己免疫性膵炎診断基準（日本膵臓学会 2002年）
1. 膵画像検査によって得られた膵管像で特徴的な主膵管狭細像を膵全体の1/3以上の範囲で認め，さらに膵腫大を認める
2. 血液検査で高γ-グロブリン血症，高IgG血症，自己抗体のいずれかを認める
3. 病理組織学的所見として，膵にリンパ球，形質細胞を主とする著明な細胞浸潤と線維化を認める

上記の1を含んで2項目以上を満たす症例を自己免疫性膵炎と診断する

自己免疫性膵炎診断基準（改訂案）
1. 膵画像検査にて特徴的な主膵管狭細像と膵腫大を認める
2. 血液検査で高γ-グロブリン血症，高IgG血症，高IgG4血症，自己抗体のいずれかを認める
3. 病理組織学的所見として膵にリンパ球，形質細胞を主とする著明な細胞浸潤と線維化を認める

上記の1を含んで2項目以上満たす症例を自己免疫性膵炎と診断する
ただし，膵癌・胆管癌などの悪性疾患を除外することが必要である

〔日本膵臓学会自己免疫性膵炎検討委員会（編）：自己免疫性膵炎診断基準．日本膵臓学会，2002〕

問題 021

表1 急性心膜炎における予後不良の予測因子

1. 38℃以上の発熱
2. 亜急性の発症様式（数日～数週間）
3. 免疫能低下
4. 外傷
5. 抗凝固薬内服中
6. 心筋障害の併発（心筋心膜炎）
7. 多量心囊液貯留（拡張期20 mm以上のエコーフリースペース）
8. 心タンポナーデ
9. アスピリンや非ステロイド性抗炎症薬による治療抵抗性（少なくとも1週間）

(Imazio M, Trinchero R：Triage and management of acute pericarditis. Int J Cardiol 16：1，2006 より引用)

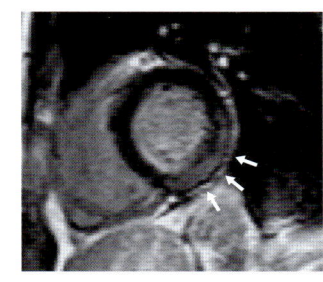

図3 遅延造影心臓MRIの短軸像（第2病日）
左室側壁の心筋中間層から心外膜側に造影効果が認められる（矢印）．

問題 041

表1 家族性高コレステロール血症の診断基準

〈大項目〉
① 原則として血清コレステロール値260 mg/dL以上で，ⅡaまたはⅡbの表現型を示す．
② 腱黄色腫*または皮膚結節性黄色腫が存在する．
  *X線軟線撮影またはゼロラジオグラフィによるアキレス腱肥厚の判定（側面で最大径9 mm以上）が有用である．
③ LDLレセプター分析によりレセプター活性の低下ないし異常が認められる．
〈小項目〉
①眼瞼黄色腫
②若年性（＜50歳）角膜輪
③若年性（＜50歳）虚血性心疾患

大項目のうち2個以上有するものを確診．
大項目のうち1個と小項目のうち1個以上を有するものを疑診．
ただし，第1度近親者に確診例のみられる場合は，大項目1個のみで確診としうる．

（厚生省特定疾患「原発性高脂血症」調査研究班）

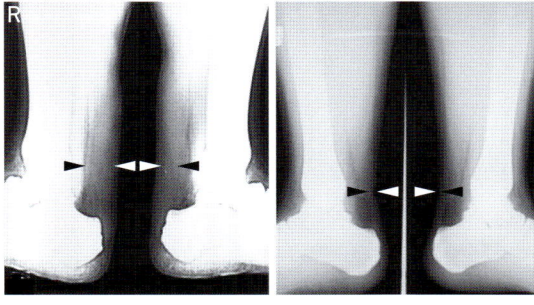

図2 アキレス腱X線写真　a｜b
a：本例，bは健常者．矢頭にはさまれた範囲がアキレス腱厚を示す．

問題　059

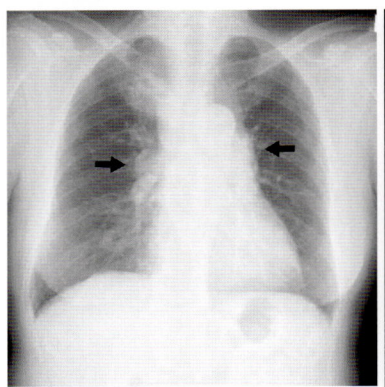

図2　胸部X線写真（図1再掲）

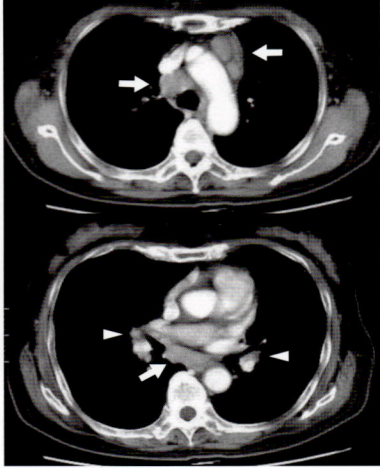

図3　胸部造影CT
矢印：縦隔リンパ節，矢頭：肺門リンパ節

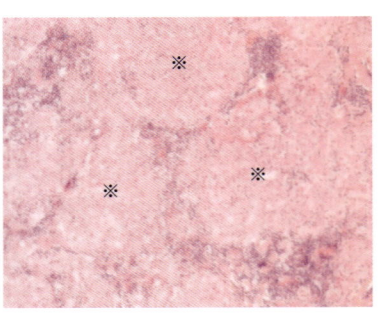

図4　右鎖骨上窩リンパ節生検組織
H-E染色標本
※：壊死のない類上皮肉芽腫

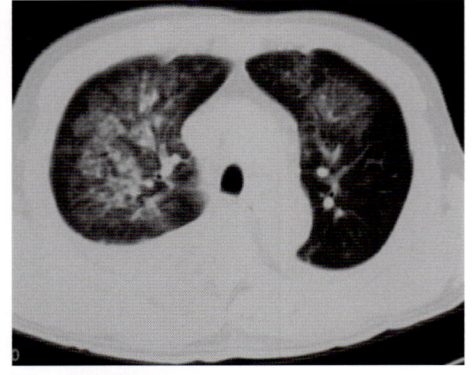

問題　071

図2　胸部単純CT

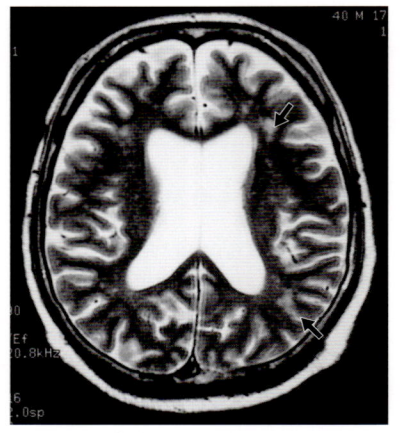

問題　109

図2　頭部単純MRI画像

問題 116

表1 細血管障害性溶血性貧血の分類

```
原発性
 1．血栓性血小板減少性紫斑病
 2．溶血性尿毒症症候群
二次性
 1．悪性高血圧
 2．妊娠中毒症
 3．急性糸球体腎炎
 4．結節性多発動脈炎
 5．Wegener 肉芽腫症
 6．強皮症
 7．腎・肝同種移植拒絶反応
 8．癌腫症(腺癌)：消化器癌，乳癌，肺癌
 9．抗癌剤
10．骨髄移植時の放射線照射による腎炎や抗癌剤
11．播種性血管内血液凝固
    感染症，ヘビ毒，異型輸血，胎盤早期剥離，海
    綿状血管腫(Kasabach-Merritt syndrome)，
    血管内皮腫(肝)
```

(織田　進：物理的な赤血球障害による溶血性貧血．三輪史郎，青木延雄，柴田　昭(編)：血液病学，第2版．文光堂，pp 757-766, 1995 より引用)

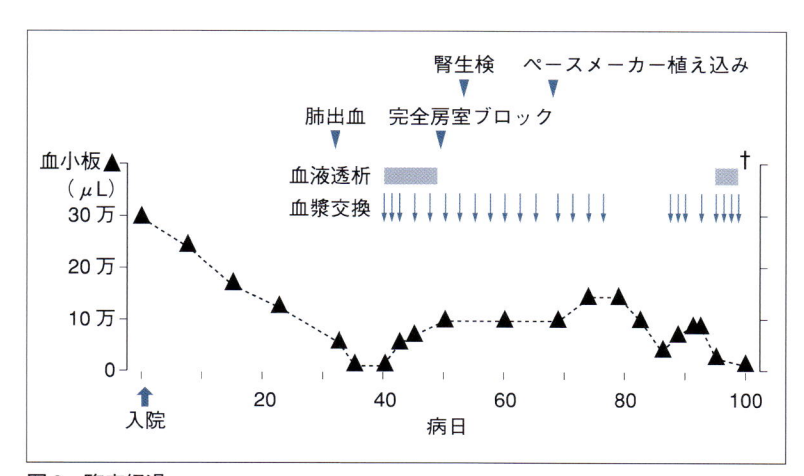

図3　臨床経過

問題 121

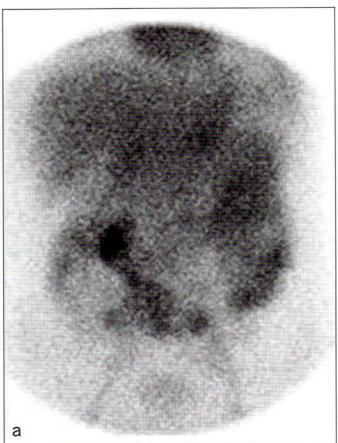

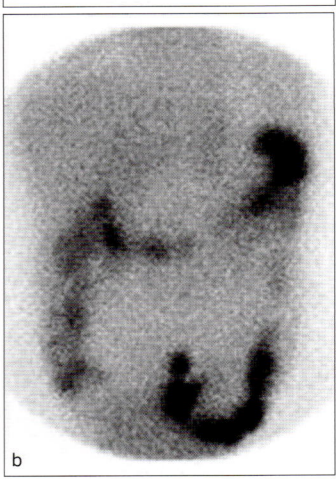

図1 ⁹⁹ᵐTc 標識アルブミンシンチグラム
a：4時間後，b：24時間後

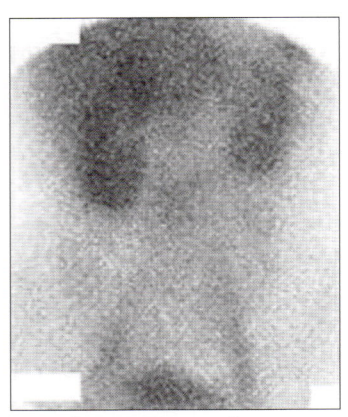

図2 ⁹⁹ᵐTc 標識アルブミンシンチグラム（治療後）

問題 123

表1 好酸球性肺疾患の分類

疾患名	臨床像および検査所見
単純性好酸球増加症	1) 胸部 X 線写真にて遊走性の浸潤影 2) 末梢血好酸球増多 3) 呼吸器症状はない，または軽微 4) 1か月以内に自然寛解
急性好酸球性肺炎（AEP）	1) 5 日以内の急性発熱 2) 低酸素血症 3) 胸部 X 線写真にてびまん性浸潤影，すりガラス状陰影 4) 気管支肺胞洗浄液中の好酸球＞25 % 5) 寄生虫，真菌，その他の感染症を除外 6) ステロイド薬への迅速良好な反応 7) ステロイド治療終了後の再発なし その他の参考所見：発症年齢；多くは20〜40 歳（何歳でも発症しうる）．男女比；男性：女性＝2：1．日本では喫煙を契機の発症が多い．
慢性好酸球性肺炎（CEP）	1) 胸部 X 線写真で浸潤影 2) 肺実質への好酸球浸潤，気管支肺胞洗浄液中の好酸球＞25 % 3) 薬剤や寄生虫による疾患の除外 4) 2〜6 か月間の症状持続 5) 50 % 以上に喘息を合併 その他の参考所見：発症年齢；多くは40 歳代（何歳でも発症しうる）．男女比；男性：女性＝1：2．血清 IgE 値は 2/3 の症例で上昇
アレルギー性気管支肺アスペルギルス症	1) 気管支喘息 2) 末梢血好酸球増多 3) アスペルギルスに対する即時型皮内反応陽性 4) アスペルギルスに対する沈降抗体陽性 5) 血清 IgE 値の上昇 6) 胸部 X 線写真で浸潤影
Churg-Strauss 症候群	1)〜6) のうち 4 項目以上を満たすもの 1) 気管支喘息 2) 末梢血好酸球増多≧10 % 3) 多発性単神経炎 4) 副鼻腔炎 5) 血管外好酸球浸潤の生検像 6) 胸部 X 線写真で遊走性または一過性浸潤
特発性好酸球増加症候群	1) 寄生虫，アレルギー疾患，その他の好酸球増多をきたす疾患の除外 2) 末梢血好酸球増多＞150/μL が 6 か月以上持続 3) 臓器浸潤と多臓器障害の存在
薬物性好酸球性肺炎	1) 臨床経過 2) リンパ球幼若化試験陽性 3) 末梢血好酸球増多

(Allen JN, et al：Eosinophilic lung diseases. Am J Respir Crit Med 150：1423-1438, 1994 より引用)

問題 126

表1 成人Still病の分類基準

大項目	1. 発熱（≧39℃，1週間以上持続） 2. 関節痛（2週間以上持続） 3. 定型的皮疹 4. 80%以上の好中球増加を含む白血球増加（≧10,000/μL）
小項目	1. 咽頭痛 2. リンパ節腫脹あるいは脾腫 3. 肝機能異常 4. リウマトイド因子陰性および抗核抗体陰性

大項目2項目以上を含み，合計5項目以上で成人Still病と分類する．ただし，除外項目は除く．
 参考項目：血清フェリチン著増（正常上限の5倍以上）
 除外項目：Ⅰ．感染症
      Ⅱ．悪性腫瘍
      Ⅲ．膠原病

（Yamaguchi M, et al：Preliminary criteria for classification of adult Still's disease. J Reumatol 19：424-430, 1992 より引用）

問題 128

表1 MPAの診断基準

1. 主要症候
   1) 急速進行性糸球体腎炎
   2) 肺出血，もしくは間質性肺炎
   3) 腎・肺以外の臓器症状
      紫斑，皮下出血，消化管出血，多発性神経炎，その他
2. 主要組織所見
   細動脈，毛細血管，後毛細血管細動脈の壊死と血管周囲の炎症性細胞浸潤
3. 主要検査所見
   1) MPO-ANCA 陽性
   2) CRP 陽性
   3) 蛋白尿・血尿，BUN，血清クレアチニン値の上昇
   4) 胸部X線所見：浸潤陰影（肺胞出血），間質性肺炎
4. 判定
   1) 確実（definite）
      a) 主要症候の2項目以上を満たし，組織所見が陽性の例
      b) 主要症候の1)および2)を含め2項目以上を満たし，MPO-ANCA 陽性の例
   2) 疑い（probable）
      a) 主要症候の3項目を満たす例
      b) 主要症候の1項目とMPO-ANCA 陽性の例
5. 鑑別診断
   1) 古典的 PN
   2) Wegener 肉芽腫症
   3) アレルギー性肉芽腫性血管炎（Churg-Strauss 症候群）
   4) Goodpasture 症候群
6. 参考事項
   1) 主要症候の出現する1～2週間前に先行感染（多くは上気道感染）を認める例が多い．
   2) 主要症候1), 2)は約半数例で同時に，その他の例ではいずれか一方が先行する．
   3) 多くの例で，MPO-ANCA の力価疾患活動性と並行して変動する．
   4) 治療を早く中止すると，再発する例がある．

（厚生省特定疾患難治性血管炎分科会．平成10年度研究報告書，1999 より一部改変）

問題 136

表1 胸部X線写真および身体所見による肺炎の重症度判定

判定項目	軽症	中等症	重症
	5項目中3項目以上満足		5項目中3項目以上満足
胸部X線写真陰影の拡がり	一側肺の1/3まで	軽症と重症いずれにも該当しない	一側肺の2/3以上
体温	<37.5℃		≧38.6℃
脈拍	<100/分		≧130/分
呼吸数	<20/分		≧30/分
脱水	(−)	(−)or(+)	(+)

〔日本呼吸器学会市中肺炎診療ガイドライン作成委員会(編):成人市中肺炎診療の基本的考え方.日本呼吸器学会,2000より引用〕

表2 検査成績による肺炎の重症度判定

判定項目	軽症	中等症	重症
	3項目中2項目以上満足		3項目中2項目以上満足
白血球数	<10,000/μL	軽症と重症いずれにも該当しない	≧20,000/μL あるいは <4,000/μL
CRP	<10 mg/dL		≧20 mg/dL
PaO$_2$	>70 Torr		≦60 Torr, SpO$_2$≦90%

〔日本呼吸器学会市中肺炎診療ガイドライン作成委員会(編):成人市中肺炎診療の基本的考え方.日本呼吸器学会,2000より引用〕

表3 細菌性肺炎と非定型肺炎の鑑別

症状・所見
1. 60歳未満である
2. 基礎疾患がない,あるいは軽微
3. 肺炎が家族内,集団内で流行している
4. 頑固な咳がある
5. 比較的徐脈がある
6. 胸部理学所見に乏しい

検査成績
7. 末梢血白血球数が正常である
8. すりガラス状陰影またはskip lesionである
9. グラム染色で原因菌らしいものがない

※上記全体として9項目中5項目,症状・所見から6項目中3項目を満たしていれば非定型肺炎疑いとする.

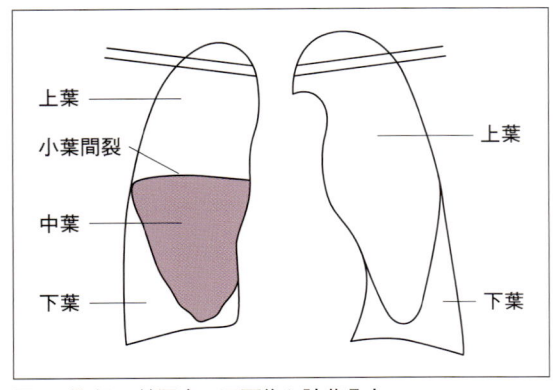

図3 胸部X線写真の正面像と肺葉分布
(阿部庄作:胸部X線写真の解き方.文光堂,1993より改変)

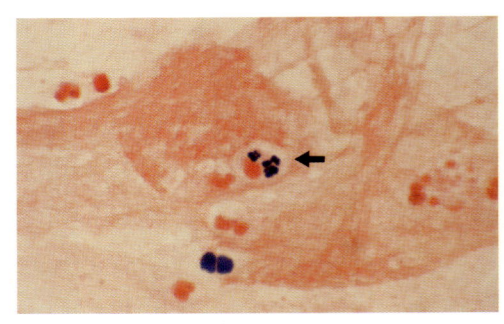

図4 喀痰 Gram 染色標本
グラム陽性のブドウ球菌が好中球に貪食されている(矢印).

問題 140

表1 Brugada 型心電図の分類

	タイプ1	タイプ2	タイプ3
ST-T の形態	coved 型	saddle-back 型	saddle-back 型
ST 上昇	J 点 ≧ 2 mm	J 点 ≧ 2 mm 終末部 ≧ 1 mm	J 点 ≧ 2 mm 終末部 < 1 mm
T 波	陰性	陽性または2相性	陽性
V_2(図2)			

米国および欧州 Heart Rhythm 学会は $V_{1\sim3}$ 誘導の ST-T 波形異常を3つのタイプに分類し、特にタイプ1を診断上最も重視している．
(Antzelevitch C, et al：Brugada Syndrome：Report of the second consensus conference. Circulation 111：659-670, 2005 より引用)

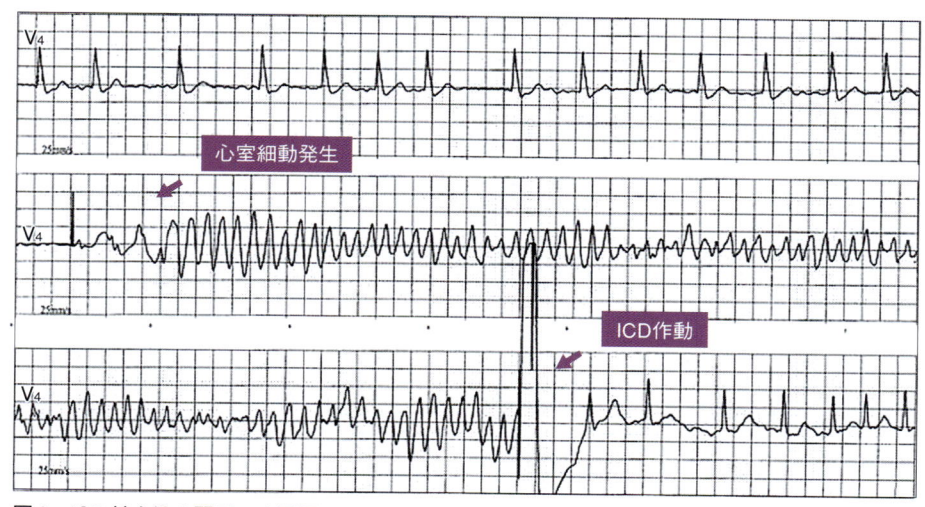

図3 ICD 植え込み翌日の心電図モニター
（心室細動発生／ICD作動）

問題 141

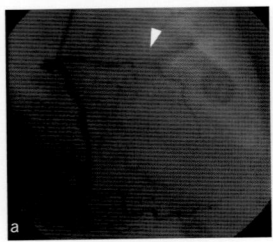

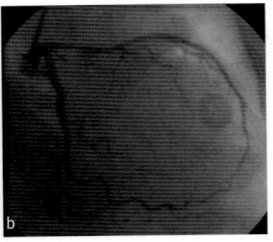

図2 左冠動脈造影（右前斜位）
a：PCI前．左前下行枝が近位部で閉塞している（矢頭）．
b：PCI後．閉塞部のステント留置により冠血流が再開した．

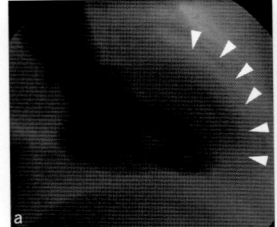

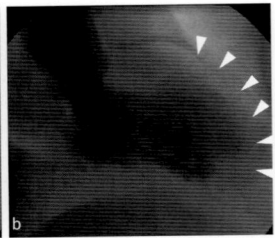

図3 左室造影（右前斜位）
a：拡張期，b：収縮期
左室前壁から心尖部に壁運動が認められない（矢頭）．

表1 救急部門における迅速治療

	投与法	効果	注意点・禁忌・可能性のある合併症
酸素	4 L/分，O_2 sat 90 % を維持	虚血性心筋障害の抑制とST上昇緩和の可能性	・合併症のない急性心筋梗塞患者に対する6時間を超える投与は有用ではない可能性
アスピリン	・160〜325 mgの服用（嚥砕） ・悪心・嘔吐や活動性消化管潰瘍，上部消化管障害のある患者には座薬を使用	・抗血栓作用を有し，急性心筋梗塞後の死亡率を減少，再灌流治療後の冠動脈再閉塞や虚血発作再発を予防 ・不安定狭心症にも有効	・禁忌例を除くすべての急性冠症候群患者に投与 ・アスピリンアレルギーの病歴，最近の消化管出血歴のある患者への投与は禁忌
ニトログリセリン	・舌下錠(0.4 mgまたはスプレー)を3〜5分間隔で3回まで投与 ・上記投与に抵抗性の再発性または持続性胸痛や高血圧・うっ血性心不全合併には静注を考慮	冠動脈（特に粥腫破綻部位）および動・静脈を拡張し，心筋虚血に起因する胸痛を緩和	・右室梗塞合併が疑われる下壁梗塞患者では慎重投与 ・低血圧（収縮期血圧＜90 mmHg），高度徐脈（心拍数＜50回/分）または頻脈（心拍数＞100回/分）では禁忌 ・勃起不全治療薬使用患者（シルデナフィル，バルデナフィル：服用後24時間以内，タダラフィル：服用後48時間以内）では使用を避ける
塩酸モルヒネ	2〜4 mgを静注，5〜15分間隔で8 mgまで漸増投与	・中枢性鎮痛作用が胸痛を緩和し，心筋酸素需要を低減 ・左室の前・後負荷の軽減 ・血液の再分布を促し，肺水腫を改善 ・ニトログリセリンで胸痛が緩和しない場合や肺うっ血を有する場合に有効	・モルヒネは血管拡張作用を有するため，低血圧や循環血液量減少状態では使用しない ・肺うっ血がない状態で低血圧である場合には下肢挙上や補液が有用

〔2005 American Heart Association Guidelines for Cardiopulmonary Resuscitation and Emergency Cardiovascular Care：Part 8；Stabilization of the Patient with Acute Coronary Syndromes. Circulation 112(Suppl I)：IV89–IV110, 2005 より引用〕

問題 151

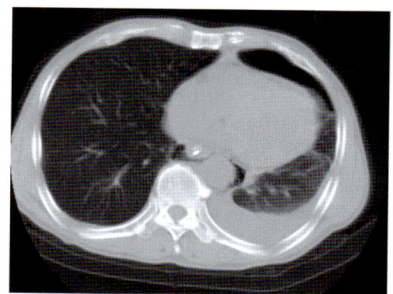

図3　胸部単純 CT

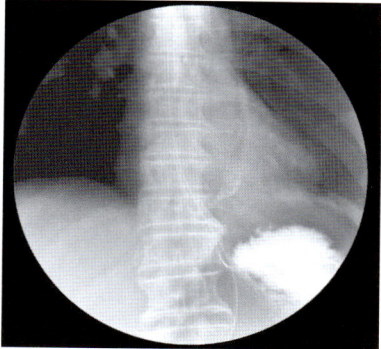

図4　ガストログラフィン食道造影写真

索引

あ
- アーテン® …… 202
- 亜急性壊死性脊髄炎 …… 226
- 亜急性甲状腺炎 …… 68
- アキレス腱黄色腫 …… 88
- 悪性高血圧 …… 60
- 悪性腎硬化症 …… 60
- 悪性貧血 …… 174
- 悪性リンパ腫 …… 8, 180
- アザチオプリン …… 176
- アシクロビル …… 304
- アスピリン …… 300
- アスベスト …… 148
- アスペルギルス …… 288, 318
- アセチルコリンエステラーゼ阻害薬 …… 190
- アテローム硬化性梗塞 …… 234
- アトルバスタチン …… 88
- アポプロン® …… 220
- アミノエチルスルホン酸 …… 232
- アミロイドβ蛋白 …… 190
- アミロイドAの沈着 …… 252
- アミロイドーシス …… 136, 252
- アミロイド蛋白 …… 136
- アリセプト® …… 190
- アルコール性慢性膵炎 …… 76
- アルドステロン拮抗薬 …… 86
- アルドステロン産生腺腫〈APA〉 …… 86
- アルファカルシドール …… 94
- アレビアチン® …… 232
- アロプリノール …… 72, 106
- アンジオテンシン受容体拮抗薬〈ARB〉 …… 82, 118
- アンジオテンシン変換酵素阻害薬 …… 60, 82, 118, 248
- 鞍鼻 …… 266

い
- 硫黄顆粒 …… 314
- 異型狭心症 …… 58
- 萎縮性胃炎 …… 6, 174
- 異常血管網 …… 226
- 異常プリオン蛋白 …… 192
- イソプロテレノール …… 52
- 一時的下大静脈フィルター〈tIVCf〉 …… 62
- 一過性黒内障 …… 204
- 一過性脳虚血発作〈TIA〉 …… 204
- 一酸化炭素中毒 …… 294
- 遺伝性 Creutzfeldt-Jakob 病 …… 192
- 遺伝性出血性末梢血管拡張症〈HT〉 …… 172
- イトラコナゾール〈ITCZ〉 …… 288
- イホスファミド …… 184
- イリノテカン …… 130
- イレウス …… 26
- インスリノーマ …… 98
- インスリン治療 …… 76

う
- 院内肺炎 …… 290
- ウイルス性心筋炎 …… 50
- ウインタミン® …… 220
- 植え込み型除細動器〈ICD〉 …… 298
- ウラリット® …… 106
- 運動後急性腎不全 …… 112

え
- 永久的下大静脈フィルター〈pIVCf〉 …… 62
- エコノミークラス症候群 …… 36
- エサンブトール® …… 296
- 壊死性筋膜炎，*Vibrio vulnificus* による …… 316
- エタンブトール〈EB〉 …… 296
- 烏帽子様の嗜銀性封入体〈GCI〉 …… 216
- エポプロステノール …… 126
- エリスロマイシン療法 …… 138
- エルゴノビン負荷 …… 58
- 嚥下困難 …… 242
- 嚥下障害 …… 142, 200
- 塩酸ドネペジル …… 190
- 塩酸メキシレチン …… 232
- 塩酸モルヒネ …… 300
- 延髄外側症候群 …… 200
- エンドキサン® …… 272
- エンドセリン拮抗薬 …… 44
- エンピリック治療 …… 290

お
- 横紋筋融解症に伴う急性腎不全 …… 112
- オーシスト …… 308, 310
- 斧様顔貌 …… 232
- オリーブ橋小脳萎縮症 …… 206, 216
- オンコビン® …… 156
- 温痛覚障害 …… 200
- オンディーヌの呪い …… 200

か
- 外陰部潰瘍 …… 254
- 外眼筋麻痺 …… 74
- 外転神経麻痺 …… 74
- 海馬の萎縮 …… 190
- 回盲部潰瘍 …… 18
- 過機能性甲状腺腺腫 …… 80
- 拡散強調画像 …… 192
- 拡大胸腺摘出術 …… 230
- 喀痰 …… 150
- 喀痰細胞診 …… 130
- 家族性高コレステロール血症〈FH〉 …… 88
- 喀血 …… 288
- 活性型ビタミンD …… 94
- 過敏性腸症候群〈IBS〉 …… 6
- 過敏性肺炎 …… 146
- 可溶性 IL-2 レセプター …… 163
- 顆粒球性肉腫 …… 168

顆粒球マクロファージ刺激因子	134
カルシウム拮抗薬	58, 60, 82
カルシウム結石	106
カルチコール®	92
カルベジロール	54
カルボプラチン	130
間質性肺炎	242
間質性膀胱炎	244
癌性リンパ管症	122
関節リウマチ〈RA〉	238, 251, 256
──に伴う続発性消化管アミロイドーシス	252
感染性 Creutzfeldt-Jakob 病	192
完全房室ブロック	56
寒冷凝集反応	138
冠攣縮	56
肝レンズ核変性症	202

き

奇異性塞栓	210
機械的イレウスの原因	26
気管・気管支アミロイドーシス	136
気管支血管束	122
気管支肺胞洗浄〈BAL〉	146
気管軟化症	266
喫煙	264
拮抗失行	218
気道軟骨炎	266
気腹症	14
記銘力障害	190
急性 A 型大動脈解離	286
急性冠症候群	46, 300
急性冠症候群, 右冠動脈近位部冠動脈解離による	56
急性好酸球性肺炎〈AEP〉	264
急性骨髄性白血病	168
急性心筋梗塞	40, 50, 300
急性膵炎	76
急性前骨髄球性白血病〈APL〉	154
急性僧帽弁閉鎖不全, 乳頭筋断裂	64
急性痛風性関節炎	72
急性尿細管間質性腎炎〈ATIN〉	102
急性肺血栓塞栓症〈PTE〉	36
球脊髄性筋萎縮症〈SBMA〉	228
急速進行性糸球体腎炎〈RPGN〉	108, 114
橋核の神経細胞脱落	206
胸膜腫	230
胸痛発作, 安静時の	58
橋底部の変性	206
強皮症	14, 248, 250
強皮症腎クリーゼ	248
虚血性大腸炎	16
巨赤芽球性貧血	174
筋萎縮性側索硬化症〈ALS〉	208
筋強直性ジストロフィ〈DM〉	232

菌糸塊	314
筋ジストロフィー	232
筋線維性収縮	228

く

クエン酸製剤	106
クラリス®	296
クラリスロマイシン	138, 296
グリオーシス	206
クリプトコッカス髄膜脳炎	280
クリプトスポリジウム症	308
グルコン酸カルシウム	92
クロナゼパム	202
クロルプロマジン	194, 220

け

経気管支肺生検〈TBLB〉	122
ケイキサレート®	92
経口血糖降下薬	163
軽鎖沈着症〈LCDD〉	104
経皮的冠動脈治療〈PCI〉	300
経皮的心肺補助〈PCPS〉	50
頸部食道異所性胃粘膜	4
劇症心筋症	50
血液凝固後天性インヒビター	176
血管内大細胞型 B 細胞リンパ腫〈IVL〉	170
血球貪食症候群	158, 170
月経モリミナ	284
血行動態性 TIA	204
血行力学性脳梗塞	234
血漿アルドステロン濃度〈PAC〉	86
血漿交換	156, 248
血小板結合性免疫グロブリン G の測定	166
血漿レニン活性〈PRA〉低値	86
血清 HTLV-1 抗体	310
血清 IgE	262
血清 IL-18	268
血清セルロプラスミン	202
血清銅	202
結節性紅斑	254
血栓性血小板減少性紫斑病〈TTP〉	156
血栓性静脈炎	254
血栓性微小血管症〈TMA〉	156
外毒素	278
ゲムシタビン	130
腱黄色腫	88
見当識障害	190
原発性アルドステロン症〈APA〉	86
原発性虫垂癌	8
原発性肺高血圧症〈PPH〉	44
原発性びまん性気管・気管支アミロイドーシス	136
原発性副腎皮質機能低下症	78
顕微鏡的多発血管炎〈MPA〉	272

こ

抗α-シヌクレイン抗体陽性	206
高γ-グロブリン血症	24, 162
抗II型コラーゲン抗体	266
抗ds-DNA抗体	246
抗GM-CSF自己抗体	134
抗HTLV-1抗体	163
抗SS-A抗体	260
抗SS-B抗体	260
抗TNF-α療法	254
抗アスペルギルス抗体	288
抗アセチルコリン受容体抗体陽性	230
高圧酸素療法	14, 294
後下小脳動脈の閉塞	200
高カリウム血症	92
口腔内再発性アフタ性潰瘍	18
高血圧症	82, 116
高血圧性網膜症	60
抗好中球細胞質抗体〈ANCA〉	108
高コルチゾール血症	96
高コレステロール血症	88
高サイトカイン血症	158
好酸球性肺炎	262, 264
高次機能障害	190
抗糸球体基底膜抗体型急速進行性糸球体腎炎	114
甲状腺MALTリンパ腫	90
甲状腺機能亢進症	80
甲状腺機能低下症	78
甲状腺原発の非Hodgkinリンパ腫	90
甲状腺穿刺吸引細胞診	68
甲状腺中毒性周期性四肢麻痺	80
口唇粘膜の点状末梢血管拡張	172
抗膵管抗体陽性	24
酵素補充療法	48
好中球減少	256
後天性QT延長	52
後天性凝固因子インヒビターの出現	176
後天性トキソプラズマ症, HIV感染症に伴う	312
後天性免疫不全症候群の合併症	308
抗トキソプラズマ抗体	311
抗トポイソメラーゼI抗体	250
高尿酸血症	72
高濃度酸素吸入	14
抗ラクトフェリン抗体	24
誤嚥	142
固形癌の骨髄転移	186
骨髄異形成症候群	174, 270
骨髄芽細胞腫	168
骨髄癌腫症	186
骨髄腫	178
骨髄非破壊性同種移植	180
骨髄非破壊的移植療法	164
コハク酸メトプロロール	54
孤発性Creutzfeldt-Jakob病	192
コホリン®	160
コルチゾール産生副腎皮質腺腫	96
コレステロール塞栓症	34

さ

サーファクタント蛋白	134
細菌性髄膜炎	302
細菌性脳室炎	302
細菌性肺炎	290
細血管障害性溶血性貧血	248
再発性口腔内アフタ	254
再発性多発性軟骨炎	266
細胞表面マーカー解析	168
サイロトロピン放出ホルモン	206
ザイロリック®	72, 106
嗄声	200
擦過細胞診	130
左尿管結石	106
サラゾピリン®	18
サリドマイド	178
サルコイドーシス	128
サルファサラジン	18
酸素	300

し

自家末梢血幹細胞移植	178
嗜銀性構造物	218
嗜銀性封入体〈GCI〉	206
シクロスポリン	18, 254
シクロホスファミド	176, 240, 272
自己免疫性膵炎〈AIP〉	24
自己免疫性溶血性貧血	248
歯状核赤核淡蒼球Luys体萎縮症	194
シスチン結石	106
シスプラチン	130
糸束様封入体	208
市中肺炎	290
疾患修飾性抗リウマチ薬〈DMARDs〉	252
縦隔腫瘍	124
縦隔非セミノーマ性胚細胞性腫瘍	124
周期性四肢麻痺	80
周期性同期性放電〈PSD〉	192
重症筋無力症〈MG〉	230
十二指腸胃逆流〈DGR〉	6
十二指腸早期癌	10
自由壁心破裂	32
酒石酸抵抗性〈TRAP〉	160
酒石酸メトプロロール	54
術後壁在血栓剝離	62
消化管内分泌細胞腫瘍	20
硝酸薬	60
常染色体優性遺伝多発性囊胞腎〈ADPKD〉	116

小脳性運動失調	206
静脈血栓塞栓症	36
小葉間隔壁の肥厚	264
小葉中心性の粒状陰影	132
処女膜閉鎖症	284
女性化乳房	228
自律性過機能結節	80
ジルチアゼム	52
シルデナフィル	44
心筋壊死	300
心筋炎	50
心筋梗塞後滲出型心破裂	32
心筋心膜炎	46
心筋トロポニン	42
腎クリーゼ	248
神経 Behçet 病	254
神経原線維変化	190
神経梅毒	282
心原性梗塞	234
心原性ショック	56
心原性脳塞栓症	210
心原性肺水腫	54
進行性核上性麻痺	218
進行性多巣性白質脳症〈PML〉	240
進行性の精神神経症状	254
進行非小細胞肺癌	130
進行麻痺	282
新鮮凍結血漿の輸注	156
心臓診断カテーテル検査	56
心臓弁膜症	210
心タンポナーデ	32,46,286
心伝導障害	232
心内血栓	210
心嚢液貯留	286
深部静脈血栓症	36,62
心房細動	234

す

水牛様脂肪沈着	96
水腎症	244
膵性糖尿病	76
水頭症	214
髄膜癌腫症	212
髄膜脳炎	280
スタチン	88
ステロイド合成酵素阻害薬	96
ステロイド治療	128
ステロイドパルス療法	222,244
スフィンゴ糖脂質代謝異常症	48
すりガラス状陰影	292
スルピリド	220
スルホニル尿素薬	76

せ

成熟型奇形腫	124
正常圧水頭症〈NPH〉	214
正常血圧腎クリーゼ	248
成人 Still 病	268
成人 T 細胞白血病〈ATL〉	164
赤紫色皮膚線条	96
脊髄硬膜動静脈瘻	226
脊髄小脳変性症	206
脊髄動静脈奇形	226
赤白血病	174
石綿小体	148
石綿肺	148
赤血球破砕症候群	248
セミノーマ	124
セレジスト®	206
セレネース®	220
線維束性収縮	208
前骨髄球	154
線条体黒質変性症	206,216
全身性エリテマトーデス〈SLE〉	240,246
——に伴う蛋白漏出性胃腸症	258
全身性強皮症	248
全身性クリプトコッカス症	280
全身性硬化症	14
選択的動脈内カルシウム注入後肝静脈採血法〈ASVS〉	98
先天性心ブロック児	260
前頭側頭型認知症	198
全般徐波化	218
前毛細血管性肺動脈高血圧	44

そ

早期後脱分極〈EAD〉	52
造血幹細胞移植	158,164
相対的高インスリン血症	98
早発性冠動脈硬化症	88
続発性アミロイドーシス	252
ソル・メドロール®	272

た

第Ⅷ因子インヒビター	176
ダイアモックス負荷 SPECT	204
大球性貧血	174
滞続言語	198
大脳皮質巣症状	204
タウ蛋白	190
タウリン®	232
タクロリムス	18
多系統萎縮症	206,216
たこつぼ型心筋症	40
多剤併用抗腫瘍化学療法	124,158,164
多臓器障害	278
多発筋炎〈PM〉	242
多発性骨髄腫	104,178,182

多発性嚢胞腎	116
炭酸水素ナトリウム	92
単純性潰瘍	18
単純ヘルペス脳炎〈HSE〉	304
胆石イレウス	12
——の triad(3徴)	12
淡蒼球病変	294
断続性ラ音	138
蛋白漏出性胃腸症	258

ち

中心性肥満	96
中枢性肺胞低換気症候群	200
腸型 Behçet 病	18
腸管気腫症	14
腸管嚢胞様気腫症〈PCI〉	14
直腸カルチノイド	20
直腸平滑筋腫	20

つ

椎骨動脈系 TIA	204
椎骨動脈の閉塞	200
通常型間質性肺炎〈UIP〉	250
痛風	72
痛風結節	72
痛風腎	72

て

低悪性度リンパ腫	90
低アルブミン血症	258
低血糖症	98
低酸素血症	138
低銅食	202
低尿酸血症	112
低比重リポ蛋白受容体遺伝子異常	88
デキサメタゾン抑制試験	84
テタニー誘発試験	94
電位依存性カルシウムチャネル〈VGCC〉	224
転移癌細胞	184
テンシロンテスト	230

と

同種骨髄移植	168
同種造血幹細胞移植	180
糖尿病	74, 82
糖尿病性神経障害	74
トキソプラズマ脳症	312
毒素ショック症候群〈TSS〉	278
特発性アルドステロン症〈IHA〉	86
特発性間質性肺炎	140
特発性器質化肺炎〈COP〉	140
特発性急性心膜炎	46
特発性血小板減少性紫斑病〈ITP〉	166
特発性食道穿孔	320
特発性心室細動	298
特発性副甲状腺機能低下症	94

ドグマチール®	220
ドパミン受容体拮抗薬	194
トラクリーア®	44
トリプレット・リピート病	194
トリヘキシフェニジル	202

な

内頸動脈系 TIA	204
内視鏡的粘膜切除術	10
ナイフの刃様萎縮	198
内分泌細胞癌	20

に

肉芽腫性疾患	128
ニコランジル	52
二次性多血症	172
ニトログリセリン	300
——舌下投与	58
ニボー	12
乳頭筋断裂	64
ニューマクロライド	138
ニューモシスチスカリニ肺炎〈PCP〉	292
尿管結石	106
尿細管性アシドーシス〈RTA〉	260
尿酸結石	106
尿酸排泄促進薬	72

ね

ネフローゼ症候群を起す代表的薬物	238
粘液水腫様顔貌	78

の

脳梗塞	234
脳塞栓	210
脳の海綿状変性	192
嚢胞腎	116

は

パーキンソニズム	216, 220
肺 Langerhans 細胞性組織球症	132
バイアグラ®	44
肺アスペルギローマ	288
肺炎球菌敗血症	276
肺癌	130
肺クリプトコッカス症	306
敗血症	276
敗血症性塞栓	314
肺血栓塞栓症	126
肺高血圧	44
肺好酸球増加〈PIE〉症候群	140
胚細胞性腫瘍	124
肺小細胞癌	224
肺水腫	64
肺塞栓症	62
肺動静脈瘻	172
肺分画症	144
肺胞上皮癌	150

336

肺放線菌症	314
肺胞蛋白症〈PAP〉	134
肺門リンパ節の腫脹	128
肺葉外肺分画症	144
肺葉内肺分画症	144
白赤芽球症	184
白内障	232
パクリタキセル	130
破砕赤血球	156, 248
橋本病	70, 78
播種性血管内凝固	154
花細胞	164
ハロペリドール	194, 220
パロモマイシン	308
半月体形成	114
バンコマイシン	278

ひ

脾機能低下	276
ビグアナイド薬	76
非結核性抗酸菌〈NTM〉	296
肥厚性硬膜炎	222
皮質基底核変性症〈CBD〉	218
脾腫	256
微小塞栓症 TIA	204
ヒスタミン不応性無酸症	174
ビスホスホネート製剤	178
非セミノーマ	124
脾臓機能低下症	276
ヒト化抗 IL-6 受容体モノクローナル抗体	162
非特異的間質性肺炎〈NSIP〉	250
ビノレルビン	130
皮膚筋炎〈DM〉	242
皮膚硬化	250
びまん性嚥下性細気管支炎〈DAB〉	142
びまん性大細胞 B 細胞性の非 Hodgkin リンパ腫	90
びまん性大細胞型悪性リンパ腫	170
びまん性肺線維症	148
びまん性汎細気管支炎〈DPB〉	138, 142
日焼け様の皮膚発赤	278
表現促進現象	194
病的骨折	178
ビンクリスチン	156

ふ

フェニトイン	232
フェニレフリン	234
副甲状腺機能低下症	94
副腎 incidentaloma	84
副腎クリーゼ	78
副腎性 Cushing 症候群	96
副腎性 preclinical Cushing 症候群	84
副腎皮質ステロイド	140, 176
副腎皮質ステロイド療法	166

副腎皮質腺腫	84
副鼻腔気管支症候群	138
不顕性誤嚥	142
ブシラミン	238
舞踏運動	194
フマル酸ビソプロロール	54
プリン拮抗体	160
プリン体	72
プリンペラン®	220
プレドニゾロン	18, 24, 140, 254, 272
プレドニン®	272
フローラン®	44
プロスタグランジン I₂	44, 126
プロテイン C	38
プロベネシド	72

へ

平滑筋肉腫	20
閉鎖孔ヘルニア	26
閉塞性イレウス	12
閉塞性細気管支炎〈BOOP〉	140
ペニシラミン	230
ヘパリン	62
ヘパリン起因性血小板減少症	38
ベラパミル	52
ベラプロスト	126
ペルフェナジン	194
ベンズブロマロン	72
ペンタサ®	18
扁平上皮癌	130

ほ

傍腫瘍性神経症候群〈PNS〉	224
放線菌症	314
蜂巣肺	250
母子感染	164
ホスホジエステラーゼ V 阻害薬	44
ボセンタン	44
ぽっくり病	298
ポリオール経路	74
ポリグルタミン病	228
ボリコナゾール〈VRCZ〉	288
ポリスチレンスルホン酸ナトリウム	92

ま

膜性腎症	110, 238
末梢血幹細胞移植	168
マドパー®	202
満月様顔貌	96
慢性壊死性肺アスペルギルス症〈CNPA〉	318
慢性活動性 EBV 感染症	158
慢性好酸球性肺炎〈CEP〉	262
慢性甲状腺炎	78
慢性膵炎	76
慢性肺血栓塞栓性肺高血圧症	126

慢性副鼻腔炎 …………………………138
み
ミオトニア …………………………232
ミニ移植 ……………………164, 180, 182
む
無菌性髄膜炎 ………………………240
無効造血 ……………………………174
無自覚性低血糖 ………………………76
無痛性甲状腺炎 ………………………70
め
メイロン® ……………………………92
メキシチール® ………………………232
メキシレチン …………………………52
メサラジン ……………………………18
メサンギウム細胞の増殖 ………118, 162
メタボリックシンドローム ……………72
メタルカプターゼ® …………………202
メチルプレドニゾロン ……………240, 272
── のパルス療法 ………………254
メトクロプラミド ……………………220
メトトレキサート〈MTX〉 …………252
── の少量パルス療法 …………254
メトロニダゾール ……………………14
メルファラン …………………………178
メロンの皮様陰影 ……………………134
免疫複合体〈IC〉 ……………………110
も
毛嚢炎様皮疹 ………………………254
問題行動 ……………………………198
や
夜間突然死症候群 …………………298
薬物性Parkinson症候群 ……………220
薬物性急性尿細管間質性腎炎 ………102
薬物性腎障害 ………………………238
ゆ
有痛性隆起性紅斑 …………………270
誘発喀痰のPCR法 …………………292
輸入脚症候群 …………………………28
ユリノーム® …………………………72

よ
溶血性尿毒症症候群〈HUS〉 ………156
陽性鋭波 ……………………………208
ら
落屑 …………………………………278
ラクナ梗塞 …………………………234
り
リツキサン® …………………………90
リツキシマブ …………………………90
リドカイン ……………………………52
リファジン® …………………………296
リファンピシン〈RFP〉 ……………296
リボトリール® ………………………202
硫酸亜鉛 ……………………………202
硫酸マグネシウム ……………………52
リュープリン® ………………………228
リュープロレリン酢酸塩 ……………228
両側縦隔・肺門リンパ節腫脹 ………128
両肺野びまん性散布性粒状陰影 ……138
両肺野びまん性小葉中心性粒状病変 …138
緑色腫 ………………………………168
リルゾール …………………………208
リルテック® …………………………208
リン酸化タウ蛋白の蓄積 ……………218
リン酸マグネシウムアンモニウム結石 …106
リン脂質 ……………………………134
リンパ芽球型悪性リンパ腫〈LBL〉 …180
る
類上皮肉芽腫 ………………………128
ループス膀胱炎 ……………………244
れ
レギュラーインスリン …………………92
レセルピン …………………………220
ろ
ロイスタチン® ………………………160
老人斑 ………………………………190
わ
ワルファリン ………………………126
ワルファリン起因性四肢皮膚壊疽 ……38

A

α-ガラクトシダーゼA ……………………………48
α-トリヘキシド ……………………………………48
$α_1$-アンチトリプシン・クリアランス試験 ………258
AAA の沈着 …………………………………………252
ACC(American College of Cardiology)/AHA
　(American Heart Association)ガイドライン …………300
ACE ……………………………………………………82
ACEI ………………………………………………60,248
ACE 阻害薬 …………………………………………54
AChR 抗体陽性 ……………………………………230
ACh 放出障害 ………………………………………224
Actinomyces ………………………………………314
acute eosinophilic pneumonia〈AEP〉………264
acute febrile neutrophilic dermatosis ………270
acute promyelocytic leukemia〈APL〉………154
acute tubulointerstitial nephritis〈ATIN〉……102
ADH 不適合分泌症候群〈SIADH〉………………224
adult T-cell leukemia〈ATL〉………………163,164
advanced cardiovascular life support〈ACLS〉………300
aggressive lymphoma の標準治療 ………………90
AIDS の合併症 ……………………………………308
AII 受容体拮抗薬 …………………………………60
aldosterone producing adenoma〈APA〉………86
alien hand 徴候 ……………………………………218
Alzheimer 型認知症 ………………………………190
amaurosis fugax …………………………………204
amyopathic dermatomyositis …………………242
amyotrophic lateral sclerosis〈ALS〉…………208
ANCA 関連腎炎 ………………………………108,248
angiotensin converting enzyme〈ACE〉………118
angiotensin receptor blocker〈ARB〉…………118
anti-neutrophil cytoplasmic autoantibody〈ANCA〉…108
anticipation ………………………………………194
ARB …………………………………………………60,82
arterial stimulation and venous sampling〈ASVS〉……98
Asian variant of intravascular large B-cell
　lymphoma〈AIVL〉………………………………170
Aspergillus fumigatus …………………………288
Aspergillus niger …………………………………318
astrocytic plaque …………………………………218
ATRA …………………………………………………154
autoimmune pancreatitis〈AIP〉…………………24
autosomal dominant polycystic kidney disease
　〈ADPKD〉…………………………………………116
Azur 顆粒 ……………………………………………154

B

β遮断薬 ………………………………………………54
ballooned neuron …………………………………218
Basedow 病 …………………………………………80
Behçet 病 ………………………………………18,254
Bence-Jones 蛋白 ……………………………104,182

BNP ……………………………………………………54
Boerhaave 症候群 …………………………………320
bronchiolitis obliterans organizing pneumonia
　〈BOOP〉……………………………………………140
bronchoalveolar lavage〈BAL〉…………………146
bronchorrhea ………………………………………150
bronchovascular bundle …………………………122
Brugada 症候群 ……………………………………298
bubble appearance ………………………………238
Bunina 小体 …………………………………………208
Burkitt リンパ腫 …………………………………184
butterfly distribution ……………………………134

C

c-myc の遺伝子再構成 …………………………184
CA Ⅱ …………………………………………………24
CA 19-9 上昇 ………………………………………144
CAM …………………………………………………296
capillary leak syndrome …………………………154
cardioembolic stroke ……………………………210
Castleman 病 ………………………………………162
chlorodeoxyadenosine …………………………160
chloroma ……………………………………………168
CHOP 療法 ……………………………………90,170
chronic eosinophilic pneumonia〈CEP〉………262
chronic necrotizing pulmonary aspergillosis〈CNPA〉 318
Chvostek 徴候 ………………………………………94
CK ……………………………………………………42
CK-MB ………………………………………………42
coarse crackles ……………………………………150
CODOX-M/IVAC 交替療法 ……………………184
COHb ………………………………………………294
contraction fasciculation ………………………228
corticobasal degeneration〈CBD〉……………218
Cowdry A 型封入体 ………………………………304
CO 中毒 ……………………………………………294
crazy-paving appearance ………………………134
Creutzfeldt-Jakob 病 ……………………………192
Cryptococcus neoformans ……………………280,306
cryptogenic organizing pneumonia〈COP〉………140,262
Cryptosporidium parvum ………………………308
Cushing 症候群 ……………………………………96

D

D-ペニシラミン ……………………………………202
dementia with Lewy bodies〈DLB〉……………196
deoxycoformycin …………………………………160
dermatomyositis〈DM〉…………………………242
DIC …………………………………………………154
diffuse aspiration bronchiolitis〈DAB〉………142
diffuse panbronchiolitis〈DPB〉…………138,142
diffusion-weighted image ………………………192
disease-modifying anti-rheumatoid drugs〈DMARDs〉 252
door-to-balloon time ……………………………300

door-to-needle time	300
Dressler 症候群	32
duodeno-gastric reflux〈DGR〉	6
D ダイマー測定	36

E

early afterdepolarization〈EAD〉	52
EB	296
EBV associated hemophagocytic syndrome〈EBV-AHS〉	158
eccentric target sign	312
Ellsworth-Howard 試験	94
eosinophilic granuloma〈EG〉	132
Epstein-Barr ウイルス関連血球貪食症候群〈EBV-AHS〉	158
exotoxin	278
extranodal marginal zone B-cell lymphoma	22

F

Fabry 病	48
Fajans Index	98
familial hypercholesterolemia〈FH〉	88
Fanconi 症候群	104
fasciculation	208
FDG-PET	170
Felty 症候群	256
fibrillation	208
fine granular pattern	238
FK 506	18
flower cell	164
fogging effect	210
Foix-Alajouanine 症候群	226
fronto-temporal dementia	198
FTA-ABS	282

G

G-CSF 製剤	256
GBM 抗体型急速進行性糸球体腎炎	114
glial cytoplasmic inclusion〈GCI〉	206, 216
GM-CSF	134
granulocytic sarcoma	168
Grunt の式	98

H

hairy cell leukemia	160
HCL	160
Helicobacter pylori 除菌	22, 166
helmet shaped cell	156
hemodynamic TIA	204
hemolytic uremic syndrome〈HUS〉	156
hemophagocytic syndrome〈HPS〉	158
hereditary hemorrhagic teleangiectasia〈HT〉	172
herpes simplex encephalitis〈HSE〉	304
HIT	38
HIV 感染症に伴う後天性トキソプラズマ症	312
HLA-B 51	254

HMG-CoA 還元酵素阻害薬	34, 88
hot nodule	80
Howell-Jolly 小体	276
Howship-Romberg sign	26
HTLV-1 proviral DNA	310
human T lymphotropic virus type 1〈HTLV-1〉	164
Hunter 舌炎	174
Huntington 舞踏病	194
hyaline vascular type〈HV〉	162
hyperdense middle cerebral artery sign〈HMCAS〉	210

I

idiopathic acute pericarditis	46
idiopathic hyperaldosteronism〈IHA〉	86
idiopathic thrombocytopenic purpura〈ITP〉	166
IgA 腎症	118
IgD 型多発性骨髄腫	182
IgG-λ 型	178
IgG_4 陽性	24
IIPs	140
immune complex〈IC〉	110
imperforate hymen	284
implantable cardioverter-defibrillator〈ICD〉	298
indolent lymphoma	90
inlet patch	4
intravascular large B-cell lymphoma〈IVL〉	170
irritable bowel syndrome〈IBS〉	6
ITCZ	288

J

JALSG-AML 201 プロトコール	168
JALSG APL 204 プロトコール	154

K

Kayser-Fleischer 輪	202
Kerckring 皺襞	12
Kerley の A，B line	264
knife-edge atrophy	198

L

L-dopa 合剤	202
Lambert-Eaton myasthenic syndrome〈LEMS〉	224
Langerhans 型巨細胞	306
Langerhans 細胞	132
large granular lymphocyte〈LGL〉	256
LDL アフェレーシス	34
leukoerythroblastosis	184
Lewy 小体型認知症〈DLB〉	196
Lewy 小体様封入体	208
light chain deposition disease〈LCDD〉	104
Lissauer 型進行麻痺	282
low-grade B cell lymphoma	22
low density lipoprotein〈LDL〉	88
LSG	164
lymphangitis carcinomatosa	122
lymphoblastic lymphoma〈LBL〉	180

Lymphoma Study Group ·············· 164

M
MALT リンパ腫 ·············· 22, 90
membranous nephropathy〈MN〉·············· 110, 238
Men 1 遺伝子 ·············· 98
meningeal carcinomatosis ·············· 212
mesangiolysis ·············· 162
methotrexate〈MTX〉·············· 252
microaspiration ·············· 142
microembolic TIA ·············· 204
microscopic polyarteritis〈MPA〉·············· 272
MPO-ANCA ·············· 248, 272
MRSA ·············· 278
multicentric Castleman's disease〈MCD〉·············· 162
multiple myeloma〈MM〉·············· 104
myasthenia gravis〈MG〉·············· 230
Mycobacterium avium complex〈MAC〉·············· 296
Mycobacterium kansasii ·············· 296
myeloblastoma ·············· 168
myopericarditis ·············· 46
myotonic dystrophy ·············· 232

N
Naclerio の V sign ·············· 320
neuropsychiatric lupus〈NPSLE〉·············· 240
nidus ·············· 226
niveau ·············· 12
non-tuberculous mycobacteria〈NTM〉·············· 296
nonmyeloablative allogenic stem cell transplantation 182
nonspecific interstitial pneumonia〈NSIP〉·············· 250
normal pressure hydrocephalus〈NPH〉·············· 214

O
oblique string of beads sign ·············· 12
oocyst ·············· 308, 310
Osler-Weber-Rendu 病 ·············· 172
overwhelming postsplenectomy infection〈OPSI〉·············· 276

P
P. carinii ·············· 310
PAC/PRA 比 ·············· 86
PAIgG ·············· 166
paraneoplastic neurological syndrome〈PNS〉·············· 224
Parkinson 症状 ·············· 196
Parkinson 病 ·············· 220
paromomycin ·············· 308
pauci-immune 型半月体形成腎炎 ·············· 108
PDEV 阻害薬 ·············· 44
percutaneous cardiopulmonary support〈PCPS〉·············· 50
percutaneous coronary intervention〈PCI〉·············· 300
periodic synchronous discharge〈PSD〉·············· 192
permanent inferior vena cava filter〈pIVCf〉·············· 62
PGI_2 ·············· 44, 126
photogenic negative of pulmonary edema 像 ·············· 262
Pick 病 ·············· 198

plasma aldosterone concentration〈PAC〉·············· 86
plasma renin activity〈PRA〉·············· 86
Plummer 病 ·············· 80
PML ·············· 240
pneumatosis cystoides intestinalis〈PCI〉·············· 14
pneumatosis intestinalis ·············· 14
Pneumocystis jiroveci 肺炎〈PCP〉·············· 292, 310
pneumoperitoneum ·············· 14
podagra ·············· 72
polymyositis〈PM〉·············· 242
positive sharp wave ·············· 208
postpartum thyroiditis ·············· 70
PRA ·············· 86
precursor T-cell lymphoblastic leukemia/lymphoma ·············· 180
primary pulmonary hypertension〈PPH〉·············· 44
proteolysis ·············· 104
pulmonary alveolar proteinosis〈PAP〉·············· 134
pulmonary cryptococcosis ·············· 306
pulmonary infiltration with eosinophilia〈PIE〉·············· 140
pulmonary thromboembolism〈PTE〉·············· 36

Q
QT 延長 ·············· 52

R
R-CHOP ·············· 90
rapidly progressive glomerulonephritis〈RPGN〉 108, 114
Raynaud 現象 ·············· 14
redding of appendiceal orifice ·············· 8
renal tubular acidosis〈RTA〉·············· 260
reversible posterior leukoencephalopathy syndrome〈RPLS〉·············· 240
RFP ·············· 296
rheumatoid arthritis〈RA〉·············· 238, 251, 256

S
S. aureus の産生する毒素 ·············· 278
Schmidt 症候群 ·············· 78
septic emboli ·············· 314
Shy-Drager 症候群 ·············· 206, 216
sIL-2 R ·············· 163
simple ulcer ·············· 18
Sjögren 症候群 ·············· 260
skein-like inclusion ·············· 208
SLE ·············· 240, 246, 258
spinal and bulbar muscular atrophy〈SBMA〉·············· 228
starry sky 像 ·············· 184
Still 病 ·············· 268
striatonigral degeneration〈SND〉·············· 216
Sweet 病 ·············· 270
syndrome of inappropriate secretion of antidiuretic hormone〈SIADH〉·············· 224
systemic sclerosis ·············· 250

T

- Tam-Horsfall 蛋白 ··············104
- tandem transplantation ··············182
- tartrate resistant acid phosphatase ⟨TRAP⟩ 陽性 ······160
- tear-drop cell ··············156
- thrombotic microangiopathy ⟨TMA⟩ ··············156
- thrombotic thrombocytopenic purpura ⟨TTP⟩ ········156
- tophus ··············72
- torsades de pointes ··············52
- toxic shock syndrome ⟨TSS⟩ ··············278
- *Toxoplasma gondii* ··············310
- transbronchial lung biopsy ⟨TBLB⟩ ··············122
- transient inferior vena cava filter ⟨tIVCf⟩ ······62
- transient ischemic attack ⟨TIA⟩ ··············204
- *Treponema pallidum* ··············282
- Trousseau 徴候 ··············94
- TSST-1 ··············278
- Turner Index ··············98
- T 細胞性の急性リンパ性白血病 ⟨T-ALL⟩ ··············180

U

- usual interstitial pneumonia ⟨UIP⟩ ··············250

V

- V-P シャント ··············214
- VB$_{12}$ 欠乏 ··············174
- *Vibrio vulnificus* による壊死性筋膜炎 ··············316
- voltage-gated Ca^{2+} channel ⟨VGCC⟩ ··············224

W

- Wallenberg 症候群 ··············200
- Westphal-Strümpell 病 ··············202
- Wilson 病 ··············202

- 消化器
- 循環器
- 内分泌・代謝
- 腎臓・泌尿器
- 呼吸器
- 血液・造血器
- 神経
- アレルギー・膠原病
- 感染症・救急